TRAUNER VERLAG

BILDUNG

Bildung, die begeistert!

Ernährung

■ bewusst ■ aktuell ■ lebensnah

ANITA REISCHL

HELGA ROGL

ADELHEID ARZT

HLW

HLT

LW

WIKU

Dieses Buch wurde auf FSC-zertifiziertes Papier gedruckt.

FSC
www.fsc.org
FSC® C030157
Das Zeichen für verantwortungsvolle Waldwirtschaft

Lektorat/Produktmanagement:
Mag. Elisabeth Kneidinger
Umschlaggestaltung: Kiska, Anif
Layout: Heidi Hinterkörner
Grafiken: Gertrud Kirschenhofer, Wien
Schulbuchvergütung/Bildrechte:
© Bildrecht GmbH/Wien
Gesamtherstellung:
TRAUNER Druck GmbH & Co KG, Linz

ISBN 978-3-85499-437-4
Schulbuch-Nr. 110.689
www.trauner.at

Impressum

Reischl/Rogl/Arzt, Ernährung – bewusst, aktuell, lebensnah

7. Auflage 2009, Nachdruck 2015
Schulbuch-Nr. 110.689
TRAUNER Verlag, Linz

Die Autorinnen

ANITA REISCHL
Fachvorständin, Höhere Lehranstalt für wirtschaftliche Berufe Linz Landwiedstraße
HELGA ROGL
Fachinspektorin für Oberösterreich und Salzburg
MAG. ADELHEID ARZT
Höhere Bundeslehranstalt für Land- und Ernährungswirtschaft Linz Elmberg

Appobiert für den Unterrichtsgebrauch an:

- Höheren Lehranstalten für wirtschaftliche Berufe im Unterrichtsgegenstand Ernährung (Bundesministerium für Bildung, Wissenschaft und Kultur, GZ 44.556/1-V/1/02 vom 24. Juli 2003),
- Allgemein bildenden höheren Schulen (wirtschaftskundlichen Realgymnasien) für die 5. und 6. Klasse im Unterrichtsgegenstand Haushaltsökonomie und Ernährung und an
- Höheren Lehranstalten für Land- und Ernährungswirtschaft im Unterrichtsgegenstand Ernährung und Lebensmitteltechnologie (Bundesministerium für Bildung, Wissenschaft und Kultur, GZ 44.556/0002-V/9/2004 vom 3. März 2005),
- Höheren Lehranstalten für Tourismus für den 1. Jahrgang im Unterrichtsgegenstand Ernährung (Bundesministerium für Bildung, Wissenschaft und Kultur, GZ 5.048/0008-V/9/2006 vom 8. November 2006).

Dieses Schulbuch wurde auf der Grundlage eines Rahmenlehrplanes erstellt; die Auswahl und die Gewichtung der Inhalte erfolgen durch die Lehrerinnen und Lehrer.

Liebe Schülerin, lieber Schüler,
Sie bekommen dieses Schulbuch von der Republik Österreich für Ihre Ausbildung. Bücher helfen nicht nur beim Lernen, sondern sind auch Freunde fürs Leben.

Vorwort

Mit diesem Lehrbuch möchten wir Ihnen die Bedeutung der Ernährung für die Erhaltung der Gesundheit und Leistungsfähigkeit des Menschen vermitteln. Die Kenntnisse über die Aufgaben und die Bestandteile unserer Nahrung, über unser Essverhalten und über unseren Energie- und Nährstoffbedarf bereiten Sie auf die Schwerpunkte des Buches vor. Alle Kapitel wurden nach den neuesten wissenschaftlichen Erkenntnissen bearbeitet und grafisch sehr anschaulich dargestellt. Die fachwissenschaftliche Bearbeitung orientiert sich an den D-A-CH-Referenzwerten für die Nährstoffzufuhr, dem Lehrbuch Elmadfa/Leitzmann: „Ernährung des Menschen" (Ulmer) und den Empfehlungen der Deutschen Gesellschaft für Ernährung sowie der Österreichischen Gesellschaft für Ernährung. Die Aufgabenstellungen und die Zusammenfassungen am Ende der Kapitel sollen die Eigenkontrolle und damit die Selbstständigkeit fördern.

Wir möchten Ihnen mit diesem Buch eine fundierte fachliche Information geben, Ihnen die persönliche und volkswirtschaftliche Verantwortung des Einzelnen im Hinblick auf die Volksgesundheit bewusst machen, Sie für den Zusammenhang zwischen Ernährung und nachhaltiger Entwicklung sensibilisieren und Sie zu kritischem Konsumverhalten motivieren. Weiters soll Ihnen das Lehrbuch Querverbindungen zu den Unterrichtsgegenständen Küche und Service, Betriebsorganisation, Chemie und Biologie aufzeigen.

Folgende Piktogramme haben wir für die verschiedenen Bereiche gewählt:

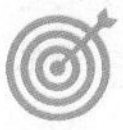 Ziele

 Fragen, Arbeitsaufgaben

 Wussten Sie, dass ...

 Wissenswertes, Tipps

 Schreibaufgaben

 Diskussion

 Zur besonderen Beachtung

 Verknüpfung mit einem anderen Kapitel oder Gegenstand

Wir wünschen Ihnen ein erfolgreiches Arbeiten mit dem Buch!

Die Autorinnen

Inhaltsverzeichnis

Grundlagen der Ernährung

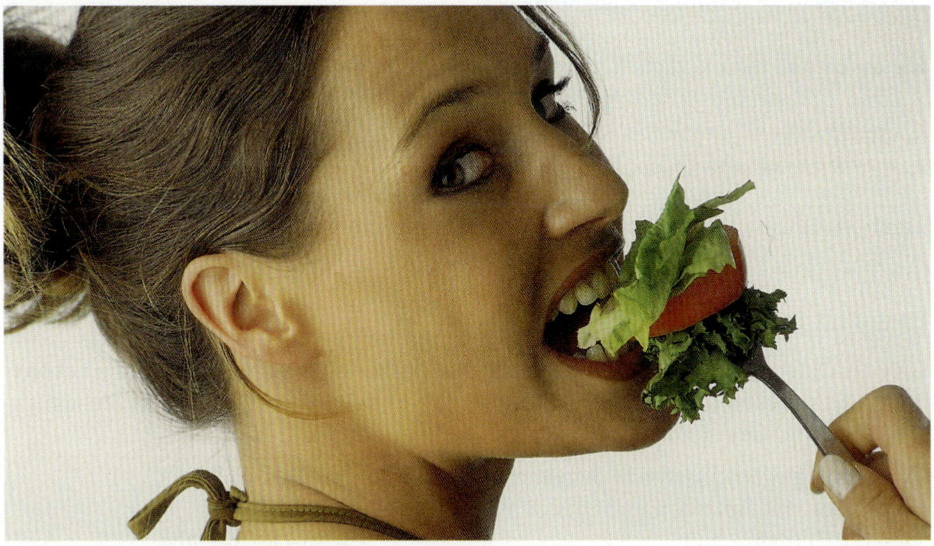

Sag mir, was du isst, und ich sage dir, wer du bist.

Jeder Mensch muss essen und trinken.

- Essen und Trinken kann Genuss sein.
- Essen und Trinken kann unsere Gesundheit fördern und erhalten.
- Essen und Trinken kann zur Lebensfreude beitragen.
- Essen und Trinken kann die Leistungsfähigkeit erhöhen.
- Essen und Trinken kann entspannend wirken.
- Essen und Trinken kann zu Übergewicht führen.
- Essen und Trinken kann Krankheiten verursachen.
- Essen und Trinken kann ...

Sinnvolles Essen, körperliche Bewegung und positives Denken tragen wesentlich dazu bei, dass wir uns wohlfühlen und gesund bleiben.

„Ganz ehrlich! Habt ihr euch schon einmal überlegt, warum ihr esst?"

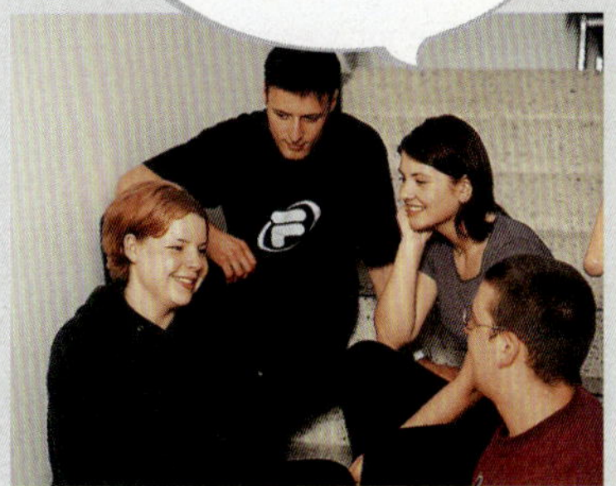

Ziele

- Sie können erklären, warum Sie essen.
- Sie wissen, welche Faktoren Ihr Essverhalten beeinflussen.
- Sie können beschreiben, wie Nährstoffe gebildet werden.
- Sie wissen, was in Ihrem Essen enthalten ist.
- Sie kennen die Menge der Lebensmittel, die Sie täglich brauchen, und können sie richtig auswählen.
- Sie können Ihren persönlichen Energie- und Nährstoffbedarf persönlich berechnen.
- Sie können Ihr Körpergewicht beurteilen.

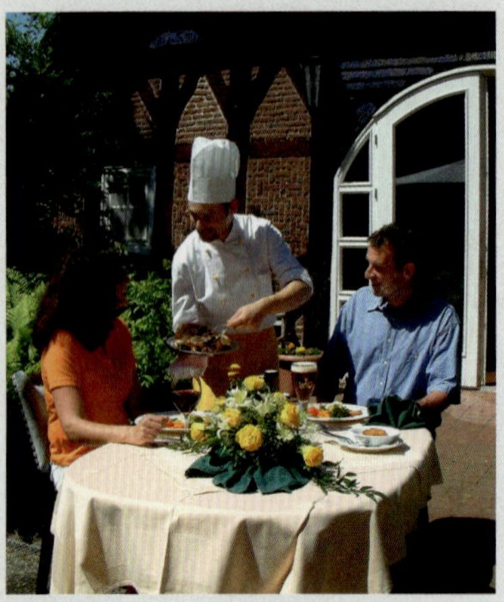

Essen und Trinken hält Leib und Seele zusammen.

1 Aufgaben der Nahrung

Warum wir essen und trinken

Für alle Lebensvorgänge wird Energie benötigt. Die Pflanze kann die Energie zum Wachsen, Blühen und zur Fruchtbildung direkt aus dem **Sonnenlicht** beziehen. Der Mensch und das Tier können die Sonnenenergie nicht direkt nützen.
Um Atmung, Herztätigkeit, Verdauung, Bewegung, Wachstum und geistige Leistung zu ermöglichen, ist **Nahrung** notwendig.

Wir essen und trinken täglich, damit
- unsere Körpersubstanz aufgebaut wird und erhalten bleibt,
- unsere Organe funktionieren können,
- wir körperlich und geistig leistungsfähig sind.

Essen wir zu viel, zu wenig oder zu einseitig, steigt die Anfälligkeit für Krankheiten.

Essen ist mehr ...

Für viele Österreicher/-innen ist das Essen und Trinken eine wichtige Quelle der Lebensfreude. Es bedeutet mehr, als nur satt zu werden, es beinhaltet auch Genuss, Behaglichkeit, Spaß und Geselligkeit.

Regelmäßige gemeinsame Mahlzeiten in der Familie und Essen mit Freunden fördern das Wohlbefinden und die Gemeinschaft.	= **soziale Aufgabe**
Richtige Ernährung fördert die Gesundheit.	= **vorbeugende Aufgabe**
Außerdem können die Kosten für die medizinische Behandlung (Arzt, Krankenhaus, Medikamente) verringert werden.	= **volkswirtschaftliche Aufgabe**

Warum gibt es den Unterrichtsgegenstand Ernährung?

Richtiges Essen will gelernt sein

Schon das Kleinkind entwickelt ein bestimmtes Essverhalten. Es wird anfangs von den Essgewohnheiten in der Familie, durch die Vorbildwirkung der Eltern geprägt. Kindergarten und Schule können die Ernährungsgewohnheiten positiv beeinflussen. Kinder und Jugendliche sollen schon früh von einem gesunden Lebensstil überzeugt sein. Die Bereitschaft zu Veränderungen sinkt mit zunehmendem Alter.

An welche Ernährungsvorschriften aus Ihrer Kindheit können Sie sich erinnern?

Essen heißt Vielfalt

Die menschliche Ernährung kann sehr verschieden sein. Es gibt keine optimale Ernährungsform, die für alle Menschen Gültigkeit hat. Starre Gebote und jede einseitige, fanatische Ernährungsweise sind abzulehnen. Je abwechslungsreicher wir essen, desto eher nehmen wir alle Stoffe auf, die wir benötigen.

Die Hinweise, die in diesem Buch gegeben werden, sind als allgemeine Richtlinien aufzufassen. Sie basieren auf den neuesten Erkenntnissen der Ernährungswissenschaft und den D-A-CH-Referenzwerten für die Nährstoffzufuhr.

D-A-CH-Referenzwerte für die Nährstoffzufuhr = Werte, die von der **DGE** (Deutschen Gesellschaft für Ernährung), **ÖGE** (Österreichischen Gesellschaft für Ernährung), **SGE** (Schweizerischen Gesellschaft für Ernährungsforschung) und **SVE** (Schweizerischen Vereinigung für Ernährung) erstellt wurden.
D = Deutschland, **A** = Österreich, **CH** = Schweiz.

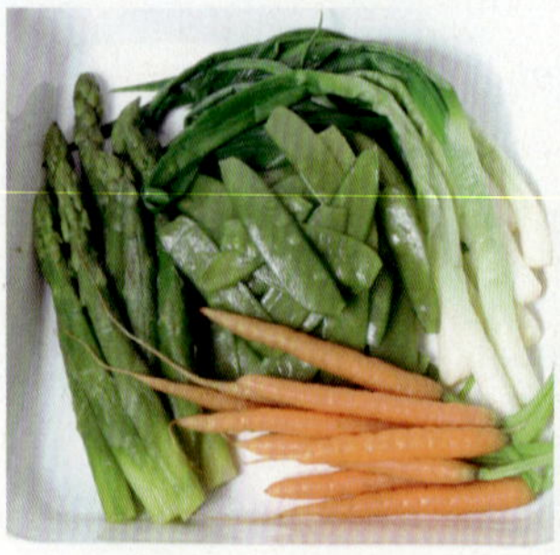
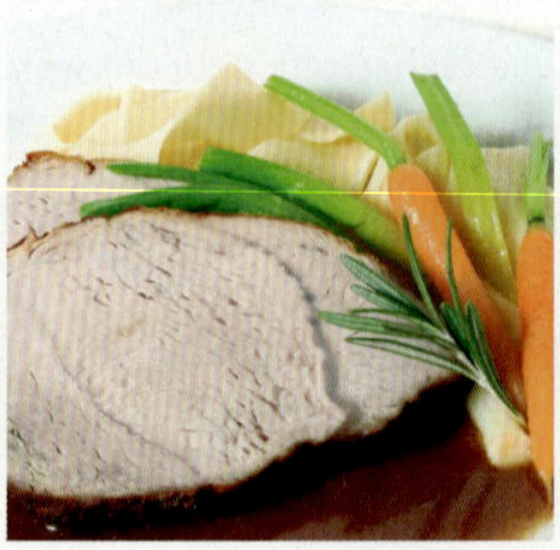
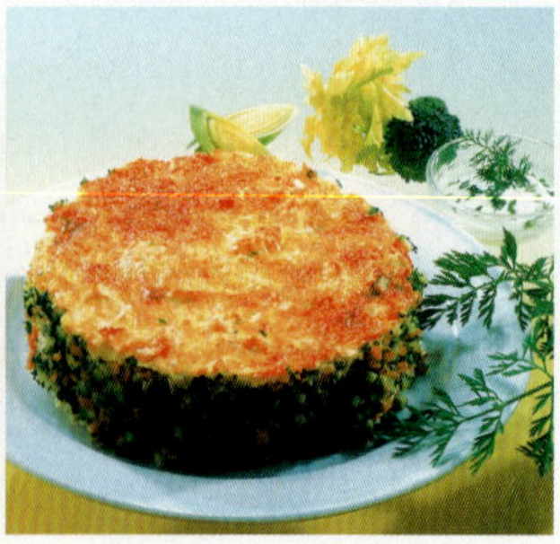

2 Ernährungsverhalten

Entwicklung der menschlichen Ernährung

Die heute auf der Welt lebenden Bevölkerungsgruppen ernähren sich sehr unterschiedlich. Ein Großteil der Menschen ist Gemischtkost- oder Allesesser. Einige große Bevölkerungsgruppen essen fast ausschließlich pflanzliche Nahrung (z. B. in Südasien), kleine Gruppen verzehren ausschließlich tierische Nahrung (z. B. Inuit, Massai).

Inuit = Bevölkerung der nordamerikanischen Arktis. Sie empfinden die Bezeichnung „Eskimo" (Rohfleischesser) als Beleidigung.

Massai = Vollnomaden in Tansania und Kenia.

Der Mensch hat sich in sehr langen Zeiträumen den von der Natur angebotenen Lebensmitteln und für die Region typischen Nahrungsmöglichkeiten angepasst.

Viele Argumente sprechen dafür, dass eine **gemischte, jedoch überwiegend pflanzliche Kost** als natürliche Ernährung des Menschen angesehen werden kann:

- Die Menschen (bzw. ihre Vorfahren) haben sich über fast alle Entwicklungsphasen hinweg ausschließlich oder überwiegend von pflanzlicher Kost ernährt. Lediglich in der Jäger- und Sammlerzeit wurden wahrscheinlich größere Fleischmengen gegessen.
- Der anatomische Vergleich mit der Tierwelt zeigt, dass der menschliche Dickdarm dem eines Pflanzenessers gleicht. Durch Gebissvergleiche wird der Mensch als Früchte- und Wurzelesser eingestuft.
- Die Menschen können kein Vitamin C bilden und es fehlt ihnen ein Harnsäure abbauendes Enzym.

„Was meinst du, sind wir Pflanzen- oder Fleischesser?"

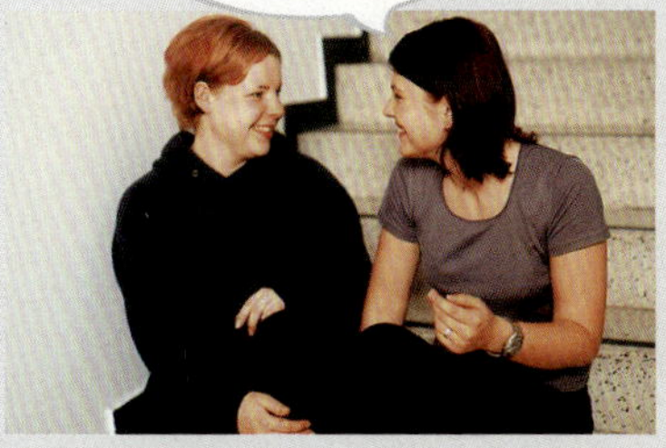

Harnsäure entsteht im Eiweißstoffwechsel.

Änderung der Ernährungsgewohnheiten

Seit Beginn der Industrialisierung haben sich der Lebensstil und das Ernährungsverhalten mehr geändert als je zuvor. Die Trennung von Arbeitsplatz und Wohnung, die geänderten Arbeitsbedingungen, die langen Arbeitszeiten außer Haus, die Berufstätigkeit der Frau, die Änderung der Familienstrukturen, die Möglichkeit der schnellen Fortbewegung und das große Freizeitangebot haben bewirkt, dass sich die Nachfrage nach bestimmten Lebensmitteln und das Angebot vollkommen verändert haben.

Das voluminöse, kohlenhydratreiche, vorwiegend pflanzliche und weitgehend unbehandelte Essen der vergangenen Jahrtausende wurde abgelöst durch eine eiweiß-, zucker- und fettreiche Kost mit einem hohen tierischen Anteil. Aus Zeitmangel werden in den wenigsten Haushalten Lebensmittel täglich frisch gekauft. Lebensmittel mit möglichst langer Haltbarkeit sind gefragt. Zudem bewirkt die Globalisierung des Handels, dass Lebensmittel aus der ganzen Welt nach Österreich transportiert werden.

Die Menschen wenden weniger Zeit für die Nahrungszubereitung auf. Convenienceprodukte werden verstärkt gekauft. Snacks zum Zwischendurchessen ersetzen Hauptmahlzeiten. Ethnofood ist sehr beliebt und vergrößert das Angebot.

Convenienceprodukte = Fertiggerichte.

Ethnofood = Lebensmittel und Gerichte aus anderen Kulturkreisen.

Gesunde, biologisch angebaute Lebensmittel liegen im Trend, finden jedoch nur dann Abnehmer, wenn sie gleichzeitig schmackhaft sind.

Vergleich der Ernährungsgewohnheiten

Früher	Heute
■ Großes Nahrungsvolumen, aber energiearm ■ Kohlenhydratreich ■ Vorwiegend pflanzlich ■ Natürliche, unbehandelte Lebensmittel ■ Ballaststoffreich	■ Kleineres Nahrungsvolumen, aber energiereich ■ Eiweiß- und fettreich ■ Hoher Anteil an tierischen Lebensmitteln ■ Stark verarbeitete Lebensmittel ■ Ballaststoffarm

? Fragen Sie Ihre Eltern und Großeltern, was sie in Ihrem Alter täglich gegessen und getrunken haben. Stellen Sie einen Vergleich an mit dem, was Sie essen.

Ballaststoff = Bestandteil pflanzlicher Zellen, der im Dünndarm des Menschen nicht oder nur teilweise abgebaut werden kann.

Nachhaltigkeit = den Bedürfnissen der heutigen Generation zu entsprechen, ohne die Möglichkeiten künftiger Generationen zu gefährden, ihre eigenen Bedürfnisse zu befriedigen (Definition der UN-Kommission 1987).
Die Leitlinie allen Wirtschaftens sollte sein:
Von den Erträgen leben, nicht von der Substanz!

Unsere derzeitige Ernährungsweise und die geringe körperliche Bewegung stellen ein Risiko für unsere Gesundheit dar. Eine genetische Anpassung an diese geänderte Lebenssituation könnte erst im Laufe vieler Tausend Generationen erfolgen.

Unser bequemer und aufwendiger Lebensstil zeigt sich außerdem in enormem Energieverbrauch, hohem Schadstoffausstoß und Unmengen an Wegwerferzeugnissen. Diese Situation stellt eine große Gefahr für das Weltklima dar. Eine nachhaltige Lebensweise ist dringend nötig.

Essen wir uns krank?

In den Industrieländern besteht zwar ein Überfluss im Lebensmittelangebot, trotzdem nehmen die Menschen bestimmte lebensnotwendige Nährstoffe zu wenig auf.

Und so einfach ist es:
- täglich Frisches,
- häufig Vollkorn,
- wenig Fett,
- Süßes in Maßen und
- ausreichend Bewegung.

Haupternährungsfehler der Österreicher
- Wir essen zu viel und zu energiereich.
- Wir essen zu süß und naschen zu oft zwischendurch.
- Wir essen zu fett – vor allem zu viel tierisches Fett.
- Wir essen zu eiweißreich – vor allem zu viel tierisches Eiweiß.
- Wir trinken zu viel Alkohol und andere energiereiche Getränke.
- Wir nehmen zu wenig Ballaststoffe auf.
- Wir salzen zu stark.

Außerdem rauchen wir zu viel und bewegen uns zu wenig.

Derzeit leidet mehr als die Hälfte der österreichischen Bevölkerung an Krankheiten, die vorwiegend auf eine falsche Ernährungs- bzw. Lebensweise zurückzuführen sind.

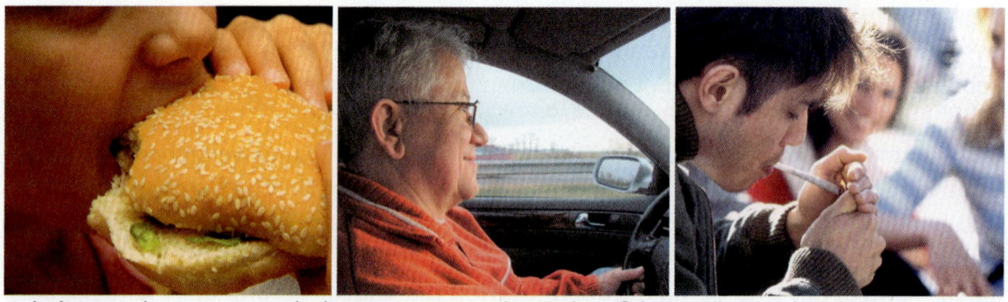

Falsche Ernährung, mangelnde Bewegung und Rauchen führen zur Beeinträchtigung unserer Gesundheit

Folgen jahrelangen Ernährungsfehlverhaltens
- Übergewicht
- Osteoporose
- Herz- und Kreislauferkrankungen, wie z. B. Bluthochdruck
- Kropf
- Erhöhte Blutfettwerte
- Gallensteine
- Diabetes im Erwachsenenalter
- Alkoholbedingte Leberschädigung
- Gicht
- Verstopfung
- Karies

Osteoporose = Schwund des festen Knochengewebes.

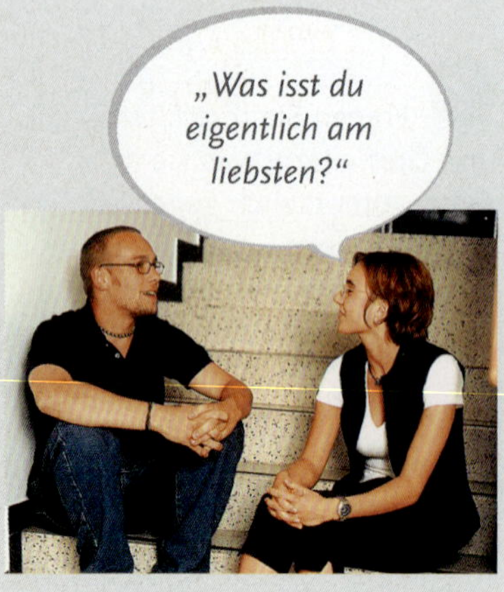

Auch viele Krebserkrankungen haben ernährungsbedingte Ursachen. In den europäischen Industriestaaten besteht ein deutliches Nord-Süd-Gefälle bei ernährungsabhängigen Krankheiten. Die **Küche der Mittelmeerländer** entspricht in vieler Hinsicht den Anforderungen an eine gesunde Ernährung, ernährungsabhängige Krankheiten treten dort weniger häufig auf.

? Gesundheitsfragebogen

Meine Gewohnheiten	Ja	Nein
1. Habe ich mir bisher wenig Gedanken über das Essen gemacht?	☐	☐
2. Esse ich meist das, was gerade da ist?	☐	☐
3. Sind mir Einkaufen und Kochen lästig?	☐	☐
4. Esse ich gewöhnlich ziemlich schnell, d. h. in einer Zeit von höchstens zehn Minuten pro Mahlzeit?	☐	☐
5. Verzichte ich oft aufs Frühstück?	☐	☐
6. Esse ich öfter im Stehen?	☐	☐
7. Nasche ich häufig zwischendurch?	☐	☐
8. Esse ich manchmal aus Langeweile, bei Stress, wenn mich Probleme belasten?	☐	☐
9. Esse ich manchmal so viel, dass mich hinterher der Magen und das schlechte Gewissen drücken?	☐	☐
10. Esse ich jeden Tag Fleisch?	☐	☐
11. Habe ich in letzter Zeit wenig Gemüse, Salat und Obst gegessen?	☐	☐
12. Nehme ich mir nur an Wochenenden oder bei besonderen Gelegenheiten Zeit zum Essen?	☐	☐
13. Fahre ich lieber mit dem Aufzug oder der Rolltreppe, als die Treppen zu Fuß hochzusteigen?	☐	☐
14. Fahre ich lieber mit dem Bus anstatt mit dem Fahrrad und gehe ich selten zu Fuß?	☐	☐
15. Bin ich unzufrieden mit meiner Figur, meinem Gewicht?	☐	☐

Je mehr Fragen Sie mit Nein beantwortet haben, desto besser für Sie. Wenn Sie jedoch relativ viele Fragen mit Ja beantwortet haben, sollten Sie Ihrer Gesundheit zuliebe etwas ändern. In den folgenden Kapiteln finden Sie zahlreiche Anregungen.

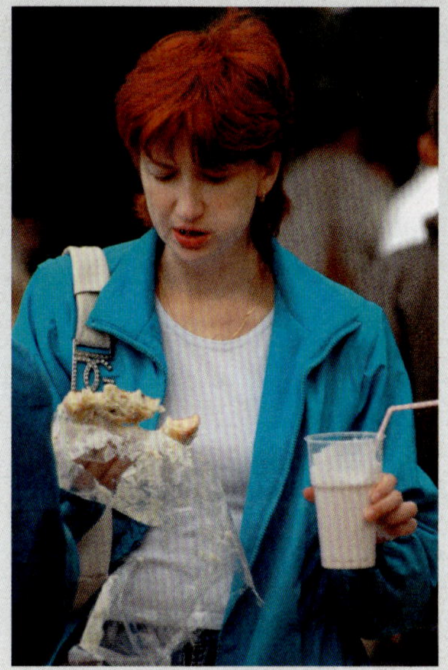

Wie sieht Ihr Ernährungsverhalten aus?

Überprüfen Sie Ihr Essverhalten, um ungünstige Gewohnheiten zu erkennen und ändern zu können. Führen Sie dazu eine Woche lang ein persönliches Essprotokoll. Schreiben Sie alles auf, was Sie essen und trinken. Vergessen Sie nicht auf die Kleinigkeiten zwischendurch. Notieren Sie auch, wann, warum und wobei Sie gegessen haben.

3 Bildung der Nährstoffe

Die Pflanze kann aus den Elementen Kohlenstoff (C), Wasserstoff (H) und Sauerstoff (O) organische Stoffe aufbauen.

Organisch = belebt, lebendig. Organische Stoffe = Kohlenstoffverbindungen.

Dazu benötigt sie:

- Kohlendioxid (CO_2), das die Pflanze aus der Luft aufnimmt.
- Wasser (H_2O), das die Pflanze aus dem Boden aufnimmt.
- Chlorophyll (Blattgrün), das in allen grünen Pflanzen enthalten ist.
- Sonnenlicht, das Lichtenergie liefert.

Aus Kohlendioxid und Wasser entstehen mithilfe von Chlorophyll und Sonnenlicht **Einfachzucker.** Der dabei gebildete **Sauerstoff** (O_2) wird an die Luft abgegeben. Dieser Vorgang heißt **Fotosynthese.** Aus dem Einfachzucker baut die Pflanze in weiterer Folge **Doppelzucker** und **Vielfachzucker** auf.

Grundformel der Fotosynthese

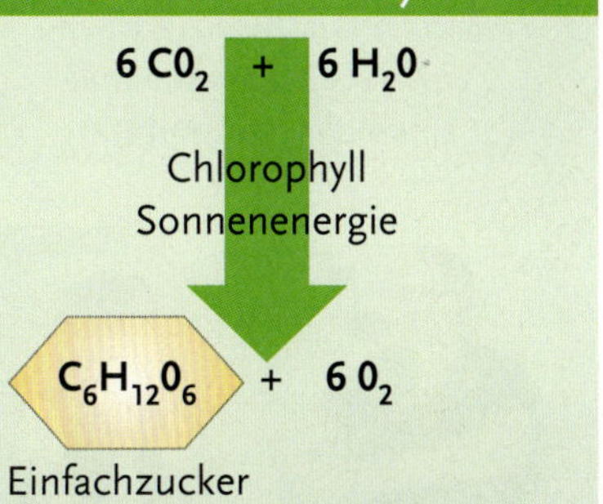

Einfachzucker, Zweifachzucker und Vielfachzucker sind **Kohlenhydrate.** Durch komplizierte Stoffwechselvorgänge bildet die Pflanze auch **Fette** und **Eiweißstoffe.** Kohlenhyd-rate, Fette und Eiweißstoffe sind organische Substanzen. Sie werden auch als **Nährstoffe** bezeichnet.

Die ständige Bildung von Nährstoffen in den Pflanzen ist die Voraussetzung für alles Leben auf der Erde. Die Nährstoffe werden im Organismus von Tier und Mensch im Stoffwechsel verwertet. Nach einer Reihe komplizierter Umbauvorgänge und Abbauvorgänge werden dabei Energie, Kohlendioxid und Wasser frei. Dieser Ablauf heißt biologische Oxidation (siehe Stoffwechsel, Energiegewinnung, S. 111).

Biologische Oxidation = In der Zelle wird Wasserstoff stufenweise auf den Sauerstoff übertragen, dabei werden jeweils kleine Energiemengen frei.

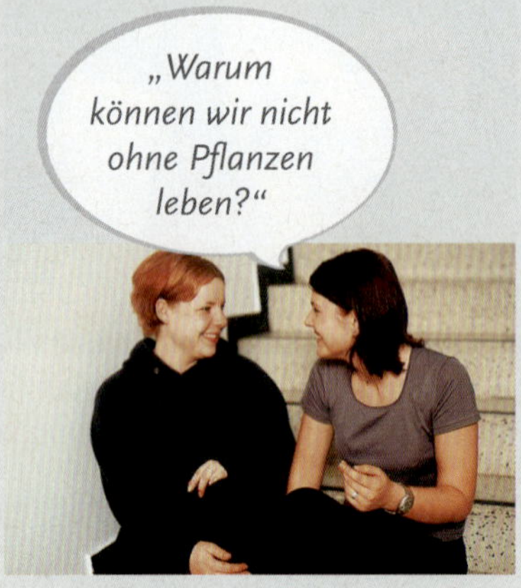
„Warum können wir nicht ohne Pflanzen leben?“

Der Begriff weist darauf hin, dass zu diesen Vorgängen Sauerstoff gebraucht wird. Mensch und Tier atmen Sauerstoff ein und scheiden Kohlendioxid und Wasser aus. Beide Stoffe sind wiederum Ausgangsprodukte für die Fotosynthese. Der **Kreislauf** ist somit geschlossen.

Diesen Kreislauf machen auch Umweltschadstoffe mit. Sie gelangen über die Nahrungskette in den menschlichen Körper und können gesundheitliche Schäden hervorrufen.

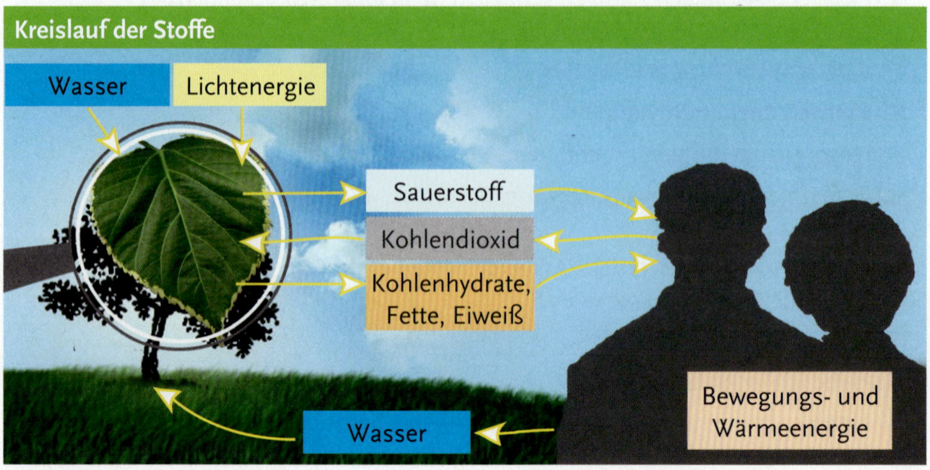

4 Bestandteile unseres Essens

Der Mensch isst täglich eine Vielzahl verschiedener Lebensmittel.

Lebensmittel

Lebensmittel sind laut Lebensmittelgesetz alle Stoffe, die dazu bestimmt sind, vom Menschen in unverändertem, zubereitetem oder verarbeitetem Zustand zu Ernährungs- und Genusszwecken verzehrt zu werden. Lebensmittel sind Nahrungsmittel und Genussmittel.

Nahrungsmittel

Nahrungsmittel liefern uns jene Stoffe, die für das Leben nötig sind. Es gibt pflanzliche und tierische Nahrungsmittel. Sie werden roh oder verarbeitet gegessen.

Genussmittel

Genussmittel sind nicht notwendig für die menschliche Ernährung, haben aber eine anregende Wirkung. Sie haben wie Kaffee und Tee keinen Nährwert oder wie Alkohol einen sehr hohen Energiegehalt.

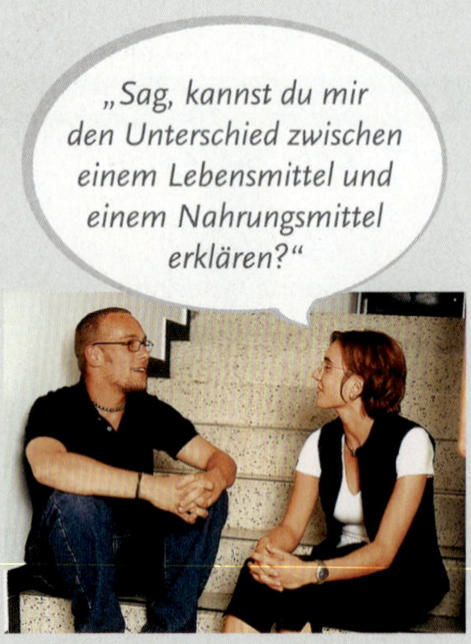
„Sag, kannst du mir den Unterschied zwischen einem Lebensmittel und einem Nahrungsmittel erklären?“

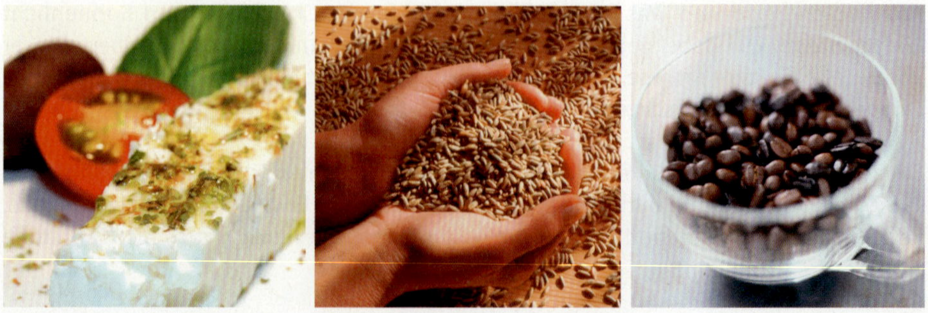

Lebensmittel sind Nahrungs- und Genussmittel

Nahrungsbestandteile

Die Hauptbestandteile unserer Nahrung sind:

- **Kohlenhydrate**
- **Fette**
- **Eiweiß**
- **Wasser**
- **Mineralstoffe**
- **Vitamine**

Sie werden als **Nährstoffe** bezeichnet und sind für die Erhaltung der Lebensvorgänge notwendig. Der Mensch kann sie nicht oder nicht in ausreichender Menge selbst bilden. Eiweiß, Wasser und Mineralstoffe sind Baustoffe des Körpers. Kohlenhydrate und Fette sind Brennstoffe, die Energie liefern. Eiweiß liefert Energie nur in Zeiten des Nahrungsmangels oder bei zu hoher Eiweißzufuhr. Vitamine und Mineralstoffe wirken als Reglerstoffe für Stoffwechselvorgänge.

Zu den **bioaktiven Substanzen** zählen:

- **Ballaststoffe** (siehe S. 34)
- **Sekundäre Pflanzenstoffe** (siehe S. 92)
- **Stoffe in fermentierten Lebensmitteln**

Es wird ihnen eine gesundheitsfördernde Wirkung zugeschrieben.

Primäre Pflanzenstoffe
Kohlenhydrate, Fette und Eiweiß; sie sind die Hauptbestandteile der Pflanze mit Nährstoffwirkung.

Sekundäre Pflanzenstoffe
Stoffe, die in der Pflanze nur in geringen Mengen vorkommen und medizinische Wirkung haben.

Fermentierte Lebensmittel
Sie sind durch Milchsäurebakterien vergoren (Joghurt, Kraut, Gurken).

Nahrungsmittel enthalten					
Nährstoffe			**Bioaktive Substanzen**		
Baustoffe Sie dienen dem Körper vorwiegend zum Aufbau und zur Erhaltung.	**Brennstoffe** Sie liefern dem Körper vorwiegend Energie für Bewegung und Wärme.	**Schutz- und Reglerstoffe** Sie regeln die Körpervorgänge.	**Ballaststoffe** Sie regen die Darmbewegung an und haben gesundheitsfördernde Wirkung.	**Sekundäre Pflanzenstoffe** Sie haben gesundheitsfördernde Wirkung.	**Stoffe in fermentierten Lebensmitteln** Sie haben gesundheitsfördernde Wirkung.
Eiweiß, Wasser, Mineralstoffe	Fette, Kohlenhydrate	Vitamine, Mineralstoffe	z. B. Zellulose, Hemizellulose, Pektine	z. B. Farbstoffe, Bitterstoffe, Fruchtsäuren	z. B. Milchsäurebakterien

Nährstoffe

Vorkommen im menschlichen Körper	Aufgaben im menschlichen Körper	Vorkommen in Lebensmitteln
Kohlenhydrate 1 % der Körpermasse. Vor allem in der Leber und der Muskulatur.	**Brennstoff** ■ Energiespender für Stoffwechsel, ■ Körpertemperatur, körperliche Leistungen.	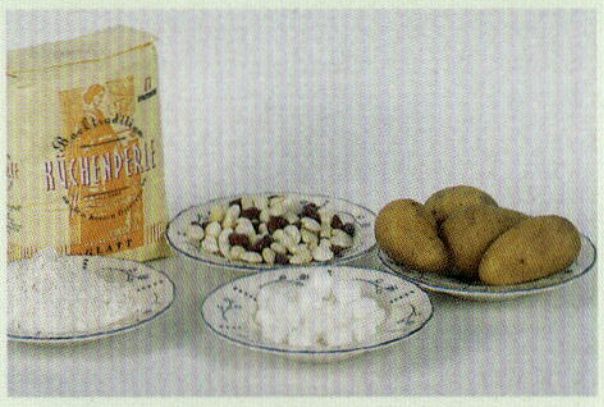
Mineralstoffe 6 % der Körpermasse. **Vitamine** In Spuren.	**Bau- und Reglerstoffe** ■ Aufbau und Erhaltung des Körpers, ■ Regelung von Körpervorgängen.	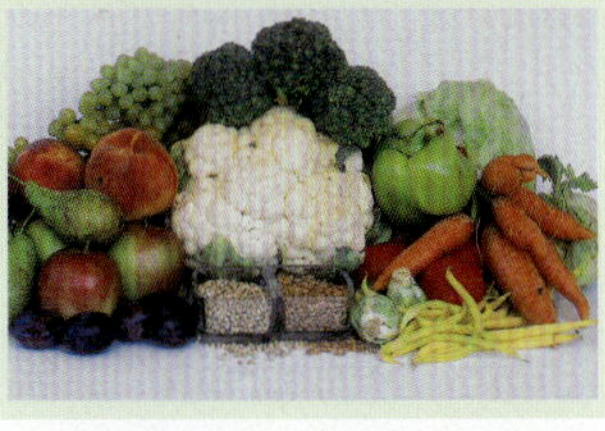

Prozentuelle Verteilung der Nährstoffe im Körper

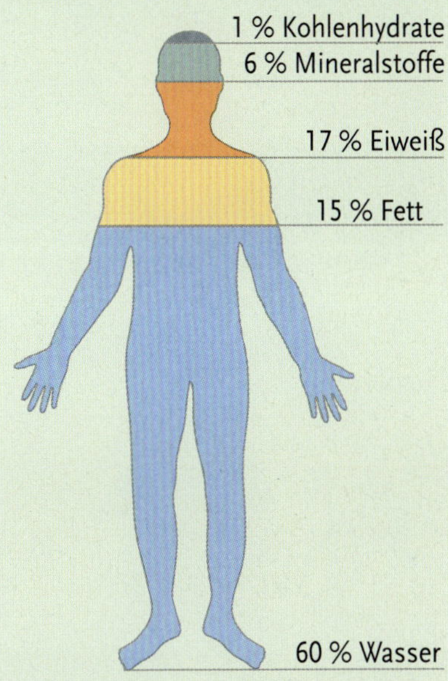

bei einem 70 kg schweren männlichen Erwachsenen
(schematische Darstellung)

Eiweiß 17 % der Körpermasse. In allen Körperzellen.	**Baustoff** Aufbau und Erhaltung des Körpers.	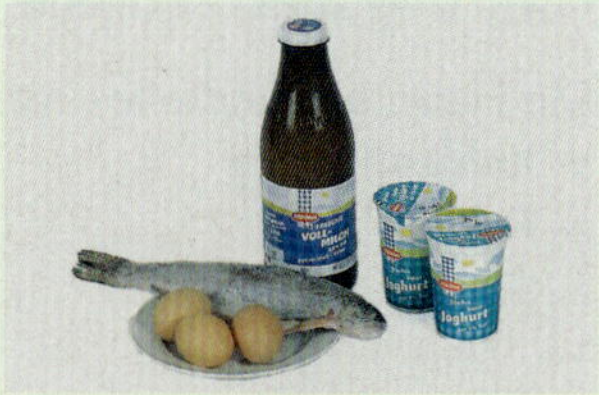
Fette Circa 15 % der Körpermasse beim Mann, rund 25 % bei der Frau. Vor allem im Unterhautfettgewebe und Bauchfett.	**Brennstoff** ▪ Energiespender für Stoffwechsel, ▪ Körpertemperatur, körperliche Leistungen.	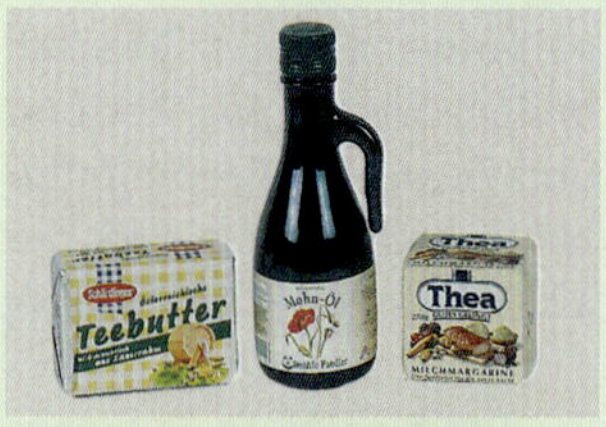
Wasser Circa 60 % der Körpermasse. In Blut, Lymphe und in allen Zellen.	**Baustoff** ▪ Aufbau und Erhaltung des Körpers, ▪ Transport- und Lösungsmittel.	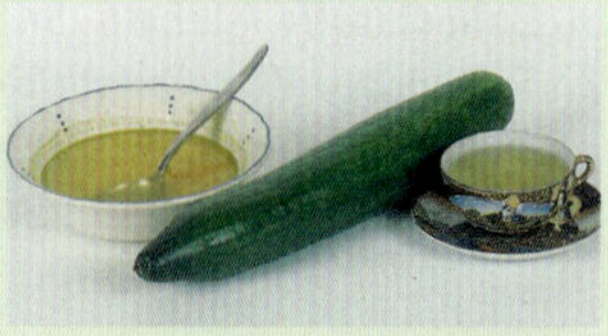

Suchen Sie aus dem Bundeslebensmittelschlüssel jeweils die zwei höchsten Nährstoffwerte der abgebildeten Lebensmittel und tragen Sie sie in die Tabelle ein. Überlegen Sie anschließend, welche Hauptaufgaben diese Lebensmittel deshalb im Körper haben. Tragen Sie diese Aufgaben ebenfalls in die Tabelle ein.

Hauptnährstoffe	Hauptaufgaben	Lebensmittel
		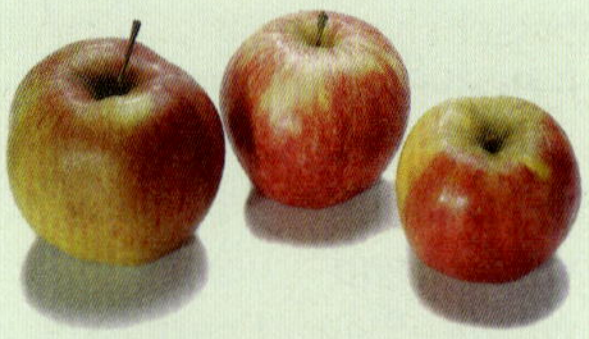
		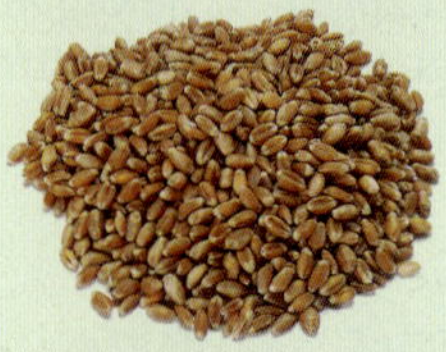
		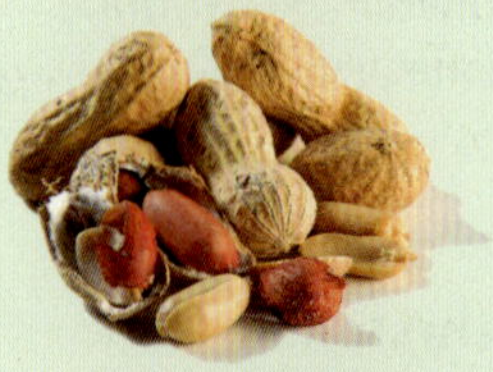
		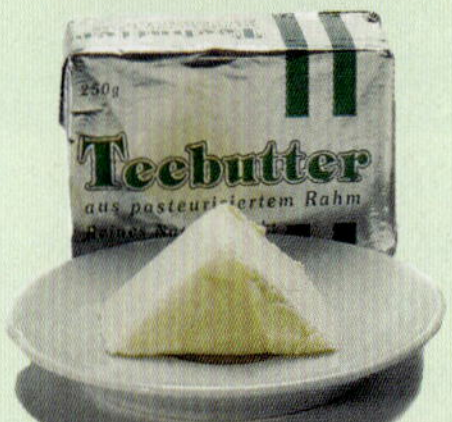
		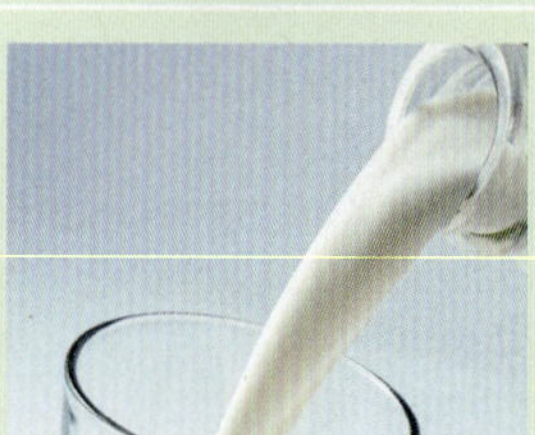

5 Vollwertig essen und trinken

Unser Nahrungsmittelangebot ist sehr vielfältig. Es ist nicht selbstverständlich, dass wir aus diesem großen Angebot jene Lebensmittel finden und auswählen, die wir tatsächlich benötigen. Die **10 Regeln zu vollwertigem Essen und Trinken** und die **Dreidimensionale Lebensmittelpyramide** der Deutschen Gesellschaft für Ernährung (DGE) liefern eine Anleitung für eine mengen- und qualitätsmäßig optimale Lebensmittelauswahl.

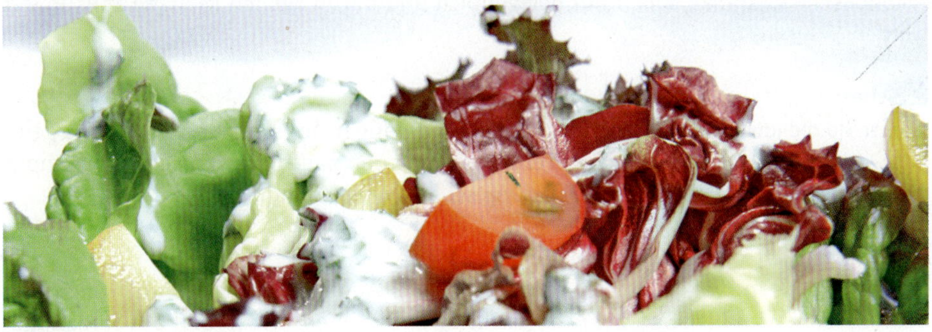

10 Regeln zu vollwertigem Essen und Trinken (DGE)

1. Vielseitig essen

Genießen Sie die Lebensmittelvielfalt. Merkmale einer ausgewogenen Ernährung sind abwechslungsreiche Auswahl, geeignete Kombination und angemessene Menge nährstoffreicher und energiearmer Lebensmittel.

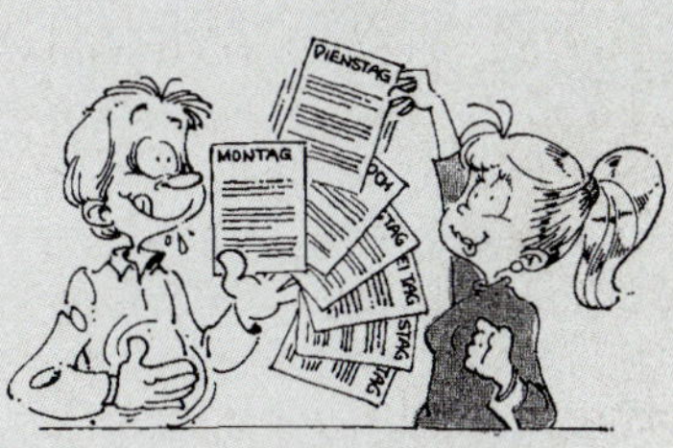

Abwechslungsreiches Essen schmeckt und ist vollwertig

2. Reichlich Getreideprodukte und Kartoffeln

Brot, Nudeln, Reis, Getreideflocken – am besten aus Vollkorn – sowie Kartoffeln enthalten kaum Fett, aber reichlich Vitamine, Mineralstoffe, Spurenelemente sowie Ballaststoffe und sekundäre Pflanzenstoffe. Essen Sie diese Lebensmittel mit möglichst fettarmen Zutaten.

3. Gemüse und Obst – „Nimm 5 am Tag"

Genießen Sie fünf Portionen Gemüse und Obst am Tag, wenn möglich frisch, nur kurz gegart, oder auch eine Portion als Saft – idealerweise zu jeder Hauptmahlzeit und auch als Zwischenmahlzeit: Damit werden Sie reichlich mit Vitaminen, Mineralstoffen sowie Ballaststoffen und sekundären Pflanzenstoffen versorgt. Das Beste, was Sie für Ihre Gesundheit tun können.

4. Täglich Milch und Milchprodukte, einmal in der Woche Fisch

Fleisch, Wurstwaren sowie Eier in Maßen. Diese Lebensmittel enthalten wertvolle Nährstoffe, wie z. B. Kalzium in Milch, oder Jod, Selen und Omega-3-Fettsäuren in Seefisch. Fleisch ist wegen des hohen Anteils an verfügbarem Eisen und an den Vitaminen B_1, B_6 und B_{12} vorteilhaft. Mengen von 300–600 g Fleisch und Wurst pro Woche reichen hierfür aus. Bevorzugen Sie fettarme Produkte, vor allem bei Fleischerzeugnissen und Milchprodukten.

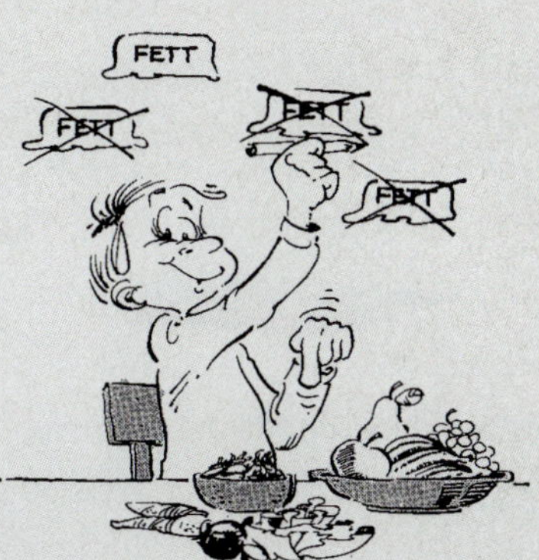

Zu viel Fett macht fett

5. Wenig Fett und fettreiche Lebensmittel

Fett liefert lebensnotwendige Fettsäuren. Fetthaltige Lebensmittel enthalten auch fettlösliche Vitamine. Fett ist besonders energiereich, daher kann zu viel Nahrungsfett Übergewicht fördern, möglicherweise auch Krebs. Zu viele gesättigte Fettsäuren fördern langfristig die Entstehung von Herz-Kreislauf-Krankheiten. Bevorzugen Sie pflanzliche Öle und Fette. Achten Sie auf unsichtbares Fett, das meist in Fleischerzeugnissen, Milchprodukten, Gebäck und Süßwaren sowie in Fast Food und Fertigprodukten enthalten ist. Insgesamt 60–80 g Fett pro Tag reichen aus.

6. Zucker und Salz in Maßen

Essen Sie Zucker und Lebensmittel bzw. trinken Sie Getränke, die mit verschiedenen Zuckerarten hergestellt wurden, nur gelegentlich. Würzen Sie kreativ mit Kräutern und Gewürzen und wenig Salz. Bevorzugen Sie jodiertes Speisesalz.

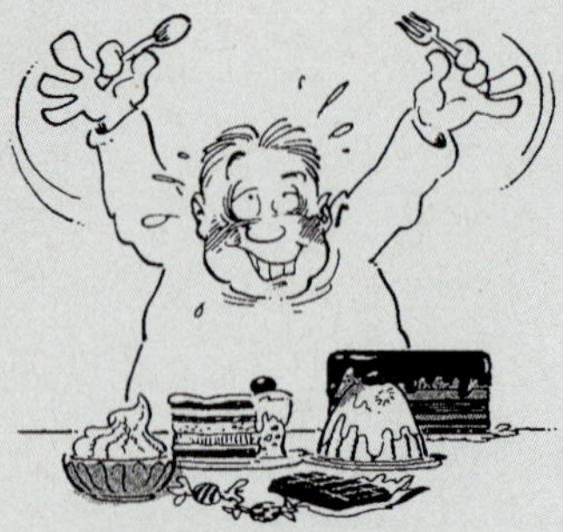

Zu süß kann schädlich sein

7. Reichlich Flüssigkeit

Wasser ist absolut lebensnotwendig. Trinken Sie rund 1,5 Liter Flüssigkeit jeden Tag. Bevorzugen Sie Wasser – ohne oder mit Kohlensäure – und andere kalorienarme Getränke. Alkoholische Getränke sollen nur gelegentlich und nur in kleinen Mengen konsumiert werden.

8. Schmackhaft und schonend zubereiten

Garen Sie die jeweiligen Speisen bei möglichst niedrigen Temperaturen, soweit es geht, kurz, mit wenig Wasser und wenig Fett. Das erhält den natürlichen Geschmack, schont die Nährstoffe und verhindert die Bildung schädlicher Verbindungen.

9. Nehmen Sie sich Zeit, genießen Sie Ihr Essen

Bewusstes Essen hilft, richtig zu essen. Auch das Auge isst mit. Lassen Sie sich Zeit beim Essen. Das macht Spaß, regt an, vielseitig zuzugreifen, und fördert das Sättigungsempfinden.

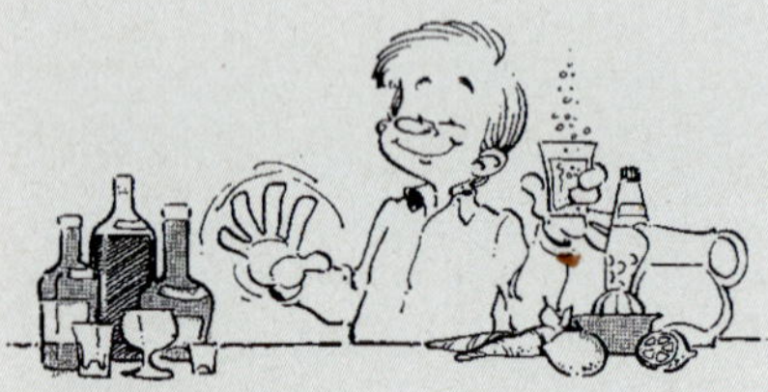

Ihr Körper braucht Wasser, aber keinen Alkohol

10. Achten Sie auf Ihr Gewicht und bleiben Sie in Bewegung

Ausgewogene Ernährung, viel körperliche Bewegung und Sport (30 bis 60 Minuten pro Tag) gehören zusammen. Mit dem richtigen Körpergewicht fühlen Sie sich wohl und fördern Ihre Gesundheit.

Dreidimensionale Lebensmittelpyramide

Die Lebensmittelpyramide besteht aus der Pyramidengrundfläche und vier Pyramidenseiten.

Grundlage der Dreidimensionalen Lebensmittelpyramide

- D-A-CH-Referenzwerte
- 10 Regeln der DGE

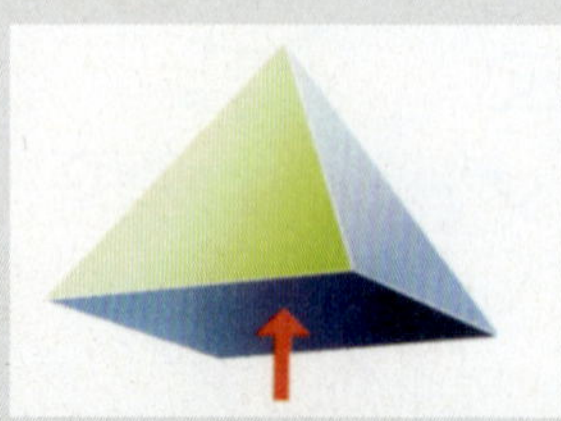

Pyramidengrundfläche = Empfehlungen zur Menge.

Pyramidengrundfläche

Der Ernährungskreis befindet sich auf der Pyramidengrundfläche.

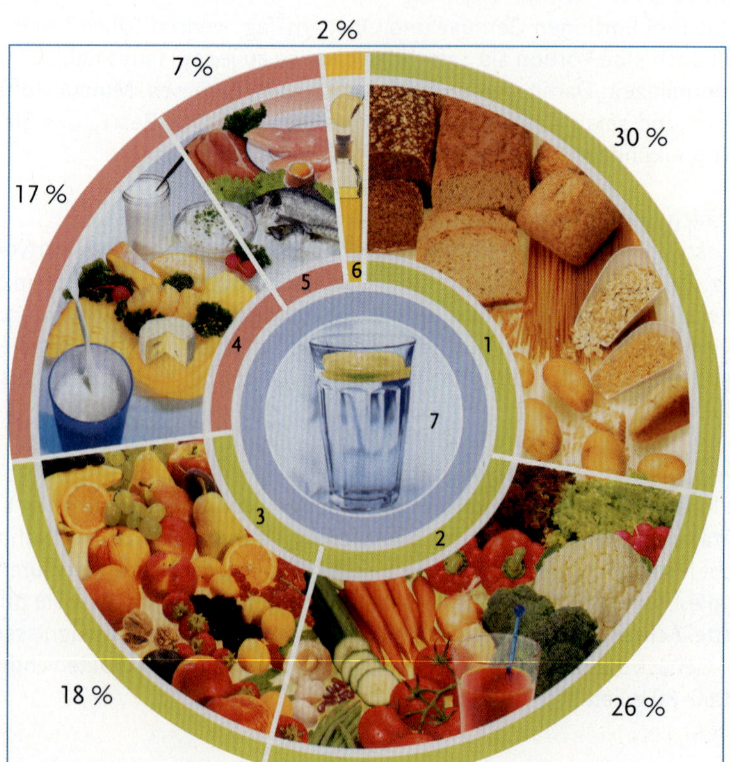

Er enthält die sieben Lebensmittelgruppen, aus denen Nahrungsmittel täglich aufgenommen werden sollen.

Die einzelnen Segmente des Ernährungskreises sind unterschiedlich groß. An der Größe des Segmentes und dem prozentuellen Anteil am Gesamtgewicht der täglichen Nahrungsmenge ist die **mengenmäßige Bedeutung** der jeweiligen Lebensmittelgruppe im Tagesplan zu erkennen.

Pflanzliche Lebensmittel bilden den Hauptteil einer gesundheitsorientierten Speisenplanung, Öle und Fette den kleinsten Teil. Getränke stehen im Mittelpunkt und machen die nahezu gleich große Gewichtsmenge wie die übrigen Lebensmittel zusammen aus.

Pyramidenseiten

Die sieben Lebensmittelgruppen werden in vier übergeordnete Gruppen zusammengefasst, die die vier Pyramidenseiten bilden:

- pflanzliche Lebensmittel,
- tierische Lebensmittel,
- Öle und Fette sowie
- Getränke.

Je weiter unten das Lebensmittel steht, desto mehr ernährungsphysiologische Vorteile hat es. Je weiter es zur Spitze rückt, desto geringer sind diese. Die ernährungsphysiologische Qualität nimmt von unten nach oben ab, d. h., immer weniger der Kriterien werden erfüllt.

Für jede Pyramidenseite gelten andere Beurteilungskriterien, da sich die Lebensmittel der einzelnen Seiten hinsichtlich ihrer ernährungsphysiologisch bedeutsamen Inhaltsstoffe unterscheiden. Deshalb muss jede Pyramidenseite/jede Produktgruppe für sich allein betrachtet werden.

Pyramidenseite „Getränke“

Wasser, Mineralwasser, zuckerfreie Kräuter- und Früchtetees liefern keine Energie und sind deshalb in der Basis angeordnet. Getränke mit mäßigem Energiegehalt und anregenden Stoffen und/oder Süßungsmitteln finden sich in der Mitte. In der Spitze befinden sich Getränke, die viel Energie liefern: Nektare, Fruchtsaftgetränke, Limonaden, Energydrinks. Grundlage für die Bewertung der Getränke ist ihr Energiegehalt.

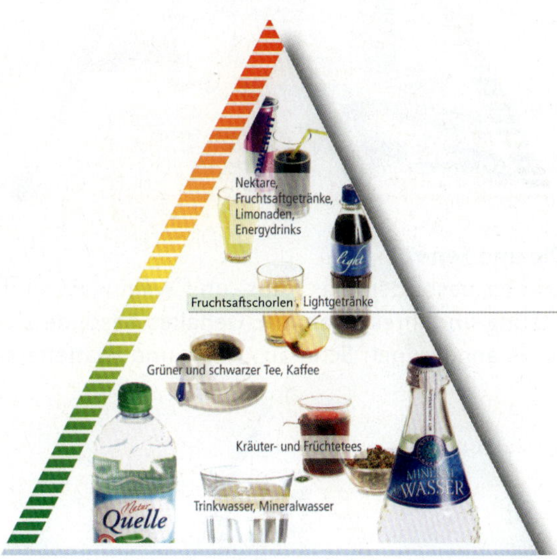

Pyramidenseite „Pflanzliche Lebensmittel“

Obst und Gemüse enthalten wenig Energie, aber einen hohen Anteil an Nährstoffen und bioaktiven Substanzen. Deshalb stehen sie auf der Pyramidenseite unten, Vollkornprodukte darüber. Danach folgen Kartoffeln, ohne oder mit wenig Fett zubereitet, Getreideprodukte oder geschälter Reis. Am wenigsten günstig sind Süßigkeiten, Knabbereien oder

Sieben Lebensmittelgruppen

1 Getreide, Getreideprodukte, Kartoffeln
2 Gemüse, Hülsenfrüchte
3 Obst inkl. Nüsse
4 Milch, Milchprodukte
5 Fisch, Fleisch, Eier
6 Öle, Fette
7 Getränke

Wovon essen Sie ...

wenig?		viel?
☐	Getränke	☐
☐	Getreide, Getreideprodukte	☐
☐	Kartoffeln	☐
☐	Gemüse	☐
☐	Obst	☐
☐	Milch, Milchprodukte	☐
☐	Fleisch, Wurst, Fisch, Eier	☐
☐	Fette, Öle	☐

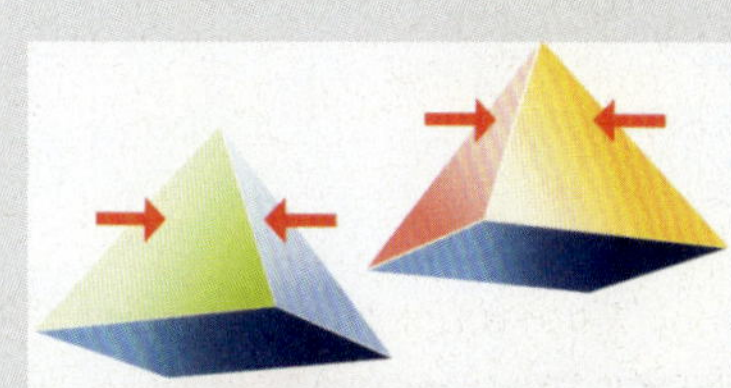

Pyramidenseiten = Empfehlungen für die Lebensmittelauswahl.

Schorle = verdünnter Fruchtsaft.

Je weiter unten in der Pyramidenseite ein Lebensmittel steht, desto mehr ernährungsphysiologische Vorteile hat es.
Achtung: Lebensmittel auf gleicher Ebene, aber in unterschiedlichen Pyramidenseiten sind nicht miteinander vergleichbar, sie haben nicht dieselbe Wertigkeit.

fettreiche Kartoffelgerichte. Sie liefern viel Energie, aber im Verhältnis wenig Nährstoffe und sollten deshalb sparsam gegessen werden.

Ampelleiste an den Pyramidenseiten
- **Grün:** ernährungsphysiologisch wertvoll
- **Rot:** ernährungsphysiologisch weniger wertvoll

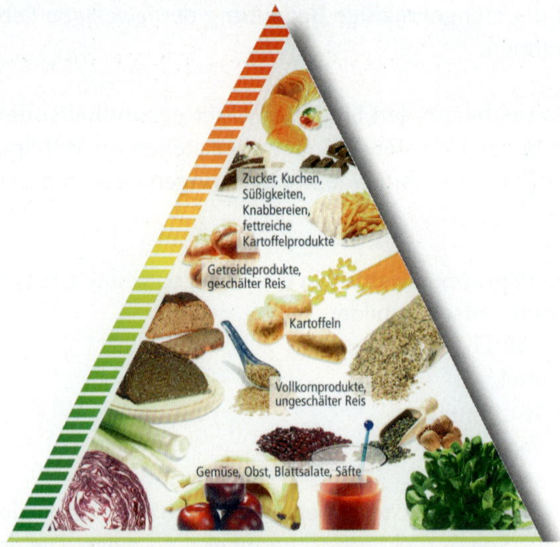

Es gibt unterschiedliche Modelle von Ernährungskreisen und Lebensmittelpyramiden. Sammeln Sie einige davon. Diskutieren Sie die verschiedenen Aussagen dieser Modelle mit Ihrer Lehrkraft und arbeiten Sie Stärken und Schwächen heraus.

Pyramidenseite „Tierische Lebensmittel"
Fisch, fettarmes Fleisch sowie fettarme Milch und Milchprodukte stehen auf der Pyramidenseite unten. Sie sind wertvoller als die fettreicheren Varianten. Fettreiche Wurst, Eier, Schlagobers und Speck gehören in die schmale Spitze und damit seltener auf den Speiseplan.

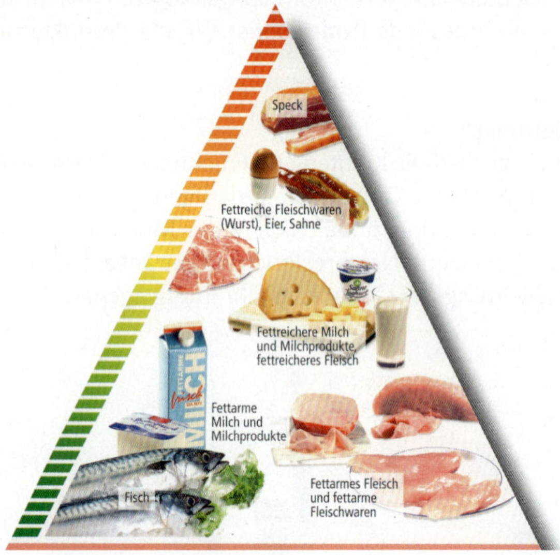

Essen ist ein sinnliches Vergnügen. Was schätzen Sie daran besonders? Das finden Sie am besten heraus, wenn Sie die Augen schließen und sich an bestimmte Esssituationen erinnern. Was stört Sie beim Essen?

Pyramidenseite „Öle und Fette"
Pflanzliche Öle und hier besonders das Raps- und Walnussöl sind wegen ihrer Fettsäurezusammensetzung und ihres Vitamin-E-Gehaltes besonders wertvoll und daher in der Pyramidenbasis angeordnet. Schmalz, Back- und Bratfette sind am wenigsten empfehlenswert.

Plattenfett ist z. B. Ziehmargarine.

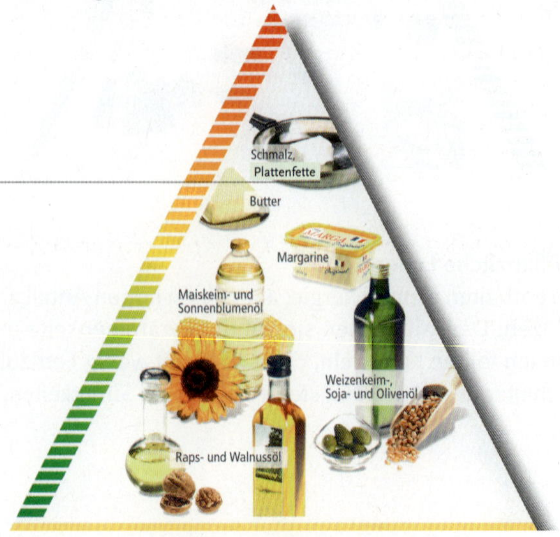

So sieht die empfohlene Lebensmittelauswahl für Erwachsene aus
Gruppe Getränke
Täglich mindestens 1,5 Liter Flüssigkeit, bevorzugt energiearme Getränke
Gruppe pflanzliche Lebensmittel
Täglich 4–6 Scheiben Brot (ca. 200–300 g) **oder** 3–5 Scheiben (150–250 g) und 50–60 g Getreideflocken
Täglich 1 Portion Kartoffeln (gegart 200–250 g) **oder** 1 Portion Nudeln (gekocht 200–250 g) **oder** 1 Portion Reis (gekocht 150–180 g); Produkte aus Vollkorn bevorzugen
Täglich 3 Portionen (ca. 400 g) Gemüse und mehr 300 g gegartes Gemüse + Rohkost/Salat 100 g **oder** 200 g gegartes Gemüse + Rohkost/Salat 200 g
Täglich 2 Portionen frisches Obst (ca. 250 g) oder mehr
Gruppe tierische Lebensmittel
Täglich 200–250 g fettarme Milch und Milchprodukte **und** 2 Scheiben fettarmen Käse (50–60 g)
Pro Woche 1 Portion (80–150 g) fettarmen Seefisch (z. B. Kabeljau, Seelachs) **und** 1 Portion (70 g) fettreichen Seefisch (z. B. Makrele, Hering) **und** insgesamt ca. 300–600 g Fleisch und Wurst (fettarme Produkte bevorzugen) **und** bis zu 3 Eier inkl. verarbeitetes Ei
Gruppe Öle und Fette
Täglich höchstens 15–30 g Butter oder Margarine **und** 10–15 g Öl (z. B. Raps- oder Walnussöl)

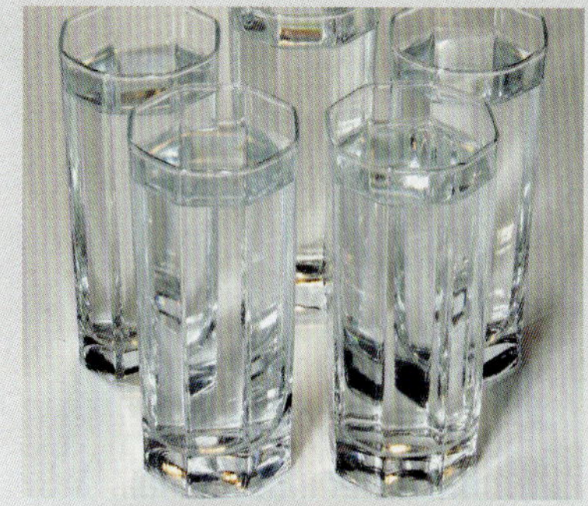
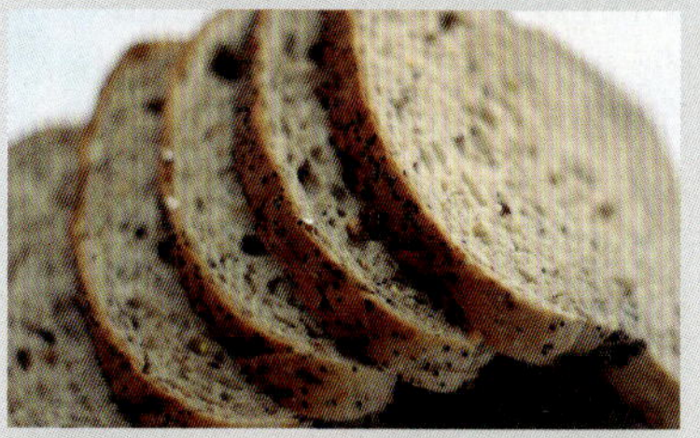
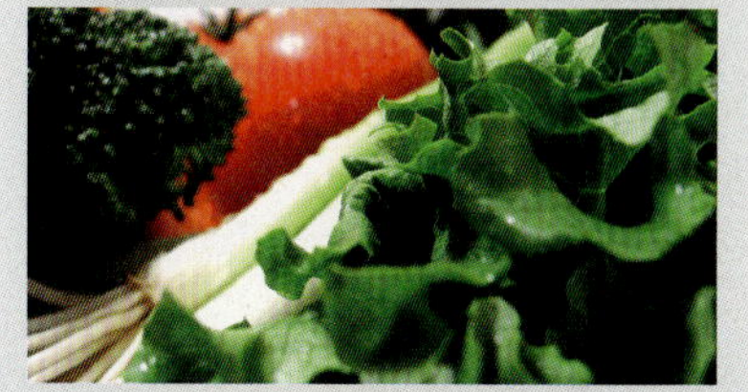
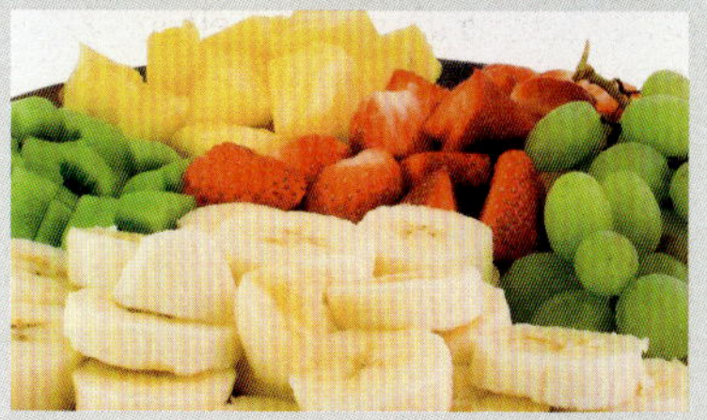
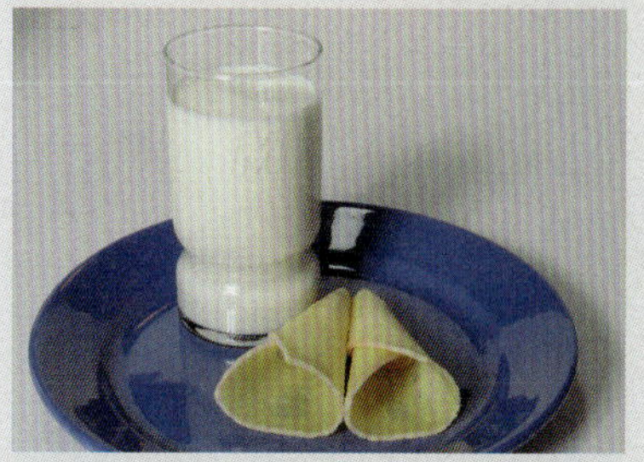
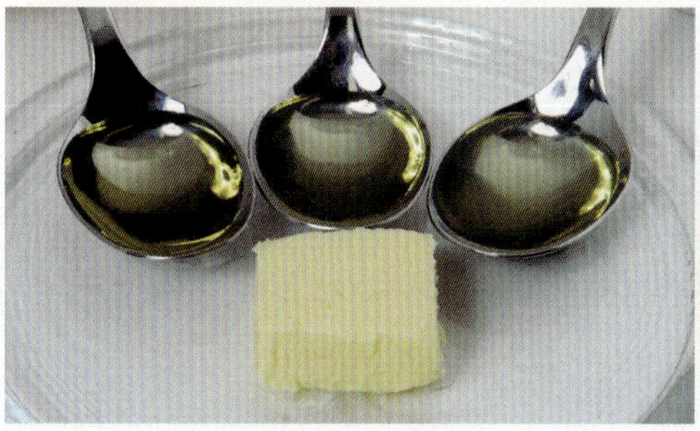
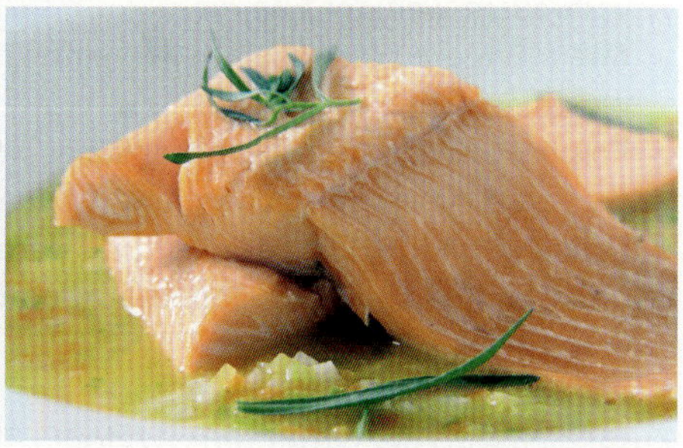

Ökologischer Ernährungskreis

Im ökologischen Ernährungskreis werden außer den Empfehlungen zur Menge und Qualität der Lebensmittel auch die Aspekte der Nachhaltigkeit berücksichtigt:

- Nutzung der heimischen Produktionsmöglichkeiten.
- Saisonalität.
- Biologische Anbauweise.
- Transportwege.
- Fairer Handel.
- Anbieten alternativer Möglichkeiten, um z. B. den Konsum bedrohter Fischarten zu reduzieren.

Der ökologische Ernährungskreis wurde 2006/2007 von der Fachgruppe Ernährung der „Umweltberatung NÖ“ entwickelt. Abbildung siehe Kapitel „Nachhaltigkeit“, S. 122.

Fairer Handel = eine Handelspartnerschaft, die auf Dialog, Transparenz und Respekt beruht und nach mehr Gerechtigkeit im internationalen Handel strebt.

Energiegehalt der Nährstoffe	
1 g Fett	37,0 kJ (9,0 kcal)
1 g Kohlenhydrate	17,0 kJ (4,0 kcal)
1 g Eiweiß	17,0 kJ (4,0 kcal)

1 kJ (Kilojoule) = 1 000 J (Joule) = 0,2389 kcal (Kilokalorie); 1 kcal = 4,18 kJ. Der Energiebedarf wird auch häufig in MJ (Megajoule) angegeben. 1 MJ = 1 000 kJ.

Thermogenese = erhöhte Wärmeproduktion.

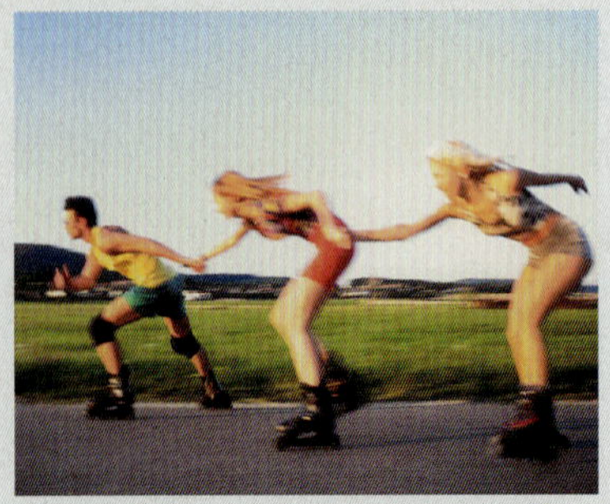

Körperliche Aktivität steigert den Energiebedarf

Wussten Sie, dass ...
1 Semmel + 100 g Leberkäse 1 700 kJ,
1 Portion Pommes frites 1 130 kJ,
100 g Schokolade 2 355 kJ,
100 g Erdnüsse 2 720 kJ,
100 g gekochte Kartoffeln 285 kJ
liefern?

PAL-Wert = Physical Activity Level.

Gesamtenergiebedarf = Grundumsatz x PAL-Wert

6 Energiebedarf

Wozu wir Energie benötigen

Energie wird für die Tätigkeit der Organe, die Leistung der Drüsen und der Muskulatur, die Regelung der Körpertemperatur und die körperlichen Tätigkeiten benötigt.

Bei der Verbrennung der Nährstoffe wird Energie frei. Diese Energie wird in **Kilojoule** (kJ) oder **Kilokalorien** (kcal) angegeben. Die Nährstoffe liefern unterschiedliche Energiemengen.

Der **Energiebedarf** ergibt sich aus
- Grundumsatz (Ruhe-Nüchternumsatz),
- Leistungsumsatz (Muskelarbeit),
- Thermogenese nach der Nahrungszufuhr und
- Bedarf für Wachstum, Schwangerschaft und Stillzeit.

Grundumsatz (GU)

Der Grundumsatz ist jene Energiemenge, die ein Mensch ruhig liegend zwölf Stunden nach der letzten Nahrungsaufnahme bei einer Raumtemperatur von 20 °C benötigt. Er beträgt bei einem Erwachsenen rund 4 kJ (1 kcal) pro kg Körpergewicht pro Stunde, das sind 60–70 % unseres täglichen Energiebedarfes.

Die Energie wird für die Versorgung der Verdauungsorgane (35 %), des Gehirns (25 %), der Muskulatur (20 %), des Herzens (6 %) und die Aufrechterhaltung der Körpertemperatur benötigt: Man spricht vom **Energieumsatz der fettfreien Körpermasse.**

Der Grundumsatz wird außerdem beeinflusst durch
- **Geschlecht:** Frauen haben einen etwa 10 % niedrigeren Grundumsatz als Männer, weil der weibliche Organismus einen größeren Anteil an Fettgewebe hat. Fettgewebe verbraucht weniger Energie.
- **Alter:** Jüngere Menschen haben einen höheren Grundumsatz, weil die Stoffwechselvorgänge schneller ablaufen.
- **Körperoberfläche:** Größere Menschen haben einen höheren Grundumsatz, da über die größere Körperoberfläche mehr Wärmeenergie an die Umgebung abgegeben wird.
- **Drüsenfunktion:** Die Tätigkeit und damit der Einfluss von Schilddrüse, Hirnanhangdrüse und Bauchspeicheldrüse auf den Energieverbrauch sind von Mensch zu Mensch verschieden.

Zusätzlich wird der Grundumsatz durch Sport, Fieber, Stress, Medikamente und Fasten beeinflusst.

Leistungsumsatz (Arbeitsumsatz)

Für jede körperliche Aktivität benötigt der Mensch zusätzlich Energie. Körperliche Tätigkeiten mit geringem Muskeleinsatz, aber von langer Dauer verbrauchen mehr Energie als intensive körperliche Arbeit von kurzer Dauer. Viele Menschen leisten heute leichte Arbeit. Der Leistungsumsatz ist entsprechend gering.

Nahrungsbedingte Thermogenese

Bei einer durchschnittlichen Mischkost aus pflanzlichen und tierischen Produkten werden 8–10 % der Energie für Aufnahme, Verdauung, Transport und Speicherung der aufgenommenen Nährstoffe benötigt. Damit verbunden ist eine erhöhte Wärmeproduktion, die als nahrungsbedingte Thermogenese bezeichnet wird.

Richtwerte für die Energiezufuhr

Der Gesamtenergiebedarf ist abhängig vom Grundumsatz und von der körperlichen Aktivität. Die körperliche Aktivität wird durch den PAL-Wert ausgedrückt. Je nach Arbeitsschwere und Freizeitverhalten liegt dieser Wert zwischen 1,2 und 2,4. **Der Richtwert ist 1,4.**

Durchschnittlicher täglicher Energiebedarf bei unterschiedlichen Berufs- und Freizeitaktivitäten

Arbeitsschwere und Freizeitverhalten	PAL-Wert	Beispiele
Ausschließlich sitzende oder liegende Lebensweise	1,2	Alte, gebrechliche Menschen
Ausschließlich sitzende Tätigkeit mit wenig oder keiner anstrengenden Freizeitaktivität	1,4–1,5	Büroangestellte, Feinmechaniker
Sitzende Tätigkeit, zeitweilig auch zusätzlicher Energieaufwand für gehende und stehende Tätigkeiten	1,6–1,7	Laboranten, Kraftfahrer, Studierende, Fließbandarbeiter
Überwiegend gehende und stehende Arbeit	1,8–1,9	Hausfrauen, Verkäufer, Restaurantfachleute, Mechaniker, Handwerker
Körperlich anstrengende berufliche Arbeit	2,0–2,4	Bauarbeiter, Landwirte, Waldarbeiter, Bergarbeiter, Leistungssportler

Quelle: Ernährung in Prävention und Therapie

Für sportliche Betätigungen oder für anstrengende Freizeitaktivitäten (30–60 Minuten, vier- bis fünfmal je Woche) können zusätzlich pro Tag 0,3 PAL-Einheiten dazugerechnet werden.

Richtwerte für die durchschnittliche Energiezufuhr in Abhängigkeit von Grundumsatz und steigender körperlicher Aktivität

Gesamtenergiebedarf =										
Alter	Grundumsatz		x PAL-Werte							
	MJ/Tag	kcal/Tag	1,4		1,6		1,8		2,0	
			MJ	kcal	MJ	kcal	MJ	kcal	MJ	kcal
Jugendliche/Erwachsene (m)										
15 bis unter 25 Jahre	7,6	1 820	10,6	2 500	12,2	2 900	13,7	3 300	15,2	3 600
25 bis unter 51 Jahre	7,3	1 740	10,2	2 400	11,7	2 800	13,1	3 100	14,6	3 500
51 bis unter 65 Jahre	6,6	1 580	9,2	2 200	10,6	2 500	11,9	2 800	13,2	3 200
65 Jahre und älter	5,9	1 410	8,3	2 000	9,4	2 300	10,6	2 500	11,8	2 800
Jugendliche/Erwachsene (w)										
15 bis unter 19 Jahre	6,1	1 460	8,5	2 000	9,8	2 300	11,0	2 600	12,2	2 900
19 bis unter 25 Jahre	5,8	1 390	8,1	1 900	9,3	2 200	10,4	2 500	11,6	2 800
25 bis unter 51 Jahre	5,6	1 340	7,8	1 900	9,0	2 100	10,1	2 400	11,2	2 700
51 bis unter 65 Jahre	5,3	1 270	7,4	1 800	8,5	2 000	9,5	2 300	10,6	2 500
65 Jahre und älter	4,9	1 170	6,9	1 600	7,5	1 800	8,8	2 100	9,8	2 300

Quelle: Referenzwerte für die Nährstoffzufuhr

Berechnungsbeispiel
Durchschnittlicher Gesamtenergiebedarf eines 19-jährigen Mannes mit wenig anstrengender Freizeitaktivität: 1 820 x 1,4 = 2 500 kcal/Tag

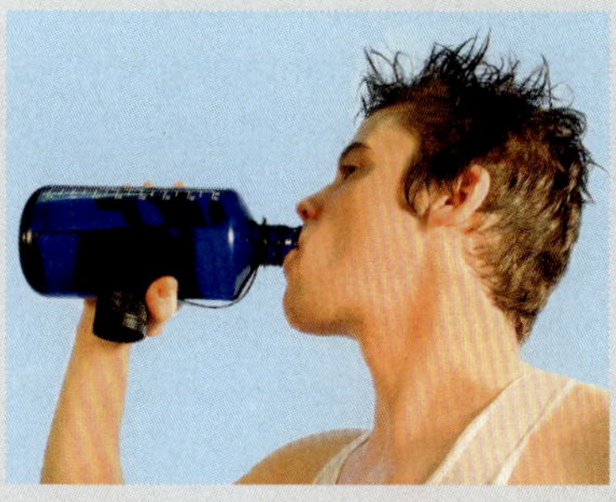

? Arbeitsaufgabe

Ein 25-jähriger Mann hat einen durchschnittlichen Grundumsatz von 1 740 kcal pro Tag. Er ist Student und trainiert fünfmal pro Woche je 60 Minuten. Wie hoch ist sein täglicher Gesamtenergiebedarf?

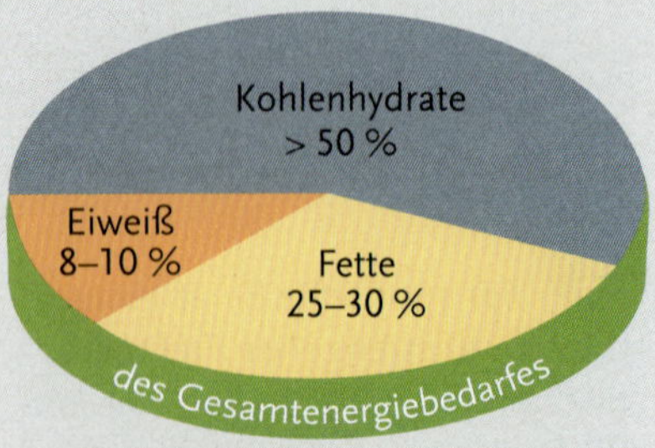

Verhältnis der Hauptnährstoffe zueinander, bezogen auf den Gesamtenergiebedarf

Berechnungsbeispiel für ein 15-jähriges Mädchen, Pal 1,4
Energiebedarf = 100 %
= 8 500 kJ (2 000 kcal)
Kohlenhydratbedarf = 60 %
= 5 100 kJ : 17 kJ = 300 g
Eiweißbedarf = 10 %
= 850 kJ : 17 kJ = 50 g
Fettbedarf = 30 %
= 2 550 kJ : 37 kJ = 69 g

Berechnen Sie den Kohlenhydrat-, Eiweiß- und Fettbedarf in Gramm für einen 15-jährigen Burschen.

μg = Mikrogramm
1 000 μg = 1 mg
1 000 mg = 1 g

Berechnen Sie die Nährstoffdichte von Kartoffel, Orange und rotem Paprika. Welches Lebensmittel ist am besten als Vitamin-C-Lieferant geeignet?

Wieso hat Vollkornbrot eine hohe Nährstoffdichte?

7 Nährstoffbedarf

Wie viel wir essen sollten

Es ist nicht nur wichtig, die richtige Energiemenge, sondern auch alle Nährstoffe in der optimalen Menge aufzunehmen. Der Nährstoffbedarf ist individuell sehr unterschiedlich. Er kann selbst bei ein und derselben Person stark schwanken. Die D-A-CH-Referenzwerte für die Nährstoffzufuhr beinhalten Empfehlungen, Schätzwerte und Richtwerte (siehe Zufuhrempfehlungen bei den einzelnen Nährstoffen).

Empfehlungen sind so ausgerichtet, dass sie einen ausreichenden Vorrat im Körper sichern, z. B. an Eiweiß.

Schätzwerte gibt es für Nährstoffe, bei denen der Bedarf noch nicht genau festgestellt werden kann, z. B. Vitamin E.

Richtwerte gibt es als Orientierungshilfe aus gesundheitlichen Gründen, z. B. für Wasser, Ballaststoffe, Cholesterin, Alkohol und Speisesalz.

Verhältnis der Hauptnährstoffe in der Nahrung

Die Hauptnährstoffe sollen in einem bestimmten Verhältnis zueinander in der täglichen Nahrung enthalten sein. Die D-A-CH-Werte sind wie folgt:

Nährstoffzufuhr in Prozenten bezogen auf den Energiebedarf	
> 50 %	Kohlenhydrate
8–10 %	Eiweiß
25–30 %	Fette

Für die Berechnung der benötigten Menge des Nährstoffes in Gramm muss der Kilojouleanteil von Kohlenhydraten, Eiweiß und Fett errechnet werden. Die ermittelten Werte müssen dann durch 17 kJ bei Kohlenhydraten und Eiweiß bzw. 37 kJ bei Fett dividiert werden.

Nährstoffdichte

Bei der Nahrungsaufnahme müssen wir darauf achten, genügend Vitamine, Mineralstoffe und andere essenzielle Nährstoffe aufzunehmen, jedoch nicht zu viel Energie, d. h., Lebensmittel sollen eine hohe Dichte an Vitaminen und Mineralstoffen, bezogen auf den Energiegehalt, aufweisen.

$$\underline{\underline{\text{Nährstoffdichte}}} = \frac{\text{Nährstoffgehalt in μg, mg bzw. g (in 100 g Lebensmittel)}}{\text{Energiegehalt in MJ (in 100 g Lebensmittel)}}$$

Für jeden Nährstoff kann die notwendige Nährstoffdichte für das entsprechende Lebensalter berechnet werden.

Berechnungsbeispiel
Vitamin-C-Bedarf einer 15-Jährigen = 100 mg, Energiebedarf einer 15-Jährigen = 8 500 kJ.
100 : 8,5 = 11,8 mg/MJ
Die erforderliche Nährstoffdichte für Vitamin C beträgt bei 15-jährigen Mädchen 11,8.

Bei Nährstoffen, deren erhöhte Zufuhr zu Gesundheitsschädigungen führen kann, z. B. Natrium und Cholesterin, ist die Nährstoffdichte niedrig zu halten.

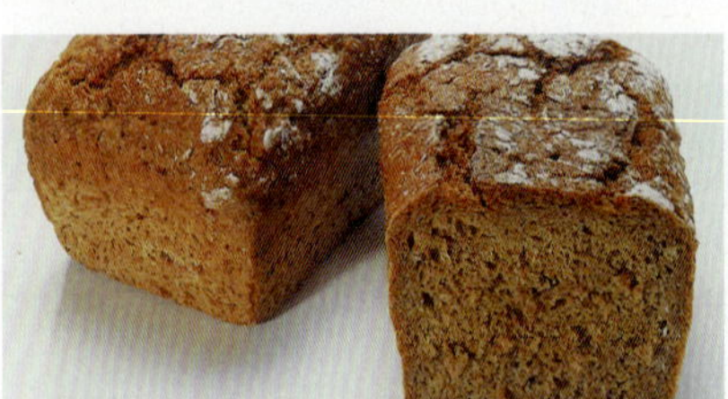

Vollkornbrot *– hohe Nährstoffdichte*

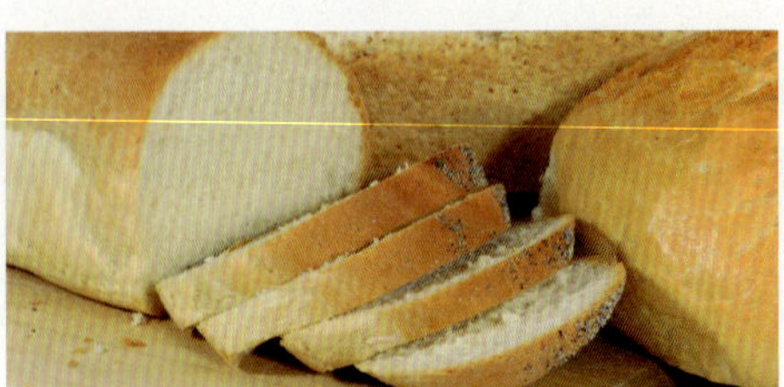

Weißbrot *– geringe Nährstoffdichte*

Wann wir essen sollten

Die persönliche Leistungskurve, also die tägliche Leistungsfähigkeit, wird durch die Mahlzeitengestaltung beeinflusst. Drei größere und zwei Zwischenmahlzeiten sind ideal. Die Leistungsfähigkeit steigt am Vormittag und nimmt im Laufe des Tages wieder ab. Am Abend gibt es noch ein kurzes Zwischenhoch.

Tagesleistungskurve

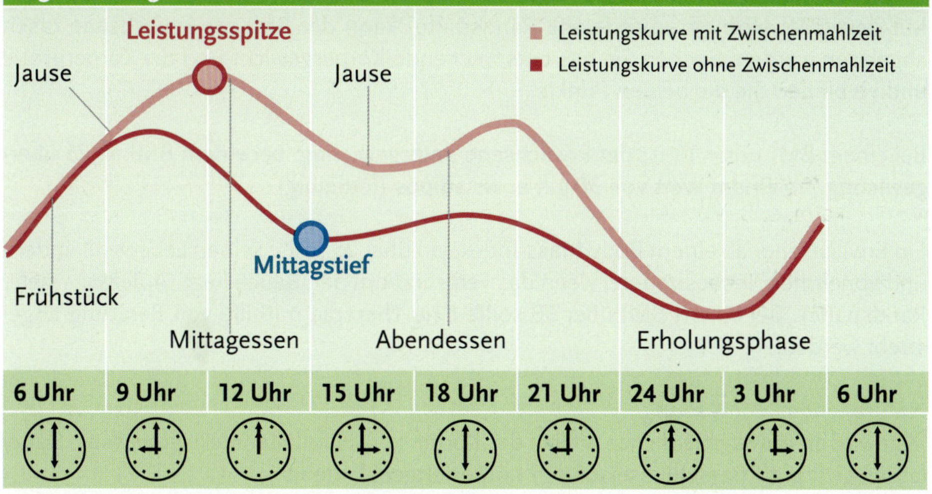

Tipps, um fit durch den Tag zu kommen

- Hektik am Morgen vermeiden – sie verdirbt den Appetit.
- Ein Frühstück bringt Power für den Tagesbeginn.
- Schulprobleme nicht beim Essen besprechen.
- Eine Jause hilft, Tiefs zu überbrücken.
- Nützen Sie das Nachmittagstief, um sich zu bewegen. Danach funktioniert das Lernen gleich viel besser!

8 Körpergewicht

Das Körpergewicht spielt für viele Menschen aus optischen Gründen eine wichtige Rolle. Das Körpergewicht alleine hat aber nur wenig gesundheitliche Aussage, weil dadurch kein Rückschluss auf den tatsächlichen Fettgehalt im Körper bzw. die Muskelmasse gezogen werden kann. Es sind daher nur Gewichtsberechnungsmethoden, die das Geschlecht, die Körpergröße und den Fettanteil im Körper berücksichtigen, sinnvoll.

Body-Mass-Index (BMI)

Die heute gebräuchlichste Form, um festzustellen, ob jemand unter-, normal- oder übergewichtig ist, ist für Erwachsene der **Body-Mass-Index.** Als Grundlage für die Berechnung dienen Körpergröße, Gewicht, Alter und Geschlecht.

BMI für Jugendliche, unterschieden nach Alter und Geschlecht

Alter	BMI im Normalgewichtsbereich	
	Mädchen	Burschen
14	16,80–24,00	16,60–23,60
15	17,40–24,50	17,10–24,30
16	17,80–24,80	17,70–24,80
17	18,10–25,00	18,20–25,30
18	18,50–25,20	18,70–25,80

Hier ist gut zu erkennen, dass die Gewichtsbandbreite bei Jugendlichen sehr weit ist.

- Welchen Einfluss haben die Mahlzeiten auf die Leistungskurve?
- Wie lässt sich die Kurve am besten nutzen?
- Wann ist der richtige Zeitpunkt zum Lernen, für Freizeitaktivitäten?

Mit fünf Mahlzeiten gut durch den Tag kurven.

Achtung „Nicht-Frühstücker/-innen“:
Nehmen Sie sich Obst, ein Milchprodukt und Vollkornbrot in die Schule mit.

Gewichtsberechnungstabellen, die bei einer bestimmten Körpergröße ein auf Kilogramm genau bestimmtes Körpergewicht angeben, sind unseriös.

Formel zur Berechnung des BMI

$$\frac{\text{Körpergewicht (in kg)}}{\text{Körpergröße}^2\text{ (in m)}} = \underline{\underline{\text{BMI}}}$$

Siehe auch www.a-g-a.de (Arbeitsgemeinschaft Adipositas im Kinder- und Jugendalter – AGA).

Berechnungsbeispiel
15-jähriges Mädchen, Körpergewicht 62 kg, Körpergröße 1,70 m

$$\frac{62\text{ kg}}{(1{,}70\text{ m})^2} = \underline{\underline{21{,}45}}$$

Der BMI liegt im Normalbereich.

Berechnen Sie Ihren BMI und vergleichen Sie diesen mit dem Wert in der Tabelle.

Body-Mass-Index-Nomogramm für Erwachsene

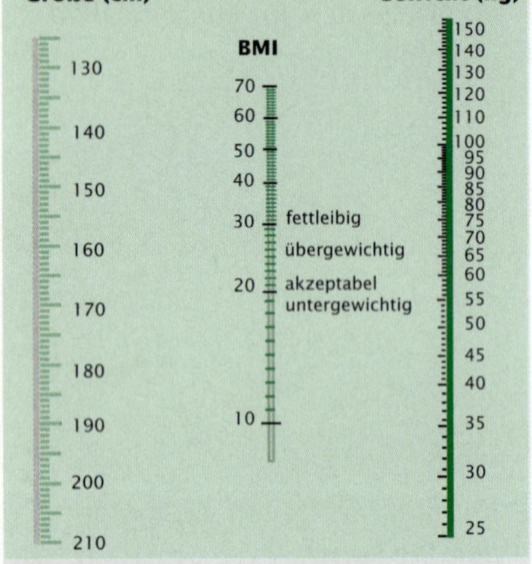

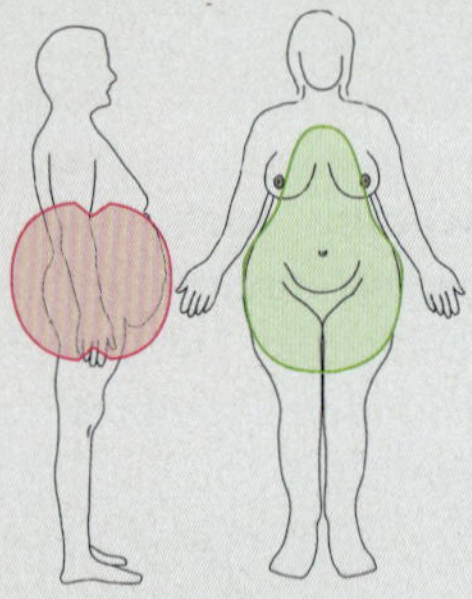

Apfel- und Birnentyp

Wussten Sie dass ...
beim Apfeltyp auch von einer androiden (= männlichen) und beim Birnentyp von einer gynoiden (= weiblichen) Fettverteilung gesprochen wird?

Bauchumfang	Erhöhtes Risiko	Stark erhöhtes Risiko
Frauen	80–88 cm	>88 cm
Männer	94–102 cm	>102 cm

Notizen zu den Arbeitsaufgaben:

BMI für Erwachsene, unterschieden nach dem Alter

Alter	BMI im Normalgewichtsbereich	Alter	BMI im Normalgewichtsbereich
19–24	19–24	45–54	22–27
25–34	20–25	55–65	23–28
35–44	21–26	> 65	24–29

Mit dem BMI-Nomogramm (siehe Randspalte) kann der BMI für Erwachsene rasch abgelesen werden. Suchen Sie das entsprechende Körpergewicht und die Körpergröße und verbinden Sie die beiden Punkte.

Bei einem BMI unter 19 ist der Erwachsene untergewichtig, bei einem BMI ab 25 **übergewichtig.** Ab einem Wert von 30 gilt er als **adipös** (fettleibig).

Ein Erwachsener ab einem Body-Mass-Index von über 25 sollte seinen Lebensstil ändern und abnehmen, insbesondere, wenn das Fett rund um den Bauch liegt (Apfeltyp – siehe Randspalte). Bei einem BMI über 30 sollte eine Therapie mithilfe von Beratung angestrebt werden.

Hautfaltendickenmessung

Hier wird an unterschiedlichen Stellen des Körpers die Hautfaltendicke gemessen. Dabei lassen sich gut Rückschlüsse auf den Körperfettgehalt ziehen.

Impedanzmessung

Über einen elektrischen Widerstand wird der Gehalt des Körperwassers bestimmt und daraus wird auf den Fettanteil geschlossen.

Taillen-/Hüftumfangmessung

Das Körperfett ist bei Mann und Frau unterschiedlich verteilt. Bei Männern liegt es eher rund um den Bauch = **Apfeltyp,** bei Frauen vorwiegend rund um die Hüften = **Birnentyp.** Die Fettverteilung rund um den Bauch ist ein Risikofaktor für Herz-Kreislauf-Erkrankungen und Diabetes. Liegt eine Apfelform vor, sollten auch Normalgewichtige eine Reduzierung ihres Bauchumfanges anstreben, z. B. durch Bewegung.

Berechnung der Körperfettverteilung

$$\frac{\text{Taillenumfang (in cm)}}{\text{Hüftumfang (in cm)}}$$

Bei Frauen sollte diese Zahl nicht mehr als 0,85, bei Männern nicht mehr als 1 betragen.

Klassifizierung des Bauchumfanges bei Erwachsenen

Auch die alleinige Bewertung des Bauchumfanges hat eine hohe Aussagekraft und gewinnt in neueren Untersuchungen immer mehr an Bedeutung. Das Bauchfett hat eine vollkommen andere Zusammensetzung als das Fett an Gesäß, Hüften und Oberschenkeln. Es ist sehr stoffwechselaktiv und produziert eine Vielzahl von Substanzen, die unsere Gesundheit belasten.

Bei Frauen sollte der Bauchumfang unter 80 cm und bei Männern unter 94 cm liegen. Werte von über 88 cm bei Frauen und über 102 cm bei Männern sprechen für eine androide Fettverteilung und gelten als sehr bedenklich.

Arbeitsaufgaben

1. Warum müssen wir essen und trinken?
2. Wodurch wird Ihr Essverhalten beeinflusst?
3. Wie haben sich die Ernährungsgewohnheiten im Laufe der Zeit verändert?
4. Was sind die Hauptenährungsfehler der Österreicher/-innen?
5. Wie werden Kohlenhydrate, Fette und Eiweiß gebildet?

6. Welche Hauptbestandteile sind in unseren Nahrungsmitteln enthalten?
7. Wie heißen die sieben Lebensmittelgruppen des Ernährungskreises und die vier Übergruppen der Seiten der Lebensmittelpyramide?
8. Welche Lebensmittel sollten Sie täglich essen?
9. Welche Informationen erhalten Sie durch den Ernährungskreis, welche durch die vier Pyramidenseiten?
10. Woraus berechnet sich der Energiebedarf?
11. Was bedeuten die Begriffe Grundumsatz, Leistungsumsatz und Thermogenese?
12. Wie können Sie Ihren Gesamtenergiebedarf berechnen? Was ist dabei der PAL-Wert?
13. Wie sind die D-A-CH-Werte bezüglich der prozentmäßigen Aufteilung der Hauptnährstoffe?
14. Was ist die Nährstoffdichte?
15. Was ist der BMI?
16. Wieso finden Sie in diesem Buch keine genauen Angaben darüber, wie viel Kilogramm Sie wiegen sollen?
17. Warum ist die Fettverteilung beim Birnentyp weniger gefährlich für die Gesundheit als die beim Apfeltyp?
18. Kennen Sie Gewichtsberechnungsmethoden, die in diesem Buch nicht angeführt sind? Warum sind diese nicht sinnvoll?

Notizen zu den Arbeitsaufgaben:

ZUSAMMENFASSUNG

Richtige Ernährung, Bewegung und positives Denken sind die Grundlagen für körperliche, seelische und geistige Gesundheit.

Die zehn Regeln zu vollwertigem Essen und Trinken und die **Dreidimensionale Lebensmittelpyramide** sind eine Hilfestellung für eine mengen- und qualitätsmäßig optimale Lebensmittelauswahl.

Der **ökologische Ernährungskreis** hilft zusätzlich, die Aspekte der Nachhaltigkeit zu berücksichtigen.

Die Österreicher/-innen machen bei der Auswahl des Essens eine Reihe von **Fehlern.** Sie essen zu viel, zu energiereich, zu süß, zu fett, zu salzig, trinken zu viel Alkohol und andere energiereiche Getränke und nehmen zu wenig Ballaststoffe auf. Außerdem wird zu viel geraucht und wenig Bewegung gemacht. Dies führt zu ernährungsabhängigen Krankheiten.

Nährstoffe (Kohlenhydrate, Fette, Eiweiß, Wasser, Mineralstoffe und Vitamine) sind Hauptbestandteile unserer Nahrung. Sie sind Bau-, Brenn- und Reglerstoffe.

Bioaktive Substanzen (Ballaststoffe, sekundäre Pflanzenstoffe, Stoffe in fermentierten Lebensmitteln) haben gesundheitsfördernde Wirkung.

Das **Verhältnis der Nährstoffe,** bezogen auf den Energiebedarf, sollte folgendes sein:
- > 50 % Kohlenhydrate,
- 8–10 % Eiweiß und
- 25–30 % Fette.

Eine Ausgewogenheit zwischen Nährstoffzufuhr und Nährstoffbedarf ist wichtig. Der **Body-Mass-Index** ist die gebräuchlichste Form, um festzustellen, ob jemand unter-, normal- oder übergewichtig ist.

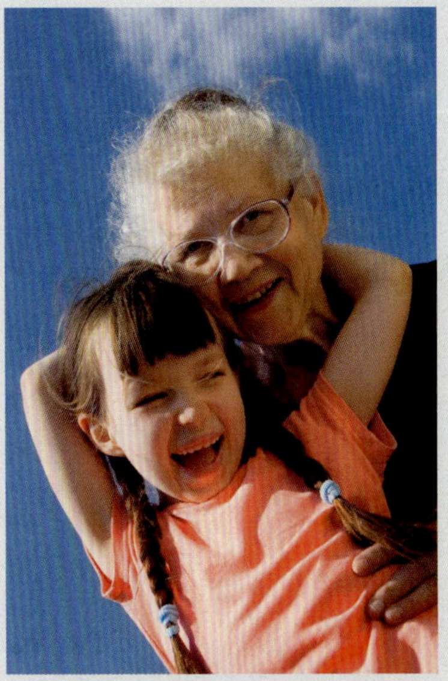
Gesund von klein auf bis ins hohe Alter – die Grundlage ist richtige Ernährung, Bewegung und positives Denken

Inhaltsstoffe der Nahrung

Kleinste Teilchen – große Wirkung!

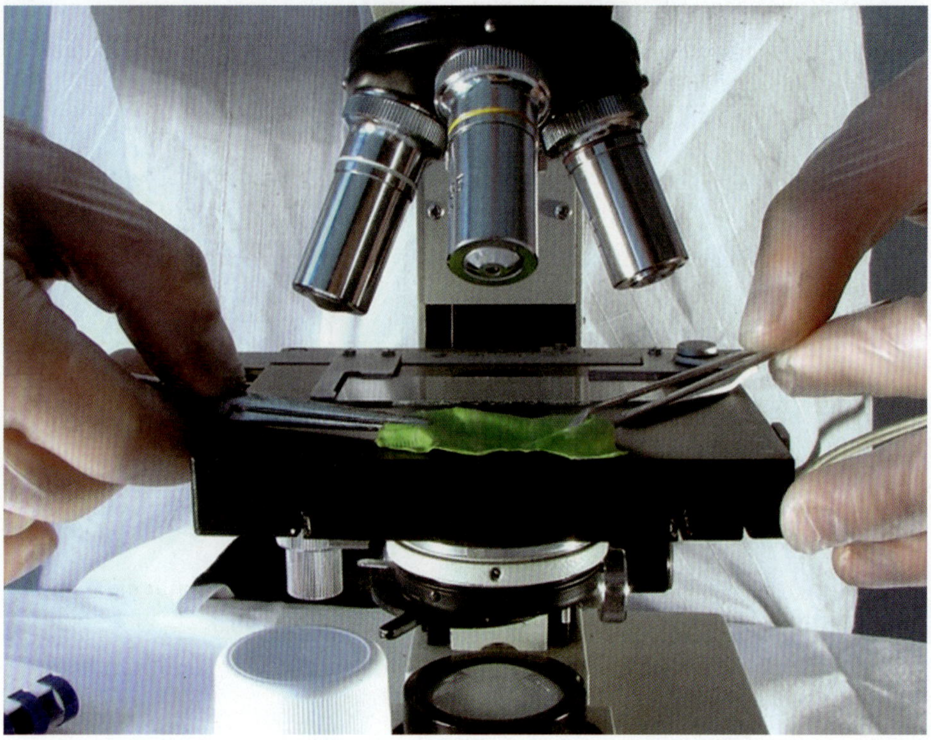

„Sag, hast du eine Ahnung, warum wir unterschiedliche Lebensmittel essen?"

Nahrung unter die Lupe genommen!

Unsere Nahrung setzt sich aus unterschiedlichen Stoffen zusammen. Ihr Wert wird durch Menge und Art der darin enthaltenen Substanzen bestimmt.

Hauptbestandteil sind die Nährstoffe, die dem Körper Energie liefern oder als Baustoffe dienen. Sie werden als **Makronährstoffe** bezeichnet. Dazu zählen Kohlenhydrate, Fette und Eiweißstoffe. Darüber hinaus kommen in kleinen Mengen wichtige Stoffe vor, die die Körpervorgänge regeln bzw. vor Krankheiten schützen. Sie werden als **Mikronährstoffe** bezeichnet. Bedeutende Vertreter sind Vitamine, Mineralstoffe und sekundäre Pflanzenstoffe.

Neben den für den Körper notwendigen Bestandteilen kann unsere Nahrung auch gesundheitsschädigende Stoffe enthalten. **Schadstoffe** kommen in Nahrungsmitteln natürlich vor, sie stammen aus der Umwelt oder gelangen bei der Erzeugung und Verarbeitung in das Produkt. Es können auch Stoffe zugesetzt werden, die Eigenschaften, Aussehen und Haltbarkeit der Lebensmittel positiv beeinflussen. Sie werden **Zusatzstoffe** genannt und müssen ausdrücklich zugelassen sein. Ihre Wirkung auf die Gesundheit des Menschen wurde überprüft.

Ziele

- Sie können die Inhaltsstoffe der Nahrung beschreiben und ihre Bedeutung für den Körper begründen.
- Sie kennen den Bedarf an Nährstoffen und wissen über eine optimale Bedarfsdeckung und nährstoffschonende Vor- und Zubereitung der Nahrung Bescheid.
- Sie kennen die Schadstoffe der Nahrung und wissen, wie diese weitgehend vermieden werden können.

Kohlenhydrate – Saccharide

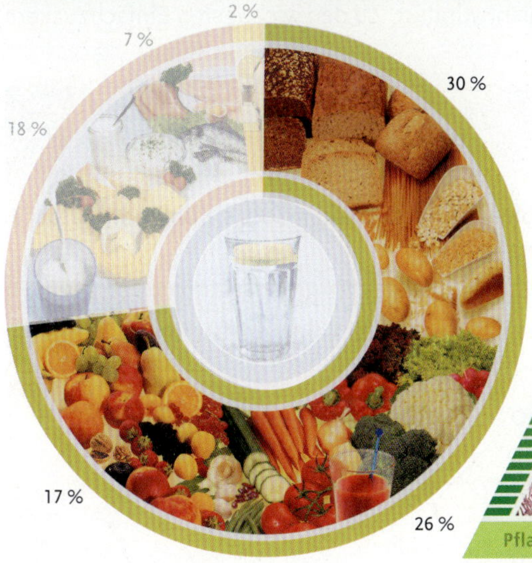

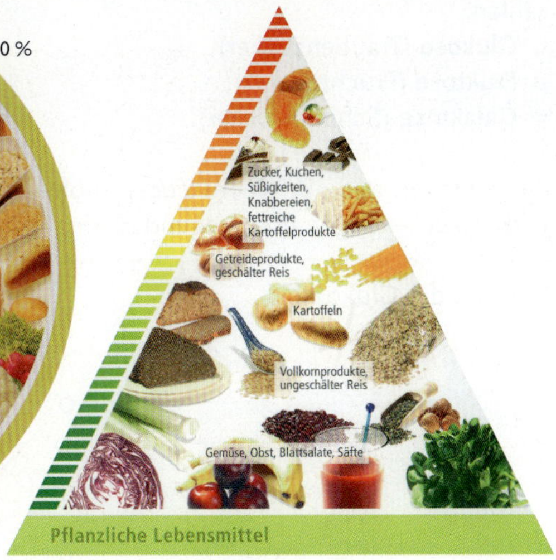

Kohlenhydrate geben uns Energie, sie bringen den Körper in Schwung!

Sie sollten den größten Anteil unserer Nahrung ausmachen. Ein Teil der Kohlenhydrate schmeckt süß und ist daher besonders begehrt. Kohlenhydrate sollten aber vor allem in Form von stärkereichen und ballaststoffhaltigen Lebensmitteln aufgenommen werden – sie sind die Grundlage einer vollwertigen Ernährung.

1 Bildung

Kohlenhydrate oder Saccharide sind organische Verbindungen. Sie bestehen aus den Elementen **Kohlenstoff (C), Wasserstoff (H) und Sauerstoff (O).** Die Bildung von Kohlenhydraten findet in der grünen Pflanze statt. Diesen Vorgang nennt man **Fotosynthese** (siehe Bildung der Nährstoffe, S. 11). Die Endprodukte der Fotosynthese sind Monosaccharide (Einfachzucker) und Sauerstoff.

Die Pflanze kann aus den Einfachzuckern
- Disaccharide (Doppelzucker) und
- Polysaccharide (Vielfachzucker)

bilden und speichern.

Die Kohlenhydrate sind auch Ausgangsprodukte für die Bildung von Fetten und Eiweißstoffen.

2 Arten

Kohlenhydrate – Saccharide		
Monsaccharide Einfachzucker	**Disaccharide** Doppelzucker	**Polysaccharide** Vielfachzucker

Kohlenhydrate sind Verbindungen des Kohlenstoffs mit den Elementen des Wassers (H_2O).

Ziele

- Sie können die Kohlenhydratbildung erklären.
- Sie können verschiedene Arten der Kohlenhydrate nach Aufbau und Bedeutung unterscheiden.
- Sie kennen die Eigenschaften der Kohlenhydrate und können diese Kenntnisse in der Küchenpraxis umsetzen.
- Sie wissen über die Bedeutung der Kohlenhydrate für den Körper Bescheid.
- Sie können den eigenen Kohlenhydratbedarf berechnen und den Bedarf durch die richtige Lebensmittelauswahl optimal decken.

Essen Sie eigentlich genügend Kohlenhydrate?

Genießen Sie Süßes, aber in Maßen!

Der Begriff Saccharid stammt vom griechischen Wort „sakcharon“, das heißt Zucker.

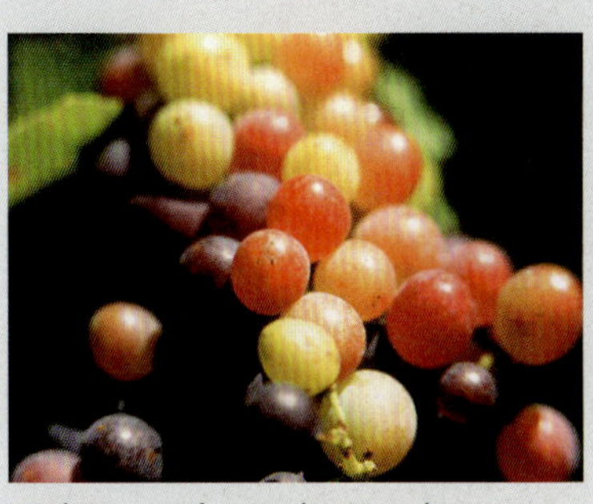

Viel Sonne lässt die Trauben besonders süß werden

2.1 Monosaccharide – Einfachzucker

Allgemeine Summenformel der Einfachzucker

$C_6H_{12}O_6$

Einfachzucker mit sechs Kohlenstoffatomen werden als **Hexosen** bezeichnet, solche mit fünf Kohlenstoffatomen als **Pentosen.**

Monosaccharide sind die einfachste Kohlenhydratart. Zu den wichtigsten Einfachzuckern zählen:

- **Glukose** (Traubenzucker),
- **Fruktose** (Fruchtzucker),
- **Galaktose** (Schleimzucker).

Sie bestehen aus nur einem Zuckermolekül und enthalten sechs Kohlenstoffatome. Einfachzucker liegen überwiegend in **Ringform** vor.

Struktur der Glukose

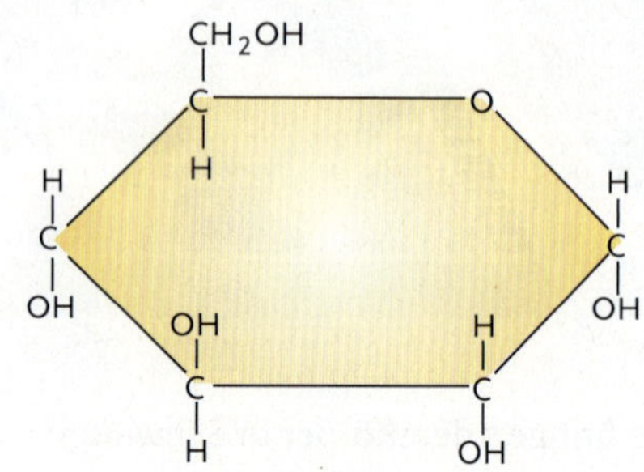

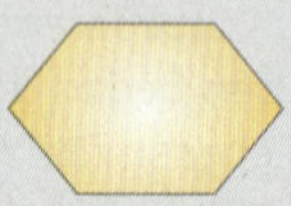

Symbol für Einfachzucker ist die Ringform

Der Molekülaufbau der Einfachzucker ist unterschiedlich. Enthält das Zuckermolekül eine Aldehydgruppe, spricht man von einer **Aldose.** Vertreter sind Glukose und Galaktose.

Bei Vorhandensein einer Ketogruppe bezeichnet man diesen Einfachzucker als **Ketose.** Dazu zählt die Fruktose. Durch den unterschiedlichen Molekülaufbau ergeben sich Unterschiede in den Eigenschaften.

Strukturformel	
Aldose	**Ketose**
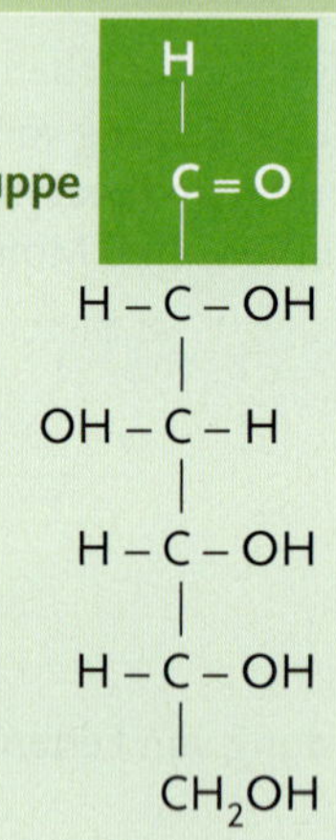	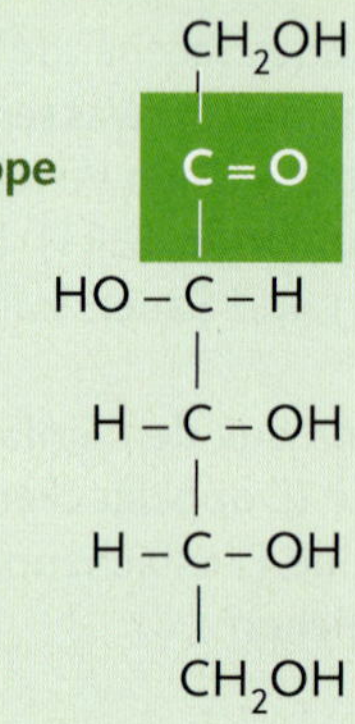
Glukose weiterer Vertreter **Galaktose**	**Fruktose**

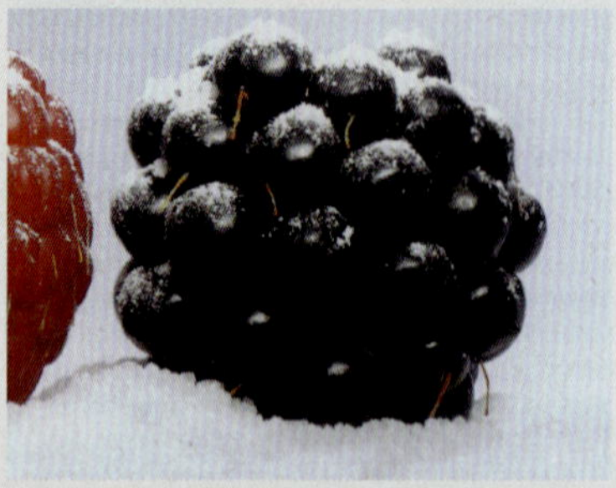

Fruchtzucker ist hauptsächlich in Früchten enthalten

Für die Ernährung wichtige Einfachzucker	
Glukose Traubenzucker Dextrose	■ Kommt in vielen Obst- und Gemüsesorten und im Honig vor. ■ Baustein von Di- und Polysacchariden. ■ Blutzuckerspiegel: beim gesunden Erwachsenen 70–110 mg Glukose pro 100 ml Blut. ■ Mittlere Süßkraft.

Blutzuckerspiegel = Gehalt an Glukose im Blut.

Fruktose Fruchtzucker Lävulose	■ Kommt in Obst und Honig vor. ■ Bestandteil des Rohr- und Rübenzuckers und Baustein von Inulin. ■ Im Körper in der Plazenta der Schwangeren und im fetalen Blut enthalten. ■ Starke Süßkraft.
Galaktose Schleimzucker	■ Kommt als Schleimzucker alleine kaum vor. ■ Bestandteil des Milchzuckers in der Milch. ■ Bestandteil verschiedener Polysaccharide. ■ Im Körper in Schleimstoffen enthalten, z. B. im Speichel. ■ Schwache Süßkraft.

Plazenta = Mutterkuchen.
Fetal = von Fetus = Leibesfrucht ab dem dritten Schwangerschaftsmonat.

Eigenschaften der Monosaccharide

Alle Einfachzucker sind **wasserlöslich.** Das Lösen kann durch Erwärmen des Wassers beschleunigt werden. Wegen der guten Löslichkeit gehen Monosaccharide sofort ins Blut über und **liefern rasch Energie.**

Einfachzucker schmecken süß, allerdings haben sie eine **unterschiedliche Süßkraft.**

Monosaccharide sind **direkt vergärbar.** Die **alkoholische Gärung** wird durch ein Enzym der Hefepilze ausgelöst. Die Milchsäurebakterien bewirken die **Milchsäuregärung.** Galaktose ist mit Hefepilzen nur sehr langsam vergärbar.

Wussten Sie, dass ...
es für Sportler nicht günstig ist, zur Leistungssteigerung Traubenzucker zu nehmen? Der Zucker wird schnell verbraucht, und ein mögliches Absinken des Blutzuckerspiegels kann zum Leistungsabfall führen.

Enzym = Stoff, der einen Vorgang ermöglicht oder schneller ablaufen lässt.

2.2 Disaccharide – Doppelzucker

Disaccharide entstehen durch die Verbindung von **zwei Einfachzuckermolekülen** unter Abspaltung von einem Molekül Wasser. Beim Zusammenschluss der beiden Moleküle kommt es zur Entstehung einer **glykosidischen Bindung.**

Die Art der Disaccharide hängt davon ab, welche Einfachzucker sich miteinander verbinden.

Bildung der Disaccharide

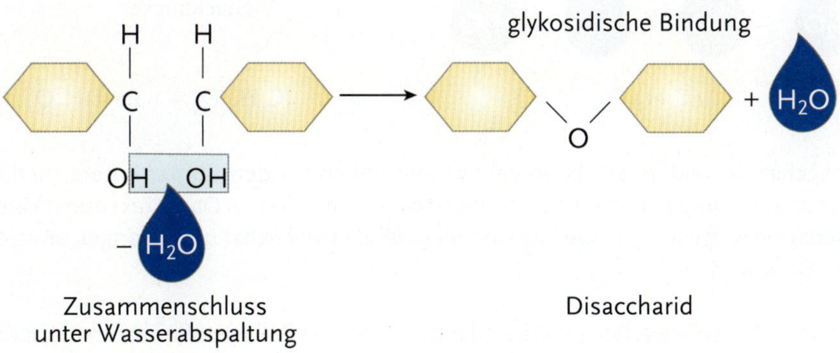

$$C_6H_{12}O_6 + C_6H_{12}O_6 \longrightarrow C_{12}H_{22}O_{11} + H_2O$$

Summenformel der Doppelzucker

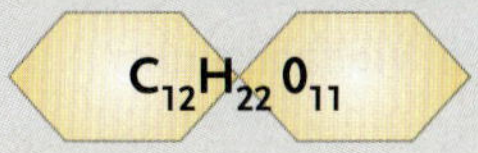

Für die Ernährung wichtige Doppelzucker	
Saccharose Rohr- oder Rübenzucker 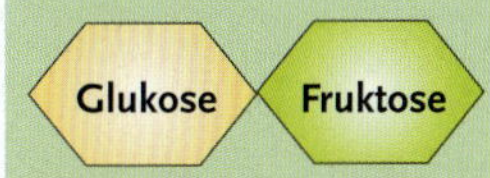 	■ Kommt in der Zuckerrübe (16–20 %) und im Zuckerrohr (12–15 %) vor. ■ Wird in Knollen und Früchten gespeichert. ■ Im Haushalt meistverwendeter Zucker. ■ Bei übermäßiger Zufuhr mögliche Ursache für die Entstehung von ernährungsabhängigen Krankheiten. ■ Gute Süßkraft.

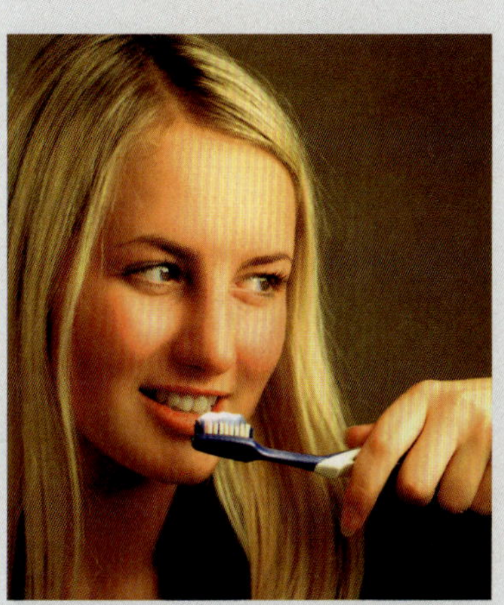

Beugen Sie Karies vor. Regelmäßiges Zähneputzen nach dem Verzehr von Süßem hilft.

Maltose Malzzucker 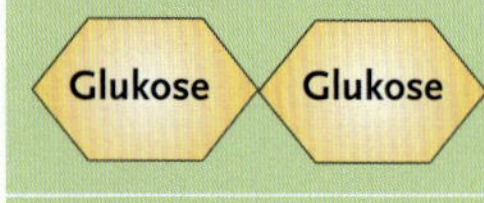 	■ Entsteht in keimenden Getreidekörnern durch enzymatischen Abbau von Stärke. ■ Wird vor allem aus Gerste und Weizen gewonnen. ■ Ist von Bedeutung bei der Bierherstellung. ■ Schwache Süßkraft.
Laktose Milchzucker 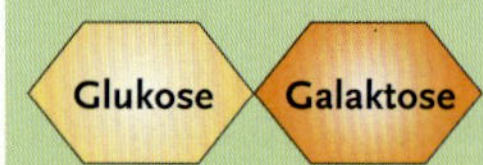 	■ Kommt in der Muttermilch, in der Kuhmilch (4,8 %) und in Milchprodukten vor. ■ Für den Säugling wichtiges Kohlenhydrat, fördert die Vermehrung von wichtigen Bakterien im Darm und die Aufnahme von Kalzium in das Blut. ■ Leicht abführende Wirkung. ■ Sehr schwache Süßkraft.

Wussten Sie, dass ...
es Menschen mit Milchzuckerunverträglichkeit gibt? Diese Unverträglichkeit wird als Laktoseintoleranz bezeichnet.

Eigenschaften der Disaccharide

Disaccharide sind **wasserlöslich.** Sie besitzen wie die Einfachzucker eine **unterschiedliche Süßkraft.** Doppelzucker sind erst nach ihrem Abbau zu Einfachzuckern **vergärbar.** Laktose kann jedoch durch Milchsäurebakterien zu Milchsäure abgebaut werden.

Invertzucker kommt in natürlicher Form im Bienenhonig vor und ist ein Gemisch aus Glukose und Fruktose. Er entsteht aus Saccharose durch Einwirkung von Enzymen oder durch Kochen mit verdünnten Säuren.

Süßkraft

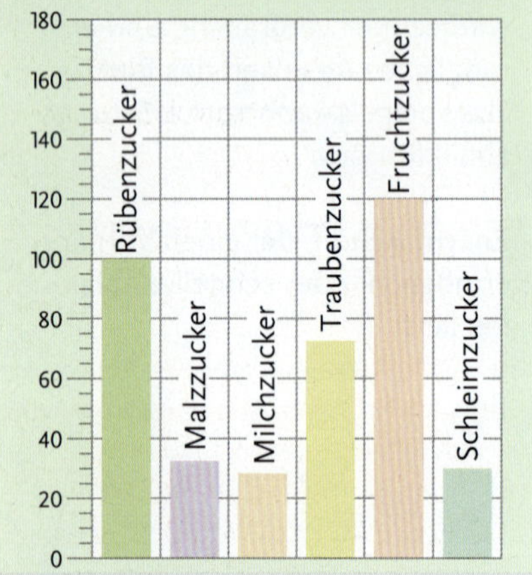

Die Angaben beziehen sich auf Rohr- oder Rübenzucker mit der Süßkraft 100

2.3 Polysaccharide – Vielfachzucker

Polysaccharide entstehen durch den Zusammenschluss von **vielen Einfachzuckermolekülen** (hundert bis mehreren Tausend) unter Abspaltung von Wasser. Sie werden auch als hochmolekulare Kohlenhydrate bezeichnet.

Summenformel der Vielfachzucker

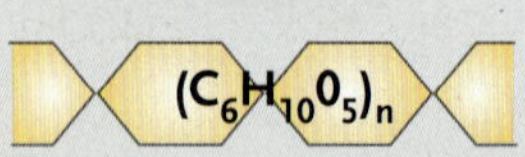

Bildung der Polysaccharide

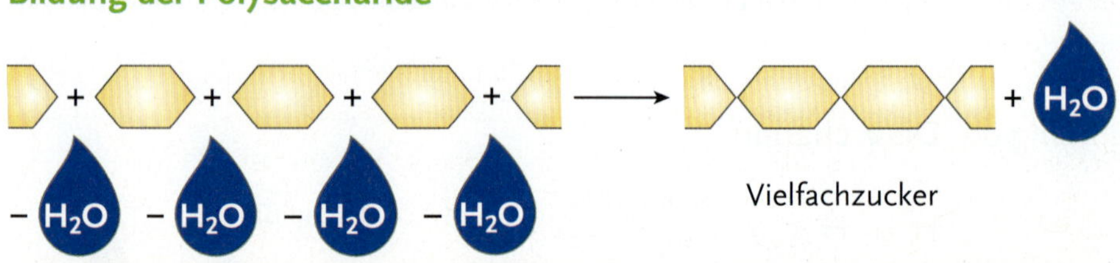

$$nC_6H_{12}O_6 \longrightarrow (C_6H_{10}O_5)n + (n-1)H_2O$$

Polysaccharide sind verschieden gebaut und haben für den Körper unterschiedliche Bedeutung. Sie sind entweder **direkt verwertbar** und werden im Darmtrakt durch **Verdauungsenzyme** aufgespalten oder sie sind **nicht direkt verwertbar** und gelangen unverdaut in den Dickdarm.

Nicht oder gering verwertbare Polysaccharide werden als **Ballaststoffe** bezeichnet. Ballaststoffe sind Bestandteile pflanzlicher Lebensmittel und haben großen gesundheitlichen Wert.

Für die Ernährung bedeutende Polysaccharide	
Verwertbare Polysaccharide	**Nicht bzw. gering verwertbare Polysaccharide**

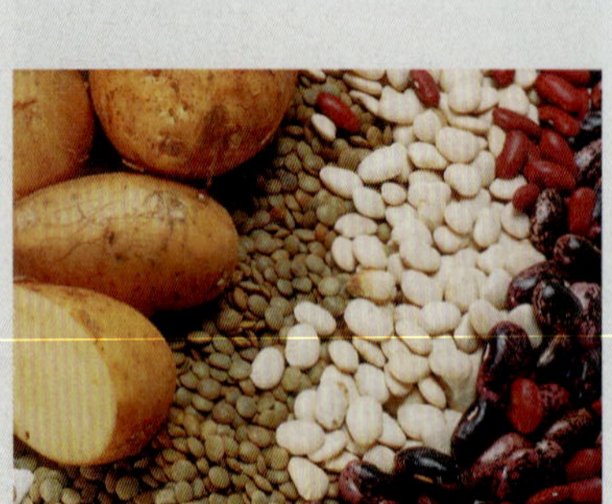

Stärke – ein wichtiger Bestandteil unserer Nahrung

Verwertbare Polysaccharide	
Stärke	■ Aufgebaut aus Glukoseketten: 25 % Amylose, 75 % Amylopektin. ■ Amylose befindet sich im Inneren, Amylopektin in der Hüllschicht des Stärkekorns.

	■ Wasserunlöslicher Reservestoff der Pflanzen, gespeichert in Knollen, Wurzeln, Samen und Früchten (Kartoffeln, Getreidekorn, Hülsenfrüchten). ■ Wichtigstes Nahrungskohlenhydrat. ■ Verkleistert bei 67 °C.
Dextrine	■ Aufgebaut aus kurzen Glukoseketten. ■ Abbauprodukt der Stärke und des Glykogens. ■ Entsteht durch enzymatische Spaltung oder trockene Erhitzung der Stärke wie Rösten oder Backen. ■ Kommt in Zwieback, Toast, Gebäckkruste und trocken geröstetem Mehl vor. ■ Leicht verdaulich, daher in der Diätküche von Bedeutung. ■ Wasserlöslich. ■ Schwach süß schmeckend.
Glykogen	■ Aufgebaut aus stark verzweigten Glukoseketten. ■ Reservestoff im tierischen und menschlichen Körper, in Leber und Muskulatur. ■ Wichtigster Energiespeicher; bei Bedarf wird Glykogen zu Glukose abgebaut und dient als Energiequelle.

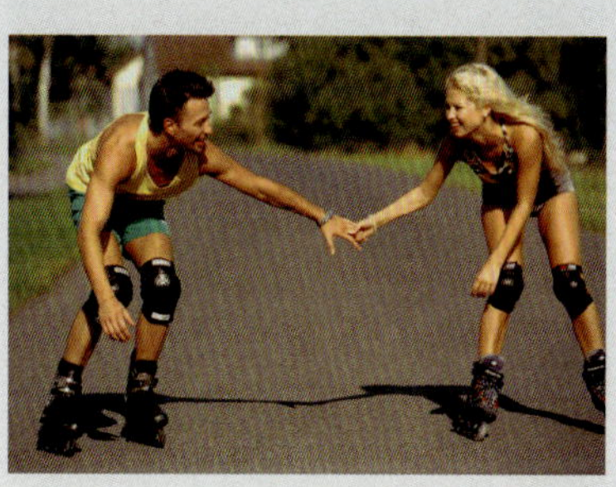

? Welche Bedeutung hat Glykogen bei sportlicher Betätigung?

Nicht bzw. gering verwertbare Polysacharide	
Zellulose	■ Aufgebaut aus parallel angeordneten, sehr langen Glukoseketten. ■ Gerüstsubstanz in den pflanzlichen Zellwänden, reichlich in Obst, Gemüse, Hülsenfrüchten und Getreiderandschichten. ■ Füllstoff im Darm. ■ Wasserunlöslich. ■ Unverdaulich. ■ Regt die Darmtätigkeit an.
Hemizellulose	■ Aufgebaut aus Pentosen und Hexosen. ■ Begleitstoff der Zellulose. ■ Wasserunlöslich. ■ Füllstoff im Darm, quillt stärker auf als Zellulose. ■ Unverdaulich, regt die Darmtätigkeit an.
Pektine	■ Aufgebaut aus verschiedenen Einfachzuckern. ■ Kommen in unreifen Früchten, Kernen und Schalen von Äpfeln, Quitten und Beeren vor. ■ Quellen stark auf, daher Geliermittel. ■ Quellstoff im Darm. ■ Binden Giftstoffe im Darm und ermöglichen ihre Ausscheidung.
Inulin	■ Aufgebaut aus Fruktose. ■ Kommt in Chicorée, Topinambur, Knoblauch und Artischocken vor. ■ Ausgangsstoff für die Herstellung von Fruchtzucker und Diabetikernahrungsmitteln. ■ Unverdaulich. ■ Prebiotischer Ballaststoff.
Pflanzenschleime und Pflanzengummi	■ Aufgebaut aus verschiedenen Einfachzuckern. ■ Agar-Agar, Alginate und Carageen kommen in Algen vor. ■ Gummiarabikum und Tragant sind in Säften tropischer Pflanzen enthalten. ■ Quellen stark auf, daher als Gelier- und Verdickungsmittel in der Lebensmittelindustrie und Pharmazie eingesetzt. ■ Quellstoff im Darm.

Füllstoff = unlöslicher Ballaststoff, der Wasser einlagern kann; sorgt für optimale Darmfüllung, beeinflusst Stuhlmenge und Stuhlbeschaffenheit positiv, regt die Ausscheidung an.

Quellstoff = löslicher Ballaststoff, der viel Wasser aufnimmt und eine gelartige Verbindung bildet; wird von den Darmbakterien weitgehend abgebaut.

Topinambur = kartoffelgroße Knolle einer Sonnenblumenart.

Prebiotische Ballaststoffe unterstützen die Bildung von gesundheitsfördernden Darmbakterien (siehe funktionelle Lebensmittel, S. 230).

? Vergleichen Sie die Eigenschaften der Einfach-, Doppel- und Vielfachzucker. Was fällt Ihnen dabei auf?

Gel = wasserreiche Masse.
Gallerte = wasserhältige, bei Abkühlung erstarrende Masse.

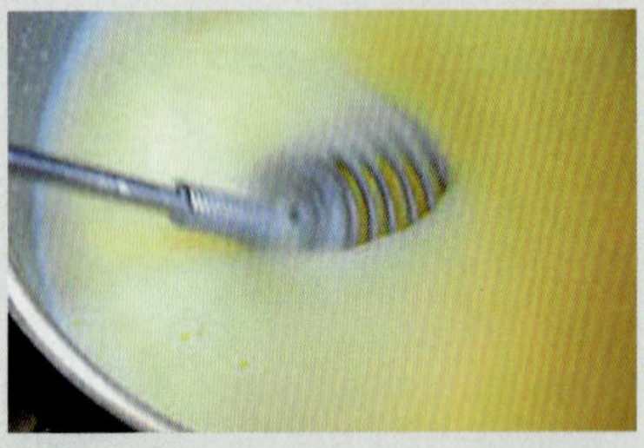

Beobachten Sie die Verkleisterung von Stärke bei der Herstellung eines Vanillepuddings. Kennen Sie weitere Beispiele aus der Küchenpraxis, wo die Stärkeverkleisterung Bedeutung hat?

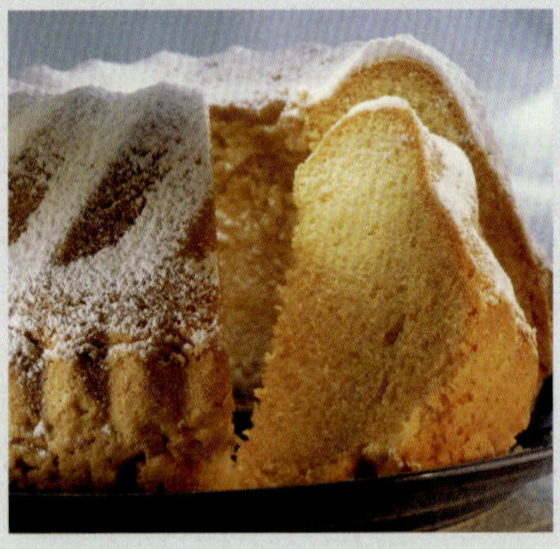

Die Mehlspeisenküche wäre ohne die Süßkraft des Zuckers nicht vorstellbar

Insulin = Hormon der Bauchspeicheldrüse, das den Blutzuckerspiegel senkt.

Wussten Sie, dass ...
1 Liter Cola 40 Zuckerwürfel (à 2,5 g) enthält?

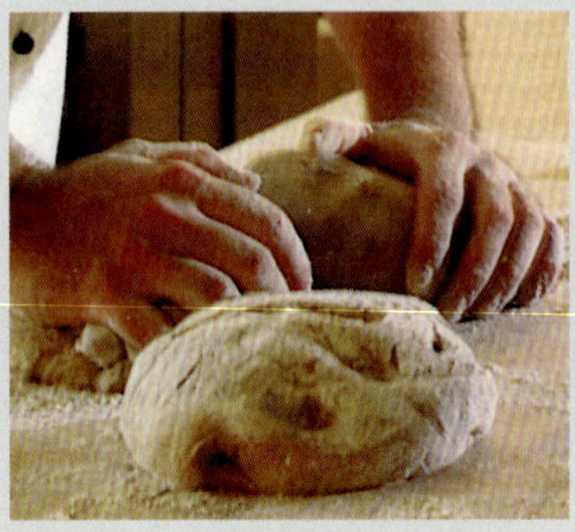

Die alkoholische Gärung bewirkt, dass der Brotteig aufgeht

Eigenschaften der Polysaccharide

Nur Dextrine und Inulin sind wasserlöslich. Stärke ist in kaltem Wasser **unlöslich.** Die Stärkekörner quellen im warmen Wasser auf und verkleistern bei ca. 67 °C. Dabei bildet sich ein Gel, ein sogenannter Stärkekleister, der beim Abkühlen eine feste Gallerte bildet.

Verkleisterung der Stärke

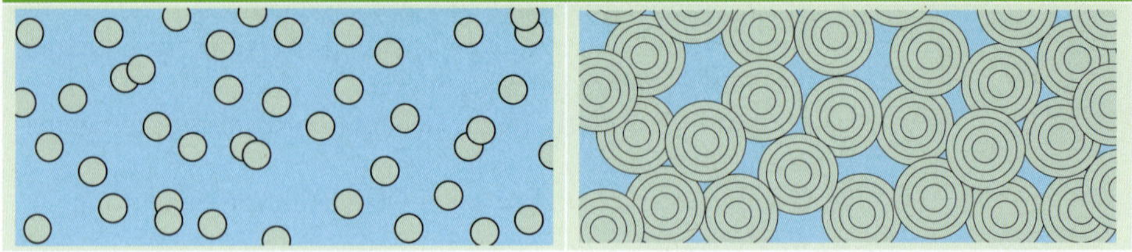

20 °C – Stärke in kaltem Wasser *70 °C bis 80 °C – Ende der Verkleisterung*

Vielfachzucker haben **keine Süßkraft.** Nur Dextrine weisen einen schwach süßlichen Geschmack auf, da sie die Abbauprodukte von Stärke und Glykogen sind. Polysaccaride sind **nicht direkt vergärbar.**

3 Küchentechnische Bedeutung

Für die Nahrungszubereitung sind die folgenden Eigenschaften der Kohlenhydrate bedeutend:

Süßkraft

Zucker gibt Speisen den **süßen Geschmack.** Rohr- oder Rübenzucker wird in der Küche am häufigsten verwendet. Fruchtzucker hat in der Diabetikerdiät Bedeutung. Er ist ein Zuckeraustauschstoff, der Körper benötigt kein **Insulin,** um ihn zu verwerten.

Wasseranziehende Wirkung

Zucker wird als **Konservierungsmittel** verwendet. Durch die wasseranziehende Wirkung des Zuckers wird den Kleinstlebewesen, die ein Lebensmittel verderben können, das Wasser zum Leben entzogen. Dadurch ist das Lebensmittel länger haltbar (siehe Haltbarmachung von Lebensmitteln, S. 132).

Karamellisierung

Durch trockene Erhitzung schmilzt der Zucker und es wird **Karamell** gebildet. Dabei verliert der Zucker an Süßkraft. Karamellisierter Zucker ist bräunlich und hat einen aromatischen Geschmack. In Wasser gelöster dunkler Karamell wird als Färbemittel für Speisen und Getränke (Zuckerkulör) verwendet.

Gärfähigkeit

Die Gärfähigkeit hat für die Küchenpraxis und in der Lebensmittelindustrie große Bedeutung.

- **Alkoholische Gärung:** Erwünscht ist sie bei der Teiglockerung von Germ- und Schwarzbrotteigen und der Herstellung von alkoholischen Getränken wie Bier und Wein. Unerwünscht ist das Vergären frischer Säfte.
- **Milchsäuregärung:** Erwünscht ist sie bei der Teiglockerung von Schwarzbrotteig, bei der Herstellung von Milchprodukten, der Käse- und Salamireifung sowie der Herstellung von Sauerkraut. Unerwünscht ist das Sauerwerden der Milch.

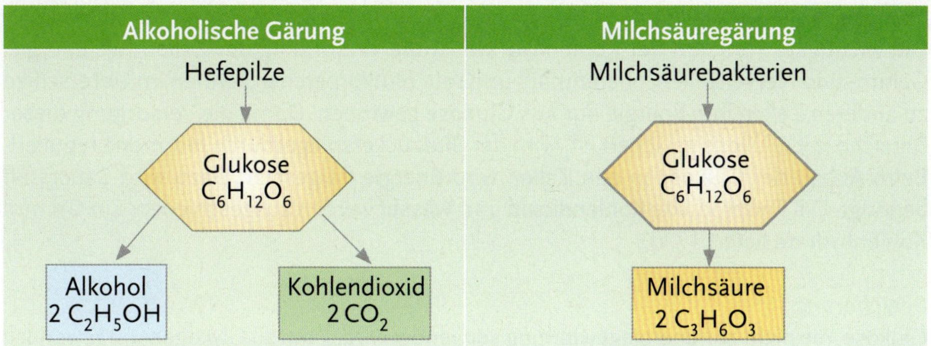

? Erklären Sie die alkoholische Gärung und die Milchsäuregärung!

Bindevermögen

- Stärke ist ein wichtiges Bindemittel.
- Zur Vermeidung von Klumpenbildung sollte Stärke in kalter Flüssigkeit angerührt und unter ständigem Rühren in die kochende Flüssigkeit eingegossen werden. Einmach sollte kalt aufgegossen werden.
- Teigwaren in kochendes Wasser einstreuen, damit die Form erhalten bleibt.
- Durch Rösten wird das Bindevermögen der Stärke geringer.
- Grobe Bindemittel, wie Grieß oder Haferflocken, können sowohl in kalte als auch in kochende Flüssigkeit gestreut werden.
- Durch Kochen mit Säure wird Stärke abgebaut und verliert daher ihre Bindefähigkeit. Säure erst nach dem Kochen zufügen.

4 Ernährungsphysiologische Bedeutung

Physiologie ist die Wissenschaft von den Lebensvorgängen im Körper.

Kohlenhydrate sind für den Körper die wichtigsten Energielieferanten. Die Kohlenhydrate der Nahrung werden bei der **Verdauung** durch **Enzyme** zu **Einfachzuckern abgebaut** (siehe Stoffwechsel, S. 106). Anschließend werden die Einfachzucker über den Darm **in das Blut aufgenommen.** Der Anstieg des Blutzuckerspiegels ist dabei nicht immer gleich. Er ist von der Art der aufgenommenen kohlenhydrathaltigen Lebensmittel abhängig. Die Einfachzucker werden zur Leber transportiert.

Enzym = ein Stoff, der einen Vorgang ermöglicht oder schneller ablaufen lässt.

Kohlenhydratspaltende Enzyme	
Enzym	**Wirkung**
Amylase	Spaltung von Stärke und Glykogen zu Dextrin
Maltase	Spaltung von Maltose zu zwei Molekülen Glukose
Saccharase	Spaltung von Saccharose zu Glukose und Fruktose
Laktase	Spaltung von Laktose zu Glukose und Galaktose

Wussten Sie, dass ...
der Blutzuckeranstieg im Körper nach der Aufnahme von Kohlenhydraten als **glykämischer Index (GI)** angegeben wird? Bei der Ernährung von Zuckerkranken (Zuckerkrankheit siehe S. 263) spielt er eine wichtige Rolle.

Kohlenhydratstoffwechsel

Die Leber ist für den Stoffwechsel von großer Bedeutung. Dort findet der Umbau von Stoffen statt. Die Fruktose und die Galaktose werden in der Leber zu Glukose umgewandelt, bevor sie im Stoffwechsel weiterverwendet werden.

Kohlenhydratstoffwechsel		
Energiegewinnung in den Zellen	**Kurzfristige Speicherung** als Glykogen in Leber und Muskulatur	**Umbau zu Fett** Speicherung im Fettgewebe

Weg der Kohlenhydrate

Nahrung
Kohlenhydrate

Verdauung
Vielfachzucker → Doppelzucker → Einfachzucker

Stoffwechsel
Energiegewinnung
Speicherung
Umbau zu Fett

Energiegewinnung

Die wichtigste Funktion der Kohlenhydrate ist die Versorgung der Zellen mit Energie. Gehirn- und Nervenzellen, Nierenmark und rote Blutkörperchen können im Unterschied zu anderen Zellen ihre Energie nur aus Glukose gewinnen. Damit die Versorgung dieser Bereiche mit Glukose gesichert ist, wird der Blutzuckerspiegel durch Hormone reguliert. Beim Abbau der Glukose in den Zellen wird **Energie** freigesetzt. Dazu wird Sauerstoff benötigt. Die Endprodukte **Kohlendioxid** und **Wasser** werden ausgeschieden. Ein Gramm Kohlenhydrate liefert 17 kJ.

Speicherung

Glukose, die nicht zur Energiegewinnung verwendet wird, kann zu Glykogen umgewandelt werden. Glykogen wird kurzfristig in der Leber (150 g) und in der Muskulatur (250 g) gespeichert. **Muskelglykogen** dient nur Muskelzellen als Energiereserve. **Leberglykogen** wird bei Bedarf zu Glukose abgebaut und mit dem Blut zu allen Zellen transportiert. Das Leberglykogen dient zur Blutzuckerregulation.

Umbau zu Fett

Wenn die Glykogenspeicher voll sind und über einen längeren Zeitraum sehr viele Kohlenhydrate zugeführt werden, dann wird Glukose in Fett umgewandelt.

Kohlenhydrate werden im Stoffwechsel auch zur **Bildung von speziellen Körpersubstanzen** (Bindegewebe, Zellmembran) benötigt.

Wussten Sie, dass ...
die beim Aufspalten der löslichen Ballaststoffe entstehenden Fettsäuren vor Darmkrebs schützen?

Resistente Stärke = eine Stärke, die durch Enzyme nicht spaltbar ist.

Ballaststoffe

Ballaststoffe beugen der Entstehung von ernährungsabhängigen Krankheiten vor und sorgen für eine regelmäßige Stuhlentleerung. Verweildauer, Konsistenz und Gewicht des Stuhles werden durch den Ballaststoffgehalt der Nahrung beeinflusst. Man unterscheidet lösliche und unlösliche Ballaststoffe. Zu den **unlöslichen Ballaststoffen** zählen Zellulose und Hemizellulose. Sie sind natürlicher Füllstoff. Die **löslichen Ballaststoffe** sind Pektine, Inulin, Pflanzenschleime und Pflanzengummi. Sie quellen sehr stark auf und werden von den Dickdarmbakterien zu kurzkettigen Fettsäuren abgebaut. Ballaststoffe sind in großer Menge in Obst, Gemüse, Getreide und Hülsenfrüchten enthalten. **Resistente Stärke** weist im Körper ähnliche Eigenschaften wie die Ballaststoffe auf. Sie entsteht bei der Herstellung oder Verarbeitung stärkehaltiger Nahrungsmittel (Brot, gekochte Kartoffeln), ist aber auch in rohen Lebensmitteln enthalten. Der Gehalt in den Lebensmitteln ist gering. Aber durch die meist höhere Verzehrmenge dieser Lebensmittel ist ihr Gehalt für die Ernährung von Bedeutung.

Ballaststoffgehalt verschiedener Nahrungsmittel pro 100 g

Birne	2,8 g	Karotte	3,6 g
Zwetschke	2,3 g	Paprika	3,6 g
Feige, getrocknet	9,2 g	Vollkornbrot	8,5 g
Brokkoli	3,0 g	Früchtemüsli	8,5 g

Ballaststoffe haben gesundheitsfördernde Wirkung

Anregung der Kautätigkeit
Ballaststoffreiche Kost ist fester und faseriger und zwingt zum guten Kauen. Dadurch kommt es zu einer Kräftigung des Gebisses und zur vermehrten Abgabe von Verdauungsenzymen.

Anhaltendes Sättigungsgefühl
Ballaststoffe führen zu einer verzögerten Entleerung des Magens und somit zu einem länger anhaltenden Sättigungsgefühl. Dadurch wird Übergewicht vermieden und eine Gewichtsreduktion erleichtert.

Bindung von Gallensäuren
Gallensäuren werden durch lösliche Ballaststoffe im Dünndarm gebunden. Die Wiederaufnahme ins Blut wird vermindert, die Ausscheidung im Stuhl erhöht. Da die Gallensäuren

Vergrößerung des Stuhlvolumens durch Ballaststoffe

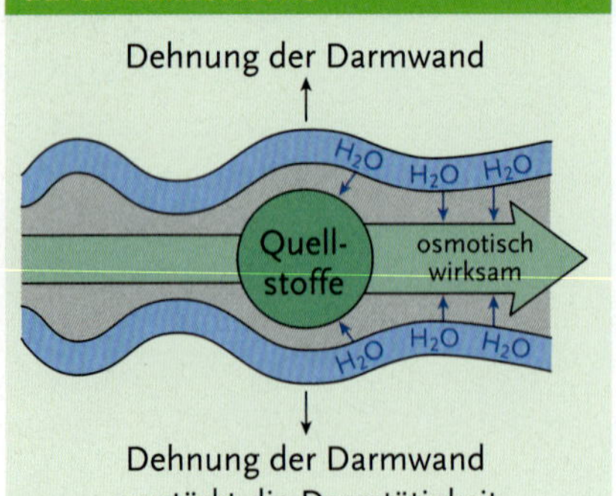

aus Cholesterin gebildet werden, erfolgt ein positiver Einfluss auf den Cholesterinspiegel (siehe Fettbegleitstoffe, S. 46).

Langsamere Kohlenhydrataufnahme ins Blut
Durch den Ballaststoffgehalt der Nahrung steigt der Glukosespiegel im Blut langsam und gleichmäßig an. Es kommt zu einer Entlastung der Bauchspeicheldrüse, für Diabetiker ist das von besonderer Bedeutung. Ein gleichbleibendes Energieniveau fördert auch die körperliche und geistige Leistungsfähigkeit.

Regelmäßige Stuhlentleerung
Die Ballaststoffe regen die Darmperistaltik an. Sie nehmen viel Wasser auf, dadurch vergrößert sich das Stuhlvolumen und verkürzt sich die Darmpassagezeit. Durch den bakteriellen Abbau (Gase und Säuren) wird das Wachstum der Darmbakterien begünstigt und ein Reiz auf die Darmperistaltik ausgeübt. Das führt zu einer regelmäßigen Stuhlentleerung und dadurch zur geringeren Aufnahme von Giftstoffen.

Darmperistaltik = wellenartige Bewegungen des Darms zum Weitertransport des Speisebreis.

Die **tägliche Zufuhr von Ballaststoffen** soll **mindestens 30 g** betragen. Auf eine ausreichende Flüssigkeitszufuhr muss besonders geachtet werden. Nahrungsmittel mit natürlichem Ballaststoffgehalt sollen gegenüber industriell gewonnenen Ballaststoffen bzw. Nahrungsmitteln, die mit Ballaststoffen angereichert wurden, vorgezogen werden.

So können Sie Ihren Ballaststoffbedarf decken

100 g	Vollkornbrot	8,50 g
300 g	Obst	ø 6,90 g
300 g	Gemüse	ø 6,00 g
250 g	Kartoffeln	6,25 g
60 g	Müslimischung	3,95 g
	Ballaststoffe gesamt	31,60 g

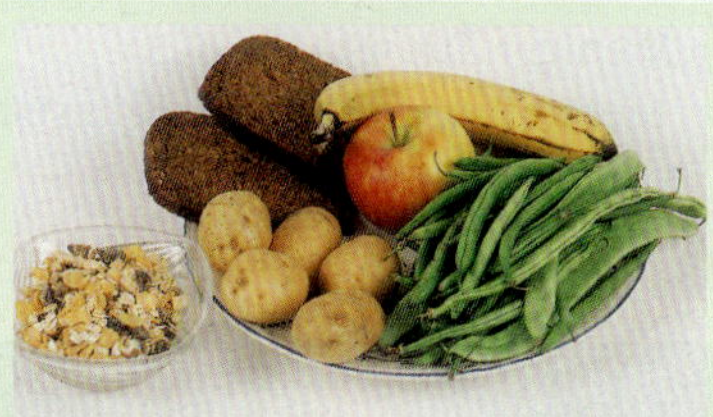

Der tägliche Mindestbedarf von 30 g Ballaststoffen wird gedeckt.

5 Bedarf und Bedarfsdeckung

Kohlenhydrate sollen **Hauptbestandteil unserer Nahrung** sein. Auf die richtige Menge und Auswahl kommt es an.

Empfehlungen

- Mehr als **50 % des täglichen Energiebedarfes** sollen durch Kohlenhydrate gedeckt werden (siehe Nährstoffbedarf, S. 22).
- **Zwei Drittel** der erforderlichen Kohlenhydratmenge sollen durch **Vielfachzucker** aufgenommen werden. Der Bedarf kann durch die Zufuhr von ballaststoffreichen und stärkereichen Lebensmitteln wie Getreideprodukten, Kartoffeln, Gemüse und Hülsenfrüchten gedeckt werden.
- Die **Ballaststoffzufuhr** soll mindestens **30 g** betragen.
- **Ein Drittel** der erforderlichen Kohlenhydratmenge kann in Form von Einfach- und Doppelzuckern zugeführt werden. Es wird empfohlen, maximal 10 % der Energiemenge durch Zucker zu decken.
- Eine ausreichende Versorgung mit Vitamin B_1 ist zu beachten. Vitamin B_1 wird für die Verwertung der Kohlenhydrate im Körper benötigt. Vollkornprodukte liefern reichlich Vitamin B_1.

Eine **Über- und Unterversorgung** mit Kohlenhydraten hat Folgen für den Stoffwechsel und für die Gesundheit. Bei der Deckung des Kohlenhydratbedarfes ist auf eine sorgfältige Auswahl von kohlenhydrathaltigen Lebensmitteln zu achten. Lebensmittel mit einem

Ballaststoffe helfen Übergewicht zu vermeiden.

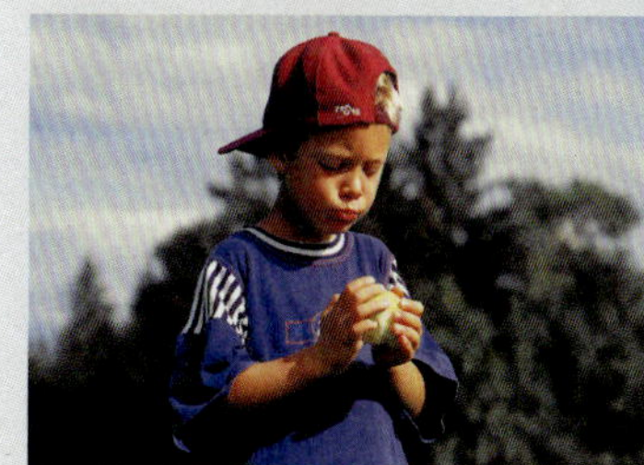

Obst als Alternative zu Süßigkeiten

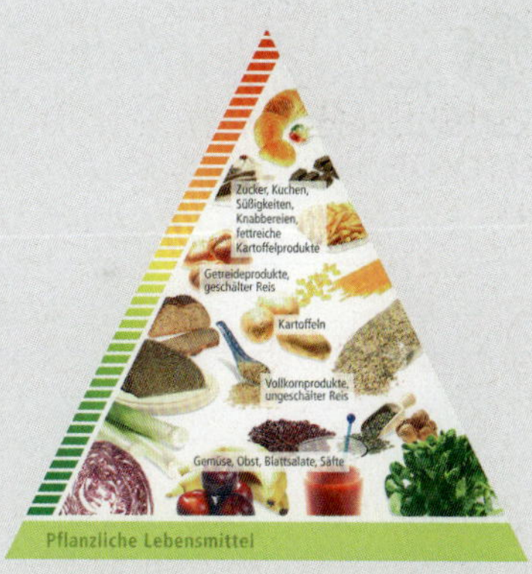

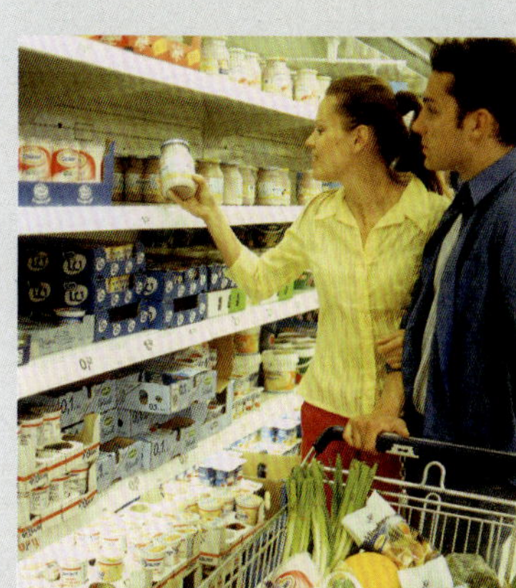

Wie sieht Ihr Ernährungsverhalten aus? Vergleichen Sie Ihren Konsum mit den Empfehlungen. Was machen Sie bereits ganz richtig, was können Sie besser machen?

Essen Sie mehrmals täglich Kohlenhydrate!

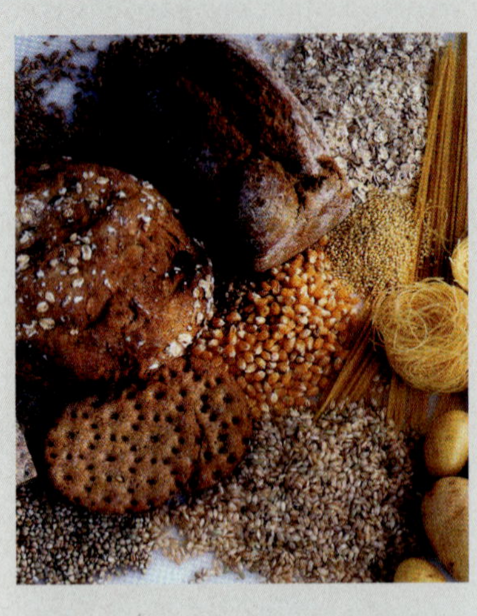

Fünf Portionen, die sich lohnen! Wählen Sie täglich fünf Portionen aus der Gruppe der Getreideprodukte und Kartoffeln.

Notizen zu den Arbeitsaufgaben:

hohen Gehalt an Ballaststoffen, Vitaminen, Mineralstoffen und **sekundären Pflanzenstoffen** sollen verzehrt werden, weil sie

- einen hohen Sättigungswert haben,
- die Verdauung anregen,
- dem Blut die Kohlenhydrate langsam zuführen,
- die für den Stoffwechsel wichtigen Vitamine enthalten und
- gesundheitsfördernd wirken.

So decken Sie Ihren Kohlenhydratbedarf

Genießen Sie viel	Essen Sie weniger
■ Brot, Reis, Getreideflocken, Breie und Teigwaren – am besten aus Vollkorn. ■ Kartoffeln und Hülsenfrüchte. ■ Obst und Gemüse. Diese Lebensmittel enthalten viele **Ballaststoffe, Stärke, Vitamine, Mineralstoffe** und **sekundäre Pflanzenstoffe.**	■ Zucker, Süßigkeiten und Mehlspeisen. ■ Stärkemehl, weiße Mehle. Diese Lebensmittel enthalten neben Kohlenhydraten kaum wertvolle Begleitstoffe.

So is(s)t's gut! – Vorschläge zur Verbesserung der Ernährungssituation in Österreich

- Mehr Kohlenhydrate – weniger Fett.
- Weniger Zucker.
- Mehr stärkereiche und ballaststoffhaltige Speisen.

Arbeitsaufgaben

1. In welche Gruppen werden Kohlenhydrate eingeteilt? Worin besteht der Unterschied zwischen den einzelnen Arten?
2. Welche Eigenschaften haben Einfachzucker und wie wirken sie sich in der Küchenpraxis aus?
3. Welche Bedeutung haben Kohlenhydrate im Stoffwechsel?
4. Wie hoch ist Ihr Bedarf an Kohlenhydraten? Berechnen Sie die Menge.
5. Warum wird besonders übergewichtigen Menschen eine ballaststoffreiche Ernährung empfohlen?
6. Erstellen Sie für sich einen Tagesspeiseplan und berücksichtigen Sie dabei eine optimale Ballaststoffzufuhr.
7. Warum sind Ballaststoffe für die Gesundheit wichtig?
8. Warum ist die erhöhte Flüssigkeitszufuhr bei Aufnahme einer ballaststoffreichen Kost so bedeutend?
9. Mit welchen Lebensmitteln wird der Kohlenhydratbedarf am besten gedeckt?

ZUSAMMENFASSUNG

Bildung
Bei der Fotosynthese wird in der grünen Pflanze Traubenzucker unter Freigabe von Sauerstoff gebildet. Aus den Einfachzuckern werden in der Pflanze auch Doppel- und Vielfachzucker aufgebaut.

Arten der Kohlenhydrate – Saccharide		
Einfachzucker	**Doppelzucker**	**Vielfachzucker**
■ Glukose ■ Galaktose ■ Fruktose	■ Saccharose ■ Maltose ■ Laktose	**Verwertbar** ■ Stärke ■ Dextrin ■ Glykogen **Nicht bzw. gering verwertbar** ■ Zellulose ■ Hemizellulose ■ Pektine ■ Inulin ■ Pflanzenschleime ■ Pflanzengummi

Bedeutung
Kohlenhydrate werden bei der Verdauung durch kohlenhydratspaltende Enzyme in Einfachzucker gespalten und in das Blut aufgenommen. Der Körper benötigt sie hauptsächlich zur **Energiegewinnung.** 1 g Kohlenhydrate liefert 17 kJ. Kohlenhydrate werden in der Leber und Muskulatur als **Glykogen** gespeichert, das als Energiereserve zur Verfügung steht. Kohlenhydrate werden im Stoffwechsel auch zu Fett umgewandelt. **Ballaststoffe** haben gesundheitsfördernde Wirkung und stellen einen wichtigen Bestandteil unserer Nahrung dar.

Bedarf
Mehr als 50 % des täglichen Energiebedarfes sollen durch Kohlenhydrate gedeckt werden. Das wird in Österreich meist nicht erreicht.

Bedarfsdeckung
Kohlenhydratreiche Lebensmittel, wie Vollkornprodukte, Obst, Gemüse und Kartoffeln, sollen täglich aufgenommen werden. Sie enthalten reichlich Ballaststoffe, Vitamine, Mineralstoffe und sekundäre Pflanzenstoffe. Der Zuckerkonsum sollte eingeschränkt werden.

Ziele

- Sie kennen die verschiedenen Arten der Fette.
- Sie können die Fettsäuren nach ihrer Qualität unterscheiden.
- Sie können die Fettbildung erklären.
- Sie können die Eigenschaften der Fette und ihre praktischen Auswirkungen beschreiben.
- Sie kennen die Aufgaben der Fette und ihre Bedeutung für den Körper.
- Sie kennen Ihren Fettbedarf und wissen über eine optimale Bedarfsdeckung Bescheid.

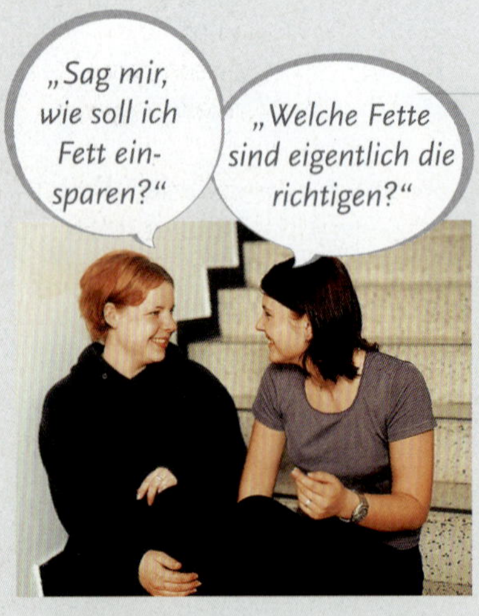

Fette – Lipide

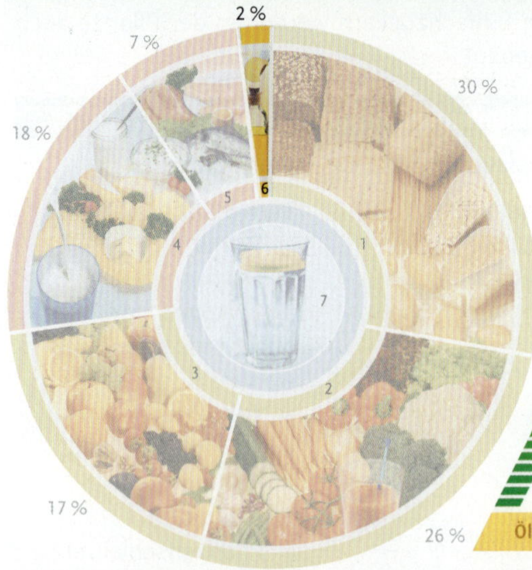

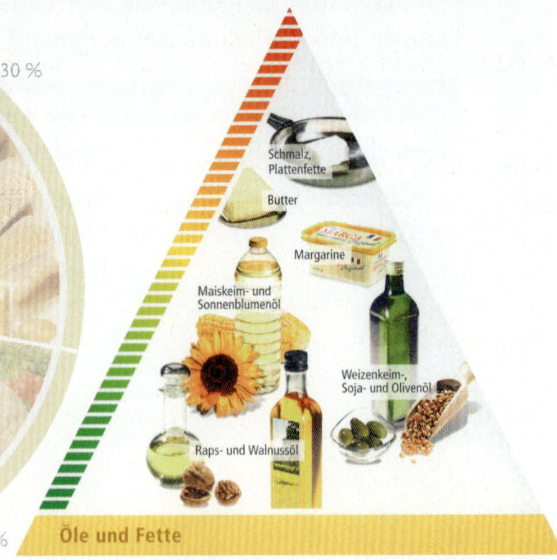

Fett macht unsere Speisen besonders geschmackvoll. Wir essen aber zu viel davon und vor allem die falschen Fette. Fett ist der energiereichste Nährstoff. 1 Gramm Fett liefert 37 kJ! Eine zu hohe Kalorienzufuhr in Verbindung mit zu wenig Bewegung ist die Hauptursache für die Entstehung von Übergewicht. Bewusst ausgewählt und maßvoll genossen, sind Fette ein wichtiger Bestandteil unserer Ernährung.

Unter der Bezeichnung Fette werden viele verschiedene Stoffe mit unterschiedlichem chemischem Aufbau zusammengefasst. Alle Fette sind in Wasser unlöslich, in organischen Lösungsmitteln aber gut löslich. Die Fette werden in **einfache Lipide, komplexe Lipide und Fettbegleitstoffe** eingeteilt.

1 Einfache Lipide

Einfache Lipide haben mengenmäßig die größte Bedeutung. Sie werden der Einfachheit halber in den folgenden Kapiteln als Fette bezeichnet.

Aufbau und Bildung

Fette werden in den Pflanzen gebildet und vorwiegend in Samen und Früchten gespeichert. Mensch und Tier nehmen Fett über die Nahrung auf, sie können es aber auch selbst bilden.

Fette bestehen aus **Kohlenstoff** (C), **Wasserstoff** (H) und **Sauerstoff** (O). Die Bausteine der Fette sind Glyzerin und Fettsäuren. Bei der **Fettbildung** verbindet sich Glyzerin mit drei Fettsäuren unter Abspaltung von drei Wassermolekülen zu einem Fettmolekül. Dieser Vorgang wird chemisch als **Veresterung** bezeichnet.

Symbol für Fette

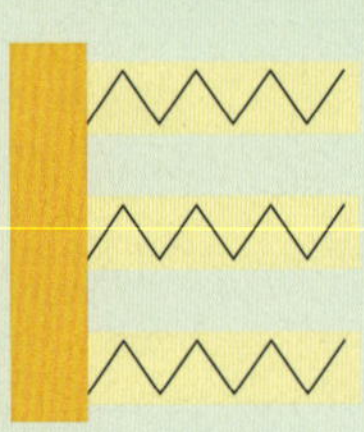

Fettbildung

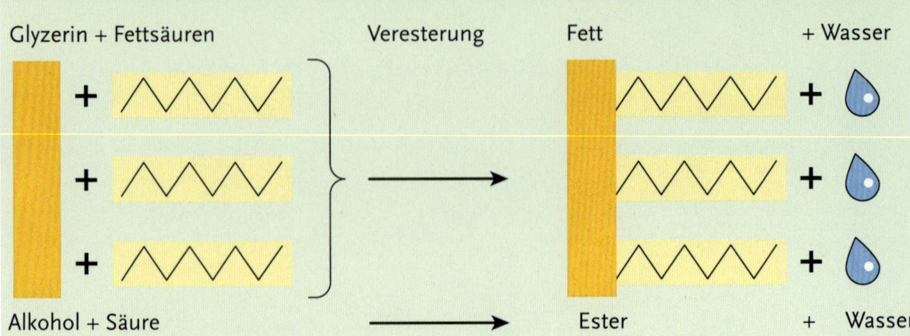

Aufgrund des chemischen Aufbaus werden Fette auch als **Triglyzeride** bezeichnet. Die Nahrungsfette bestehen aus einem Gemisch verschiedener Triglyzeride.

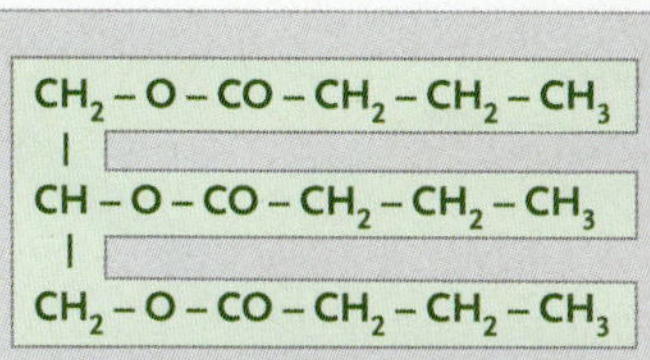

Triglyzerid

Glyzerin

Glyzerin ist ein dreiwertiger Alkohol. Er hat drei OH-Gruppen.

Fettsäuren

Fettsäuren sind organische Säuren mit einer COOH-Gruppe am ersten C-Atom (Monocarbonsäuren). Sie sind verschieden aufgebaut. Ihr Aufbau hat Einfluss auf Eigenschaften und Bedeutung der Fette.

Glyzerin	Fettsäuren
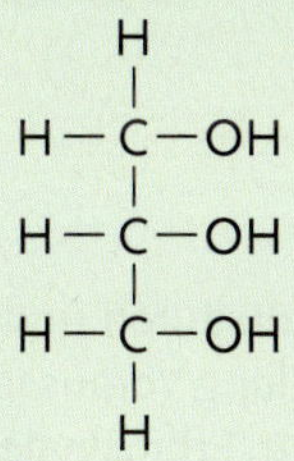 $C_3H_5(OH)_3$	z. B. Buttersäure mit 4 C-Atomen 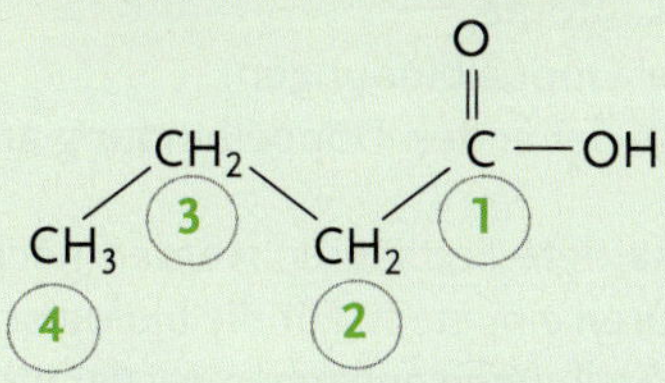

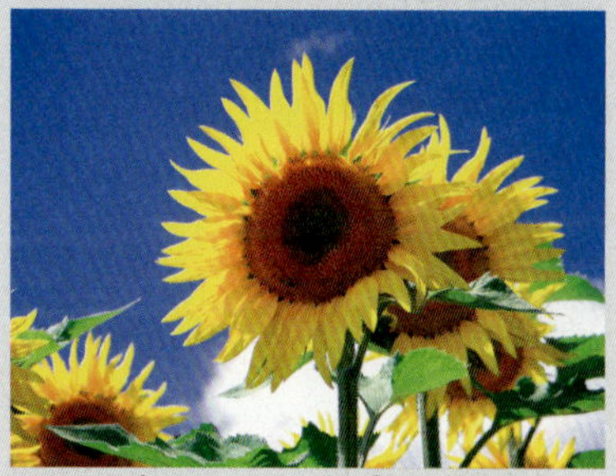

Fettreiche Samen liefern hochwertiges Öl

Fettsäuren unterscheiden sich durch
▪ die **Anzahl der C-Atome,** ▪ die **Anzahl und Lage der Doppelbindungen.**

Aufgrund der unterschiedlichen Anzahl der C-Atome ergeben sich

- **kurzkettige (4–6 C-Atome),**
- **mittelkettige (8–12 C-Atome) und**
- **langkettige (14–18 C-Atome)** Fettsäuren.

In der Natur gibt es ausschließlich Fettsäuren mit einer geraden Anzahl an C-Atomen. Langkettige Fettsäuren kommen in Nahrungsfetten am häufigsten vor.

Internationale Kurzbezeichnungen für Fettsäuren

- **SFA** = saturated fat(ty) acid = gesättigte Fettsäure.
- **MUFA** = monounsaturated fat(ty) acid = einfach ungesättigte Fettsäure.
- **PUFA** = polyunsaturated fat(ty) acid = mehrfach ungesättigte Fettsäure.

Aufgrund der unterschiedlichen Anzahl an Doppelbindungen werden

- **gesättigte,**
- **einfach ungesättigte** und
- **mehrfach ungesättigte** Fettsäuren unterschieden.

Die ungesättigten Fettsäuren sind für die Ernährung von besonderem Wert. Die mehrfach ungesättigten Fettsäuren kann der Körper nicht selbst bilden, sie sind essenziell.

Essenziell = lebensnotwendig.

Die bedeutendsten mehrfach ungesättigten Fettsäuren haben die erste Doppelbindung am dritten oder am sechsten C-Atom (vom CH_3-Ende gerechnet). Sie werden dann als **Omega-3-Fettsäuren** und **Omega-6-Fettsäuren** bezeichnet.

Die wichtigsten essenziellen Fettsäuren sind die **Linolsäure** (Omega-6-Fettsäure) und die **Linolensäure** (Omega-3-Fettsäure). Aus diesen beiden essenziellen Fettsäuren bildet der Körper weitere Fettsäuren, die für die Gesundheit von Bedeutung sind.

Fettsäurearten nach Anzahl und Lage der Doppelbindungen		
Gesättigt	Keine Doppelbindung 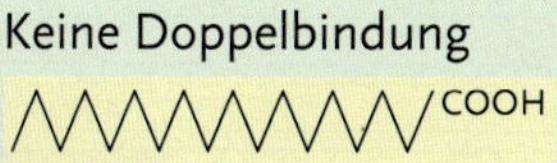	z. B. Stearinsäure C18:0
Einfach ungesättigt	1 Doppelbindung 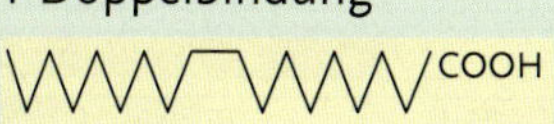	z. B. Ölsäure C18:1 Omega-9

Die Ölsäure ist für unsere Gesundheit bedeutend und kommt in Olivenöl und Rapsöl vor.

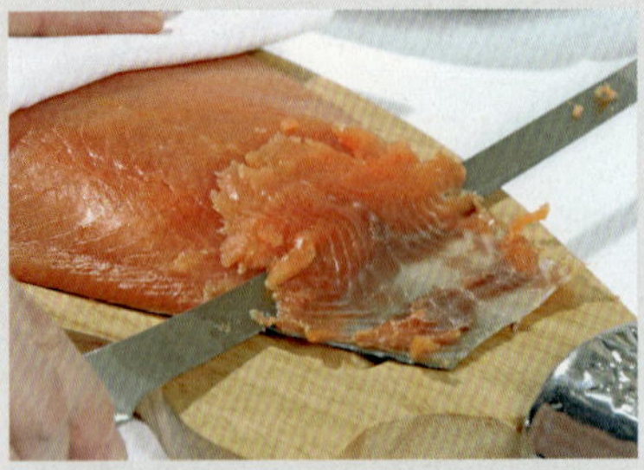

Kaltwasserfische wie Lachs, Hering und Makrele sind wertvolle Lieferanten von Omega-3-Fettsäuren

Mehrfach ungesättigt	Mehrere Doppelbindungen: 2 Doppelbindungen 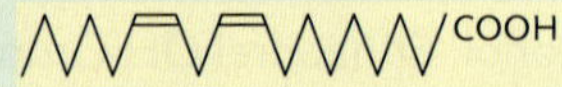 3 Doppelbindungen 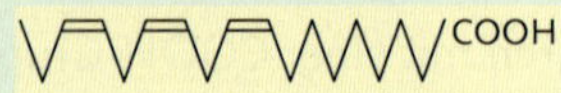 4 Doppelbindungen 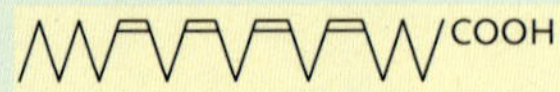	z. B. Linolsäure C18:2 Omega-6 z. B. Linolensäure C18:3 Omega-3 z. B. Arachidonsäure C20:4 Omega-6

C18:2 Omega-6 bedeutet:

- 18 C-Atome,
- zwei Doppelbindungen,
- Lage der ersten Doppelbindung am sechsten C-Atom.

Was bedeutet C18:1 Omega-9?

Ungesättigte Fettsäuren werden nach ihrer Konfiguration in **cis-Fettsäuren** und **Transfettsäuren** eingeteilt. Für die biologische Wirksamkeit ist die cis-Stellung Voraussetzung. Trans-Stellungen entstehen bei der industriellen Fetthärtung und beim Erhitzen der Fette. Sie kommen auch in natürlicher Form in Milch und Milchprodukten vor. Transfettsäuren bewirken eine Erhöhung des Blutcholesterinspiegels.

Konfiguration = räumliche Anordnung der Atome im Molekül.

cis-Stellung	Trans-Stellung
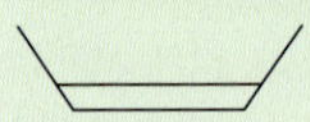	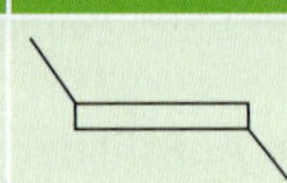

Bei der **cis-Konfiguration** bewirken die Doppelbindungen einen Knick im Molekül.

Die Art der aufgenommenen Fettsäuren hat einen wesentlichen Einfluss auf den Blutcholesterinspiegel. Ein hoher Blutcholesterinspiegel fördert die Entstehung von Herz- und Kreislauferkrankungen (siehe Fettbegleitstoffe, S. 46).

Einfach ungesättigte und mehrfach ungesättigte Fettsäuren wirken auf den Blutcholesterinspiegel senkend, langkettige gesättigte Fettsäuren und Transfettsäuren wirken erhöhend.

Wussten Sie, dass ... Transfettsäuren reichlich in Blätterteiggebäck, Pommes frites und Fast Food enthalten sind?

Die richtige Menge und Zusammensetzung der Nahrungsfette sind daher für die Gesundheit wichtig.

Jedes Fett hat ein bestimmtes **Fettsäuremuster,** d. h. eine bestimmte Verteilung der einzelnen Fettsäuren.

Bevorzugen Sie pflanzliche Öle. Sie sind besonders wertvoll.

Fettsäuregehalt tierischer und pflanzlicher Fette in Prozent

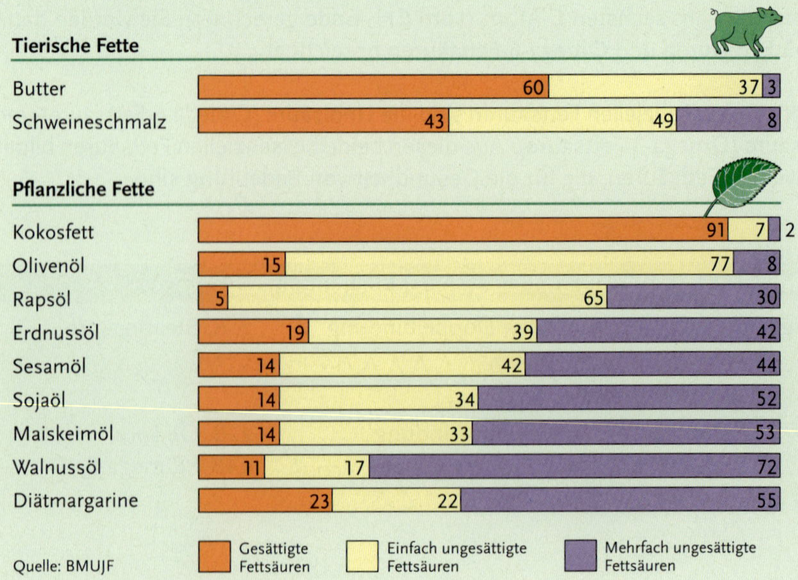

Vergleichen Sie die Zusammensetzung von Kokosfett und Rapsöl und beurteilen Sie das Fettsäuremuster.

Eigenschaften

Aufgrund ihres unterschiedlichen Aufbaues haben Fette verschiedene Eigenschaften.

Schmelzbereich

Fette schmelzen bei unterschiedlichen Temperaturen. Die enthaltenen Fettsäuren beeinflussen den Schmelzpunkt. Die Anzahl der C-Atome (Kettenlänge) und die Anzahl der Doppelbindungen bestimmen den Schmelzpunkt.

Der **Schmelzpunkt** eines Fettes **steigt,** je langkettiger die enthaltenen Fettsäuren sind. Der **Schmelzpunkt sinkt,** je mehr Doppelbindungen in den Fettsäuren enthalten sind.

Öle sind bei Raumtemperatur flüssig, Fette fest. Fette mit einem niedrigen Schmelzpunkt sind leichter verdaulich. Sie schmelzen im Körper (bei 37 °C) und können daher leichter gespalten und aufgenommen werden.

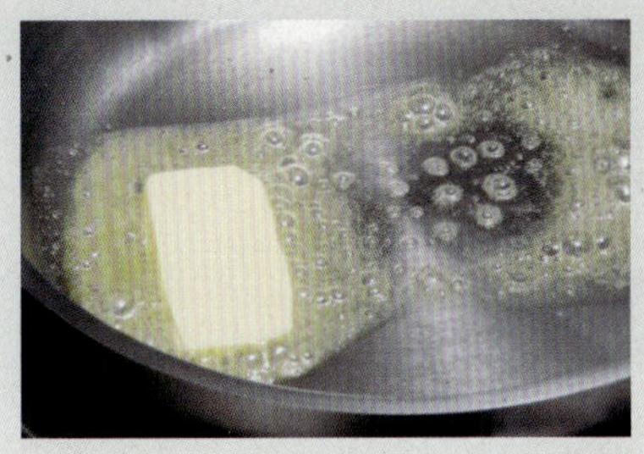

Schmelzbereich = jener Temperaturbereich, in dem feste Fette bei Erwärmung zunächst weich und dann flüssig werden.

Schmelzbereich einiger Nahrungsfette	
Pflanzenöle	5–18 °C
Butter	18–22 °C
Schweineschmalz	20–30 °C
Gehärtetes Kokosfett	30–40 °C

Fetthärtung

Der Schmelzpunkt kann durch ein spezielles Verfahren erhöht werden. Nickel dient als Katalysator. Dabei werden durch Aufheben der Doppelbindungen (Wasserstoffanlagerung) die ungesättigten in gesättigte Fettsäuren umgewandelt. Da gesättigte Fettsäuren einen höheren Schmelzpunkt haben, werden aus flüssigen Ölen feste Fette. Dieser Vorgang hat besonders bei der Margarineherstellung Bedeutung.

Katalysator = Stoff, der einen Vorgang beschleunigt, ohne selbst verändert zu werden.

Fetthärtung – Hydrierung

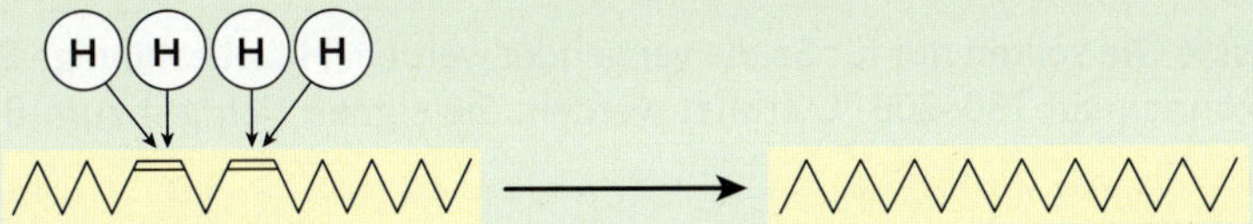

Rauchpunkt – Zersetzungspunkt

Fette sind unterschiedlich hoch erhitzbar. Bei der Überhitzung von Fett wird ein stechend riechendes Gas, das **Acrolein,** gebildet. Acrolein ist **gesundheitsschädlich.** Fette und Öle sollten daher weder zu hoch noch zu oft erhitzt werden. Der Beginn der Zersetzung wird als Rauchpunkt bezeichent. Je mehr gesättigte oder einfach ungesättigte Fettsäuren enthalten sind, desto höher ist der Rauchpunkt und desto hitzebeständiger ist das Fett.

Zersetzungspunkt einiger Nahrungsfette	
Gehärtete Fette	210 °C
Pflanzenöl	190 °C
Butter	150 °C

Löslichkeit

Fette sind in Wasser unlöslich, aber in organischen Lösungsmitteln wie Ether oder Benzin löslich. Fette selbst sind Lösungsmittel für die fettlöslichen Vitamine A, D, E, K.

Emulgierbarkeit

Fette sind in Wasser unlöslich, können aber in Flüssigkeiten tröpfchenartig verteilt werden. Man nennt das eine **Emulsion.** Damit die Emulsion erhalten bleibt, ist der Zusatz eines **Emulgators** notwendig. Emulgatoren enthalten wasserabstoßende und wasseranziehende Anteile. Sie umschließen die Fetttröpfchen bzw. Wassertröpfchen und halten sie in Schwebe.

Ein wichtiger Emulgator ist das Lezithin (siehe komplexe Lipide, S. 45). Es kommt im Eidotter und in der Milch vor. Emulgierte Fette sind leichter verdaulich, da sie wegen ihrer größeren Oberfläche schneller von den Verdauungsenzymen angegriffen werden können.

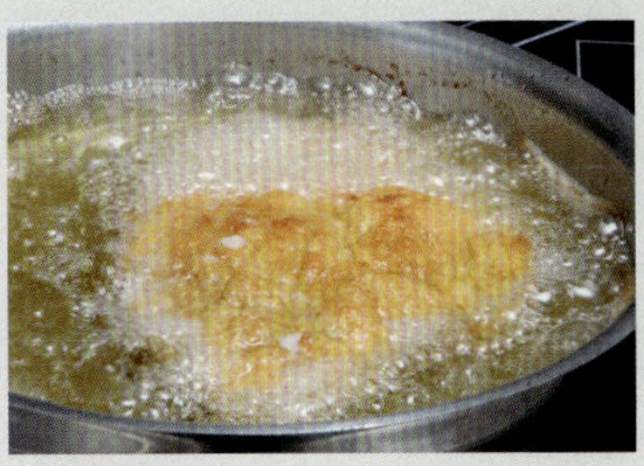

Achten Sie auf die richtige Temperatur

Öl in Wasser

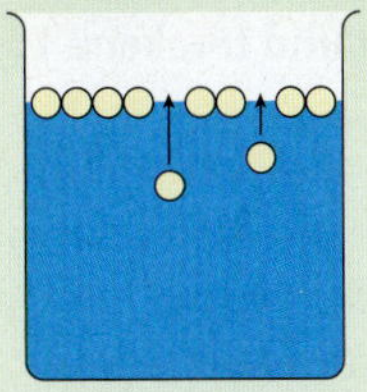

Fett schwimmt an der Oberfläche

Emulsion

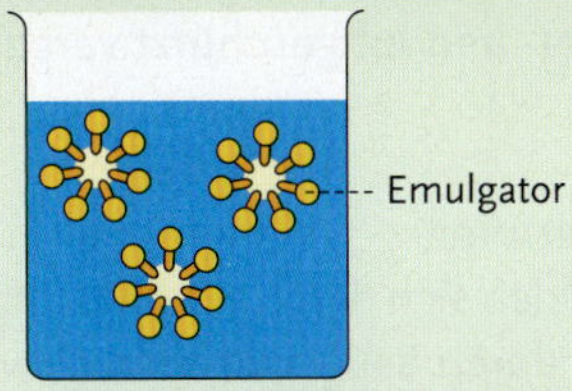

Fett, in Wasser tröpfchenartig verteilt

Emulsionsarten	
Wasser-in-Öl-Emulsion	**Öl-in-Wasser-Emulsion**
▪ Butter ▪ Margarine ▪ Mayonnaise	▪ Milch ▪ Obers

Fettverderb

- Licht
- Sauerstoff
- Wärme
- Metalle
- Mikroorganismen

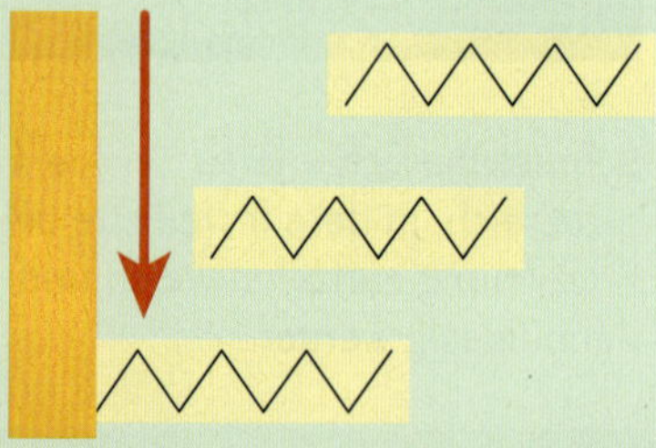

Fettverderb

Durch Einwirkung von **Licht, Sauerstoff, Wärme, Metallen** (vor allem Kupfer) und **Mikroorganismen** verderben Fette. Sie werden dabei in ihre Bestandteile gespalten. Es bilden sich ein unangenehmer Geruch und Geschmack. Ungesättigte Fettsäuren sind besonders gegen Sauerstoff empfindlich. Sind sie der Luft länger ausgesetzt, entstehen gesundheitlich bedenkliche Stoffe. Der Zusatz von Vitamin E (Antioxidans) schützt Fett vor dem Ranzigwerden.

Küchentechnische Bedeutung

Mit Fett können viele Gerichte geschmackvoll zubereitet werden. Folgende Eigenschaften der Fette sind dafür von Bedeutung:

Erhitzbarkeit

Da Fette **hoch erhitzbar** sind, eignen sie sich für das Braten, Backen und Frittieren. Bei einer Temperatur ab 120 °C bilden sich Aromastoffe, die sogenannten Röstprodukte. Nicht alle Fette lassen sich gleich stark erhitzen. Sie haben verschiedene Zersetzungspunkte (siehe Eigenschaften, S. 41). Deshalb muss in der Küche besonders auf die richtige Verwendung der Fette geachtet werden.

Butter und Margarine enthalten Wasser und Eiweiß. Sie schäumen beim Erhitzen und werden rasch braun. Sie eignen sich daher für kalte Speisen und für Zubereitungen im niederen Temperaturbereich (max. 130 °C) wie Kurzbraten, Dünsten und Backen im Rohr.

Kaltgepresste Öle sollten nur für Salate verwendet werden. **Hitzebeständige Speisefette und -öle** können auf 180–200 °C erhitzt werden. Sie eignen sich gut zum Braten und Frittieren.

Kaltgepresste Öle wurden schonend bei niedrigen Temperaturen gepresst; sie enthalten viele Vitamine und sekundäre Pflanzenstoffe.

Raffiniert = gereinigt.

Verwendung von Fetten in der Küche

Fettart	Zersetzungspunkt	Zubereitungshinweise
▪ Butter, ▪ Margarine	Niedrig	▪ Niedrige Gartemperatur ▪ Kurze Garzeit
▪ Gehärtete Pflanzenfette ▪ Raffinierte Pflanzenöle ▪ Butterschmalz	Hoch	▪ Höhere Gartemperatur ▪ Längere Garzeit möglich

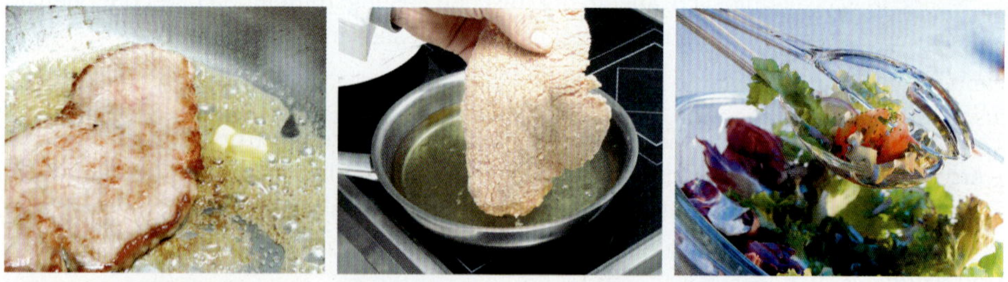

Fett muss richtig verwendet werden – für Genuss und Gesundheit

Kreuzen Sie jene Fette an, die für die Zubereitung der entsprechenden Speise geeignet sind:

	Rohkost/ Salat	Vollkornkuchen	Gebackener Karfiol
Olivenöl, kaltgepresst			
Rapsöl, raffiniert			
Sonnenblumenöl			
Butter			

Dichte

Die Dichte von Fett ist geringer als die des Wassers. Es **schwimmt** daher in Suppen und Saucen **an der Oberfläche** und kann abgeschöpft werden.

Verderblichkeit

Verdorbene Fette sind gesundheitsschädlich. Um den Verderb zu verzögern, sollen Fette **licht- und luftgeschützt** verpackt werden. Auf **kühle und trockene Lagerung** ist zu achten.

Entzündbarkeit

Fette können sich durch Überhitzung selbst entzünden. Fettbrand nie mit Wasser löschen, sondern durch Sauerstoffentzug, wie Zudecken, zum Ersticken bringen.

Wussten Sie, dass ...
kaltgepresste Öle im Kühlschrank nur vier bis acht Wochen haltbar sind?

Beachten Sie in der Küche

- Lebensmittel zum Garen in heißes Fett legen. Die Poren schließen sich dadurch rascher und ein Aufsaugen von Fett wird verhindert.
- Nahrungsmittel möglichst trocken in das heiße Fett geben. Spritzen wird dadurch verhindert.
- Fette nie überhitzen oder mehrmals verwenden. Es kommt sonst zur Bildung schädlicher Zersetzungsprodukte.
- Kaltgepresste Öle nur für Rohkost und Salate verwenden. Durch hohes Erhitzen werden Vitamine zerstört.

Ernährungsphysiologische Bedeutung

Die Fette der Nahrung werden im Verdauungstrakt durch die Gallensäure **emulgiert** (Vergrößerung der Oberfläche) und anschließend durch **Fett spaltende Enzyme** (Lipasen) zu ihren Bausteinen Glyzerin und Fettsäuren abgebaut (siehe Stoffwechsel, S. 106).

Fett spaltende Enzyme

Enzym	Wirkung
Lipase	Spaltung der Fette zu Glyzerin und Fettsäuren

Die meisten kurz- und mittelkettigen Fettsäuren gelangen aus dem Darm direkt in das Blut und weiter zur Leber. Die restlichen Fettsäuren werden in der Darmwand mit weiteren Bestandteilen, vor allem auch Eiweißanteilen, zu **Lipoproteinen** aufgebaut und über die **Lymphe** in das Blut transportiert. Lipoproteine sind Transportstoffe, die aus einem Eiweiß- und einem Fettanteil bestehen. Durch das Blut werden sie zur Leber und zu den Zellen transportiert, wo sie verschiedene Aufgaben erfüllen.

Weg der Fette

Nahrung
Fette

Verdauung
Fette → Emulgierung → Glyzerin, Fettsäuren

Stoffwechsel
Energiegewinnung
Speicherung
Spezifische Aufgaben

Fettstoffwechsel		
Energiegewinnung in den Zellen	**Speicherung** als Depotfett	**Spezifische Aufgaben** im Körper

Energiegewinnung

Fette sind unter allen Nährstoffen die **größten Energielieferanten.** 1 g Fett liefert dem Körper **37 kJ.** Die Fette werden in den Zellen stufenweise zu Kohlendioxid und Wasser abgebaut. Dabei wird Sauerstoff verbraucht und Energie frei. Die Zellen des Zentralnervensystems, des Nierenmarks und der roten Blutkörperchen können aus Fetten keine Energie beziehen. Fettenergie wird langsamer freigesetzt als die Energie von Kohlenhydraten, da der Stoffwechsel komplizierter ist und dafür mehr Sauerstoff benötigt wird.

Speicherung

Ein Überschuss an Fett in der Nahrung wird im Körper vor allem im Unterhautfettgewebe gespeichert. Diese Fettreserven werden als **Depotfett** bezeichnet. Eine bestimmte Menge an Depotfett dient dem Körper als Schutz. Innere Organe wie Auge, Niere und Gehirn werden vor Druck und Stoß geschützt. Das Depotfett bietet auch Schutz vor Wärmeverlust nach außen. Bei normalgewichtigen Männern beträgt der durchschnittliche Anteil an Depotfett 15 %, bei Frauen 25 % des Körpergewichtes. Bei Übergewicht nimmt der Fettanteil zu und der Wasseranteil ab.

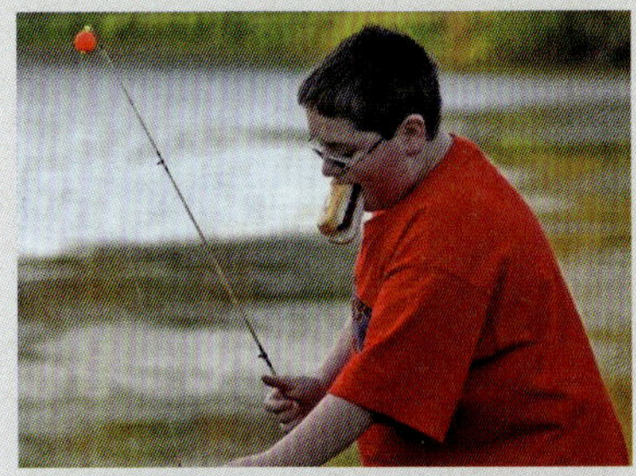

Gesundheitsrisiko Übergewicht

Eine ständige Überversorgung des Körpers mit Fett in Verbindung mit zu geringer körperlicher Bewegung führt zu **Übergewicht.** Übergewicht bedeutet eine große Belastung für **Herz, Kreislauf, Skelett und Stoffwechsel.** Daher sind Herz- und Kreislauferkrankungen und Stoffwechselerkrankungen oft die Folge von Übergewicht. Eine fettreiche Ernährung begünstigt auch die Entstehung verschiedener Krebserkrankungen. Bei einem Fettmangel im Körper kann die Leber aus Glukose und aus bestimmten Aminosäuren Fette aufbauen. Essenzielle Fettsäuren können jedoch nicht gebildet werden.

Aminosäuren = Eiweißbausteine.

Spezifische Aufgaben

Die essenziellen Fettsäuren sind für den Aufbau der Zellmembran und für die **Zellfunktion** von großer Bedeutung. Einige ungesättigte Fettsäuren sind weiters Ausgangsprodukte für die Bildung der **Eikosanoide,** das sind hormonähnliche Substanzen mit vielfältigen Wirkungen im Körper. Sie wirken u. a. entzündungshemmend.

Hormone = chemische Stoffe, die Körpervorgänge regeln.

Provitamin = Vorstufe eines Vitamins.

Fette sind Träger der fettlöslichen Vitamine. Die fettlöslichen Vitamine A, D, E, K und das **Provitamin** Betakarotin können nur bei Anwesenheit von Fett aus dem Darm aufgenommen werden.

Bedarf und Bedarfsdeckung

Fette liefern dem Körper bereits in kleinen Mengen sehr viel Energie. Sie sind konzentrierte Energielieferanten. Daher muss die tägliche Zufuhr genau kontrolliert werden. Neben der Menge muss auch die Qualität der Fette beachtet werden.

! Sorgen Sie durch eine bewusste Fettauswahl für Ihre Herzgesundheit!

Empfehlungen

- **25–30 % des täglichen Energiebedarfs** sollen durch Fett gedeckt werden (siehe Nährstoffbedarf, S. 22).
- Bei körperlich schwer arbeitenden Menschen, Schwangeren und Stillenden ist eine Erhöhung auf 35 % des täglichen Energiebedarfs vertretbar.
- Im Säuglingsalter ist der Fettbedarf, insbesondere der Bedarf an **essenziellen Fettsäuren,** erhöht.
- **Pflanzliche Fette** sollen bevorzugt und tierische Fette eingeschränkt werden.
- Erwachsene sollen täglich mindestens 10 g essenzielle Fettsäuren aufnehmen.
- Der Transfettsäuregehalt sollte täglich nur maximal 1 % der Gesamtfettmenge ausmachen. Kinder sollten täglich nicht mehr als 1–1,5 g und Erwachsene nicht mehr als 2,5–3 g Transfettsäuren aufnehmen.
- Zur Vorbeugung von Herz- und Kreislauferkrankungen sollte das Verhältnis von Omega-6-Fettsäuren zu Omega-3-Fettsäuren kleiner als 5:1 sein. Rapsöl weist ein optimales Verhältnis von 2:1 auf und trägt zu einer positiven Verschiebung des Verhältnisses bei.

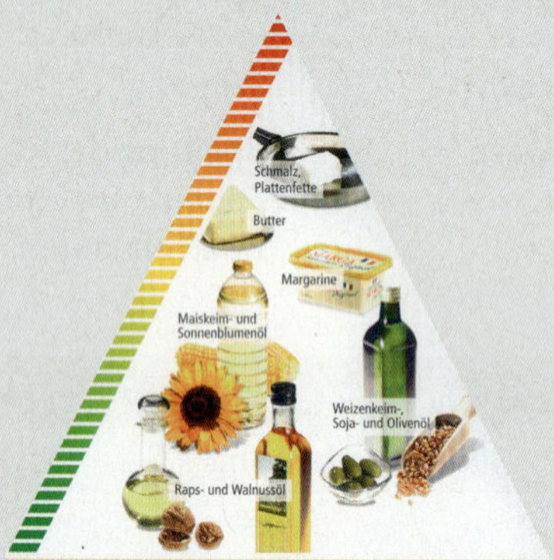

Raps- und Walnussöl sind wegen ihrer Fettsäurezusammensetzung und ihres Vitamin-E-Gehalts besonders wertvoll

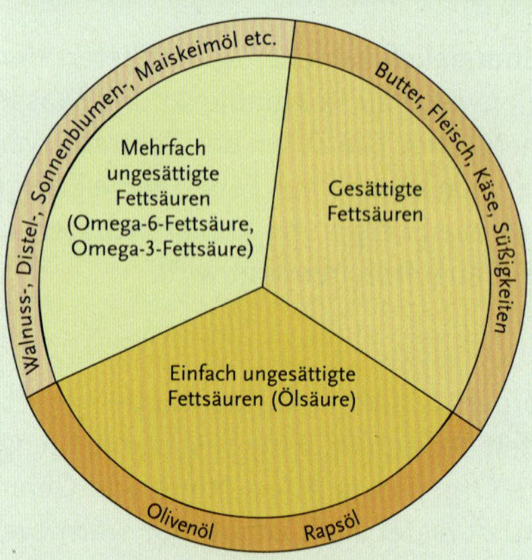

- Höchstens 1/3 mehrfach ungesättigte (polyunsaturated) Fettsäuren
- Mindestens 1/3 einfach ungesättigte (monounsaturated) Fettsäuren
- Höchstens 1/3 gesättigte (saturated) Fettsäuren

Omega-3-Fettsäuren liefern:
Leinöl, Rapsöl, Walnussöl, fettreiche Kaltwasserfische.

Omega-6-Fettsäuren liefern:
Sonnenblumenöl, Distelöl, Sojaöl, Maiskeimöl.

Wussten Sie, dass ...
Walnüsse ausgezeichnete Lieferanten von Omega-3-Fettsäuren sind?

Beachten Sie den Fettgehalt in Lebensmitteln:

Nahrungsmittel	Fett in 100 g Nahrungsmittel
Öl	100 g
Butter	83 g
Haselnüsse	62 g
Salami (fein)	36 g
Obers	35 g
Milchschokolade	30 g

So decken Sie Ihren Fettbedarf

Kochfett	Streichfett	Verstecktes Fett
20 %	30 %	50 %
■ Wenig und hochwertiges Fett. ■ Fettarme Zubereitungsarten. ■ Kaltgepresste Pflanzenöle für Rohkost und Salate. ■ Richtiges Fett für die Zubereitung.	■ Butter oder Margarine (ca. 20 g). ■ Als Alternative fettarme Aufstriche wie z. B. Topfen- oder Gemüseaufstriche.	■ Fettarme Lebensmittel wählen. ■ Fettarme Milchprodukte und Käse, magere Fleisch- und Wurstsorten sowie Magerfisch vorziehen. ■ Fettreiche Süßigkeiten wie Schokolade, Kekse und Mehlspeisen nur in kleinen Mengen genießen.

So is(s)t's gut! – Vorschläge zur Verbesserung der Ernährungssituation in Österreich

- **Fettzufuhr** um ein Drittel **verringern** und besonders auf die Qualität der Fette achten.
- Die Aufnahme von **fettreichen Lebensmitteln einschränken.**
- Die Zufuhr von **ungesättigten Fettsäuren** durch die Verwendung von pflanzlichen Ölen und reichlichen Fischkonsum **steigern.**

Sinnvoller ist es, Übergewicht erst gar nicht entstehen zu lassen.

Arbeitsaufgaben

1. Erklären Sie die Bildung der Fette.
2. Welchen Einfluss hat die Struktur der Fettsäuren auf ihre Eigenschaften?
3. Welche Fettsäuren sind für die Gesundheit sehr wichtig?
4. Wie erfolgt die Fetthärtung und wo findet sie Anwendung?
5. Was sind Emulgatoren und was bewirken sie?
6. Welche Speiseöle empfehlen Sie für Rohkost und Salate? Nennen Sie Beispiele.
7. Wie kann Fett in der Küche eingespart werden?
8. Wozu wird Fett im Körper benötigt?
9. Wie ist die Ernährung der Österreicher/-innen hinsichtlich der Fettzufuhr zu beurteilen und welche gesundheitlichen Auswirkungen sind festzustellen?
10. Berechnen Sie Ihren Tagesfettbedarf. Wie viel Gramm Koch-, Streich- und verstecktes Fett sollten Sie aufnehmen?
11. Wie können Sie Ihren täglichen Fettbedarf optimal decken?

Werden Sie Fettdetektiv und beobachten Sie Ihre Ernährungsgewohnheiten. Wo sind Ihre Fettfallen und was können Sie dagegen tun?

2 Komplexe Lipide (Lipoide)

Komplexe Lipide haben einen komplizierten Aufbau, der denen von Fett ähnlich ist. Die Löslichkeit ist dieselbe wie bei den einfachen Fetten. Komplexe Lipide kommen in jeder Zelle vor, besonders jedoch in der Gehirn- und Nervensubstanz. Wichtige Vertreter sind die **Phospholipide.**

Phospholipide

Phospholipide enthalten neben dem Fettanteil **Phosphorsäure.** Bedeutende Vertreter sind **Lezithine** und **Kephaline.** Sie ermöglichen aufgrund ihres chemischen Aufbaus eine Verteilung von fettlöslichen und wasserlöslichen Stoffen und sind daher Emulgatoren für Fette (siehe Eigenschaften, S. 41). Die emulgierende Wirkung wird in der Lebensmittel- und Pharmaindustrie, aber auch in der Küchenpraxis genützt.

Phospholipide können im Körper gebildet werden. Sie erfüllen ihre Aufgaben in den Zellmembranen und sind für den gesamten **Zellstoffwechsel** von großer Bedeutung. Eine ausgewogene, vollwertige Ernährung deckt den täglichen Bedarf an Lezithin. Lezithin ist in Eidotter, Samen, Knollen, Hülsenfrüchten, Weizenkeimöl und Sojaöl reichlich enthalten.

Phospholipid

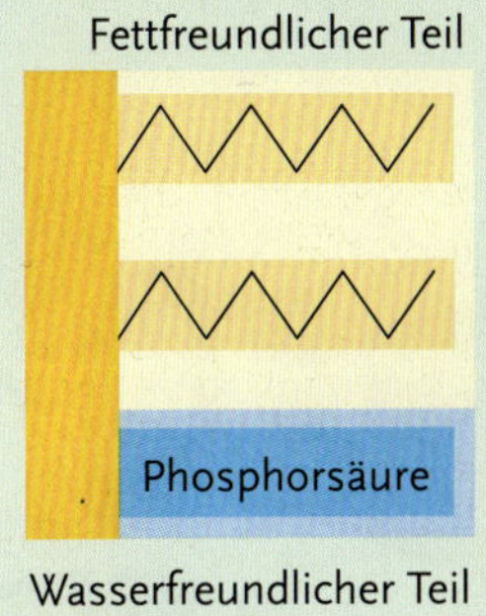

3 Fettbegleitstoffe

Fettbegleitstoffe enthalten keine Fettsäuren, kommen aber gemeinsam mit den Fetten vor. Wichtige Vertreter sind:

Sterine	Karotinoide
■ Tierische Sterine ■ Pflanzliche Sterine	■ Karotin

Sterine

Sterine sind fettlöslich. Es gibt tierische und pflanzliche Sterine.

Tierische Sterine

Der bekannteste Vertreter ist das **Cholesterin** (Cholesterol). Es wird im menschlichen und im tierischen Körper gebildet. Es ist ein wichtiges **Stoffwechselzwischenprodukt.** Täglich werden im menschlichen Organismus 1 bis 1,5 g Cholesterin produziert. Cholesterin ist die Vorstufe der Gallensäuren.

Aufgaben von Cholesterin

- Baustein für die Gallensäurebildung.
- Baustein für die Bildung wichtiger Hormone.
- Baustein für die Bildung von Vitamin D.
- Aufbau der Zellmembran.

Ein **erhöhter Cholesterinspiegel im Blut** begünstigt Ablagerungen an den Gefäßwänden und die Entstehung von Herz- und Kreislauferkrankungen. Diese Ablagerungen führen zu einer Verhärtung und Verdickung der Blutgefäße, diese Krankheit wird als **Arteriosklerose** bezeichnet. Ein krankhaft erhöhter Blutcholesterinspiegel muss behandelt werden (siehe erhöhte Blutfettwerte, S. 261). Ursache dafür ist eine vermehrte Bildung von Cholesterin während des Stoffwechsels. Aber auch die Fettmenge und die Fettsäurequalität der durch die Nahrung aufgenommenen Fette haben einen Einfluss auf den Blutcholesterinspiegel.

Durch die entsprechende Lebensmittelauswahl kann auf den Cholesterinspiegel positiv eingewirkt werden. Die Aufnahme von 300 mg Cholesterin pro Tag sollte normalerweise nicht überschritten werden.

Pflanzliche Sterine

Sie werden auch als **Phytosterine** bezeichnet. Ihr Aufbau ist ähnlich den tierischen Sterinen. Pflanzliche Sterine befinden sich hauptsächlich in fetthaltigen Pflanzenteilen. Im Körper haben sie eine **cholesterinsenkende Wirkung.**

Ergosterin zählt zu den Phytosterinen und ist die **Vorstufe von Vitamin D_2.** Der Aufbau von Vitamin D_2 erfolgt in der Haut durch Einwirkung der UV-Strahlen der Sonne (Vitamin D siehe S. 82). Ergosterin kommt in pflanzlichen Lebensmitteln wie Pilzen, Kohl, Spinat und Weizenkeimöl vor.

Karotinoide

Karotinoide sind in Pflanzen enthalten. Ihr bekanntester Vertreter ist das **Beta-Karotin.** Beta-Karotin ist die **Vorstufe von Vitamin A** und wird in der Darmwand zu Vitamin A umgewandelt (Vitamin A siehe S. 81). Karotinoide sind rötlich orange Farbstoffe, die in gelbem Gemüse und in gelben Früchten, in Blättern von grünem Gemüse und in Eidotter reichlich vorkommen. Sie können nur in Verbindung mit Fett aus dem Darm ins Blut aufgenommen werden. Sie haben eine gesundheitsfördernde Wirkung (siehe bioaktive Substanzen, S. 91). Beta-Karotin wird in der Lebensmittelindustrie häufig als Farbstoff verwendet.

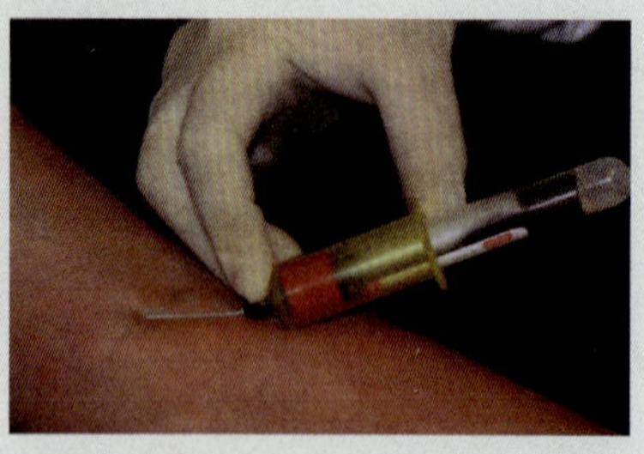

Regelmäßige Kontrolle des Blutfettspiegels ist vor allem mit zunehmendem Alter zu empfehlen

Bildung von Arteriosklerose

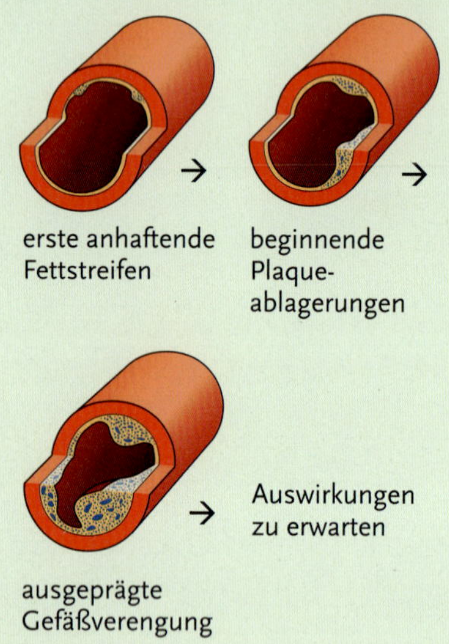

Verengtes Blutgefäß, Entstehung einer Arteriosklerose

! Bedenken Sie: Eine hohe Ballaststoffzufuhr bewirkt eine Senkung des Blutcholesterinspiegels.

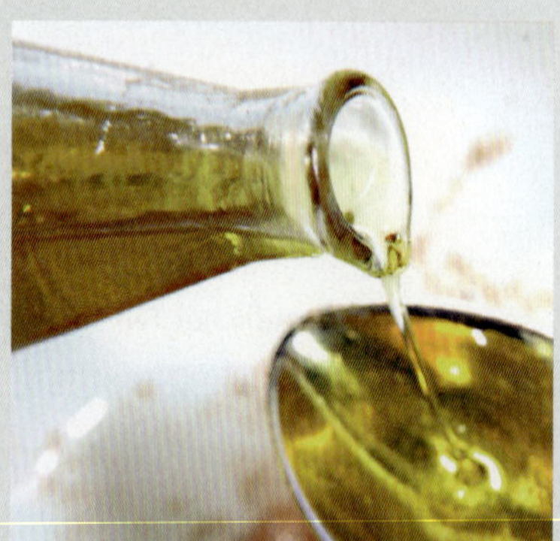

Pflanzliche Sterine sind reichlich in kaltgepressten Ölen enthalten

Arbeitsaufgaben

1. Welche Bedeutung hat Lezithin im Körper? Ist eine Nahrungsergänzung mit Lezithin zu empfehlen?
2. Welche Aufgaben hat Cholesterin im Körper?
3. Welche Folgen kann ein erhöhter Blutcholesterinspiegel haben?

Notizen zu den Arbeitsaufgaben:

ZUSAMMENFASSUNG

Arten

Fette – Lipide			
Einfache Lipide	**Komplexe Lipide – Lipoide**	**Fettbegleitstoffe**	
	Phospholipide	**Sterine**	**Karotinoide**
		Tierische und pflanzliche Sterine	Karotin

Aufbau

Fette sind Ester aus **Glyzerin** und **Fettsäuren.** Fettsäuren unterscheiden sich durch die Kettenlänge, den Sättigungsgrad und die Lage der Doppelbindungen.

Bedeutung

Fette werden bei der Verdauung zuerst durch Gallensäuren emulgiert und anschließend durch Fett spaltende Enzyme zu Glyzerin und Fettsäuren abgebaut.

Fette sind **konzentrierte Energieträger.** 1 g Fett liefert 37 kJ. Gespeicherte Fettreserven werden als **Depotfett** bezeichnet. Depotfett dient zum Schutz vor Druck und Stoß und bietet einen Wärmeschutz. Eine Überversorgung mit Fett und ein Mangel an körperlicher Bewegung führen zu **Übergewicht** und fördern die Entstehung vieler Krankheiten. Fette sind als Träger der **fettlöslichen Vitamine** und der **essenziellen Fettsäuren** von Bedeutung. Fette tragen zum Wohlgeschmack von Speisen bei.

Bedarf

25–30 % des täglichen Energiebedarfes sollen durch Fette gedeckt werden. Der Bedarf sollte mindestens zu einem Drittel mit einfach ungesättigten Fettsäuren, höchstens einem Drittel mit mehrfach ungesättigten Fettsäuren und ebenfalls höchstens einem Drittel gesättigten Fettsäuren gedeckt werden. Pflanzliche Öle, wie Olivenöl, Rapsöl, Sonnenblumenöl, Walnussöl, Distelöl und Maiskeimöl, werden zur Bedarfsdeckung empfohlen.

Bedarfsdeckung

Der Fettkonsum ist zu kontrollieren. Für die Zubereitung von Speisen soll wenig und hochwertiges Fett verwendet werden. Lebensmittel mit einem geringen Fettgehalt sind vorzuziehen. Auf eine geringe Zufuhr von Transfettsäuren sollte geachtet werden.

Eiweiß – Protein

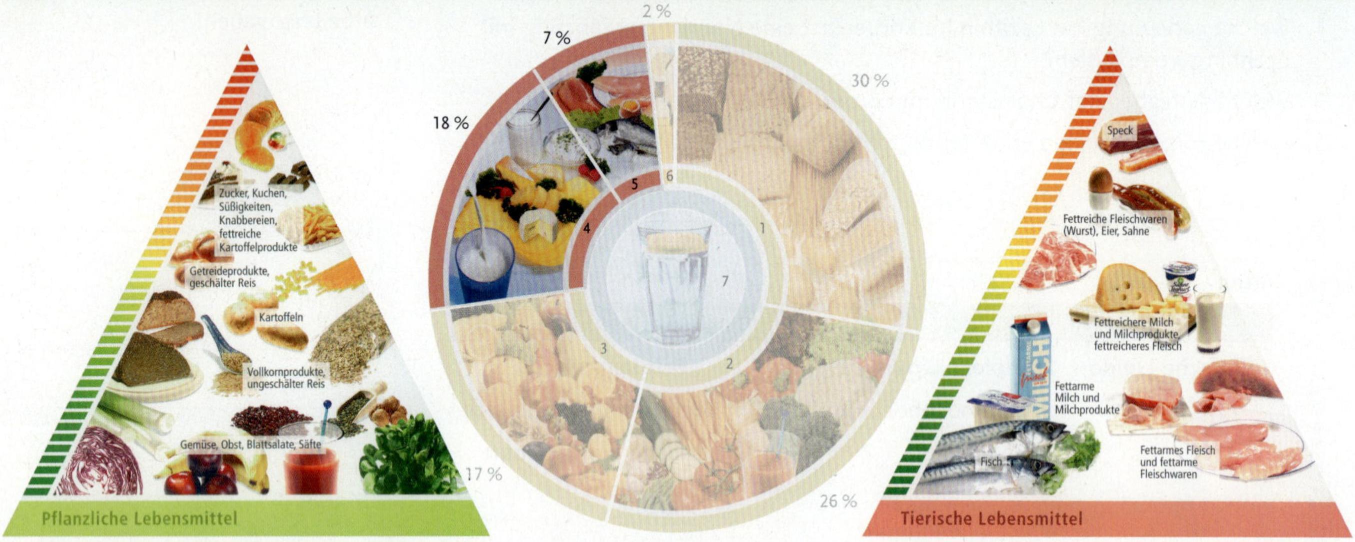

Ziele

- Sie können den Aufbau und die räumliche Struktur von Eiweiß beschreiben.
- Sie können die verschiedenen Eiweißarten zuordnen und kennen ihre Eigenschaften.
- Sie kennen die Eigenschaften von Eiweiß und können ihre praktischen Auswirkungen in der Küche beschreiben.
- Sie wissen über die biologische Wertigkeit von Eiweiß Bescheid und können diese Erkenntnisse in der Ernährungspraxis umsetzen.
- Sie können die Aufgaben der Proteine im Körper näher beschreiben und die biologische Wertigkeit von eiweißreichen Lebensmitteln beurteilen.
- Sie können Ihren Eiweißbedarf berechnen und wissen über eine optimale Bedarfsdeckung Bescheid.

Mikroorganismen = Kleinstlebewesen, z. B. Bakterien, Schimmelpilze und Hefepilze.

Gülle = Jauche; tierische Ausscheidungen in flüssiger Form.

Eiweiß ist der Baustoff für das Leben!

Jede Zelle unseres Körpers besteht aus Eiweiß. Wir benötigen Eiweiß zum Aufbau und zur Erneuerung der Körpersubstanz. Es gibt viele verschiedene Arten von Eiweiß. Sie erfüllen im Körper unterschiedliche Aufgaben.

Eiweiß ist in tierischen und pflanzlichen Lebensmitteln enthalten. Wir müssen unserem Körper regelmäßig Eiweiß zuführen. Die Eiweißversorgung in den industrialisierten Ländern (also auch bei uns) ist ausreichend. In vielen Entwicklungsländern hingegen herrscht ein Eiweißmangel, der zu schweren Krankheiten führt.

1 Bildung

Eiweiß bildet die Grundlage allen Lebens. Die Bausteine der Eiweißstoffe sind die **Aminosäuren.** Sie bestehen aus **Kohlenstoff** (C), **Wasserstoff** (H), **Sauerstoff** (O) und **Stickstoff** (N), eventuell auch aus Schwefel (S) und Phosphor (P). Eiweißstoffe sind die einzige vom Menschen verwertbare Stickstoffquelle.

Eiweiß wird in den **Pflanzen** oder durch bestimmte **Mikroorganismen** gebildet. Die Pflanzen benötigen zur Eiweißbildung den Einfachzucker aus der Fotosynthese und wasserlösliche Stickstoffverbindungen aus dem Boden. Die wichtigsten wasserlöslichen Stickstoffverbindungen sind **Nitrate** (NO_3) und **Ammoniumverbindungen.** Sie entstehen durch natürliche Verwesungs- und Fäulnisvorgänge. Sie werden über Mist und Gülle in den Boden eingebracht.

Ein Großteil der Nitrate wird aber als Kunstdünger dem Boden zugeführt. Nur bestimmte Bakterien, die **Knöllchenbakterien** der Schmetterlingsblütler (Klee, Hülsenfrüchte), können den Stickstoff der Luft (N_2) direkt zur Eiweißbildung verwenden.

Tiere bauen das im Futter enthaltene Eiweiß zu körpereigenem Eiweiß um. Der Mensch kann sowohl aus pflanzlichem als auch aus tierischem Eiweiß Körpereiweiß aufbauen.

Kreislauf der Eiweißstoffe

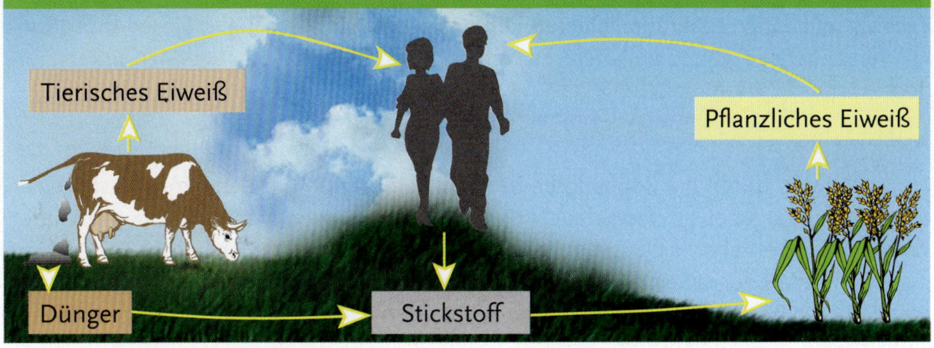

Stickstoffquellen sind natürliche Dünger (Mist, Gülle) oder Kunstdünger.

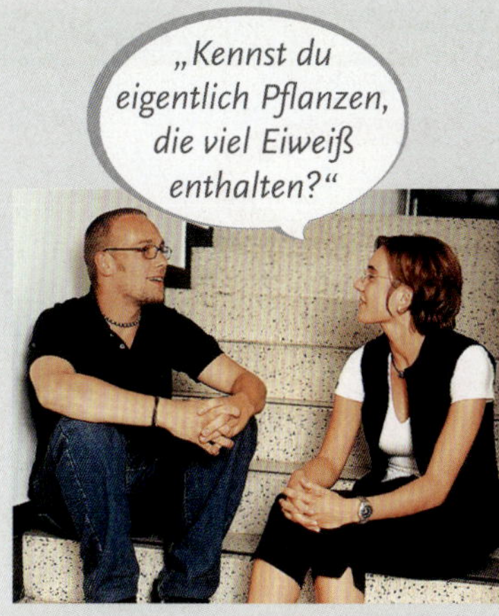

Vergleichen Sie die elementare Zusammensetzung von Eiweiß mit der anderer Nährstoffe. Was fällt Ihnen dabei auf?

2 Struktur

Für unseren Körper sind zwanzig verschiedene Aminosäuren von Bedeutung. Nach neuesten wissenschaftlichen Erkenntnissen sind **neun Aminosäuren lebensnotwendig.** Diese müssen mit der Nahrung zugeführt werden. Sie werden als **unentbehrliche** (früher: essenzielle) Aminosäuren bezeichnet. Die restlichen elf Aminosäuren können bei Bedarf im Körper gebildet werden.

Die Aminosäuren haben einen einheitlichen Bauplan. Sie enthalten alle eine **Aminogruppe (NH_2)** und eine **Carboxylgruppe (COOH).** Die verschiedenen Aminosäuren unterscheiden sich nur durch den am zentralen C-Atom hängenden Rest. Durch den Zusammenschluss von Aminosäuren entstehen unterschiedliche Eiweißstoffe. Je nach Anzahl der zusammengefügten Aminosäuren spricht man von **Peptiden** und **Proteinen.**

Unterschieden werden:

- Dipeptide mit zwei Aminosäuren.
- Tripeptide mit drei Aminosäuren.
- Polypeptide mit vielen Aminosäuren.
- Proteine mit hundert bis mehreren tausend Aminosäuren.

Der Zusammenschluss von Aminosäuren erfolgt durch eine **Peptidbindung.**

Dabei kommt es zu einer Reaktion der Aminogruppe einer Aminosäure mit der Carboxylgruppe einer anderen Aminosäure unter Abspaltung von Wasser.

Neun unentbehrliche Aminosäuren

- Valin
- Leucin
- Isoleucin
- Threonin
- Methionin
- Lysin
- Phenylalanin
- Tryptophan
- Histidin

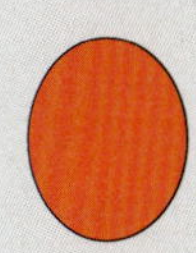

Symbol für Aminosäuren

Peptidbindung

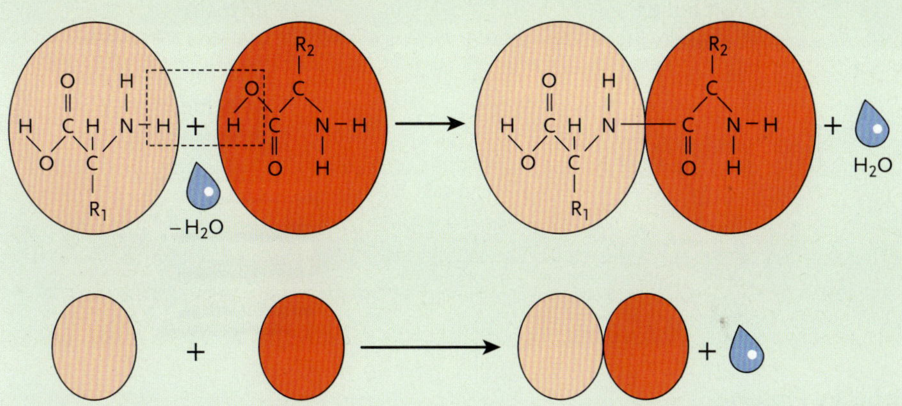

Bau der Aminosäuren

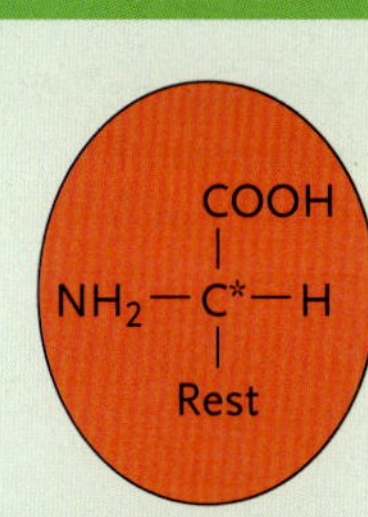

*C – zentrales Kohlenstoffatom

Primärstruktur

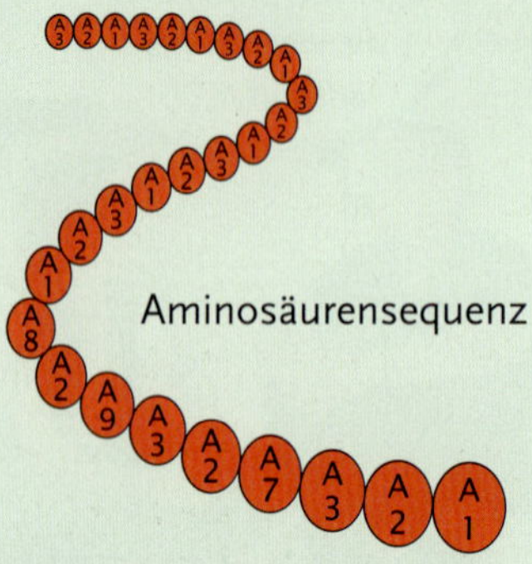

Struktur der Eiweißstoffe Sekundärstruktur

Faltblattstruktur	Helixstruktur (schraubenförmige Struktur)

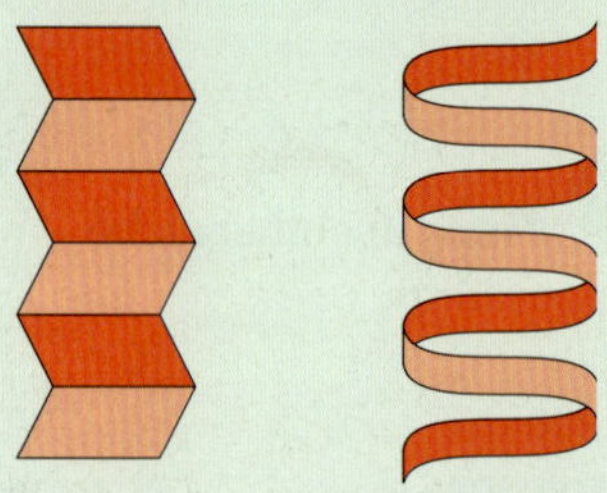

Räumliche Struktur

Eiweißstoffe haben eine **räumliche (dreidimensionale) Struktur.** Nur in dieser Anordnung können Lebensvorgänge ablaufen. Es werden verschiedene Aufbauebenen unterschieden.

Primärstruktur

Sie ergibt sich durch die Reihenfolge der Aminosäuren in der Kette (Aminosäurensequenz) und ist genetisch festgelegt. Aus den zwanzig in der Nahrung vorkommenden Aminosäuren ergeben sich unendlich viele Kombinationsmöglichkeiten. Dadurch ist auch die Vielfalt der Eiweißstoffe erklärbar. Durch Zahl, Art und Reihenfolge der zusammengefügten Aminosäuren werden die weitere räumliche Struktur und die Eigenschaften eines Eiweißstoffes bestimmt.

Sekundärstruktur

Die Aminosäureketten sind geformt. Meist sind sie **gefaltet** (Faltblattstruktur) oder **schraubenförmig** (Helixstruktur) angeordnet. Es können aber auch Schleifen oder ungeordnete Bereiche auftreten. Die unterschiedlichen Formen können in einem Eiweißstoff kombiniert auftreten.

Tertiärstruktur

Durch die weitere Anordnung der geformten Ketten im Raum entstehen knäuelförmige (globuläre) oder faserförmige (fibrilläre) Gebilde.

Quartärstruktur

Die Quartärstruktur ergibt sich durch die Zusammenfügung mehrerer Eiweißketten mit verschiedener Tertiärstruktur.

? Wie entsteht die Tertiärstruktur von Proteinen?

3 Arten

Eiweißstoffe – Proteine	
Einfache Proteine	**Komplexe Proteine**

Einfache Proteine

Die einfachen Proteine bestehen nur aus Aminosäuren. Nach ihrem räumlichen Aufbau unterscheidet man **globuläre** (knäuelförmige) und **fibrilläre** (faserförmige) Eiweißstoffe.

Einfache Proteine	
Globuläre Proteine	**Fibrilläre Proteine**
Albumine Globuline Klebereiweiß	Kollagene Myosin Actin Elastin Keratine Fibrinogen
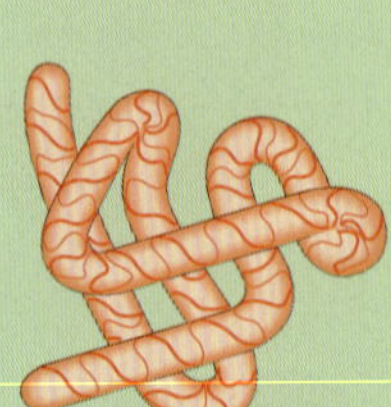	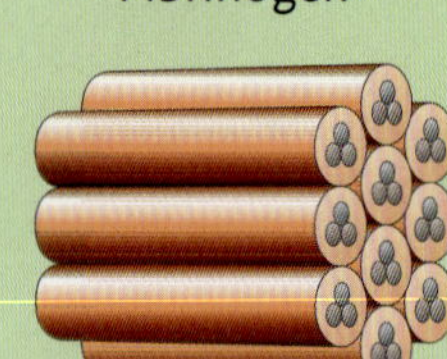

Globuläre Proteine

Globuläre Proteine kommen in vielen Lebensmitteln vor und haben für die menschliche Ernährung große Bedeutung. Sie sind leicht verdaulich und enthalten viele unentbehrliche Aminosäuren. Im Körper erfüllen sie wichtige Aufgaben.

Arten	Eigenschaften	Vorkommen
Albumine	Wasserlöslich, gerinnen bei 70 °C, transportieren Fettsäuren, Vitamine, Mineralstoffe und Farbstoffe im Blut. Hohe biologische Wertigkeit (siehe S. 55).	Milch, Ei, Fleisch, Fisch, Getreide, Hülsenfrüchte, Kartoffeln, Obst, Gemüse. Im Körper: Blut, Zellen, Enzyme.
Globuline	In verdünnten Salzlösungen löslich, gerinnen bei 70 °C, transportieren Fette und Cholesterin im Blut. Y-Globuline bilden Abwehrstoffe im Körper. Sehr hohe biologische Wertigkeit.	Milch, Ei, Fleisch, Hülsenfrüchte, Kartoffeln, Nüsse. Im Körper: Blut, Enzyme, Hormone, Zellen.
Kleber	Bestandteile sind Prolamine und Gluteline. Wasserunlöslich, gerinnt bei 70 °C, großes Wasserbindungsvermögen, ermöglicht die Backfähigkeit von Mehlen.	Weizen, Roggen, Hafer, Gerste.

Fibrilläre Proteine

Myosin und Actin werden vom Körper gut ausgenützt und sind daher für die Ernährung von Bedeutung. Kollagene, Elastine und Keratine sind für den Aufbau von Knochen, Knorpeln, Häuten, Sehnen, Haaren und Nägeln verantwortlich und werden deshalb **Struktureiweißstoffe** genannt.

Arten	Eigenschaften	Vorkommen
Kollagene	Wasserunlöslich, durch Kochen bildet sich Leim – Herstellung von Gelatine; Gelatine ist leicht verdaulich und kann stark aufquellen. Geringe biologische Wertigkeit.	Fleisch, Fisch, Knochen. Im Körper: Knochen, Knorpel, Haut.
Myosin und Actin	In verdünnten Salzlösungen löslich, Wechselwirkung von Myosin und Actin bewirkt die Zusammenziehung der Muskeln. Hohe biologische Wertigkeit.	Fleisch. Im Körper: Muskulatur.
Elastine	Unlöslich, unverdaulich, für die Ernährung unbedeutend.	Fleisch, Bindegewebe. Im Körper: Haut, Blutgefäßwände.
Keratine	Unlöslich, unverdaulich, für die Ernährung unbedeutend.	Im Körper: verhornte Teile wie Haare, Nägel.
Fibrinogen	Ermöglicht die Blutgerinnung, für die Ernährung unbedeutend.	Im Körper: Blut.

Komplexe Proteine

Komplexe Proteine enthalten neben dem Eiweiß zusätzlich einen anderen Stoff. Dieser Nichteiweißanteil wird als prosthetische Gruppe bezeichnet. Komplexe Proteine sind für den Körper bedeutend.

Y-Globuline = spezielle Art der Globuline, Immunglobuline.

Prolamine und Gluteline = globuläre Eiweißstoffe mit verschiedenen Löslichkeitseigenschaften.

Wussten Sie, dass ...
manche Menschen das Klebereiweiß nicht vertragen? Diese Unverträglichkeit wird als Zöliakie bezeichnet.

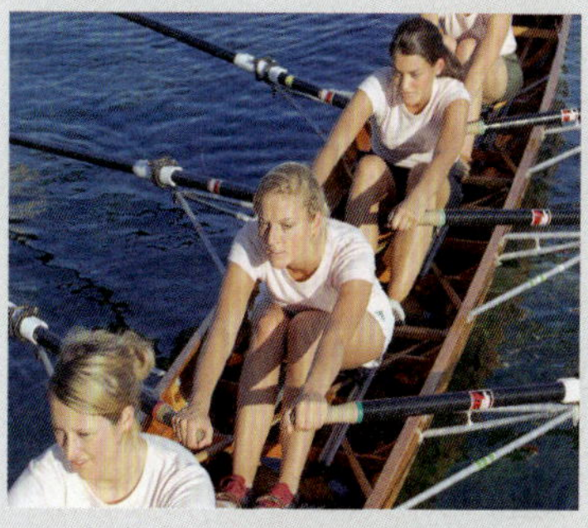

Muskelbewegung ist durch das Zusammenspiel von Myosin und Actin möglich

Blutgerinnung

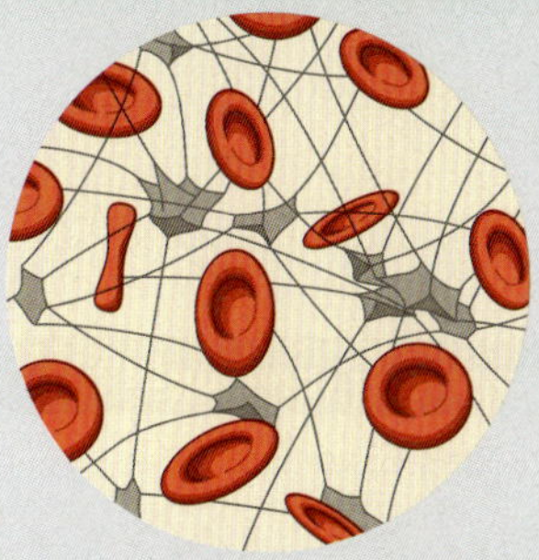

Fibringeflecht ermöglicht den Wundverschluss

Komplexe Proteine

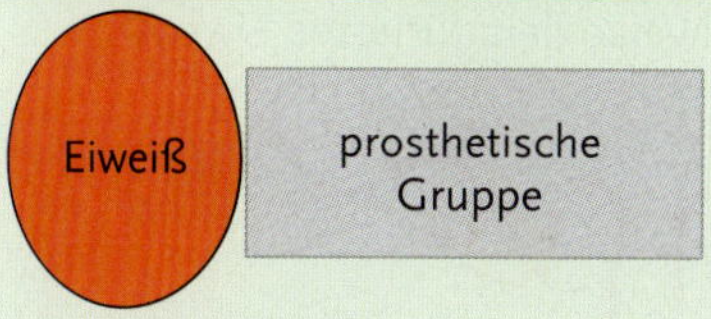

- Phosphorsäure
- Fette
- Kohlenhydrate
- Farbstoffe
- Nukleinsäuren
- Metalle

Lab = Enzym des Kälbermagens.

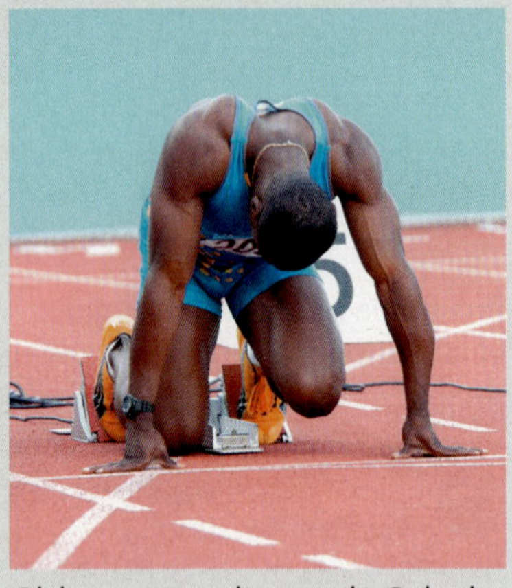

Glykoproteine dienen als Gelenkschmiere

Nukleinsäure = wichtige Verbindung im Zellkern.

Purine = Purinbasen sind Bestandteile der Nukleinsäure.

Arten	Eigenschaften	Vorkommen
Phosphoproteine Eiweiß + Phosphorsäure Wichtigster Vertreter: Kasein	Gerinnen durch Zusatz von Säure oder Lab. Hohe biologische Wertigkeit.	Haupteiweiß der Milch, daher in Milch und Milchprodukten (reichlich in Käse).
Lipoproteine Eiweiß + Fette (Triglyceride, Phospholipide, Cholesterin)	Werden im Körper gebildet. Übernehmen den Transport von Fetten im Blut. Haben Einfluss auf den Zustand der Blutgefäßwände.	Im Körper in Lymphe und Blut.
Glykoproteine Eiweiß + Kohlenhydrate	Schmier- und Gleitmittel.	Bestandteil des Sekretes der Schleimhäute. Im Körper im Verdauungs- und Bronchialtrakt, in Gelenken.
Chromoproteine Eiweiß + Farbstoffe Wichtigste Vertreter:		
▪ **Hämoglobin** (Eiweiß- und eisenhaltiger Farbstoff)	Ermöglicht den Sauerstofftransport im Blut.	Roter Farbstoff im Blut.
▪ **Myoglobin** (Eiweiß- und eisenhaltiger Farbstoff)	Ermöglicht die Sauerstoffversorgung im Muskelgewebe.	Roter Farbstoff im Muskel.
▪ **Chlorophyll** (Eiweiß- und magnesiumhaltiger Farbstoff)	Ermöglicht die Fotosynthese.	Grüner Farbstoff der Pflanzen.
Nukleoproteine Eiweiß + Nukleinsäuren	Träger der Erbanlagen. Bei übermäßigem Konsum durch den Gehalt an Purinen Gicht fördernd.	Bestandteile des Zellkerns, reichlich im Drüsengewebe. In Lebensmitteln Vorkommen in Innereien und Fleisch.
Metallproteine Eiweiß + Metalle (Kupfer, Eisen)	Wirken als Enzyme im Stoffwechsel. Transportieren und speichern im Körper Metalle.	Im Körper.

Eiweißstoffe erfüllen im Körper **wichtige Funktionen** als

- Enzyme,
- Hormone,
- Transporteiweiß
- Schutzeiweiß und
- Struktureiweiß.

Denaturierung von Eiweiß

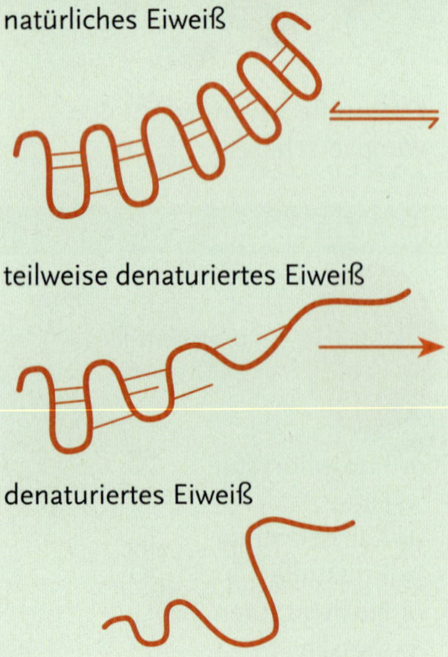

4 Eigenschaften

Denaturierung

Denaturierung ist das **Gerinnen** von Eiweiß. Durch Einwirkung von Hitze, Säuren oder Lab wird der natürliche Zustand von Eiweiß verändert. Der komplizierte Aufbau des Eiweißmoleküls wird bis zur Primärstruktur aufgelöst. Die vollständige Gerinnung ist nicht mehr rückgängig zu machen (irreversibel). Geronnenes Eiweiß ist **leichter verdaulich.** Es kann von den Verdauungsenzymen besser angegriffen werden. Bei längerer Erhitzung geben die Eiweißstoffe Wasser ab. Dadurch wird die Struktur fester und das

Eiweiß schwerer verdaulich. Die Denaturierung ist bedeutend für die Küchenpraxis und die Lebensmittelproduktion.

Wasserbindungsvermögen
Eiweißstoffe können Wasser binden. Dadurch werden in Wasser gelöste Stoffe im Blut weitertransportiert.

Pufferwirkung
Aminosäuren können wegen ihres chemischen Aufbaus sowohl als Base als auch als Säure reagieren. Der **pH-Wert** des Blutes muss relativ konstant gehalten werden. Durch die Nährstoffzufuhr ist er Schwankungen unterworfen, **Eiweißpuffer** im Blut sorgen für die Regulation. Eiweißpuffer reagieren entweder als Säure oder als Base und wirken dadurch entsprechend regulierend. Der wichtigste Eiweißpuffer ist das **Hämoglobin.**

Der pH-Wert gibt die Wasserstoffionenkonzentration (H+) einer Lösung an.
Säure: pH-Wert kleiner als 7.
Base: pH-Wert größer als 7.

5 Küchentechnische Bedeutung

Eiweißstoffe ermöglichen aufgrund ihrer besonderen Eigenschaften verschiedene Zubereitungsarten. Sie sorgen auch für das schöne Aussehen und den guten Geschmack von vielen Speisen.

Denaturierung
Die **Hitzegerinnung** spielt in der Küche eine wichtige Rolle:
- Teiglockerung mit Eischnee, Herstellung von Eispeisen: Eiklar gerinnt und bildet ein lockeres Gerüst.
- Abbraten von Fleisch: Gerinnung der Außenschicht, Fleisch bleibt saftig.
- Brotherstellung: Klebereiweiß gerinnt beim Backen zu einem elastischen Gerüst.
- Blanchieren von Gemüse: Enzyme verlieren ihre Wirkung, Qualitätsverluste, wie z. B. Farbverluste, werden verhindert.
- Kochen von Fleisch: Schaumbildung.
- Kochen von Milch: Hautbildung.

Beurteilen Sie die Verdaulichkeit eines weich gekochten und eines hart gekochten Eies.

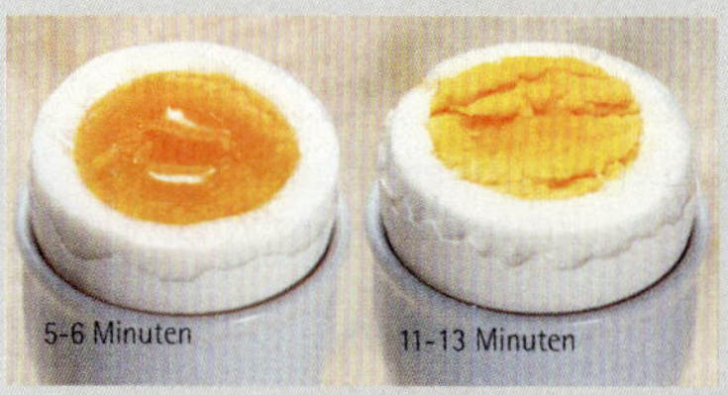

Auch die **Säuregerinnung** hat in der Küche Bedeutung:
- Marinieren von Fleisch in Essig- bzw. Weinmarinade ergibt eine zartere Struktur.
- Kochen von Hülsenfrüchten ohne Salz und Säure: Dadurch werden die Hülsenfrüchte weich, Zusatz von Salz und Säure verursacht durch die Gerinnung ein Hartbleiben.

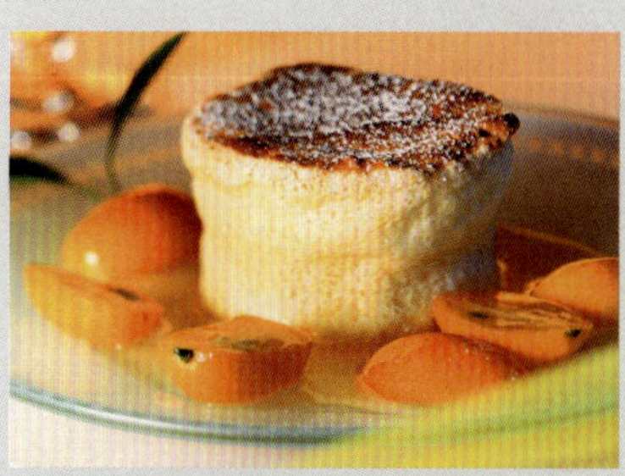

Das geronnene Eiweiß bildet ein lockeres Gerüst

Wasserbindungsvermögen
Eiweißstoffe können Wasser binden. Das Wasserbindungsvermögen ist in der Küche von Bedeutung.
- Brotteigbereitung: Das Klebereiweiß quillt auf und nimmt während des Gerinnens das Doppelte des Gewichtes an Flüssigkeit auf.
- Klären von Flüssigkeiten: Geronnenes Eiweiß bindet Trübstoffe, z. B. beim Klären von Suppen.
- Absteifen von Flüssigkeiten mit Gelatine: Herstellen von Sülzen und Cremen.

Der Bräunungsprozess beruht auf einer Reaktion der Aminosäuren mit bestimmten Zuckern und wird als Maillardreaktion bezeichnet.

Löslichkeit
Wasserlösliche Eiweißstoffe (Albumine, Globuline) können aus den Nahrungsmitteln ausgelaugt werden. Bei der Verarbeitung und Zubereitung ist deshalb auf eine **schonende Behandlung** der Lebensmittel zu achten.

Bräunungsvermögen
Bei einer Erhitzung über 110 °C werden eiweißhaltige Speisen braun und es **bilden sich Geruchs- und Geschmacksstoffe** (Röstprodukte).

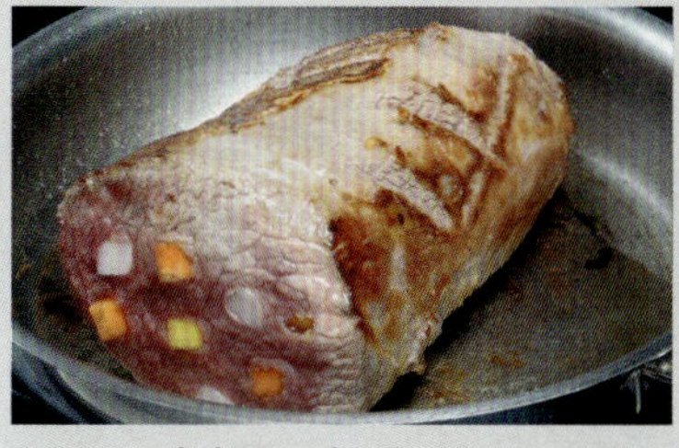

Röstprodukte geben einen guten Geschmack und regen den Appetit an

Verderb
Eiweißstoffe sind ein idealer Nährboden für Bakterien und Pilze. Sie bewirken die **Zersetzung der Eiweißstoffe.** Dabei treten typische Farb- und Geruchsveränderungen auf. Die Aufnahme von verdorbenen eiweißreichen Lebensmitteln kann zu schweren Vergiftungen

führen. Als Symptome treten meist starke Brechdurchfälle auf. Lebensmittelvergiftungen sind ein gesundheitliches Risiko.

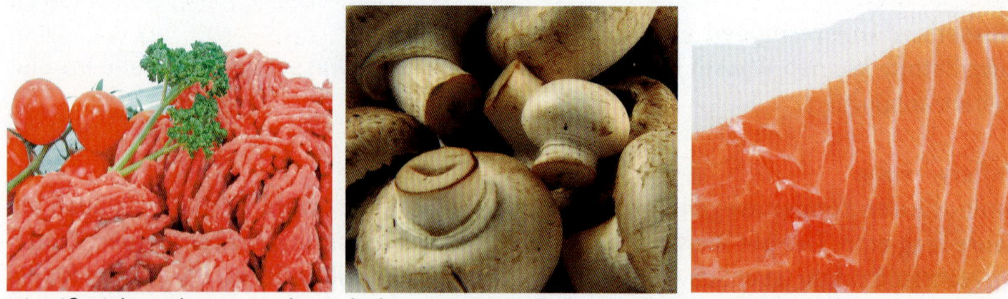

Eiweißreiche Lebensmittel mit hohem Wassergehalt wie Fleisch, Pilze, Fisch und Milch sind nur sehr kurz haltbar

Eiweiß spaltende Enzyme

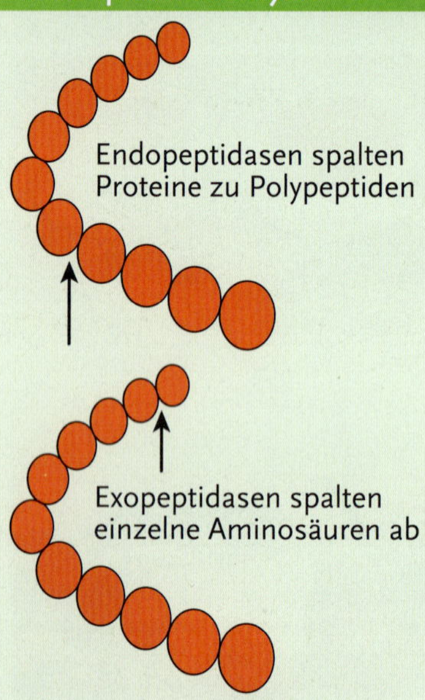

6 Ernährungsphysiologische Bedeutung

Die Eiweißstoffe der Nahrung gerinnen im Magen durch die im Magensaft vorhandene Salzsäure. Dadurch liegen die Eiweißketten frei und können von den Enzymen besser angegriffen werden (siehe Denaturierung, S. 52). Durch die Eiweiß spaltenden Enzyme werden die Eiweißstoffe vollständig zu Aminosäuren abgebaut. Die Aminosäuren werden durch die Darmwand in das Blut aufgenommen. Sie gelangen über die Pfortader zur Leber. Im Stoffwechsel erfüllen die Aminosäuren wichtige Aufgaben.

Eiweißstoffwechsel

Eiweißstoffwechsel		
Aufbau/Abbau von körpereigenem Eiweiß in den Zellen und in der Leber	**Energiegewinnung** in Nieren und Leber	**Umbau zu anderen Nährstoffen** in der Leber

Auf- und Abbau von körpereigenem Eiweiß

Eiweiß ist Bestandteil jeder Körperzelle. Im lebenden Organismus erfolgen ein ständiger **Abbau und Neuaufbau von Zellen.** Während des Wachstums müssen die Zellen nicht nur erneuert, sondern auch vermehrt werden. Der Bedarf an Eiweiß ist daher in dieser Phase wesentlich höher.

Zur Bildung von Körpereiweiß müssen die unentbehrlichen Aminosäuren zugeführt werden. **Bluteiweißstoffe** werden großteils in der Leber aufgebaut. Sie transportieren Aminosäuren zu den Zellen. Auch spezifische Eiweißverbindungen, wie beispielsweise **Enzyme, Hormone** und **Struktureiweißstoffe**, unterliegen einem ständigen Auf- und Abbau. Der Auf- und Abbau von Eiweiß im Körper kann durch die **Stickstoffbilanz** beurteilt werden, darunter versteht man die Differenz zwischen aufgenommener und ausgeschiedener Stickstoffmenge.

Stickstoffbilanz	
Positive Stickstoffbilanz	■ Wachstum. ■ Mehr Stickstoff wird aufgenommen als ausgeschieden.
Negative Stickstoffbilanz	■ Fasten. ■ Nach schweren Verletzungen und Operationen. ■ Mehr Stickstoff wird ausgeschieden als aufgenommen.
Ausgeglichene Stickstoffbilanz	■ Aufgenommene und ausgeschiedene Stickstoffmenge sind gleich.

Weg der Eiweißstoffe

Nahrung
Eiweiß
Verdauung
Eiweiß → Gerinnung → Polypeptide → Aminosäuren
Stoffwechsel
Aufbau/Abbau von Körpereiweiß
Energiegewinnung
Umbau zu anderen Nährstoffen

Energiegewinnung

Eiweiß kann im Körper nicht gespeichert werden. Überschüssig aufgenommene Aminosäuren werden zur Energiegewinnung verwendet. Sie werden in Leber und Niere zu Kohlendioxid, Wasser und Ammoniak abgebaut. Ammoniak ist ein Zellgift und wird sofort in Harnstoff umgewandelt. Er wird über die Niere ausgeschieden.

Ammoniak = stechend riechende Verbindung von Stickstoff mit Wasserstoff (NH_3).

1 g Eiweiß liefert dem Körper 17 kJ. Eiweiß spielt für die Energieversorgung keine große Rolle. Es ist im Vergleich zu Fetten und Kohlenhydraten kein günstiger Energielieferant, weil zur Harnstoffbildung viel Energie benötigt wird.

Umbau zu anderen Nährstoffen

Bestimmte Aminosäuren können im Stoffwechsel zu Glukose und Fettsäuren umgebaut werden. Umgekehrt besteht auch die Möglichkeit, dass Aminosäuren aus Kohlenhydraten und Fetten im Körper gebildet werden. Neun Aminosäuren sind jedoch unentbehrlich und können im Körper nicht aufgebaut werden.

Der menschliche Körper ist auf die Zufuhr von Eiweiß angewiesen. Besondere Bedeutung hat dabei die biologische Wertigkeit.

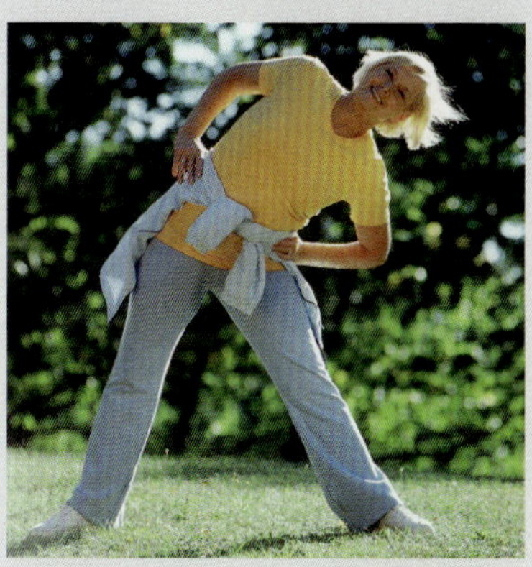

Eiweiß ist Baustein jeder Zelle

Biologische Wertigkeit von Eiweiß

Bei der Ernährung ist nicht nur die aufgenommene Menge, sondern auch die **Qualität der Eiweißstoffe** zu beachten. Am besten kann der Körper nämlich die Eiweißstoffe verwerten, die dem Körpereiweiß am ähnlichsten sind.

Je ähnlicher der Aminosäuregehalt eines Nahrungseiweißes dem des Körpereiweißes ist, desto höher ist die biologische Wertigkeit.

Die biologische Wertigkeit gibt an, wie viel Prozent des Nahrungseiweißes in Körpereiweiß umgebaut werden können.

Die biologische Wertigkeit der Lebensmittel ist sehr unterschiedlich. Entscheidend ist der Gehalt an unentbehrlichen Aminosäuren.

Jene unentbehrliche Aminosäure, die in einem Lebensmittel am wenigsten vorkommt, bestimmt seine biologische Wertigkeit. Sie wird als limitierende Aminosäure bezeichnet. Tierische Eiweißstoffe haben im Allgemeinen eine höhere biologische Wertigkeit als pflanzliche. Hühnereiweiß ist das hochwertigste tierische Eiweiß.

Limitierend = begrenzend.

Nahrungsmittel	Biologische Wertigkeit des Nahrungseiweißes	Eiweißgehalt
Bohnen	30 %	22,0 %
Weizenmehl	35 %	11,0 %
Kartoffeln	67 %	2,0 %
Sojabohne	72 %	37,0 %
Rindfleisch (mager)	76 %	21,0 %
Rotbarschfilet	80 %	18,0 %
Milch	86 %	3,2 %
Vollei	94 %	13,0 %
Gelatine	0 %	84,0 %

Wie beurteilen Sie Soja? Was fällt Ihnen im Vergleich zu den anderen Nahrungsmitteln auf?

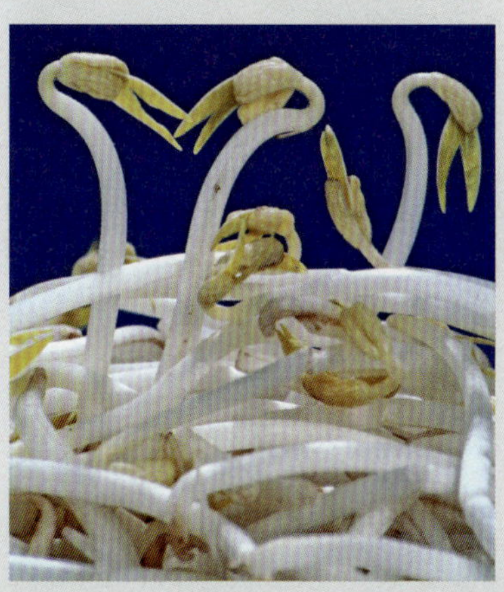

Neben der biologischen Wertigkeit ist auch der Eiweißgehalt des Lebensmittels zu berücksichtigen.

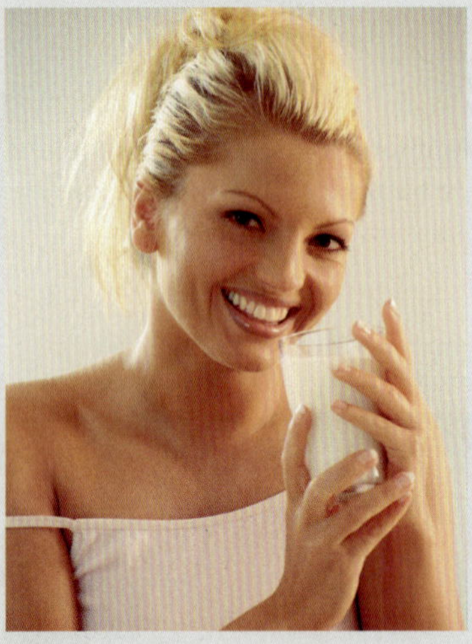

Wie viel Gramm Körpereiweiß können aus 100 g getrunkener Milch gebildet werden? Vergleichen Sie das Ergebnis mit dem Wert der Sojabohnen.

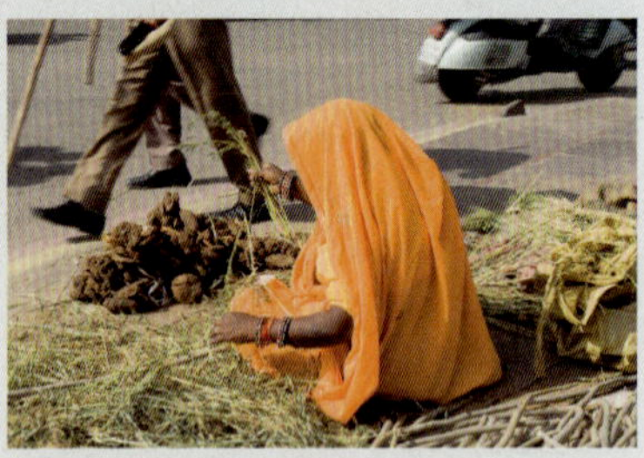

Optimale Eiweißkombination auf pflanzlicher Basis für Entwicklungsländer:
- 40 % Erdnussmehl
- 30 % Sesammehl
- 30 % Sojamehl

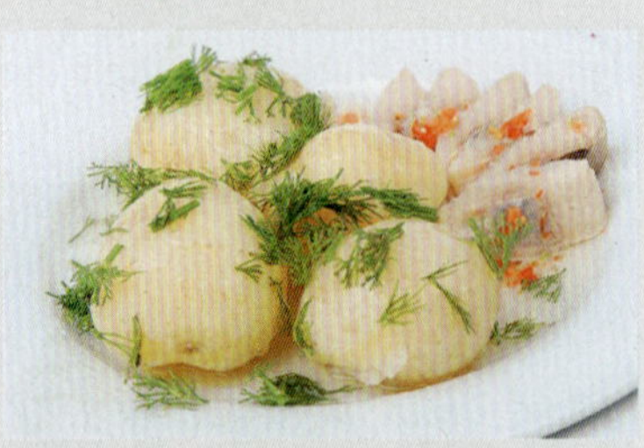

Fisch mit Kartoffelbeilage ergibt einen guten Ergänzungswert

Finden Sie zwei weitere Gerichte mit einem optimalen Ergänzungswert.

Biologische Wertigkeit von Milcheiweiß	Aufbau von Körpereiweiß aus der Sojabohne
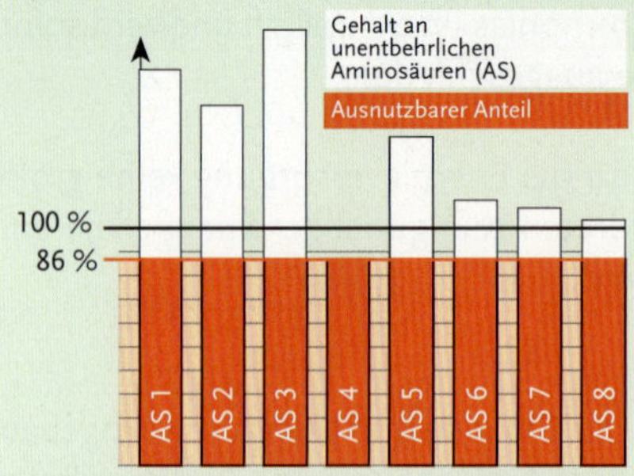 	100 g Sojabohnen enthalten 37 g Eiweiß. Davon können 72 % ausgenutzt werden: 37 g = 100 % ? g = 72 % $\frac{37 \times 72}{100} = \underline{26{,}64}$
Die vierte Aminosäure ist nur zu 86 % enthalten. Sie ist die begrenzende Aminosäure. Aus 100 g Milcheiweiß können also 86 g Körpereiweiß aufgebaut werden.	Aus 100 g gegessenen Sojabohnen werden 26,64 g körpereigenes Eiweiß gebildet.

Biologischer Ergänzungswert

Durch Mischen von Eiweißstoffen kann die biologische Wertigkeit erhöht werden. Man spricht vom **biologischen Ergänzungswert.**

Nahrungseiweiße können sich nur dann gegenseitig ergänzen, wenn sie unterschiedliche begrenzende Aminosäuren enthalten. Enthält ein Eiweiß jene Aminosäuren reichlich, die im anderen Eiweiß nur in geringen Mengen vorkommen, ergibt das einen guten Ergänzungswert.

Eine gute Ergänzungswirkung ist durch die **gemeinsame Aufnahme von tierischem und pflanzlichem Eiweiß** gegeben. Die beste Wirkung hat die Kombination von Kartoffeln mit Eiern.

Das Wissen um die Ergänzungswirkung ermöglicht die Zusammenstellung einer biologisch hochwertigen Nahrung zu einem günstigen Preis. Das hat besonders in den Entwicklungsländern Bedeutung. Bei Vegetariern kann durch die optimale Eiweißkombination ein Eiweißmangel vermieden werden.

Guter Ergänzungswert

Kombination von		
Kartoffeln mit	**Getreide mit**	**Hülsenfrüchten mit**
▪ Milch ▪ Fleisch ▪ Ei ▪ Fisch	▪ Milch ▪ Fleisch ▪ Ei ▪ Fisch ▪ Hefe	▪ Milch ▪ Fleisch ▪ Ei ▪ Fisch ▪ Getreide

Ohne Ergänzungswert

Kombination von	
Getreideerzeugnissen mit	**Hülsenfrüchten mit**
▪ Soja ▪ Gemüse	▪ Kartoffeln

7 Bedarf und Bedarfsdeckung

Eiweiß kann im Körper nicht gespeichert werden. Es muss täglich mit der Nahrung aufgenommen werden.

Empfehlungen

- **8–10 % des täglichen Energiebedarfes** sollen durch Eiweiß gedeckt werden (siehe Nährstoffbedarf, S. 22).
- **0,8 g Eiweiß** soll der gesunde Erwachsene täglich **pro Kilogramm Körpergewicht** zuführen. Das entspricht etwa 48 g bei Frauen und 60 g bei Männern.
- **Kinder** benötigen etwas mehr Eiweiß für das Wachstum (0,9 g pro Kilogramm Körpergewicht).
- Während der **Schwangerschaft** ist der tägliche Eiweißbedarf ab dem vierten Monat erhöht (+ 10 g). Auch während der **Stillzeit** steigt der tägliche Bedarf (+ 15 g).
- In **Stresssituationen** und **bei bestimmten Erkrankungen** steigt der Bedarf.
- Die Bedarfsdeckung soll durch **zwei Drittel pflanzliches** und **ein Drittel tierisches Eiweiß** erfolgen.

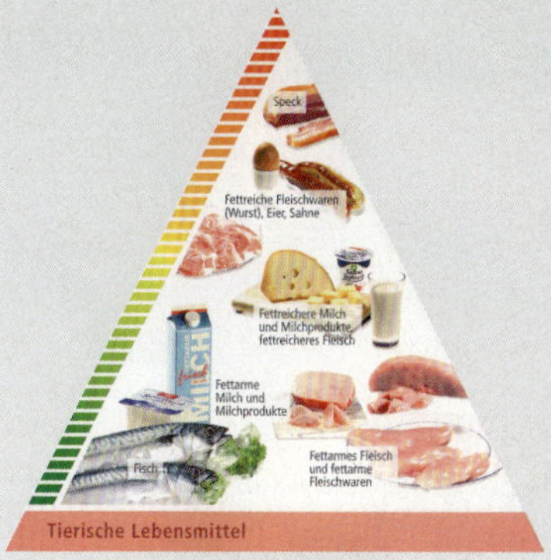

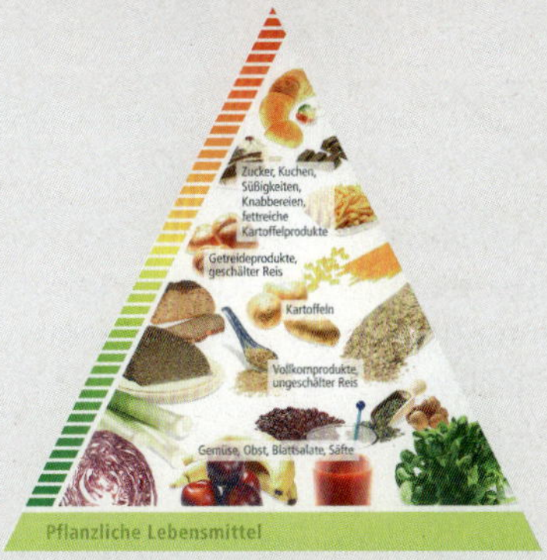

Empfohlene tägliche Eiweißzufuhr

Person	g Eiweiß pro kg Körpergewicht	Person	g Eiweiß pro kg Körpergewicht
Säuglinge	2,7–1,1	Jugendliche, weiblich	0,8
Kinder 1–4 Jahre	1	Jugendliche, männlich	0,9
Kinder 4–7 Jahre	0,9	Erwachsene	0,8
Kinder 7–10 Jahre	0,9	Schwangere ab dem vierten Monat	0,8 +10 g
Kinder 10–15 Jahre	0,9	Stillende	0,8 +15 g

So decken Sie Ihren Eiweißbedarf

Genießen Sie viel	Essen Sie weniger
■ Pflanzliche Eiweißträger wie Vollkornprodukte, Nüsse, Samen, Kartoffeln und Hülsenfrüchte in günstiger Kombination. ■ Milch und Milchprodukte mit geringem Fettgehalt (täglich). ■ Fisch (ein- bis zweimal pro Woche).	■ Fleisch bzw. Wurst (max. 300–600 g pro Woche), ziehen Sie fettarme Sorten vor. ■ Eier (max. zwei bis drei pro Woche inkl. verarbeitetes Ei).

So is(s)t's gut! – Vorschläge zur Verbesserung der Ernährungssituation in Österreich

- **Weniger Eiweiß** – mehr Kohlenhydrate.
- **Mehr pflanzliches Eiweiß** – weniger tierisches Eiweiß.

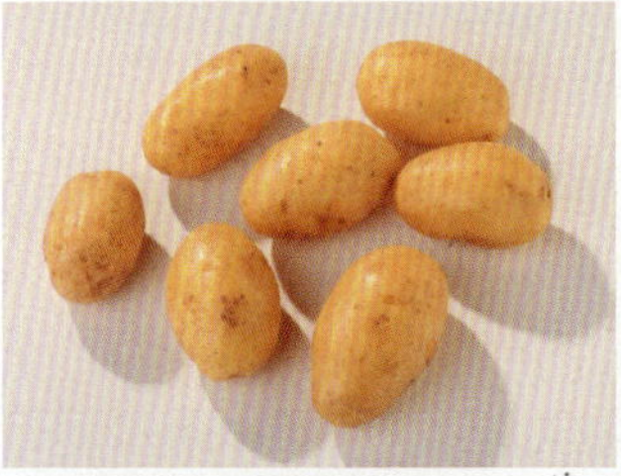
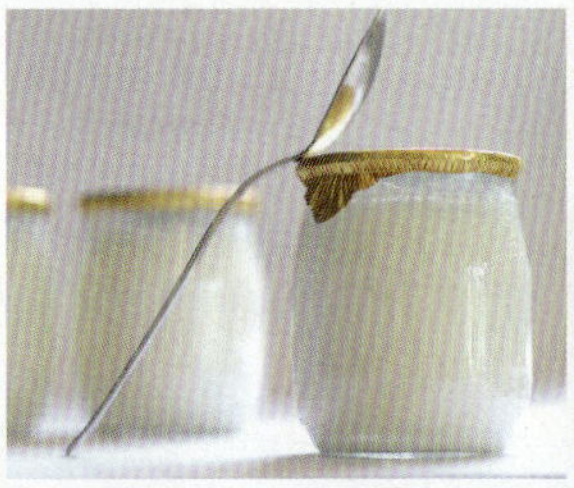
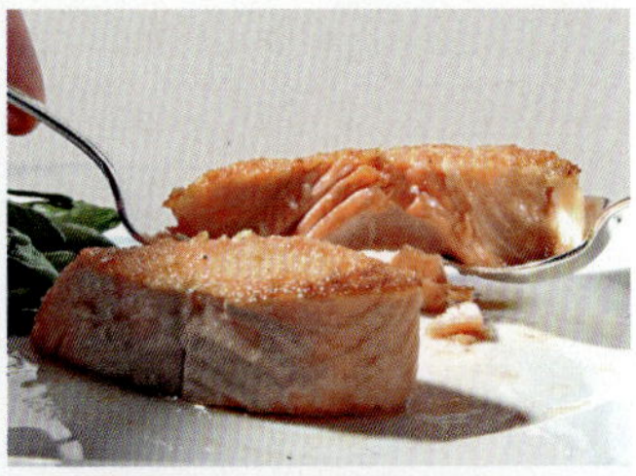

Kartoffeln, Hülsenfrüchte, Nüsse, Vollkornprodukte, Milchprodukte und Fisch sind wertvolle Eiweißlieferanten

?
Wie sieht ihr Ernährungverhalten aus? Vergleichen Sie Ihren Konsum mit den Empfehlungen in der Ernährungspyramide. Was machen Sie bereits ganz richtig, was können Sie besser machen?

Eiweißüberschuss

Durch die erhöhte Aufnahme von tierischem Eiweiß werden auch vermehrt Fett, gesättigte Fettsäuren, Cholesterin und Purine zugeführt. Diese Stoffe begünstigen die Entstehung von ernährungsabhängigen Krankheiten. Bei erhöhter Eiweißzufuhr wird der Bedarf an wertvollen Kohlenhydraten meist nicht in ausreichendem Maß gedeckt.

Eiweißzufuhr in Österreich

- 2/3 tierisches Eiweiß
- 1/3 pflanzliches Eiweiß

Eiweißzufuhr in Entwicklungsländern

- 1/5 tierisches Eiweiß
- 4/5 pflanzliches Eiweiß

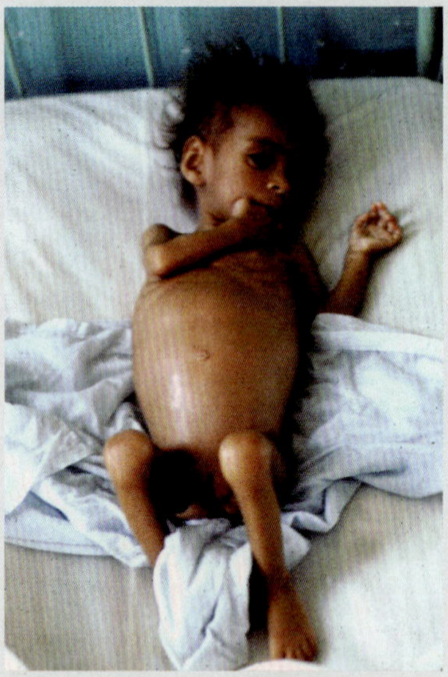

Eiweißmangel bei Kindern ist in Entwicklungsländern bittere Realität

Eiweißmangel

In den Entwicklungsländern ist Eiweißmangel ein großes Problem (siehe Welternährung, S. 278). Bei einem Eiweißmangel treten Störungen im gesamten Stoffwechsel, Durchfälle, Fettleber, Wasseransammlungen, Muskelschwund, Blutarmut und sinkende Abwehrkraft gegen Krankheiten auf. Bei Kindern führt der anhaltende Eiweißmangel zu schweren körperlichen und geistigen Entwicklungsstörungen.

Arbeitsaufgaben

1. Begründen Sie die Aussage: „Ohne Eiweiß kein Leben“.
2. Wie sind die Aminosäuren gebaut und welche Bedeutung haben sie für die Ernährung?
3. Wie ist die räumliche Struktur von Eiweißstoffen? Welche Unterschiede zwischen den Eiweißarten ergeben sich daraus?
4. Welche Eiweißarten sind für die Ernährung von besonderer Bedeutung?
5. Welche Funktionen erfüllen Eiweißstoffe im menschlichen Körper?
6. Welche Vorteile hat die Gerinnungsfähigkeit von Eiweiß für die Küchenpraxis, welche für die Verdauung?
7. Welche Bedeutung hat der Gehalt an unentbehrlichen Aminosäuren im Nahrungseiweiß?
8. Was ist eine limitierende Aminosäure?
9. Welche Eiweißquellen sind für die Ernährung bedeutend? Welche Kombinationen von Nahrungseiweiß sind günstig?
10. Wie hoch ist Ihr täglicher Eiweißbedarf?
11. Erstellen Sie einen Tageskostplan unter Berücksichtigung einer optimalen Eiweißversorgung. Nehmen Sie die Ernährungspyramide zu Hilfe.

ZUSAMMENFASSUNG

Aufbau

Die Bausteine der Eiweißstoffe sind **Aminosäuren.** Sie werden in der Pflanze gebildet. Aminosäuren schließen sich in unterschiedlicher Zahl und Reihenfolge zu räumlichen Gebilden zusammen. Dadurch entstehen verschiedene Eiweißarten.

Arten

Eiweiß – Protein		
Einfache Proteine		Komplexe Proteine
Globuläre Proteine	Fibrilläre Proteine	bestehen aus Eiweiß und prosthetischer Gruppe
Albumine Globuline Klebereiweiß	Kollagene Myosin Actin Elastine Keratine Fibrinogen	Phosphoproteine Lipoproteine Glykoproteine Chromoproteine Nukleoproteine Metallproteine

Bedeutung

Eiweißstoffe werden bei der Verdauung zunächst im Magen durch die Salzsäure denaturiert und anschließend durch Eiweiß spaltende Enzyme zu Aminosäuren abgebaut. Sie werden in das Blut aufgenommen und erfüllen ihre Aufgaben im Stoffwechsel. Eiweiß dient im Körper vorwiegend als **Baustoff.**

ZUSAMMENFASSUNG

Die Ausnutzbarkeit eines Eiweißstoffes wird durch die **biologische Wertigkeit** bestimmt. Das Eiweiß der Nahrung ist hochwertig, wenn das Aminosäuremuster dem des Körpereiweißes ähnlich ist. Tierisches Eiweiß hat eine höhere biologische Wertigkeit als pflanzliches Eiweiß. Durch eine günstige Kombination von tierischem und pflanzlichem Eiweiß kann die biologische Wertigkeit erhöht werden.

Bedarf
Der Bedarf an Eiweiß beträgt beim gesunden Erwachsenen täglich **0,8 g pro Kilogramm Körpergewicht.** Im Wachstum sowie während der Schwangerschaft und der Stillzeit ist der Bedarf erhöht.

Bedarfsdeckung
Der Eiweißbedarf sollte zu **zwei Dritteln aus pflanzlichem** und zu **einem Drittel aus tierischem Eiweiß** gedeckt werden. Der Konsum von tierischen Lebensmitteln, besonders von Fleisch, Wurst und Eiern, sollte eingeschränkt werden. Güns-tige pflanzliche Eiweißquellen sind Kartoffeln, Vollkornprodukte und Hülsenfrüchte.

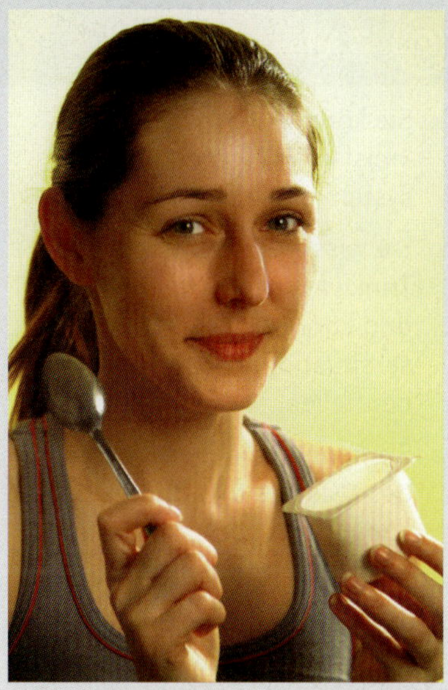

Täglich Milchprodukte mit geringem Fettgehalt essen – das ist schlau

Ziele

- Sie können den Wasserkreislauf im vernetzten Ökosystem erklären.
- Sie wissen, wie gutes Trinkwasser beschaffen ist und können die Trinkwassersituation in Österreich beurteilen.
- Sie kennen die Eigenschaften des Wassers und ihre Auswirkungen auf küchentechnische Vorgänge.
- Sie können Aufgaben und Bedeutung des Wassers für den menschlichen Körper beschreiben und die Wasserbilanz beim gesunden Menschen erklären.
- Sie kennen Ihren Flüssigkeitsbedarf und wissen, welche Getränke besonders zu empfehlen sind.

25 Länder leiden bereits unter einem anhaltenden Wassermangel. In den nächsten Jahren werden noch viele weitere Länder betroffen sein. Ein Fünftel der Weltbevölkerung hat kein sauberes Trinkwasser zur Verfügung.

Können auch Sie etwas zur Sicherung unserer Wasservorräte tun?

www.wassernet.at – die Wasserplattform mit vielen aktuellen Informationen zum Thema Wasser.

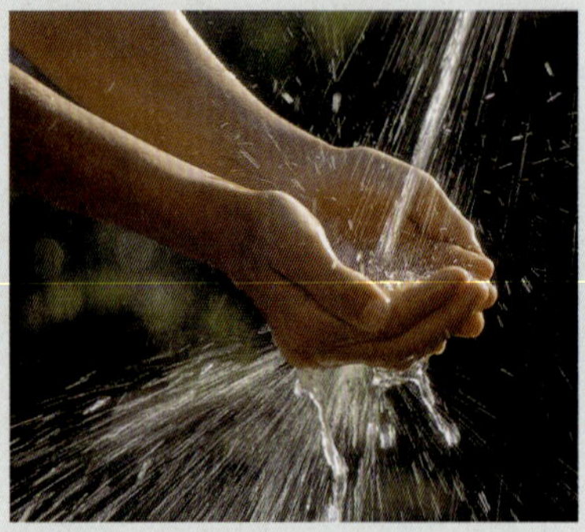

Wasser – eine Kostbarkeit

Wasser

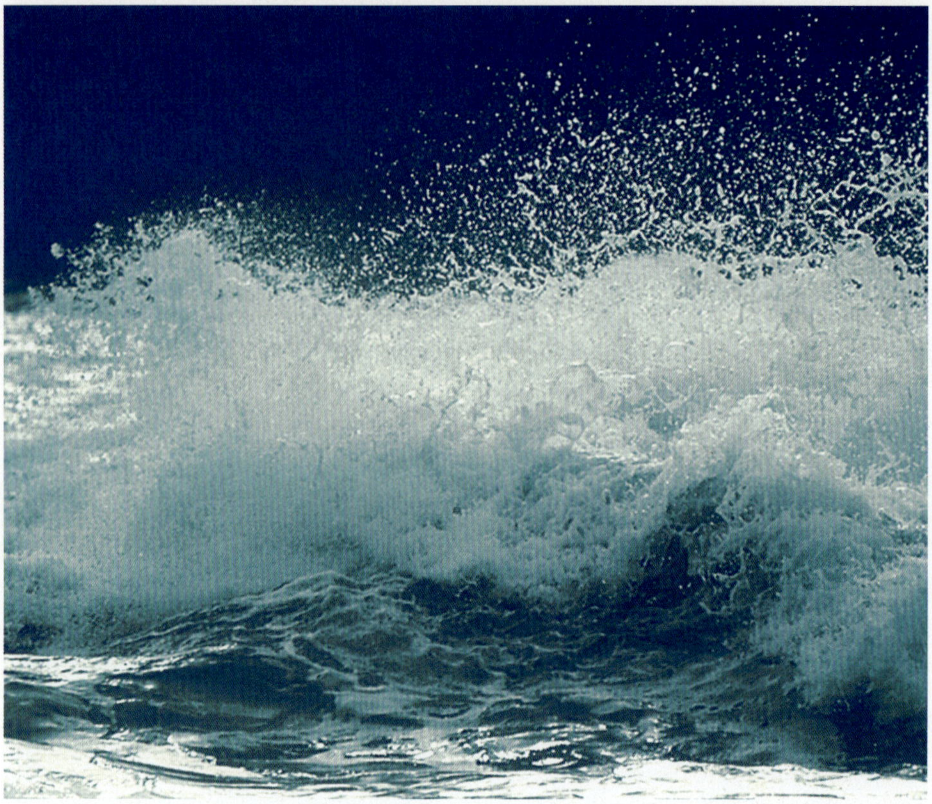

Wasser ist unser Lebenselixier – ohne Wasser kein Leben!

Wasser ist ein kostbares, für den Menschen unentbehrliches Gut. Wasser ist unser wichtigstes Lebensmittel und unterliegt strengen Kontrollen.

In Österreich haben wir glücklicherweise noch genügend Trinkwasser zur Verfügung. In vielen Teilen der Welt ist das leider anders. Die ausreichende Versorgung der Bevölkerung mit reinem Trinkwasser bereitet dort große Probleme. Umweltverschmutzung und sorgloser Umgang mit Wasser tragen zu einer Verschlechterung der Situation bei. Der Schutz unserer Wasserreserven sowie der bewusste Umgang mit Wasser wird immer wichtiger.

1 Trinkwasser

Wasserkreislauf

Die Erdoberfläche ist zu drei Vierteln mit Wasser bedeckt. Nur etwa 2 % des gesamten Wasservorrates der Erde sind Süßwasser. Der Rest ist Salzwasser, Eis oder Dampf. Das gesamte Wasservolumen der Erde befindet sich in einem ständigen Kreislauf. Niederschlag und Verdunstung halten sich die Waage. Der Motor dieses Kreislaufs ist die Sonne. Die Strahlungswärme treibt die Verdunstung an. Wasser verdunstet, fällt als Niederschlag auf die Erde, dringt in den Boden ein, sofern es nicht von Bächen, Flüssen oder Seen (Oberflächenwasser) aufgenommen wird. Wasser versickert durch mehr oder weniger mineralhaltige Schichten und sammelt sich schließlich als **Grundwasser** oberhalb undurchlässiger Gesteinsschichten.

Wasser wird durch die Umweltverschmutzung mit Schadstoffen angereichert. Andererseits aber wird das Wasser auf dem Weg durch den Kreislauf der Natur auch gereinigt. Beim Versickern durch verschiedene Bodenschichten finden Selbstreinigungsvorgänge statt. Schadstoffe werden herausgefiltert und Krankheitserreger unschädlich gemacht.

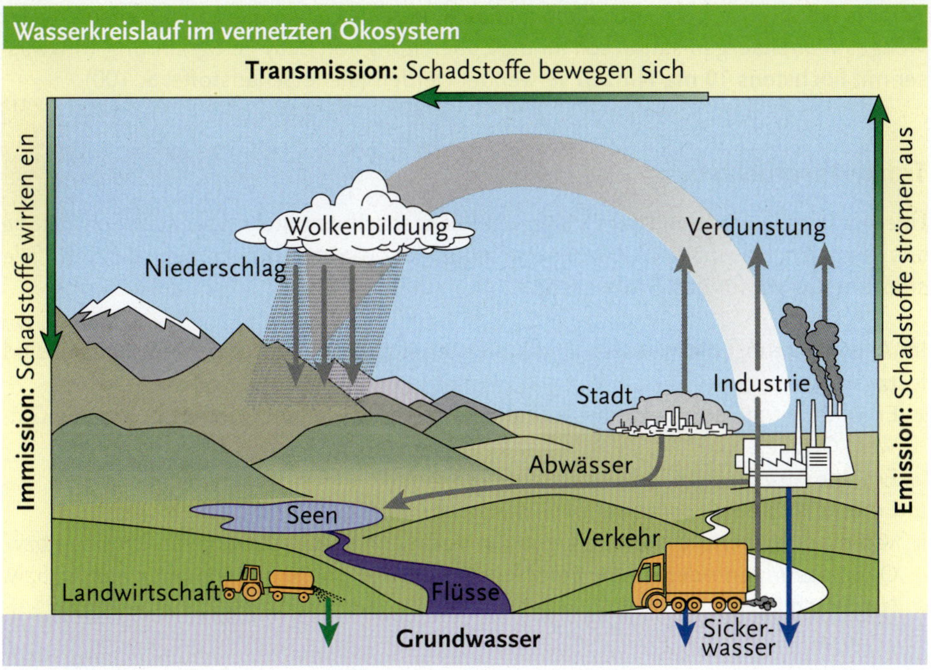

Wasseraufbereitung

Grund- bzw. Quell-, Oberflächen- und Niederschlagswasser unterscheiden sich in Qualität und Nutzbarkeit erheblich. In Österreich stammen **99 % des Trinkwassers aus Grundwasser bzw. aus Quellwasser.** Es wird entweder durch Brunnen aus dem Boden gepumpt oder es tritt als Quelle zutage. Bei Brunnen und Quellfassungen ist das Eindringen von Verunreinigungen zu verhindern. Schon geringe Verunreinigungen können gravierende gesundheitliche Folgen haben. Deshalb sind Schutz- und Vorsorgemaßnahmen bei der Gewinnung von Trinkwasser besonders wichtig.

Rund 85 % der Haushalte werden durch zentrale **Wasserversorgungsanlagen** mit Trinkwasser versorgt. Der Rest bezieht das Trinkwasser von Einzelwasserversorgern, Hausbrunnen oder kleinen Genossenschaften. Wasserwerke sind gesetzlich verpflichtet, die Wasserqualität regelmäßig zu untersuchen. Bei privater Wasserversorgung ist der Besitzer selbst für die Überprüfung der Trinkwasserqualität verantwortlich. Ist das Wasser wegen des Gehalts an Mirkoorganismen nicht einwandfrei, muss es desinfiziert werden. In Österreich erlaubte Verfahren sind die Behandlung mit **Chlor** und **Chloroxid,** die Behandlung mit **Ozon** und die Bestrahlung mit **UV-Strahlen.**

Qualitätskriterien

Wasser ist ein bedeutendes Lebensmittel. Zur Sicherung einer einwandfreien Trinkwasserqualität wurden rechtliche Rahmenbedingungen geschaffen. Diese sind im Lebensmittelsicherheits- und Verbraucherschutzgesetz (LMSVG) sowie in der Trinkwasserverordnung verankert. Die Eigenversorgung mit Trinkwasser wird dabei nicht erfasst. Die amtliche Überwachung des Trinkwassers liegt im Verantwortungsbereich des Landeshauptmannes/der Landeshauptfrau.

Anforderungen an Trinkwasser

- Einwandfreier Geschmack.
- Klar, farblos, geruchlos.
- Frei von Krankheitserregern.
- Begrenzter Gehalt an Schadstoffen:
  - Nitrat max. 50 mg/l,
  - Pestizide,
  - anorganische Schadstoffe wie Blei, Cadmium, Quecksilber, Chrom, Arsen, Selen, Zink,
  - organische Schadstoffe wie Mineralöle und deren Produkte,
  - Lösungsmittel und krebserregende Teersubstanzen.

Wussten Sie, dass ... die jährliche Umwälzung des nicht gefrorenen Wasseranteiles der Erde 35- bis 40-mal erfolgt?

Immission = Einwirken von Luftverunreinigungen, Schadstoffen etc. auf die Umwelt.

Emission = Ausströmen luftverunreinigender Stoffe in die Außenluft.

Transmission = Ausbreitung.

Wasserversorgung in Österreich	
50 %	Quellwasser
49 %	Grundwasser
1 %	Oberflächenwasser

Quellfassung = Vorrichtung zum Auffangen einer natürlich zutage tretenden Wasserquelle.

Ozon = bei elektrischer Entladung entstehender aktiver Sauerstoff, O_3.

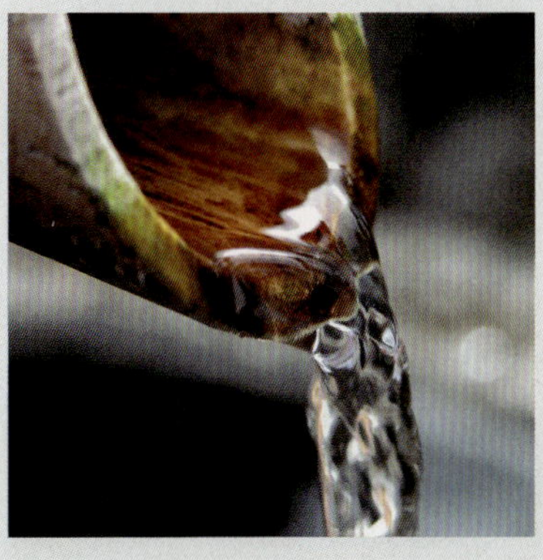

Erkundigen Sie sich über die Trinkwasserqualität in Ihrem Heimatort. Wie ist das Wasser zu beurteilen?

Erhöhte Nitratwerte stellen vor allem für **Säuglinge** eine Gefahr dar. Laut Empfehlung der Weltgesundheitsorganisation soll für die Zubereitung von Baby-Fertignahrung Trinkwasser mit **höchstens 10 mg Nitrat/l** verwendet werden (siehe Schadstoffe, S. 100).

Trinkwasserbelastung

Unsere Trinkwasserressourcen werden durch das österreichische Wasserrechtsgesetz gut geschützt.

Übermäßiges Düngen und der Einsatz von Pflanzenschutzmitteln, aber auch Schadstoffe aus Deponien, Haushalten, Gewerbe und Industrie sowie Verschmutzungen durch Unfälle sind eine Gefahr für das Trinkwasser.

Im Allgemeinen ist die Wasserqualität in Österreich sehr gut. Regionale Probleme sind festzustellen:

- Erhöhte Nitratwerte in landwirtschaftlich intensiv genutzten Gebieten (starkes Ost-West-Gefälle).
- Erhöhte Atrazinwerte in landwirtschaftlich genutzten Gebieten.
- Erhöhte Werte von organischen Schadstoffen in der Mitterndorfer Senke.
- Vereinzelt bakterielle Verunreinigungen durch schlechte Wartung von Brunnen bzw. Quellfassungen oder durch Eindringen von Abwässern, Oberflächenwasser bzw. Niederschlägen.

Atrazin = Unkrautvernichtungsmittel im Mais- und Weinanbau, das mittlerweile verboten ist.

Wasserverbrauch

Wasser ist ein begrenztes Gut. Unsere Grundwasservorräte müssen geschont werden. Die Einsparung und der verantwortungsbewusste Umgang mit Trinkwasser im privaten Leben, aber auch in Industrie, Gewerbe und Landwirtschaft sind deshalb besonders wichtig.

Durch neue Produktionsverfahren in der Industrie und die Wiederverwertung gebrauchten Nutzwassers können erhebliche Wassermengen eingespart werden.

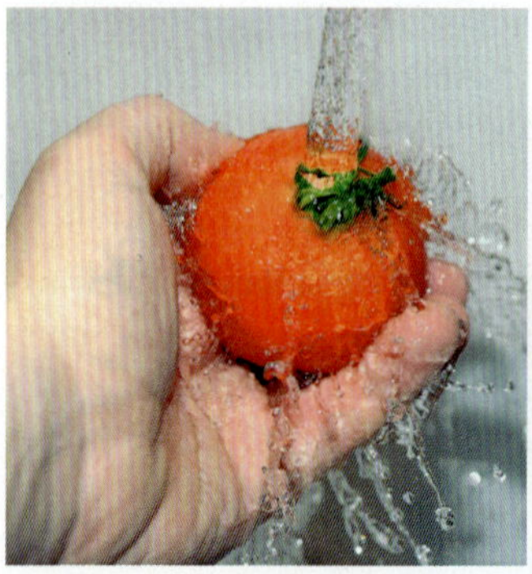

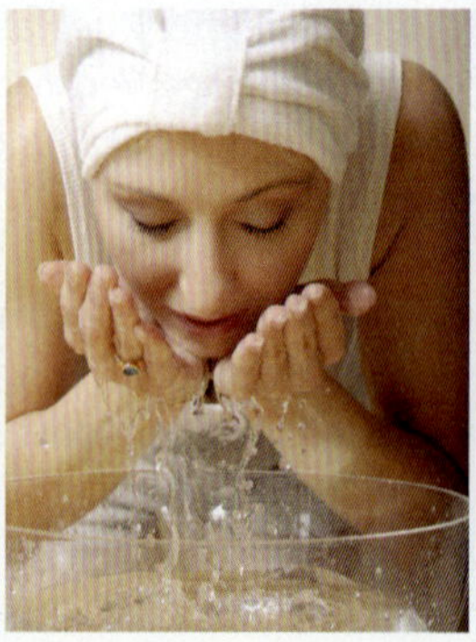

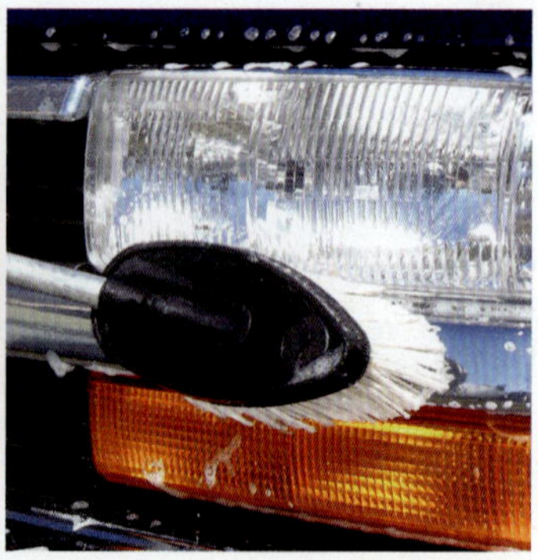

Pro-Kopf-Verbrauch von Wasser in Österreich

Verbrauch insgesamt:
150 Liter Wasser pro Person und Tag.

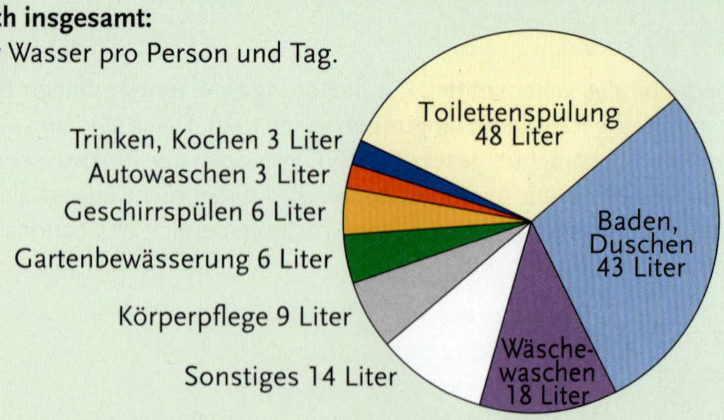

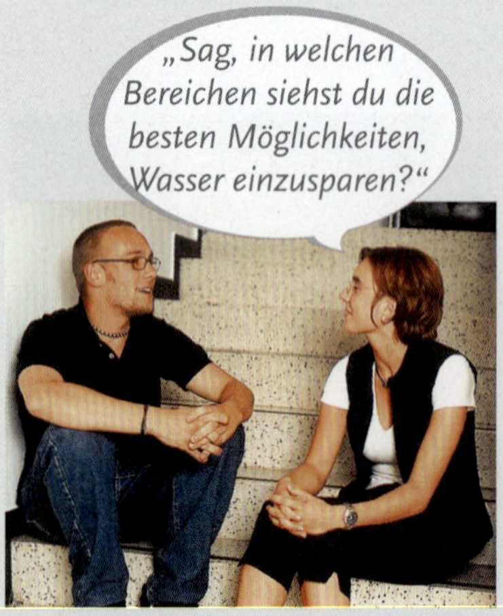
„Sag, in welchen Bereichen siehst du die besten Möglichkeiten, Wasser einzusparen?“

2 Eigenschaften des Wassers

Siedepunkt

Wasser siedet bei normalem Luftdruck bei 100 °C. Durch Druckerhöhung steigt der Siedepunkt, die Garzeit von Lebensmitteln wird dadurch wesentlich verkürzt (bis zu 70 %). Dieser Vorteil wird bei Verwendung eines Druckkochtopfes genützt. Bei geringerem Umgebungsdruck sinkt der Siedepunkt, z. B. beim Gefriertrocknen unter Vakuum. Dieses Verfahren wird zur Konservierung von Lebensmitteln eingesetzt.

Gefrierpunkt

Wasser gefriert bei 0 °C und dehnt sich dabei aus. Durch Zusatz von Salz, Zucker oder Alkohol wird der Gefrierpunkt des Wassers herabgesetzt.

Quellvermögen

Stärke und bestimmte Eiweißstoffe wie Kollagen und Gluten lagern Wasser ein. Dadurch wird das Volumen vergrößert und das Gewebe gelockert. Dieser Vorgang wird durch Wärme beschleunigt. Anwendung findet diese Eigenschaft beispielsweise beim Einweichen von Gelatine und Hülsenfrüchten, bei der Teigbereitung und beim Einweichen von Trockenobst.

Lösungsvermögen

Wasser ist ein ausgezeichnetes Lösungsmittel für feste, flüssige und gasförmige Stoffe. Es löst Farbstoffe, Geschmacksstoffe, wasserlösliche Vitamine, Mineralstoffe, Einfach- und Doppelzucker, teilweise auch Eiweiß aus Lebensmitteln. Durch Temperaturerhöhung werden feste Stoffe leichter bzw. schneller gelöst.

Das Lösungsvermögen von Wasser ermöglicht:

- Zubereitung von Tee und Kaffee,
- Herstellung von Suppen,
- Würzen von Speisen mit Zucker, Salz und Gewürzen.

Wasserhärte

Wasser nimmt beim Versickern durch verschiedene Bodenschichten eine unterschiedliche Menge an Mineralstoffen auf. Der Gehalt an gelösten Kalzium- und Magnesiumsalzen bestimmt die Wasserhärte. Die Wasserhärte wird in **deutschen Graden (° d)** gemessen.

Wasser mit mittlerer Härte (9–18° d) ist als Trinkwasser am günstigsten. Hartes Wasser hat einen besseren Geschmack, bewirkt aber eine verlängerte Garzeit von Fleisch und Gemüse. Hartes Wasser hat außerdem eine geringere Lösungskraft und bewirkt Kalkablagerungen an Behältern bzw. Geräten.

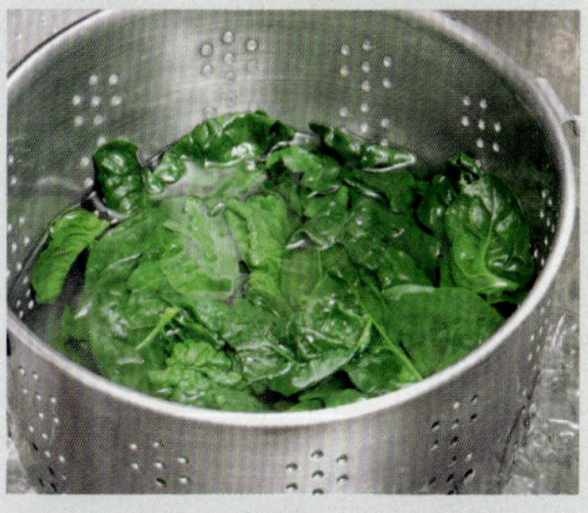

Achten Sie auf schonende Garverfahren zur Erhaltung der wertvollen Inhaltsstoffe

3 Ernährungsphysiologische Bedeutung

Aufgaben im Körper

Wasser ist die Grundlage des Lebens. Ein Wassermangel führt rasch zu schwerwiegenden Schäden und nach einigen Tagen zum Tod. Wasser erfüllt im Körper wichtige Aufgaben.

Baustoff

Wasser ist der mengenmäßig wichtigste Bestandteil des Körpers. Der Wassergehalt ist vom Geschlecht, Alter und Fettanteil des Körpers abhängig. Erwachsene haben einen Wasseranteil von etwa 60 %, Neugeborene hingegen um 70 %. Ein Wasserverlust von mehr als 20 % ist lebensbedrohlich.

Wussten Sie, dass ... bereits bei einem Wasserverlust von 2 % des Körpergewichts die Leistungs- und Konzentrationsfähigkeit deutlich nachlässt?

Das Wasser im Körper verteilt sich auf **Zellflüssigkeit** (intrazellulär), **Gewebsflüssigkeit** (extrazellulär in Lymphgefäßen und Zellzwischenräumen) und **Blut.** Es erfolgt ein ständiger Flüssigkeitsaustausch zwischen den einzelnen Bereichen.

Lösungs- und Transportmittel

Der Transport von Stoffen ist im Körper nur in gelöster Form möglich. Körperflüssigkeiten

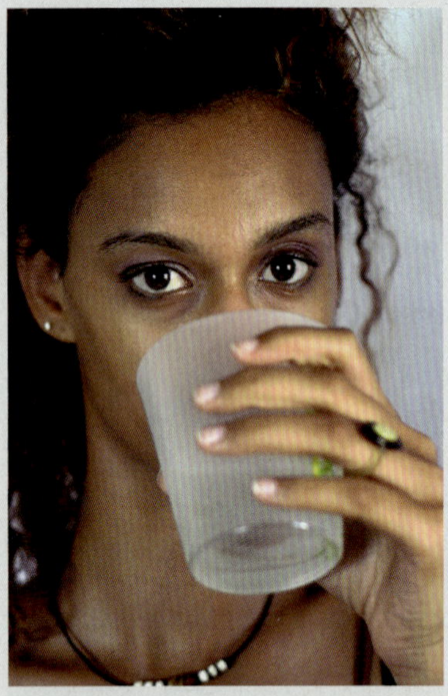

Denken Sie daran: Trinken Sie, bevor der Durst kommt!

befördern die gelösten Nährstoffe und den Sauerstoff zu den Zellen. Die Stoffwechselendprodukte werden ebenfalls mithilfe von Flüssigkeit abtransportiert und ausgeschieden.

Wärmeregler

Der Körper reagiert auf große körperliche Belastung oder hohe Temperaturen mit Abgabe von **Schweiß.** Durch die Verdunstung von Wasser gibt der Körper überschüssige Wärme ab. Die Körpertemperatur wird geregelt.

Funktion im Stoffwechsel

Wasser spielt bei Verdauung und Zellstoffwechsel eine wichtige Rolle. Die Spaltung der Nährstoffe bei der Verdauung erfolgt unter Wasseraufnahme. Im Zellstoffwechsel wird beim Abbau von Kohlenhydraten, Fett und Eiweiß zur Energiegewinnung neben anderen Stoffen Wasser frei. Es wird als **Oxidationswasser** bezeichnet.

Durchschnittliche Verteilung der Körperflüssigkeit bei einem Erwachsenen mit 70 kg Körpergewicht

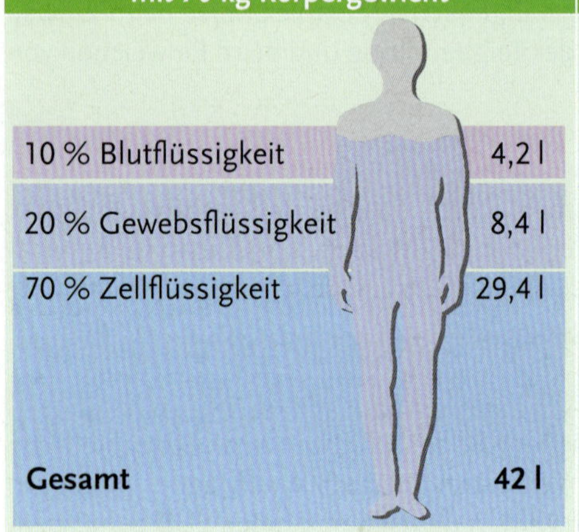

Transportwege des Wassers im menschlichen Körper

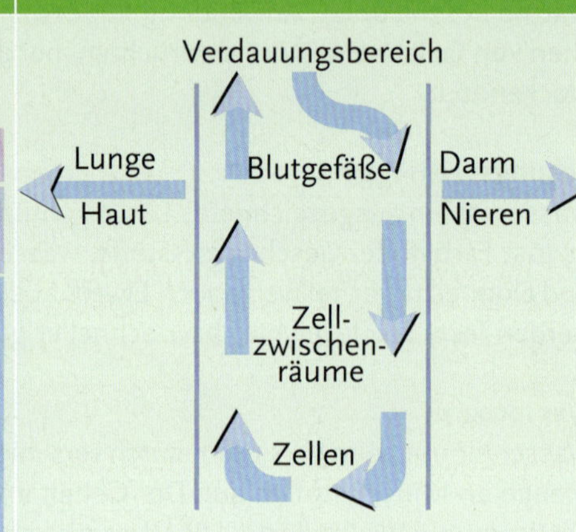

Wasserhaushalt

Wasserbilanz

Ein gesunder Mensch hat normalerweise eine **ausgeglichene Wasserbilanz.** Das heißt, dass die aufgenommene und die ausgeschiedene Flüssigkeitsmenge in einem ausgewogenen Verhältnis zueinander stehen. Das ist für die Leistungsfähigkeit und für das Wohlbefinden von Bedeutung. Die Wasserversorgung des Körpers erfolgt durch die Aufnahme von Getränken, von flüssiger oder fester Nahrung und durch das im Stoffwechsel bei der Energiegewinnung frei werdende Oxidationswasser. Dem steht die Wasserausscheidung über Nieren, Haut, Lunge und Darm gegenüber.

Wasserbilanz			
Durchschnittliche Wasserzufuhr*		**Durchschnittliche Wasserausscheidung***	
Getränke	1,40 l	Nieren	1,40 l
Speisen	0,90 l	Darm	0,16 l
Oxidationswasser	0,30 l	Haut	0,54 l
		Lunge	0,50 l
Gesamt	**2,60 l**	**Gesamt**	**2,60 l**

*Bezieht sich auf einen Erwachsenen zwischen 20 und 50 Jahren

Prozentueller Wassergehalt einiger Lebensmittel

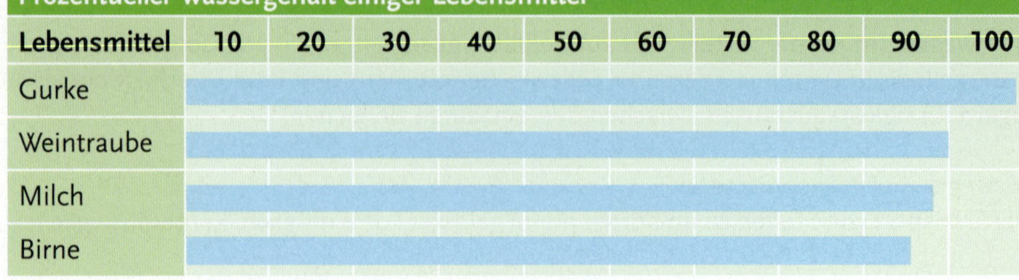

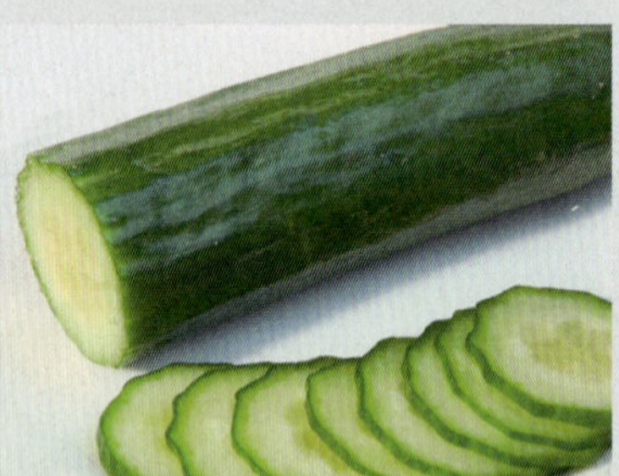

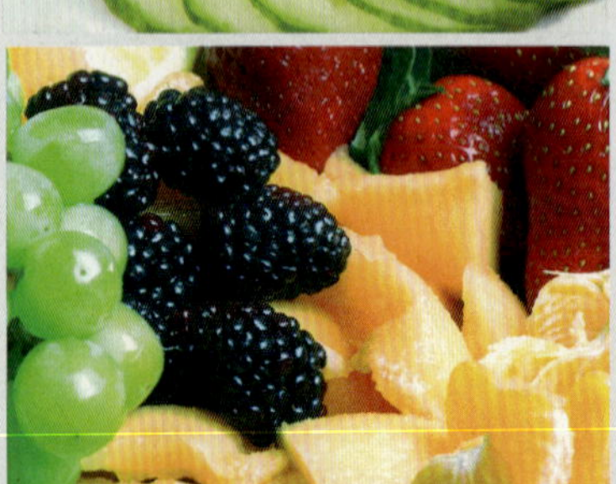

Wasserreiches Gemüse und Obst sind ausgezeichnete Durstlöscher und enthalten gesundheitsfördernde Stoffe

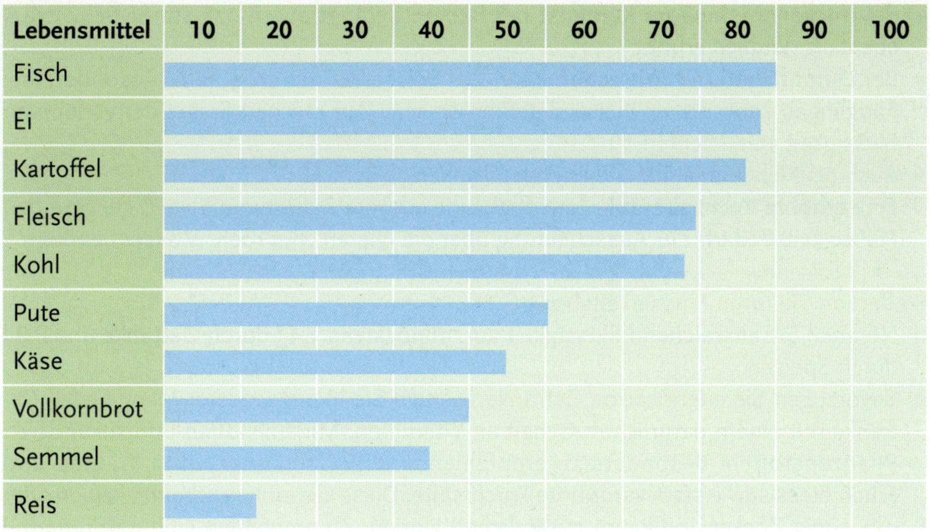

Regulation

Schon kleine Flüssigkeitsverluste, beispielsweise durch starkes Schwitzen, haben eine enorme Auswirkung auf unser Wohlbefinden und unsere Leistungsfähigkeit. Das **Durstgefühl** steuert die Flüssigkeitsaufnahme.

Der Wassergehalt im Körper wird normalerweise reguliert und konstant gehalten. Die Regulation erfolgt hauptsächlich über die **Nieren** und wird durch **Hormone** gesteuert. Je nach Situation können die Nieren einen konzentrierteren oder verdünnten Harn erzeugen. Dadurch wird im Körper Wasser eingespart oder es werden Überschüsse ausgeschieden. Eine Mindestmenge von 700 ml Wasser pro Tag ist zur Ausscheidung von überschüssigen Mineralstoffen und Stoffwechselendprodukten notwendig.

Störungen

Erkrankungen oder Fehlverhalten können Störungen im Wasserhaushalt verursachen. Eine **Zunahme von Körperflüssigkeit** kann durch Herzschwäche oder Nierenerkrankungen bedingt sein. Die Folge sind Wasseransammlungen im Körper und **Ödembildungen.** Eine **Verminderung von Körperflüssigkeit** kann durch Erbrechen, Durchfall, Verbrennungen, starkes Schwitzen, gestörtes Durstempfinden und gesteigerte Wasserausscheidung bei Zuckerkrankheit verursacht sein. Wenn nicht rechtzeitig Flüssigkeit aufgenommen wird, wird dem Blut und dem Gewebe Wasser entzogen. Das Blut fließt langsamer, Organe und Muskeln werden weniger gut durchblutet und daher schlechter versorgt. In weiterer Folge kommt es zur **Bluteindickung** und zum **Kreislaufversagen.**

Wussten Sie, dass ...
Durst bereits bei einem Wasserverlust von mehr als 0,5 % des Körpergewichtes entsteht? Das Durstgefühl ist ein Warnsignal des Körpers!

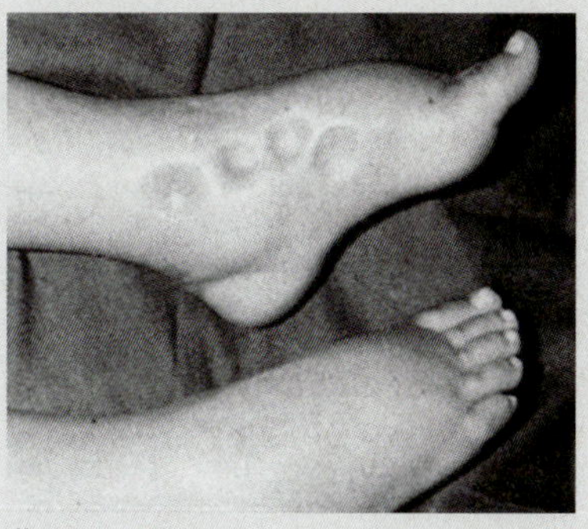

Ödembildung

Sorgen Sie für eine ausreichende Flüssigkeitszufuhr.

4 Bedarf und Bedarfsdeckung

Die Gesamtzufuhr von Wasser soll bei einem gesunden Erwachsenen täglich durchschnittlich 2,6 l betragen. Der Wasserbedarf wird durch **Alter, körperliche Tätigkeit, Klima, Gesundheitszustand und Zusammensetzung der Nahrung** beeinflusst.

Empfehlungen

- **Säuglinge** haben einen erhöhten Flüssigkeitsbedarf, weil sie eine größere Körperoberfläche besitzen und ihre Nieren den Harn noch nicht so stark konzentrieren können.
- **Ältere Menschen** müssen besonders auf ausreichendes Trinken achten, da ihr Durstempfinden trotz gleichbleibendem Bedarf sinkt.
- Bei **körperlicher Anstrengung,** beispielsweise beim Sport, kann der Bedarf durch das starke Schwitzen enorm ansteigen. Der zusätzliche Flüssigkeitsbedarf kann mehrere Liter ausmachen. Mit dem Schweiß werden auch Mineralstoffe ausgeschieden, die wieder ersetzt werden müssen.

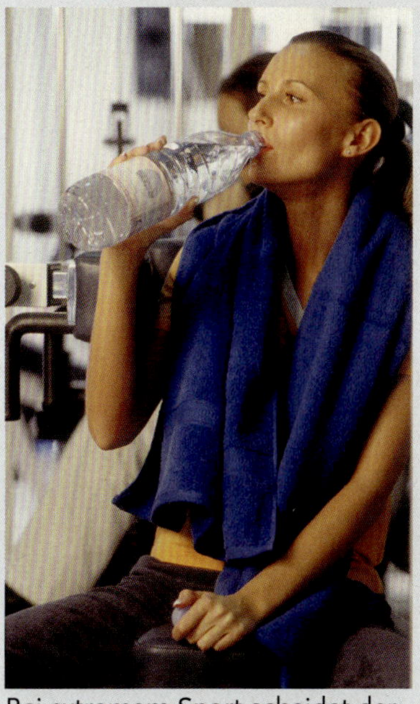

Bei extremem Sport scheidet der Körper bis zu zehn Liter Wasser aus

Wie hoch ist Ihr täglicher Flüssigkeitsbedarf?

Wussten Sie, dass ... koffeinhaltige Getränke harntreibend sind und alkoholische Getränke entwässernd wirken?

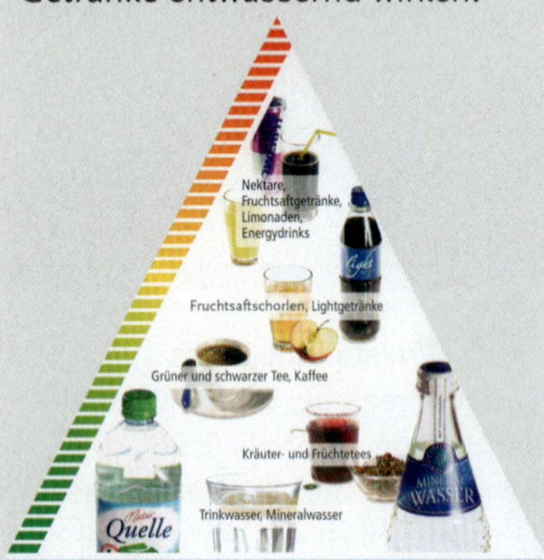

Erstellen Sie Ihr Trinkprotokoll für eine Woche. Wie beurteilen Sie Ihr Trinkverhalten? Gibt es Möglichkeiten zur Verbesserung?

- Bei **trockenem, heißem Klima** ist der Bedarf, bedingt durch das starke Schwitzen, ebenfalls deutlich erhöht.
- Bei **Durchfällen** und **Erbrechen** kann der Wasserverlust groß sein. Besonders bei Säuglingen kann dieser Zustand gefährlich sein. Auf raschen Ersatz der verlorenen Flüssigkeit ist zu achten.
- Auch bei **Fieber** ist auf ausreichendes Trinken zu achten.
- Eine **erhöhte Kochsalzzufuhr** und auch eine erhöhte Zufuhr von Eiweiß steigern den Flüssigkeitsbedarf. Zur Ausscheidung über die Nieren wird mehr Wasser benötigt.

So decken Sie Ihren Flüssigkeitsbedarf

- Nehmen Sie **ausreichend Flüssigkeit** auf: **mindestens 1,4 l durch Getränke** und 0,9 l durch Speisen.
- Bevorzugen Sie energiearme Getränke. Wählen Sie in angepasster Menge auch Getränke mit einem natürlichen Gehalt an Vitaminen, Mineralstoffen und sekundären Pflanzenstoffen. Besonders zu empfehlen sind **Wasser, ungesüßte Kräuter- und Früchtetees** sowie **stark verdünnte Fruchtsäfte.** Diese Getränke enthalten keinen oder nur wenig Zucker und kaum zusätzliche Kalorien. Zu empfehlen sind **natriumarme** (weniger als 20 mg/l), **kalziumreiche** (mehr als 150 mg/l) und **kohlensäurearme** Mineralwässer.
- **Verzichten Sie** auf die Zufuhr **alkoholischer Getränke.**

Richtwerte für die Zufuhr von Wasser pro Tag und Kilogramm Körpergewicht

Personengruppe/Jahre		ml Wasser (aus Getränken und fester Nahrung)
Säuglinge		110–130
Kinder	1–4	95
	4–7	75
	7–10	60
	10–13	50
	13–15	40
Jugendliche	15–19	40
Erwachsene		30–35
Schwangere		35
Stillende		45

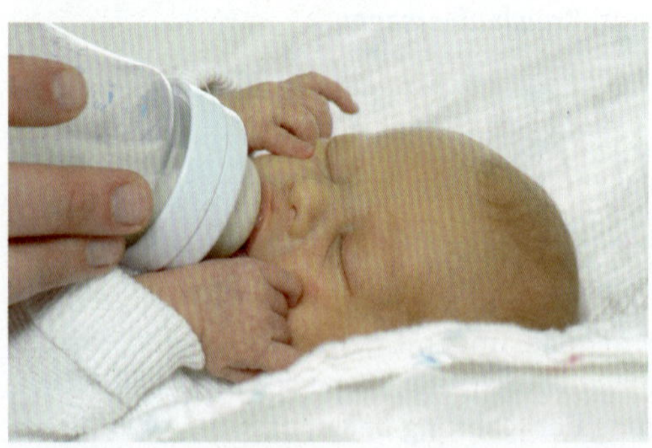

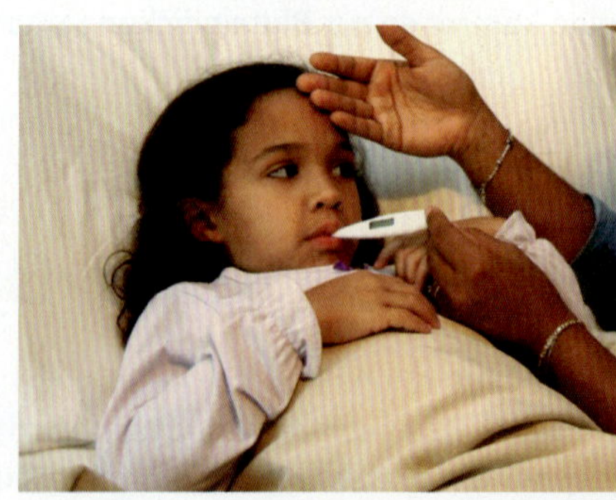

Energiereiche Getränke (zuckerreich, alkoholhaltig) können zur Entstehung von Übergewicht beitragen. Stark zuckerhaltige Getränke fördern bei mangelnder Zahnpflege die Entstehung von Karies. **Energydrinks** sind für Kinder und koffeinempfindliche Personen nicht geeignet. Die gleichzeitige Aufnahme von Energydrinks und Alkohol ist zu vermeiden.

Energydrinks = alkoholfreie Getränke mit einem hohen Koffein- und Zuckergehalt.

Vorschläge zur Verbesserung der Trinksituation in Österreich

- **Ausreichend und über den Tag verteilt ausgewogen trinken.**
- **Das Richtige trinken:** Mehr Wasser und ungesüßte Getränke – weniger zucker- oder koffeinhaltige Getränke.
- **Verzicht auf alkoholische Getränke bzw. zumindest Einschränkung des Genusses.** Das ist besonders Jugendlichen zu empfehlen.

Arbeitsaufgaben

1. Welche Anforderungen muss Trinkwasser erfüllen?
2. Beurteilen Sie die Qualität des Trinkwassers in Österreich. Holen Sie sich dafür aktuelle Informationen aus dem Internet.
3. Welche Eigenschaften des Wassers werden in der Küchenpraxis besonders geschätzt?
4. Warum kann der Mensch nur wenige Tage ohne Wasser überleben? Nennen Sie die ersten Anzeichen eines Flüssigkeitsmangels.
5. Was versteht man unter einer ausgeglichenen Wasserbilanz?
6. Welche Störungen im Wasserhaushalt sind Ihnen bekannt?
7. Bei welchen Personengruppen ist eine ausreichende Flüssigkeitszufuhr besonders wichtig?
8. Welche Getränke empfehlen Sie zur Deckung des Flüssigkeitsbedarfes? Überlegen Sie Verbesserungen des Getränkeangebotes an Ihrer Schule.
9. Vergleichen Sie den Energiegehalt von ¼ l Wasser , ¼ l Fruchtsaft, gespritzt und ¼ l Bier.

Notizen zu den Arbeitsaufgaben:

ZUSAMMENFASSUNG

Wasser ist für den Menschen kostbar und unentbehrlich.

Die **Eigenschaften von Wasser** ermöglichen die Durchführung vieler küchentechnischer Verfahren, z. B. Kochen, Dämpfen, Tiefgefrieren, Quellenlassen oder die Herstellung von Aufgussgetränken.

Trinkwasser muss den **gesetzlichen Anforderungen** entsprechen:
- Einwandfreier Geschmack.
- Klar, farblos, geruchlos.
- Frei von Krankheitserregern.
- Begrenzter Gehalt an anorganischen und organischen Schadstoffen.

Der Körper benötigt Wasser als Baustoff, Lösungsmittel, Transportmittel und als Wärmeregler. Im Stoffwechsel spielt Wasser eine wichtige Rolle.

Ein gesunder Mensch hat normalerweise eine ausgeglichene Wasserbilanz. Wasserzufuhr durch Getränke, Speisen sowie Oxidationswasser und Wasserausscheidung über Nieren, Darm, Haut und Lunge halten sich die Waage.

Täglich sollte mindestens **1,4 l Flüssigkeit** durch Getränke zugeführt werden. Empfohlen werden **Wasser** und **energiearme Getränke** mit einem natürlichen Gehalt an Vitaminen, Mineralstoffen und sekundären Pflanzenstoffen.

Ziele

- Sie können die Bedeutung der Mineralstoffe im Körper beschreiben.
- Sie kennen die lebensnotwendigen Mengen- und Spurenelemente und können ihre spezifische Wirkung beschreiben.
- Sie wissen, mit welchen Lebensmitteln Sie den Bedarf an einzelnen Mineralstoffen decken können.
- Sie wissen, welche Personengruppen einen erhöhten Mineralstoffbedarf haben.
- Sie können Mineralstoffmangelerscheinungen beschreiben und ihre Ursachen aufzeigen.
- Sie kennen die toxischen Spurenelemente.

Mineralstoffe

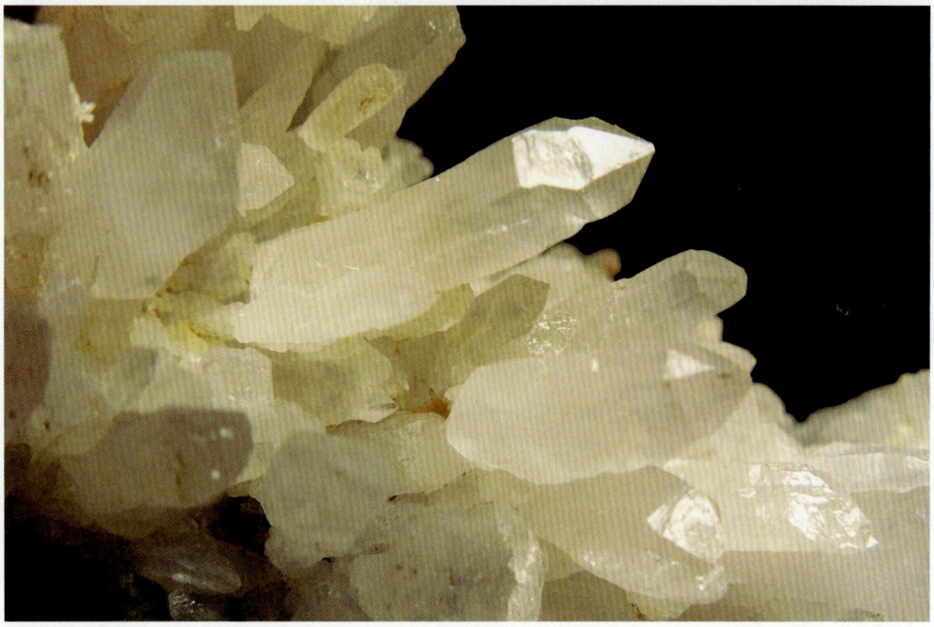

Mineralstoffe – die Elemente für das Leben!

Durch Mineralstoffe bleiben wir gesund und leistungsfähig. Mineralstoffe sorgen für das Funktionieren unseres Körpers. Sie regeln wichtige Abläufe im Stoffwechsel und sind auch am Körperaufbau beteiligt. Wir brauchen Mineralstoffe in unterschiedlichen Mengen und müssen sie regelmäßig zuführen. Das Angebot an Nahrungsergänzungsmitteln und Functional Food zur Versorgung mit Mineralstoffen ist sehr groß. Millionenumsätze werden damit gemacht. Durch eine vollwertige Ernährung aus frischen Lebensmitteln kann beim gesunden Menschen der Bedarf an Mineralstoffen aber ausreichend gedeckt werden. Die Verwendung von Mineralstoffpräparaten ist nicht notwendig.

Nahrungsergänzungsmittel = z. B. isolierte Mineralstoffe als Tabletten, Kapseln oder Pulver.

Functional Food = Lebensmittel mit gesundheitsfördernden Zusätzen, z. B. mit Kalzium angereicherter Fruchtsaft.

! Mineralstoffe liefern dem Körper keine Energie, sind aber für die Gesundheit und Leistungsfähigkeit sehr wichtig.

1 Arten

Mineralstoffe sind **anorganische,** nicht brennbare Bestandteile der Nahrung. Sie werden in Wasser gelöst von den Pflanzen aus dem Boden aufgenommen. Über pflanzliche und tierische Nahrungsmittel sowie Wasser gelangen sie in den menschlichen Körper. Mineralstoffe liegen in Nahrungsmitteln und im Körper in Form von Ionen vor. In Wasser gelöst, werden sie als **Elektrolyte** bezeichnet. Mineralstoffe liefern dem Körper keine Energie, sind aber für die Erhaltung der Gesundheit und Leistungsfähigkeit von großer Bedeutung. Sie wirken schon in kleinen Mengen. Viele Mineralstoffe sind **essenziell.**

Ionen = elektrisch geladene Teilchen.

Je nach Menge des Vorkommens im Körper unterscheidet man **Mengen-** und **Spurenelemente.**

Mineralstoffe – Konzentration im Körper	
Mengenelemente	**Spurenelemente**
hoch > 50 mg/kg Körpergewicht	niedrig < 50 mg/kg Körpergewicht
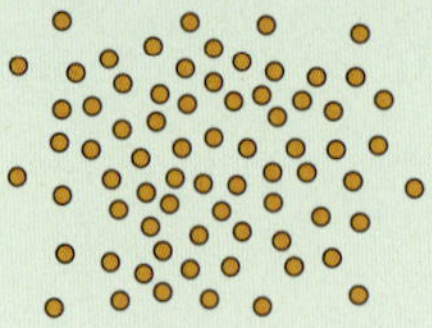	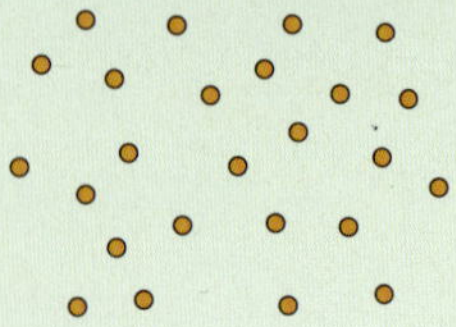

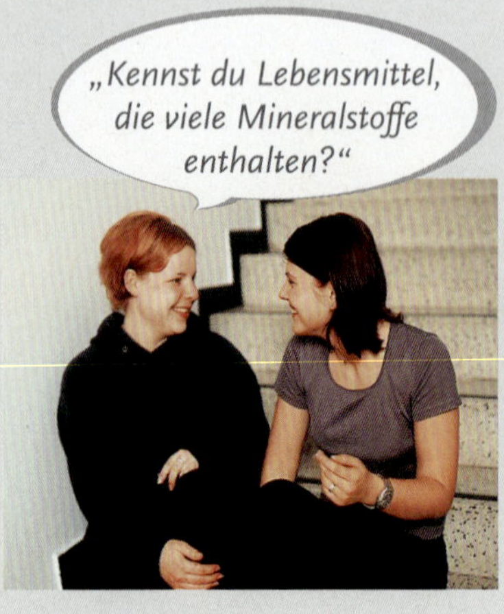

Mengenelemente	Essenzielle Spurenelemente
■ Kalzium (Ca) ■ Magnesium (Mg) ■ Phosphor (P) ■ Natrium (Na) ■ Kalium (K) ■ Chlor (Cl) ■ Schwefel (S)	■ Eisen (Fe) ■ Jod (J) ■ Fluor (F) ■ Kupfer (Cu) ■ Kobalt (Co) ■ Mangan (Mn) ■ Molybdän (Mo) ■ Zink (Zn) ■ Chrom (Cr) ■ Selen (Se)

Bei weiteren Spurenelementen ist die lebensnotwendige Wirkung nicht erwiesen oder nicht gegeben. Toxische Wirkung haben Blei (Pb), Cadmium (Cd), Quecksilber (Hg), Arsen (As) und radioaktive Substanzen (siehe Schadstoffe, S. 100).

Täglich scheidet der Körper Mineralstoffe durch die Abgabe von Harn, Stuhl und Schweiß aus. Sie müssen rasch wieder durch die Nahrung ersetzt werden.

? Erinnern Sie sich noch: Was bedeutet essenziell?

Wussten Sie, dass ...
auch bestimmte essenzielle Spurenelemente in zu hohen Dosen giftig wirken können? Die Grenzen zwischen Unentbehrlichkeit und Giftigkeit liegen nahe beisammen!

Toxisch = giftig.

2 Ernährungsphysiologische Bedeutung

Baustoff
Mineralstoffe bewirken die Festigkeit des Knochengerüstes und der Zähne. Der Körper besteht zu etwa 4 % des Körpergewichtes aus Mineralstoffen.

Reglerstoff
In gelöster Form sind die Mineralstoffe für die physikalischen und chemischen Zustände der Körperflüssigkeiten verantwortlich. Sie beeinflussen beispielsweise den Wasserhaushalt und die Erregbarkeit von Muskeln und Nerven. Außerdem ermöglichen sie die Pufferwirkung.

Puffer = Ausgleich eines Säure- oder Basenüberschusses.

Bestandteil organischer Verbindungen
Als Bestandteile von Enzymen, Hormonen und Vitaminen erfüllen Mineralstoffe wichtige Aufgaben im Stoffwechsel.

Aufgaben der Mineralstoffe im Körper

Mineralstoffe ermöglichen:

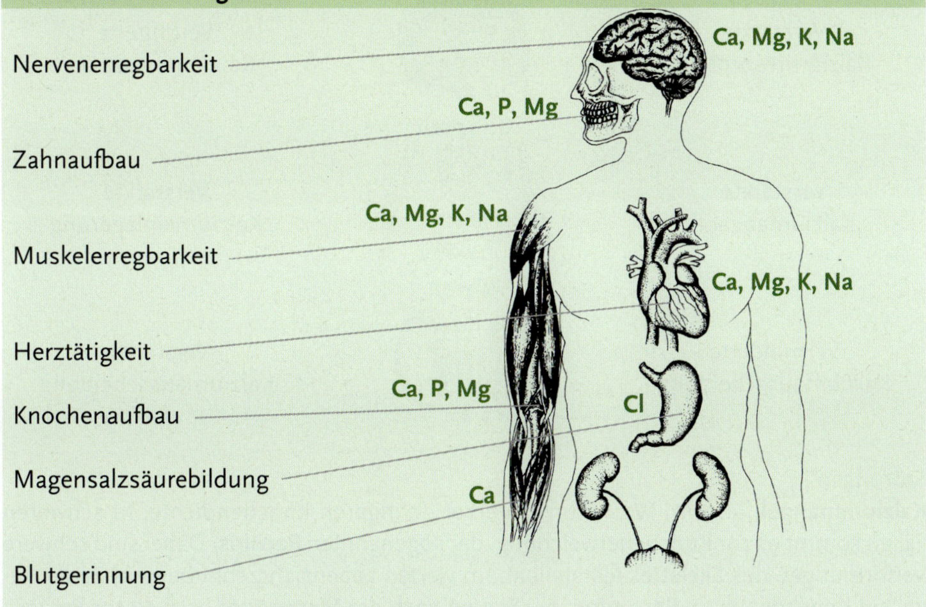

3 Mengenelemente

Kalzium (Ca)

Bedeutung für den Körper

- Aufbau von Knochen und Zähnen (ca. 1 kg Ca im Skelett).
- Bestandteil aller Gewebe und Organe.
- Faktor für die Blutgerinnung.
- Wichtig für die Erregbarkeit von Nerven und Muskeln, besonders des Herzmuskels.

Wussten Sie, dass ...
sich 99 % des gesamten Kalziumbestandes des Körpers in den Knochen befinden?

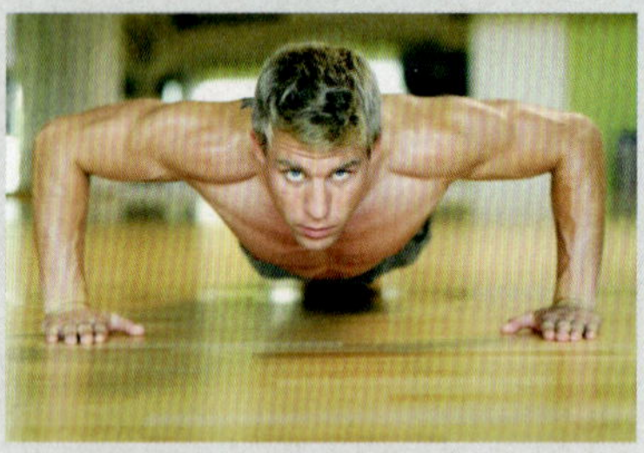

Kalziumstoffwechsel

Kalzium wird im Dünndarm in das Blut aufgenommen. **Vitamin D und Laktose** begünstigen diesen Vorgang, **Oxalsäure** und andere Nahrungsbestandteile haben hemmende Wirkung. Kalzium wird durch das Blut zu den Knochen transportiert und eingelagert. Es kann wieder aus den Knochen abgegeben und über Nieren und Darm ausgeschieden werden.

Oxalsäure = organische Säure, z. B. in Rhabarber und Spinat reichlich enthalten.

Kalziumstoffwechsel

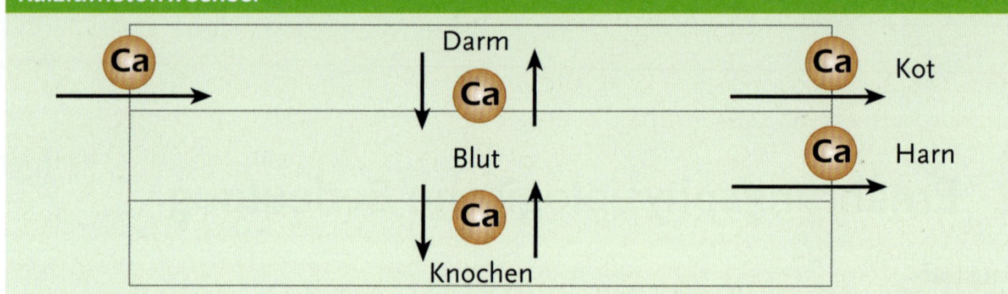

Der Kalziumspiegel im Blut und der Bestand in den Knochen müssen konstant bleiben, da es sonst zu Störungen kommen kann. Die Regulation des Kalziumhaushaltes im Körper erfolgt durch **Hormone.**

Hormonelle Regelung des Blutkalziumspiegels

sinkt	**Blutkalziumspiegel**	steigt
Parathormon (Nebenschilddrüse; erhöht Ca-Spiegel im Blut)	← **Ausschüttung von** →	**Calcitonin** (Schilddrüse; senkt Ca-Spiegel im Blut)
Verstärkte Kalziumresorption	**Darm** 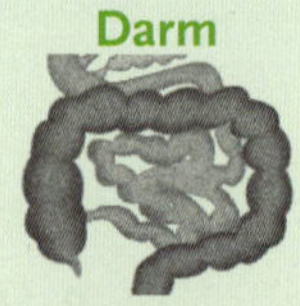	Verringerte Kalziumresorption
Verstärkte Kalziumabgabe	**Knochen** 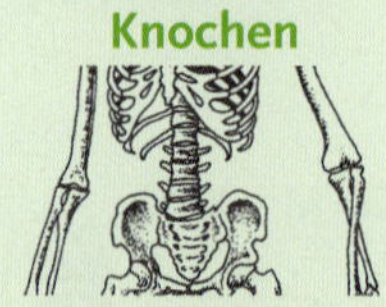	Verstärkte Kalziumeinlagerung
Verminderte Kalziumausscheidung	**Nieren** 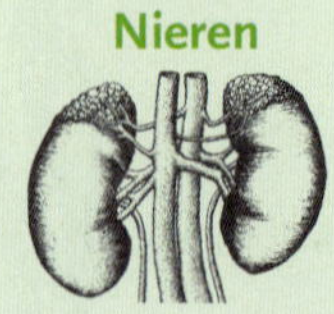	Verstärkte Kalziumausscheidung

Menopause = Aufhören der Monatsblutung in den Wechseljahren der Frau.

Wussten Sie, dass ...
in Österreich mehr als 700 000 Personen von Osteoporose betroffen sind, der Großteil davon Frauen?

Störungen

Kalziummangel führt im Wachstum zu einer geringeren Knochendichte. In schweren Fällen kommt es zur Knochenerweichung, der sogenannten **Rachitis.** Dabei sind schwere Verformungen des Skelettes feststellbar. Im vierten Lebensjahrzehnt beginnt in der Regel ein Knochenabbau. Besonders bei **Frauen nach der Menopause** wird dieser Prozess beschleunigt und kann zur **Osteoporose** führen. Ursachen für diese Krankheit sind Hormonmangel in Verbindung mit zu wenig Bewegung und einer zu geringen Kalziumzufuhr. Die Knochendichte wird geringer und die Knochen brechen schon bei geringer Belastung. Sinkt der Kalziumspiegel im Körper stark ab, kommt es zu Krämpfen.

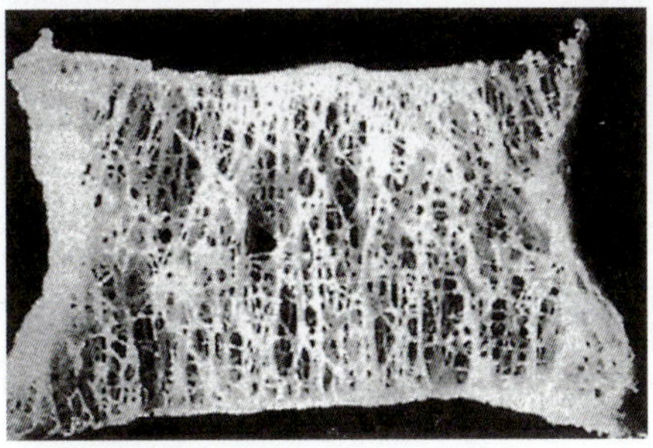

Gesunder Knochen

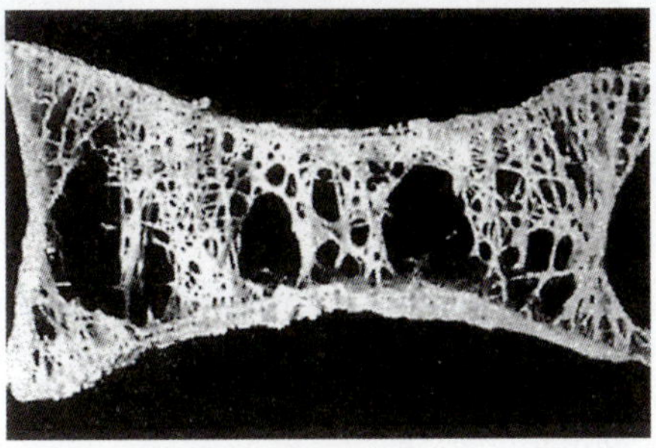

Osteoporotischer Knochen

Empfehlungen für die Bedarfsdeckung

- **Erwachsenen** wird die Zufuhr von täglich 1 000 mg Kalzium empfohlen.
- Bei **Säuglingen, Kindern und Jugendlichen** ist der Bedarf aufgrund des Wachstums erhöht.
- **Schwangere** benötigen für den Aufbau des kindlichen Organismus, **Stillende** für die Bildung der Muttermilch zusätzlich Kalzium.
- Decken Sie Ihren Bedarf an Kalzium vorwiegend mit Milch und fettarmen Milchprodukten.
- Verteilen Sie die Zufuhr kalziumreicher Lebensmittel auf mehrere Mahlzeiten, damit eine verbesserte Aufnahme erfolgen kann.
- Trinken Sie Mineralwasser mit mindestens 150 mg Kalzium pro Liter.
- Essen Sie oxalsäurereiche Lebensmittel wie Spinat und Rhabarber nicht zu reichlich in Verbindung mit kalziumreichen Lebensmitteln.
- Achten Sie auf eine ausreichende Versorgung mit Vitamin D, z. B. durch Milch und Milchprodukte sowie Fisch.

Empfohlene Kalziumzufuhr

Personengruppen/Jahre	Bedarf
Säuglinge	400 mg
Kinder 1–4	600 mg
4–10	700–900 mg
10–15	1 100–1 200 mg
Jugendliche	1 200 mg
Erwachsene	1 000 mg
Schwangere, Stillende	bis 1 200 mg

Magnesium (Mg)

Bedeutung für den Körper

- Wesentlicher Bestandteil von Geweben und Körperflüssigkeiten.
- Bestandteil des Skelettsystems.
- Wichtig für die Reizleitung der Muskel- und Nervenzellen.
- Aktivierung von Stoffwechselenzymen.

Der Kalzium- und der Magnesiumstoffwechsel stehen miteinander in Verbindung. Je mehr von einem dieser Stoffe aufgenommen wird, umso mehr wird vom anderen ausgeschieden.

Störungen

Schwerer Mangel führt zu Funktionsstörungen der Herz- und Skelettmuskulatur, zu Muskelkrämpfen und Muskelschwäche. Durchfälle und Alkoholismus können zu Magnesiummangel führen.

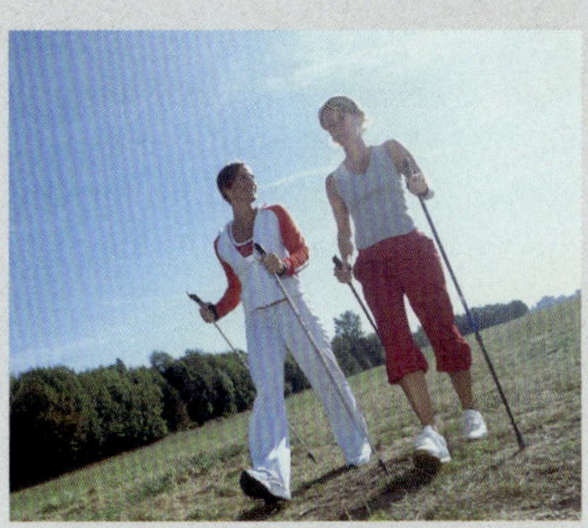

Neben genetischen Faktoren beeinflussen auch Lebensstilfaktoren wie körperliche Bewegung, Rauchen und Alkoholkonsum die Entstehung einer Osteoporose

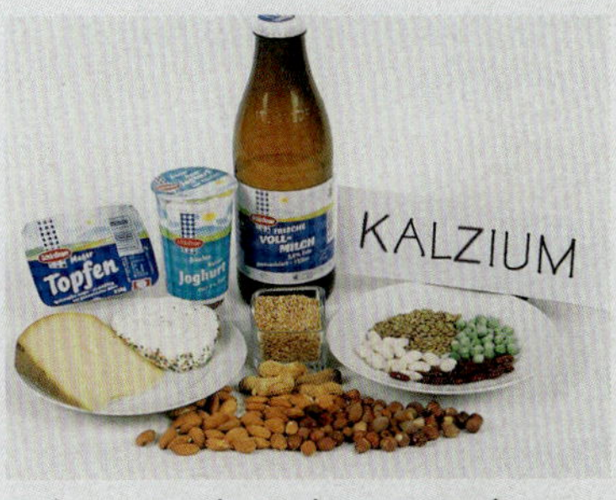

Kalziumreiche Lebensmittel

Wie schafft man es, täglich 1 000 mg Kalzium aufzunehmen? Erstellen Sie mithilfe des BLS einen Ernährungsplan.

Wussten Sie, dass ...
Gemüse durch den Gehalt an Blattgrün (Chlorophyll) reich an Magnesium ist?

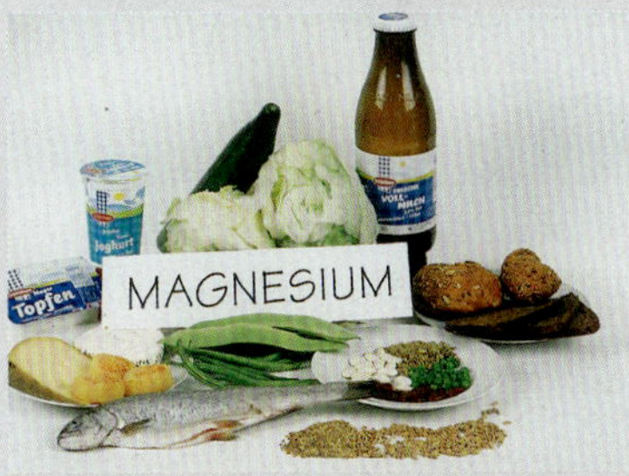

Magnesiumreiche Lebensmittel

? Zwischen Kalzium-, Magnesium- und Phosphorhaushalt bestehen Zusammenhänge. Finden Sie sie heraus!

Wussten Sie, dass ... durch Colagetränke, Fertiggerichte, Schmelzkäse und Würste viel Phosphor aufgenommen wird, da Phosphorsäure als Lebensmittelzusatzstoff verwendet wird? Günstiger ist es aber, den Bedarf durch wenig verarbeitete Lebensmittel zu decken und einen Phosphorüberschuss zu vermeiden.

Osmotischer Druck = Kraft, mit der eine Flüssigkeit durch eine teilweise durchlässige Wand in eine konzentrierte Lösung hineingezogen wird.

! Beobachten Sie Ihren Kochsalzverbrauch. Finden Sie Möglichkeiten zur Kochsalzeinschränkung.

Empfehlungen für die Bedarfsdeckung

- Erwachsenen wird die tägliche Zufuhr von 300–350 mg Magnesium empfohlen.
- Meist wird der Bedarf durch eine gemischte Kost gedeckt.
- Bei Stress und starker körperlicher Belastung ist der Bedarf erhöht.
- Decken Sie Ihren Bedarf an Magnesium hauptsächlich durch grünes Gemüse, Vollkornprodukte, Hülsenfrüchte, Fisch, Milch und Milchprodukte.

Phosphor (P)

Bedeutung für den Körper

- In Verbindung mit Kalzium Aufbau von Knochen und Zähnen.
- Wichtiger Baustein von energiereichen Phosphorverbindungen im Stoffwechsel.
- Bestandteil der Zellkerne.
- Pufferfunktion.

Empfehlungen für die Bedarfsdeckung

- Erwachsenen wird die tägliche Zufuhr von 700 mg Phosphor empfohlen.
- Bei Jugendlichen liegt der Bedarf deutlich höher.
- Decken Sie Ihren Phosphorbedarf vorwiegend mit eiweißreichen Lebensmitteln wie Milch, Milchprodukten, Fisch, Fleisch und Hülsenfrüchten.
- Ein ernährungsbedingter Phosphormangel ist nicht bekannt. Phosphor wird mit der Nahrung ausreichend zugeführt.

Natrium (Na)

Bedeutung für den Körper

- Regulierung des osmotischen Druckes außerhalb der Zellen in Blut und Gewebsflüssigkeit.
- Erregbarkeit von Muskel- und Nervenzellen.
- Aktivierung von Enzymen.

Störungen

Eine **überhöhte Zufuhr** von Natrium bewirkt eine hohe Natriumkonzentration in der extrazellulären Flüssigkeit. Dadurch kommt es zu einer Verschiebung des Wasseranteils im Körper. Bei andauernder erhöhter Natriumkonzentration besteht die Gefahr, dass sich Wasseransammlungen im Körper (Ödeme) bilden. Außerdem fördert eine hohe Natriumzufuhr bei genetischer Veranlagung die Entstehung von Bluthochdruck. Es konnte nachgewiesen werden, dass eine natriumarme (kochsalzarme) Kost bei vielen Hochdruckpatienten blutdrucksenkende Wirkung hat (siehe Speisesalz, S. 226).

Verschiebung von Wasser aus den Zellen bei erhöhter Natriumzufuhr

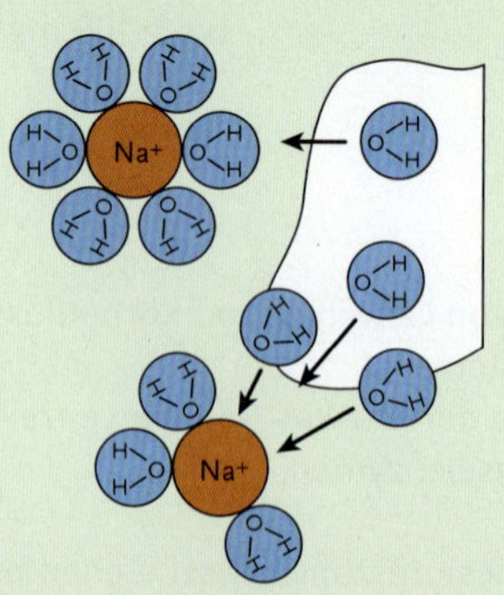

Natriumionen entziehen den Zellen Wasser; Wasser wandert zum Ort mit der höheren Konzentration (Osmose)

Natriumverluste erfolgen durch Erbrechen, Durchfall oder starkes Schwitzen. Folgen sind durch Abnahme des Blutvolumens Schwäche, niederer Blutdruck und Muskelkrämpfe. Bei Säuglingen ist eine rasche Behandlung besonders wichtig.

Empfehlungen für die Bedarfsdeckung

- Der geschätzte Bedarf beträgt bei Erwachsenen täglich mindestens 550 mg Natrium.
- Hauptaufnahmequelle ist Kochsalz. Bereits mit einem Teelöffel Kochsalz (6 g) ist der Tagesbedarf gedeckt. In Österreich liegt die Kochsalzzufuhr deutlich über dem Bedarf.
- Schränken Sie Ihre Kochsalzzufuhr ein.
- Verkosten Sie eine Speise immer, bevor Sie zum Salzstreuer greifen.
- Reduzieren Sie den Verzehr von Fertiggerichten, Fleisch- und Wurstwaren sowie Hartkäse. Diese Produkte haben einen hohen Kochsalzgehalt.
- Ersetzen Sie Kochsalz durch frische Kräuter und Gewürze.

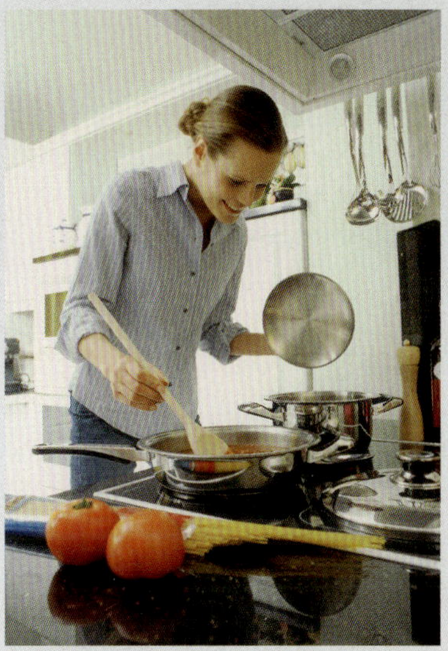

Würzig, aber nicht salzig abschmecken!

Kalium (K)

Bedeutung für den Körper

- Regulierung des osmotischen Druckes innerhalb der Zellen.
- Aktivierung von Enzymen.
- Mitwirkung an normaler Erregbarkeit von Muskel- und Nervenzellen.

Störungen

Kaliummangel kann durch Durchfall, Einnahme von Entwässerungsmitteln oder Abführmitteln und durch Hormonstörungen verursacht sein. Die Folgen sind Muskelschwäche, besonders im Darmbereich (Darmträgheit), und Herzfunktionsstörungen.

Wussten Sie, dass ...
ein Missbrauch von Abführmitteln wegen des dadurch verursachten Kaliummangels zu Darmlähmung führen kann?

Empfehlungen für die Bedarfsdeckung

- Der geschätzte Bedarf beträgt bei Erwachsenen täglich mindestens 2 000 mg Kalium.
- Wählen Sie zur Kaliumbedarfsdeckung reichlich Gemüse, Obst, besonders Bananen, Trockenfrüchte und Kartoffeln.
- Eine kaliumreiche Ernährung wirkt blutdrucksenkend.

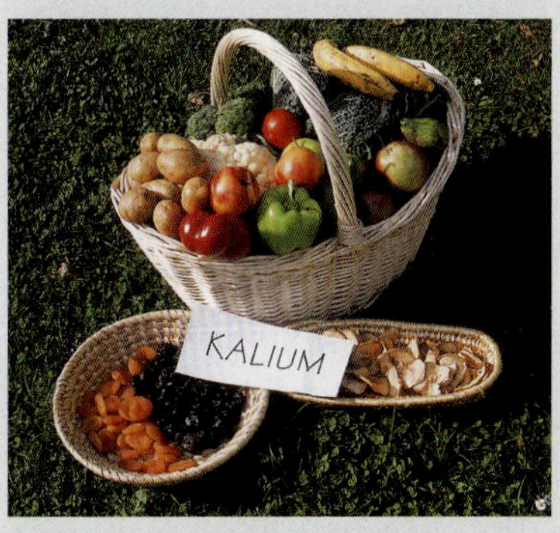

Kaliumreiche Lebensmittel

Chlor (Cl)

Bedeutung für den Körper

- Regulierung des osmotischen Druckes außerhalb der Zellen.
- Bildung von Magensalzsäure.

Empfehlungen für die Bedarfsdeckung

- Der geschätzte Bedarf beträgt bei Erwachsenen täglich mindestens 830 mg Chlor.
- Die Zufuhr wird hauptsächlich durch Kochsalz gedeckt.

Natrium und **Chlor** befinden sich vorwiegend außerhalb, **Kalium** dagegen befindet sich innerhalb der Körperzellen. Sie sind gemeinsam für die Regulierung des osmotischen Druckes verantwortlich.

Schwefel (S)

Bedeutung für den Körper

- Aufbau von Eiweißstoffen.
- Aktivierung von Enzymen.
- Entgiftung bestimmter Stoffe in der Leber.

Empfehlungen zur Bedarfsdeckung

Der Bedarf an Schwefel wird durch die Zufuhr eiweißreicher Lebensmittel gedeckt.

4 Essenzielle Spurenelemente

Die essenziellen Spurenelemente sind für den Körper lebenswichtig und müssen regelmäßig zugeführt werden. Die Forschungsarbeit über Spurenelemente ist noch lange nicht abgeschlossen. Neue Ergebnisse sind laufend zu erwarten.

Wussten Sie, dass ...
die Eisenmangelanämie zu den weltweit häufigsten Mangelerscheinungen zählt?

Eisen (Fe)

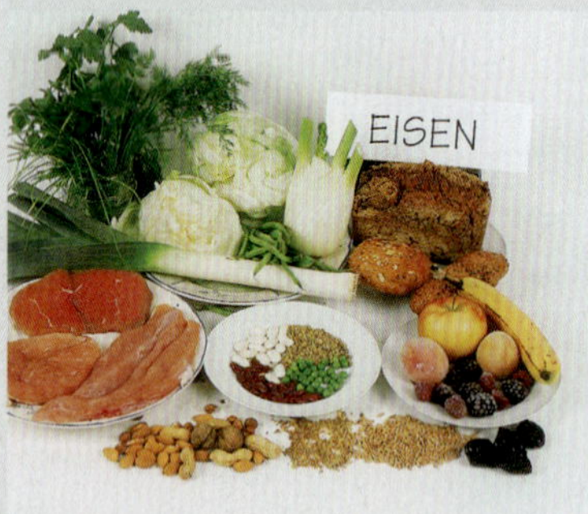

Eisenreiche Lebensmittel

Bedeutung für den Körper

- Bestandteil des roten Blutfarbstoffes (Hämoglobin), ermöglicht den Sauerstofftransport im Blut.
- Bestandteil des roten Muskelfarbstoffes (Myoglobin), ermöglicht die Speicherung von Sauerstoff im Muskelgewebe.
- Bestandteil Sauerstoff übertragender Enzyme.

Stoffwechsel

- **Vitamin C und Fruchtsäuren** verbessern die Eisenaufnahme aus dem Darm in das Blut.
- Eisen kann aus tierischer Nahrung besser aufgenommen werden als aus pflanzlichen Lebensmitteln. Die Verfügbarkeit bei tierischen Lebensmitteln liegt bei etwa 20 %, bei pflanzlichen Lebensmitteln nur bei maximal 5 %.
- Die gleichzeitige Aufnahme von **Gerbsäure und Kalzium** hemmt die Eisenaufnahme.
- Eisen wird in Leber, Milz und Knochenmark gespeichert und steht dem Körper bei Bedarf zur Verfügung.

Gerbsäure = Tannin, reichlich in bestimmten Pflanzen, wie Tee, enthaltene bioaktive Substanz.

Störungen

Eisenmangel tritt relativ häufig bei Mädchen in der Pubertät und bei schwangeren Frauen auf. Er äußert sich durch mangelnde Leistungsfähigkeit, Müdigkeit, Blässe und geschwächte Immunabwehr. Im Kleinkindalter kann schwerer Eisenmangel Störungen in der Intelligenzentwicklung hervorrufen. Chronischer Eisenmangel führt zu Anämie.

Anämie = Mangel an roten Blutkörperchen.

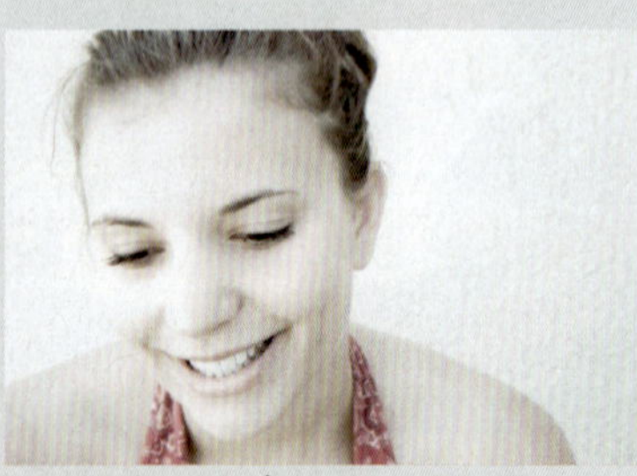

Junge Frauen können von Eisenmangel betroffen sein

Empfehlungen für die Bedarfsdeckung

- Erwachsenen Männern wird die tägliche Zufuhr von 10 mg Eisen, Frauen im gebärfähigen Alter aufgrund der Menstruation von 15 mg empfohlen.
- Schwangere haben durch die Blutbildung und die Speicherung eines Eisenvorrates in der Leber des Kindes einen erhöhten Bedarf.
- Bei Stillenden ist durch die besondere Belastung des Körpers der Bedarf erhöht.
- Bei Kindern und Jugendlichen ist durch das rasche Wachstum der Bedarf ebenfalls erhöht.
- Decken Sie Ihren Eisenbedarf durch Fleisch, Vollkornprodukte, Hülsenfrüchte, Nüsse, Obst und Gemüse.
- Achten Sie bei der Zufuhr von pflanzlichen Lebensmitteln auf eine reichliche Vitamin-C-Aufnahme.

Vitamin C verbessert die Aufnahme von Eisen je nach Dosis bis um das Siebenfache!

Jod (J)

Bedeutung für den Körper

- Bestandteil der Schilddrüsenhormone.
- Förderung des Wachstums und der Knochenbildung.
- Beeinflussung des Stoffwechsels und des Grundumsatzes.

Störungen

Jodmangel führt zu einer Vergrößerung der Schilddrüse und in weiterer Folge zur Kropfbildung, einer sogenannten Struma. Die schwerste Form des Jodmangels ist der Kretinismus. Er tritt bei Säuglingen auf, deren Mütter während der Schwangerschaft unzureichend mit Jod versorgt waren. Die Säuglinge weisen körperliche und geistige Entwicklungsstörungen auf.

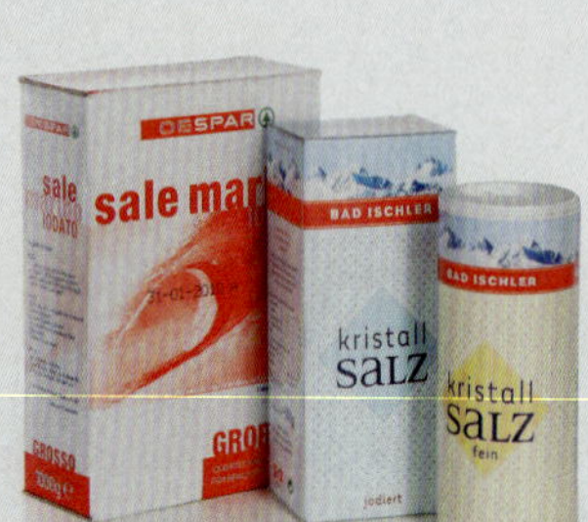

Jodiertes Speisesalz enthält pro Kilogramm 20 mg Kaliumjodid

Empfehlungen für die Bedarfsdeckung
- Erwachsenen wird die tägliche Zufuhr von 0,2 mg Jod empfohlen.
- Während der Schwangerschaft und Stillzeit ist der Bedarf erhöht.
- In Österreich ist das Trinkwasser jodarm, weshalb jodiertes Speisesalz im Handel angeboten werden muss. Diese Maßnahme ist gesetzlich geregelt.
- Ziehen Sie jodiertes Speisesalz vor.
- Essen Sie mindestens einmal in der Woche Seefisch. Eine Portion deckt den Tagesbedarf an Jod.

Fluor (F)

Bedeutung für den Körper
- Härtung des Zahnschmelzes, Karies vorbeugende Wirkung.
- Steigerung der Knochenfestigkeit.

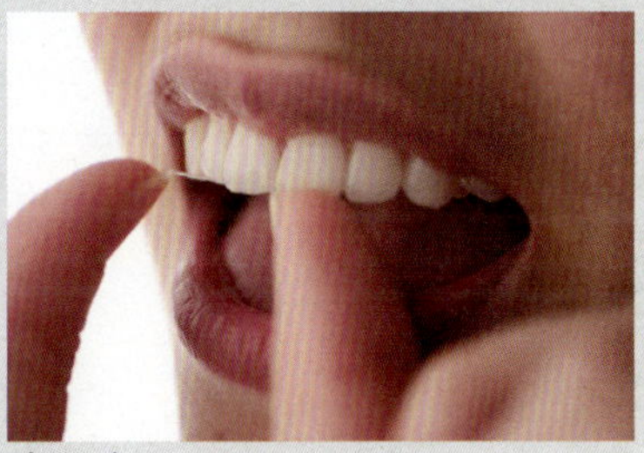
Fluor beugt Karies vor

Störungen
Eine übermäßige Zufuhr von Fluor verursacht weißliche bis bräunliche Flecken am Zahnschmelz, die als Zahnfluorose bezeichnet werden. Zu große Mengen haben giftige Wirkung.

Empfehlungen für die Bedarfsdeckung
- Für Erwachsene soll die Fluoridgesamtzufuhr täglich 3,1–3,8 mg betragen.
- Zur Vermeidung von Karies wird die Verwendung von fluoridhaltiger Zahnpaste und Fluorsalz empfohlen.
- Durch regelmäßigen, aber mäßigen Genuss von schwarzem Tee können Sie Ihren Fluorbedarf decken.

! Vor dem dritten Lebensjahr sollten Kinder keine fluoridhaltigen Zahnpasten verwenden. Ein Verschlucken könnte eine Überdosierung verursachen.

Kupfer (Cu)

Bedeutung für den Körper
- Bestandteil bedeutender Stoffwechselenzyme.
- Aufbau des roten Blutfarbstoffes.
- Einfluss auf den Eisenstoffwechsel.
- Kupfer wird während der Schwangerschaft wie Eisen in der Leber des Kindes als Vorrat gespeichert.

Störungen
Mangelerscheinungen treten bei uns nur unter Extrembedingungen wie beispielsweise bei bestimmten Erkrankungen auf.

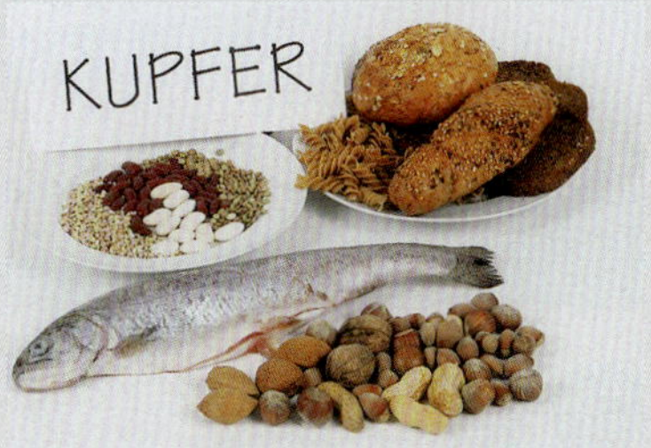

Kupferreiche Lebensmittel

Empfehlungen für die Bedarfsdeckung
- Erwachsene benötigen schätzungsweise ca. 1,0–1,5 mg Kupfer pro Tag. Der Bedarf lässt sich für Kupfer nicht genau ermitteln.
- Decken Sie Ihren Kupferbedarf durch die Zufuhr von Fisch, Vollkornprodukten, Buchweizen, Nüssen und Hülsenfrüchten.

Kobalt (Co)

Bedeutung für den Körper
- Bestandteil von Vitamin B_{12}.
- Aktivierung von Enzymen.

Störungen
Bei ausreichender Versorgung mit Vitamin B_{12} sind keine Mangelerscheinungen bekannt.

Empfehlungen zur Bedarfsdeckung
Die Bedarfsdeckung erfolgt über die Zufuhr von Vitamin B_{12}, da Kobalt Bestandteil von Vitamin B_{12} ist. Tierische Lebensmittel decken den Bedarf.

Mangan (Mn)

Bedeutung für den Körper
Mangan fördert die Aktivierung von Enzymen.

Empfehlungen für die Bedarfsdeckung
- Erwachsene benötigen schätzungsweise täglich 2–5 mg Mangan.
- Decken Sie Ihren Manganbedarf durch die Zufuhr von pflanzlichen Lebensmitteln, wie Vollkornprodukten, Hülsenfrüchten, Nüssen und grünem Gemüse.

Vollkornprodukte, Hülsenfrüchte und Nüsse sind besonders reich an Spurenelementen.

Molybdän (Mo)

Bedeutung für den Körper
Molybdän ist Bestandteil wichtiger Stoffwechselenzyme.

Empfehlungen für die Bedarfsdeckung
- Erwachsene benötigen schätzungsweise täglich 0,05–0,1 mg Molybdän.
- Decken Sie Ihren Molybdänbedarf durch die Zufuhr von Vollkornprodukten, Hülsenfrüchten, Nüssen, Milch und Milchprodukten.

Zink (Zn)

Bedeutung für den Körper
- Bestandteil von Enzymen für den Stoffwechsel der Nährstoffe.
- Aktivierung von Enzymen zur Insulinspeicherung.

Insulin = wichtiges Hormon für den Kohlenhydratstoffwechsel.

Empfehlungen für die Bedarfsdeckung
- Erwachsenen wird die tägliche Zufuhr von 7–10 mg Zink empfohlen.
- Schwangere und Stillende haben einen leicht erhöhten Bedarf.
- Decken Sie Ihren Zinkbedarf durch die Zufuhr von Fleisch, Fisch, Vollkornprodukten und Gemüse.

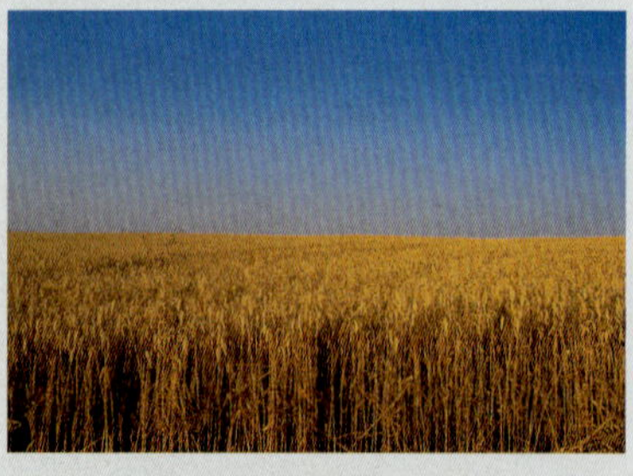

Chrom (Cr)

Bedeutung für den Körper
Chrom dient der Förderung der Insulinwirkung im Kohlenhydratstoffwechsel.

Empfehlungen für die Bedarfsdeckung
- Erwachsene benötigen schätzungsweise täglich 0,03–0,1 mg Chrom.
- Decken Sie Ihren Chrombedarf durch die Zufuhr von Fleisch, Vollkornprodukten und Gemüse.

Wussten Sie, dass ...
der Selengehalt in pflanzlichen Lebensmitteln wesentlich vom Selengehalt des Bodens abhängt?

Selen (Se)

Bedeutung für den Körper
- Wesentlicher Bestandteil von Enzymen.
- Wirkt der Entstehung zellschädigender Produkte im Stoffwechsel entgegen.
- Wichtiger Faktor für das Immunsystem.

Derzeit sind noch nicht alle Funktionen von Selen geklärt.

In der EU dürfen Futtermittel mit Selen angereichert werden.

Empfehlungen für die Bedarfsdeckung
- Erwachsene benötigen schätzungsweise täglich 0,03–0,07 mg Selen.
- Zu den Risikogruppen für eine unzureichende Selenzufuhr zählen Personen mit sehr einseitiger Ernährung (Veganer, Personen mit energiereduzierter Kost).
- Decken Sie Ihren Selenbedarf durch die Zufuhr eiweißreicher Lebensmittel wie Fisch, Fleisch, Eier, Nüsse, Hülsenfrüchte und Vollkornprodukte.

Veganer = strenger Vegetarier, der ausschließlich pflanzliche Nahrung aufnimmt.

Arbeitsaufgaben

1. Welche Aufgaben erfüllen die Mineralstoffe im Körper?
2. Welche Personengruppen haben einen erhöhten Mineralstoffbedarf?
3. Was ist Osteoporose? Wodurch entsteht diese Krankheit?
4. Wie erfolgt die hormonelle Regelung des Blutkalziumspiegels?
5. Wann ist der Magnesiumbedarf erhöht? Welche Lebensmittel enthalten viel Magnesium?
6. Warum sollte nicht zu viel Kochsalz über die Nahrung aufgenommen werden?
7. Wie zeigt sich Eisenmangel? Wer ist besonders häufig betroffen?
8. Wie wird in Österreich einem Jodmangel von staatlicher Seite entgegengewirkt?
9. Welche Lebensmittel sind reich an Mineralstoffen?
10. Sammeln Sie unterschiedliche Mineralwasserflaschen. Bei welchen Marken ist der Kalziumgehalt höher als 150 mg/l und der Natriumgehalt niedriger als 20 mg/l?

Notizen zu den Arbeitsaufgaben:

ZUSAMMENFASSUNG

Mineralstoffe werden nach der im Körper vorkommenden Menge in **Mengen-** und **Spurenelemente** eingeteilt. Sie wirken im Körper als Bau- und Reglerstoffe und sind Bestandteile organischer Verbindungen wie Enzyme, Hormone und Vitamine.

Durch eine gemischte Kost wird der Bedarf an Mineralstoffen am besten gedeckt. **Säuglinge, Kinder, Jugendliche, Schwangere, Stillende, ältere und kranke Menschen** haben einen **erhöhten Bedarf** an bestimmten Mineralstoffen.

Mengenelemente	Aufgaben	Bedarfsempfehlung pro Tag	Bedarfsdeckung
Kalzium	▪ Knochen- und Zahnaufbau ▪ Blutgerinnung ▪ Muskel- und Nervenerregung ▪ Herzmuskelfunktion	1 000 mg **Erhöht:** Säuglinge, Kinder, Jugendliche, Schwangere, Stillende	Milch, Milchprodukte, Hülsenfrüchte, Nüsse, kalziumreiches Mineralwasser
Magnesium	▪ Muskel- und Nervenerregung ▪ Enzymaktivierung ▪ Knochen- und Zahnaufbau	300–350 mg **Erhöht:** bei Stress	Grünes Gemüse, Vollkornprodukte, Milch, Milchprodukte
Phosphor	▪ Knochen- und Zahnaufbau ▪ Energiestoffwechsel	700 mg **Erhöht:** Jugendliche	Milch, Milchprodukte, Fisch, Fleisch, Hülsenfrüchte
Natrium	▪ Aufrechterhaltung des osmotischen Druckes außerhalb der Zellen, Wasserhaushalt ▪ Muskel- und Nervenerregung ▪ Enzymaktivierung	Mind. 550 mg (Schätzwert)	Kochsalz
Kalium	▪ Aufrechterhaltung des osmotischen Druckes innerhalb der Zellen ▪ Muskel- und Nervenerregung ▪ Enzymaktivierung	Mind. 2 000 mg (Schätzwert)	Gemüse, Obst (Bananen); Trockenfrüchte, Kartoffeln

Nehmen Sie Nahrungsergänzungsmittel nur nach Absprache mit einem Arzt.

ZUSAMMENFASSUNG

Chlor	■ Aufrechterhaltung des osmotischen Druckes außerhalb der Zellen ■ Magensalzsäurebildung	Mind. 830 mg (Schätzwert)	Kochsalz
Schwefel	■ Eiweißbestandteil ■ Enzymaktivierung ■ Entgiftung in der Leber	Zufuhr gesichert; derzeit keine Angaben	Eiweißreiche Lebensmittel wie Fleisch, Eier, Milch, Milchprodukte, Hülsenfrüchte

Essenzielle Spurenelemente	Aufgaben	Bedarfsempfehlung pro Tag	Bedarfsdeckung
Eisen	■ Sauerstofftransport im Blut ■ Sauerstoffspeicherung im Muskelgewebe ■ Enzymbestandteil	**Frauen:** 15 mg **Männer:** 10 mg **Erhöht:** Schwangere, Stillende	Fleisch, Hülsenfrüchte, Vollkornprodukte, Nüsse, Obst, Gemüse
Jod	■ Bestandteil der Schilddrüsenhormone	0,2 mg **Erhöht:** Schwangere, Stillende	Seefisch, jodiertes Speisesalz
Fluor	■ Härtung des Zahnschmelzes	3,1–3,8 mg	Schwarzer Tee
Kupfer	■ Enzymbestandteil ■ Aufbau von Hämoglobin	1,0–1,5 mg (Schätzwert)	Fisch, Vollkornprodukte, Nüsse, Hülsenfrüchte
Kobalt	■ Bestandteil von Vitamin B_{12}	Zufuhr durch Vitamin B_{12}	Vitamin-B_{12}-reiche Lebensmittel
Mangan	■ Enzymaktivierung	2–5 mg (Schätzwert)	Vollkornprodukte, Nüsse, Hülsenfrüchte, grünes Gemüse
Molybdän	■ Enzymbestandteil	0,05–0,1 mg (Schätzwert)	Milch(produkte), Vollkornprodukte, Nüsse, Hülsenfrüchte
Zink	■ Enzymbestandteil und -aktivierung ■ Bildung und Speicherung von Insulin	7–10 mg	Fleisch, Fisch, Vollkornprodukte, Gemüse
Chrom	■ Förderung der Insulinwirkung im Kohlenhydratstoffwechsel	0,03–0,1 mg (Schätzwert)	Fleisch, Käse, Vollkornprodukte
Selen	■ Enzymbestandteil ■ Stärkung des Immunsystems ■ Verhinderung von Zellschädigungen im Stoffwechsel	0,03–0,07 mg (Schätzwert)	Eiweißreiche Lebensmittel wie Fisch, Fleisch, Nüsse, Vollkornprodukte

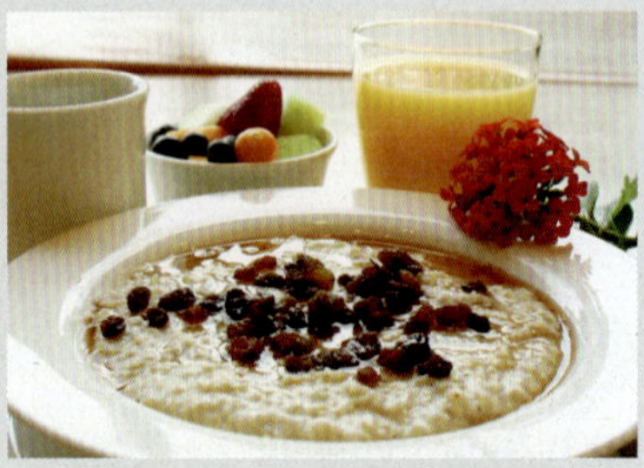

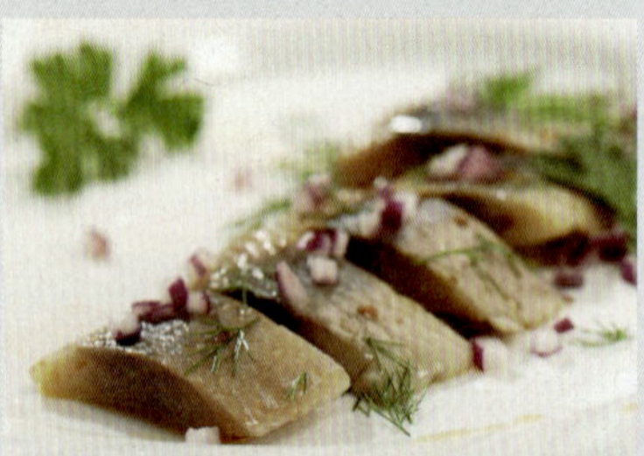

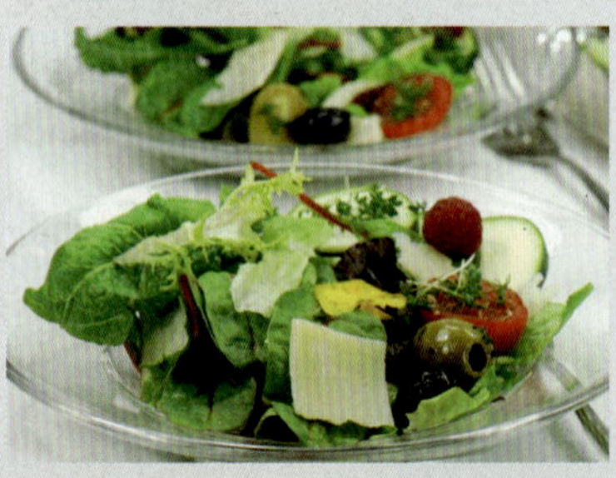

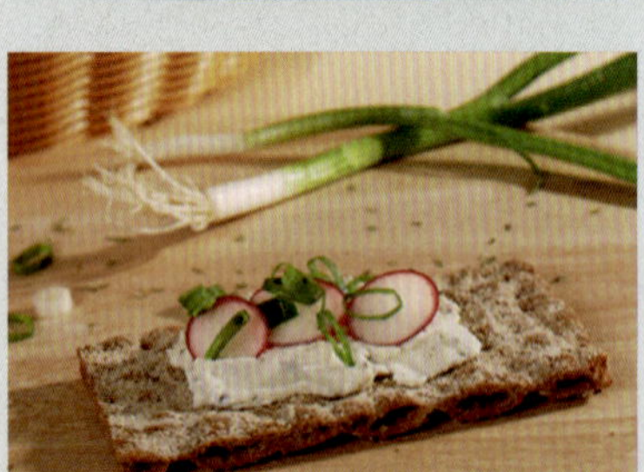

Eine ausgewogene Ernährung enthält alles, was Sie brauchen

Vitamine

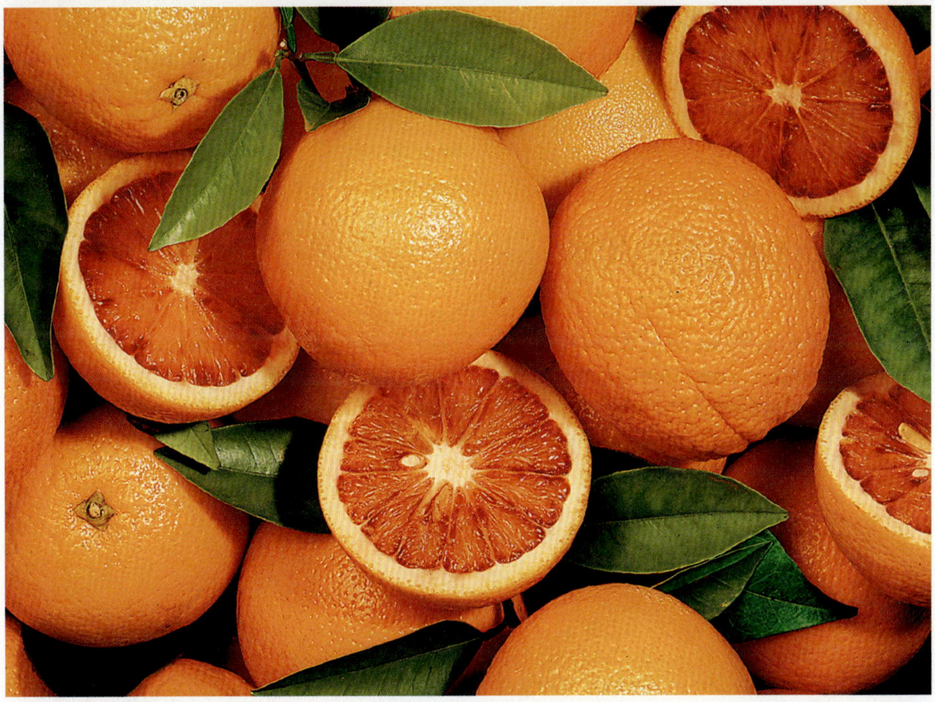

Vitamine schützen uns!

Vitamine erfüllen im menschlichen Körper lebenswichtige Aufgaben. Das Stoffwechselgeschehen und viele andere Funktionen im Körper können ohne sie nicht richtig ablaufen. Der Körper ist auf die Zufuhr der Vitamine angewiesen. Wir benötigen Vitamine in sehr kleinen Mengen. Vitamine schützen den Körper vor Krankheiten.

Einige Vitamine sind sogenannte Radikalfänger. Sie schützen die Körperzellen vor den Angriffen der **freien Radikale.** Freie Radikale werden im Körper gebildet oder über die Nahrung bzw. die Atemluft aufgenommen. Sie sind sehr aggressiv, schädigen die Zellen und können Krankheiten wie beispielsweise Krebs auslösen. Vitamine können die schädlichen Stoffe abfangen und unschädlich machen.

1 Arten

Vitamine sind **lebensnotwendige organische Verbindungen.** Sie können im Körper nicht oder nicht in ausreichender Menge gebildet werden. Sie müssen daher mit der Nahrung regelmäßig in kleinen Mengen zugeführt werden. Wir nehmen sie direkt als Vitamin oder als Vorstufe **(Provitamin),** auf. Die Vorstufe wird im Körper unter bestimmten Bedingungen zum entsprechenden Vitamin umgewandelt. Vitamine sind unterschiedlich aufgebaut und erfüllen im Körper verschiedene Aufgaben. Sie sind weder chemisch noch von ihrer Funktion her miteinander vergleichbar.

Die Bezeichnung der Vitamine mit Buchstaben und Zahlen ist historisch bedingt. Zur Zeit der Entdeckung kannte man ihre unterschiedliche chemische Struktur noch nicht.

Vitamine werden nach der Löslichkeit in **fettlösliche** und **wasserlösliche** Vitamine eingeteilt. Die wasserlöslichen Vitamine sind vorwiegend Bestandteil von Enzymen und werden für den Zellstoffwechsel benötigt. Fettlösliche Vitamine und Vitamin C erfüllen im Blut oder in bestimmten Zellen besondere Aufgaben.

Ziele

- Sie können die Vitamine einteilen und entsprechend zuordnen.
- Sie kennen die Aufgaben und den Bedarf der einzelnen Vitamine und wissen, in welchen Lebensmitteln sie vorkommen.
- Sie wissen über die Folgen einer zu geringen und einer zu hohen Vitaminzufuhr Bescheid und kennen Vitaminmangelerkrankungen.
- Sie können die Personengruppen mit einem erhöhten Vitaminbedarf nennen.
- Sie wissen, wie Vitamine und Mineralstoffe in der Küchenpraxis geschont werden können.

Es ist allgemein bekannt, dass Vitamine für unsere Gesundheit wichtig sind. Welche Vitamine kennen Sie? Was wissen Sie über Aufgaben und Bedarf an Vitaminen?

Wussten Sie, dass ...
durch Rauchen, Luftverschmutzung und Strahlenbelastung die freien Radikale im Körper zunehmen?

Vita = Leben,
Amine = Stickstoffverbindungen.

Der **Begriff Vitamine** wurde erstmals im Jahr 1911 verwendet. Es wurden damit lebensnotwendige stickstoffhaltige Verbindungen bezeichnet, die eine bestimmte Mangelkrankheit zu verhindern halfen.
Erst viel später erkannte man, dass nicht alle Vitamine stickstoffhaltig sind.

Vitamine			
fettlöslich		**wasserlöslich**	
A	= Retinol	B_1	= Thiamin
Provitamin A	= Betakarotin	B_2	= Riboflavin
D	= Calciferol	B_6	= Pyridoxin
E	= Tocopherol	B_{12}	= Cobalamin
K	= Phyllochinon	Niacin	
		Folsäure	
		Pantothensäure	
		C	= Ascorbinsäure
		Biotin	

Verschiedene Stoffe wurden früher aufgrund noch unbekannter Wirkungsweisen fälschlicherweise zu den Vitaminen gezählt. Heute werden sie als Substanzen mit Vitamincharakter oder **Vitaminoide** bezeichnet. Dazu zählen beispielsweise Myo-Inosit und Cholin. Typische Mangelerscheinungen sind bei diesen Stoffen nicht bekannt.

2 Bedarf

Vitamine wirken schon in kleinen Mengen. Mit Ausnahme von Vitamin C liegt ihr Bedarf unter 20 mg.

Der Bedarf hängt ab von:
- Alter,
- Geschlecht,
- Ernährungsverhalten,
- körperlicher Belastung und
- Gesundheitszustand.

Ein Mangel, aber auch eine erhöhte Zufuhr von Vitaminen führt zu Erkrankungen.

Erhöhter Vitaminbedarf
- Wachstum
- Schwangerschaft
- Stillzeit
- Hohes Alter
- Erkrankungen: Infektionskrankheiten, Darm- und Lebererkrankungen
- Einnahme bestimmter Medikamente, wie z. B. Antibiotika, Antibabypille
- Leistungssport
- Stress
- Rauchen
- Regelmäßiger Alkoholkonsum

Hypovitaminose

Hypovitaminosen entstehen durch eine Unterversorgung mit einem bestimmten Vitamin und kommen relativ oft vor. Sie äußern sich unspezifisch durch Müdigkeit, Blässe, Konzentrationsstörungen oder Infektionsanfälligkeit. Ursache ist meist einseitige Ernährung, hauptsächliche Verwendung stark verarbeiteter Lebensmittel und zu geringe Aufnahme von Frischkost. Personen mit gestörter Verdauung und Personen mit erhöhtem Vitaminbedarf neigen zu Hypovitaminosen. Ist beispielsweise die Fettverdauung gestört, kann ein Mangel an fettlöslichen Vitaminen auftreten. Fettlösliche Vitamine können nur gemeinsam mit den Nahrungsfetten in das Blut aufgenommen werden.

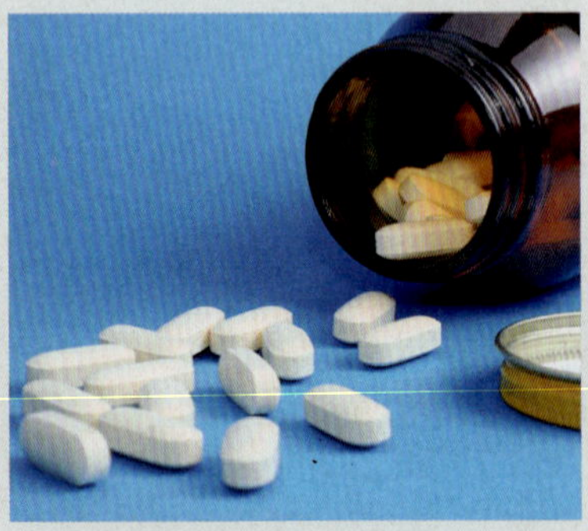
Vitaminpräparate dürfen nur nach ärztlicher Verschreibung eingenommen werden

Avitaminose

Durch das völlige Fehlen eines Vitamins in der Nahrung entsteht eine schwere Störung, die sogar zum Tod führen kann. Sie wird als Avitaminose bezeichnet. Es zeigen sich typische Krankheitsbilder.

Hypervitaminose

Eine stark überhöhte Zufuhr von fettlöslichen Vitaminen (besonders der Vitamine A und D) verursacht eine Hypervitaminose. Fettlösliche Vitamine können in der Leber in großen Mengen gespeichert werden. Schwere Störungen sind die Folge. Wasserlösliche Vitamine werden in den meisten Fällen nicht gespeichert, Überschüsse werden ausgeschieden, eine Anreicherung im Körper ist daher nicht möglich.

Selten entsteht eine Hypervitaminose durch Nahrungsmittel, sondern meist durch Medikamente. Aus diesem Grund muss vor einer Selbstbehandlung mit hoch dosierten Vitaminpräparaten gewarnt werden.

Bestimmte Medikamente wie Antibiotika und Sulfonamide heben die Wirkung eines Vitamins auf oder verhindern die Aufnahme aus dem Darm ins Blut. Sie werden auch als Antivitamine bezeichnet.

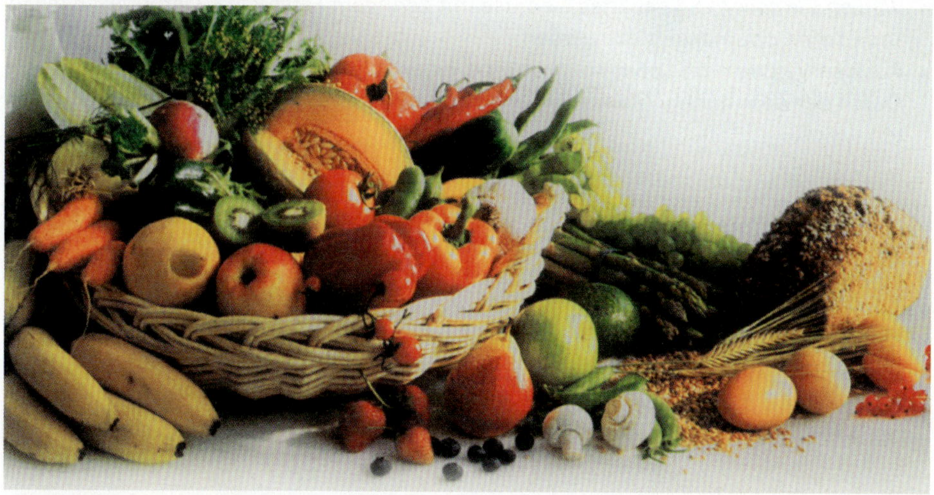

Decken Sie Ihren Vitaminbedarf mit frischen Lebensmitteln. Je frischer ein Lebensmittel, umso höher ist sein Vitamingehalt.

! Vitaminpräparate können auf keinen Fall eine vollwertige Ernährung ersetzen!

Antibiotika = von Bakterien oder Pilzen erzeugte Substanzen, die Bakterien töten oder ihr Wachstum hemmen.

Sulfonamide = Arzneimittel zur Bekämpfung bakterieller Infektionen.

3 Fettlösliche Vitamine

Die fettlöslichen Vitamine werden mit den Nahrungsfetten in das Blut aufgenommen. Ist die Fettverdauung gestört, kann es zu einem Mangel an fettlöslichen Vitaminen kommen.

Vitamin A – Retinol

Unter Vitamin A sind mehrere chemisch verwandte Substanzen zu verstehen. Vorstufen von Vitamin A sind pflanzliche Farbstoffe, die Karotinoide (siehe Fettbegleitstoffe, S. 46). Am bedeutendsten ist das **Betakarotin.** Es wird in der Darmschleimhaut zu Vitamin A umgewandelt. Karotin wird gemeinsam mit Fett wesentlich besser aufgenommen.

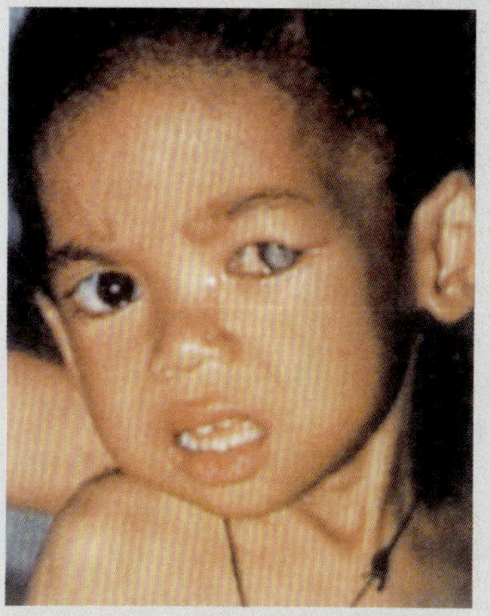

Kind mit Vitamin-A-Mangel

Bedeutung für den Körper

- Unterstützung des **Sehvorganges:** Vitamin A ist Bestandteil des Sehfarbstoffes. Der Sehfarbstoff ist ein lichtempfindlicher Stoff, der sich in den Sinneszellen der Netzhaut, den Stäbchen und den Zäpfchen, befindet. Bei Lichteinfall auf die Netzhaut wird der Sehfarbstoff gespalten, dadurch wird ein Reiz ausgeübt, der zum Sehnerv und in Folge zum Gehirn weitergeleitet und verarbeitet wird. Dadurch wird das Sehen ermöglicht.
- Aufbau und Erhaltung von **Haut und Schleimhäuten.**
- Steigerung der Widerstandskraft gegen **Infektionskrankheiten.**
- **Antioxidative Wirkung von Betakarotin:** Zellschädigende Prozesse werden verhindert und dadurch wird Krebs vorgebeugt.

Wussten Sie, dass ...
pro Jahr in Entwicklungsländern 500 000 Kinder aufgrund eines Vitamin-A-Mangels erblinden und davon 60 % wenige Monate später sterben?

Stäbchen = verantwortlich für das Schwarzweißsehen.

Zäpfchen = verantwortlich für das Farbensehen.

Störungen

Erstes Anzeichen eines Mangels ist die **Nachtblindheit.** Dabei kommt es zu einer verlangsamten Anpassung an das Dämmerungssehen. In weiterer Folge führt der Vitamin-A-Mangel zur **Erblindung,** zu schweren Schädigungen der Haut und Schleimhaut und zu erhöhter Infektanfälligkeit. Eine **Überversorgung** mit Vitamin A bewirkt neben Erbrechen und Übelkeit Knochenbrüchigkeit, innere Blutungen und die Entstehung einer Fettleber.

Retinoläquivalent = äquivalent bedeutet gleichwertig. Retinoläquivalent ist die dem Körper zur Verfügung stehende Retinolwirksamkeit.

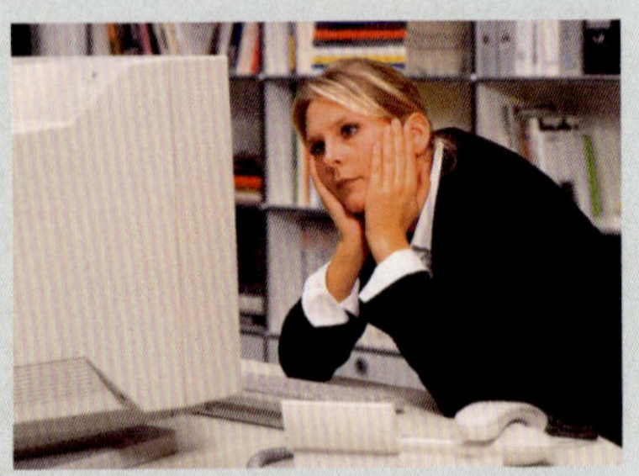

Der Vitamin-A-Bedarf steigt bei intensiver Computerarbeit und langem Fernsehen deutlich an. Ursache dafür ist der gesteigerte Netzhautstoffwechsel.

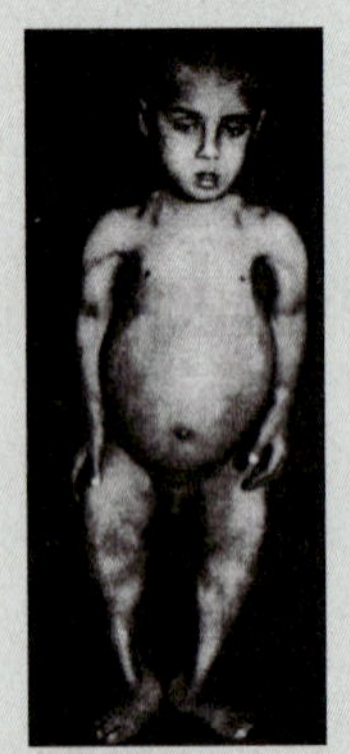

Rachitisches Kind

? Warum ist es so wichtig, dass Säuglinge, Kinder und alte Menschen viel in die frische Luft kommen?

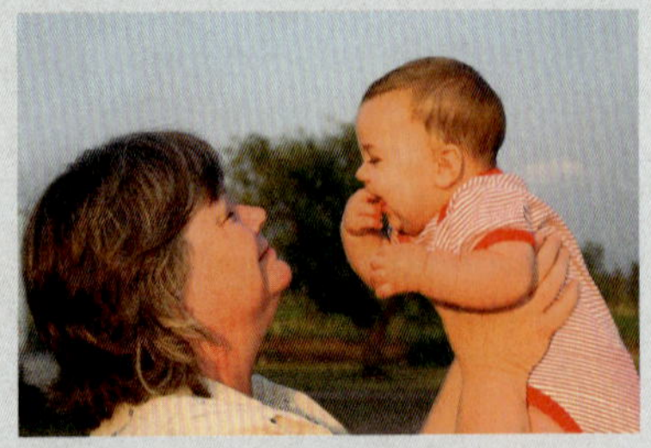

? Warum erhalten Säuglinge Vitamin-D-Tropfen?

Empfehlungen für die Bedarfsdeckung

- Die empfohlene Zufuhr für Erwachsene beträgt täglich 0,8–1 mg Retinoläquivalent.
- 1 mg Retinoläquivalent = 1 mg Retinol oder 6 mg Betakarotin oder 12 mg andere Karotinoide.
- Bei Jugendlichen, Männern, Schwangeren und Stillenden ist der Bedarf erhöht.
- Decken Sie Ihren Vitamin-A-Bedarf mit Milch, karotinreichem gelbem und grünem Gemüse und Obst.
- Wählen Sie schonend gegartes Gemüse mit geringem Fettzusatz. Der Vitamingehalt kann somit optimal genützt werden.
- Auf den Verzehr von Leber soll während einer Schwangerschaft verzichtet werden. Durch den sehr hohen Vitamin-A-Gehalt können negative Folgen für das Kind auftreten.

Vitamin D – Calciferol

Dazu zählt eine Gruppe verschiedener Substanzen wie Vitamin D_2 und D_3. Diese beiden Vitamine haben Vorstufen, die durch Einwirkung von Sonnenlicht (UV-Strahlen) im Körper zu Vitaminen umgebaut werden (siehe Fettbegleitstoffe, S. 46). **Ergosterin** (Ergosterol) ist die Vorstufe von Vitamin D_2 (Ergocalciferol) und kommt in pflanzlichen Lebensmitteln vor. **Cholesterin** (Cholesterol) ist die Vorstufe von Vitamin D_3 (Cholecalciferol). Es wird im Körper gebildet oder durch tierische Lebensmittel aufgenommen.

Bedeutung für den Körper

- Förderung der Aufnahme von Kalzium und Phosphor aus dem Darm.
- Regulierung des Gleichgewichts dieser Mineralstoffe im Körper.
- Förderung der Verknöcherung des Skeletts und der Zahnbildung. Der Kalziumhaushalt steht in enger Verbindung mit dem Vitamin-D-Haushalt.

Störungen

Bei Säuglingen und Kindern führt der Vitamin-D-Mangel zu **Rachitis.** Es kommt zu einer mangelnden Verknöcherung des Skeletts. Als Folge treten Deformierungen besonders der Schädel-, Rippen- und Beinknochen auf. Die Zähne erscheinen spät und sind sehr klein. Bei Erwachsenen wird die Knochenerweichung als **Osteomalazie** bezeichnet. Die tragenden Knochen verbiegen sich langsam. Diese Krankheit tritt bei älteren Menschen auf, die nicht mehr ins Freie kommen. Ursache können auch eine gestörte Fettverdauung und Fettaufnahme sein. Die Gefahr einer **Hypervitaminose** ist durch eine unkontrollierte Verabreichung von Vitamin-D-Präparaten gegeben. Es besteht eine enge Grenze zwischen erforderlicher Menge und toxischer Dosis. Die Hypervitaminose äußert sich durch Knochenentkalkung und Kalziumablagerungen in weichen Geweben wie Herz, Lunge oder Niere.

Empfehlungen für die Bedarfsdeckung

- Die empfohlene Zufuhr für Erwachsene beträgt täglich 0,005 mg = 5 µg. Über die Nahrung zugeführtes Vitamin D trägt nur zu einem geringen Teil zur Bedarfsdeckung bei. Bedeutend ist die körpereigene Bildung von Vitamin D aus den Vorstufen in der Haut.
- Im Wachstum, während der Schwangerschaft und Stillzeit und im Alter steigt der Bedarf.
- Beachten Sie die Verabreichung von Vitamin-D-Tropfen an Säuglinge! Diese Maßnahme wird aus ärztlicher Sicht empfohlen.
- Halten Sie sich viel im Freien bei Sonneneinstrahlung auf, damit Ihr Körper reichlich Vitamin D bilden kann. Dies gilt besonders für Säuglinge und ältere Menschen.
- Decken Sie Ihren Bedarf an Vitamin D durch den Verzehr von Fisch, Milch und Milchprodukten, bei normalen Blutfettwerten auch durch den Verzehr von Butter und Dotter.

Vitamin E – Tocopherol

Zu Vitamin E zählen mehrere Substanzen mit ähnlichem Aufbau.

Bedeutung für den Körper

- Schutz empfindlicher Stoffe, wie mehrfach ungesättigter Fettsäuren, vor der Oxidation.
- Bindung freier Radikale.
- Schutz der Zellmembranen.

Die antioxidative Wirkung wird auch in der Lebensmittelindustrie genützt. Fette und Öle werden zum Schutz mit Vitamin E angereichert.

Störungen

Bei gesunden Menschen sind keine Störungen aufgrund eines Vitamin-E-Mangels bekannt. Störungen treten nur in Zusammenhang mit länger andauernden Erkrankungen auf.

Empfehlungen für die Bedarfsdeckung

- Der geschätzte Bedarf eines Erwachsenen beträgt täglich 12–14 mg.
- Decken Sie Ihren Vitamin-E-Bedarf durch eine gemischte Kost unter Berücksichtigung der Empfehlungen der Ernährungspyramide! Vitamin E ist in vielen pflanzlichen und tierischen Lebensmitteln enthalten, besonders in pflanzlichen Ölen.
- Wählen Sie schonende Zubereitungsarten.

Wussten Sie, dass ...
der höchste Gehalt an Vitamin E in kaltgepresstem Weizenkeimöl enthalten ist?

Vitamin K – Phyllochinon

Unter Vitamin K versteht man eine Reihe von Verbindungen.

Bedeutung für den Körper

- Mitwirkung an der Bildung von Blutgerinnungsfaktoren.
- Einfluss auf die Bildung wichtiger Proteine im Körper, wie beispielsweise des Knochenproteins. Wirkung auf den Knochenstoffwechsel.

Störungen

- Beim gesunden Menschen ist ein Mangel nicht zu erwarten.
- Bei bestimmten Erkrankungen und Einnahme von Medikamenten können Mangelerscheinungen auftreten. Sie äußern sich durch innere Blutungen.
- Neugeborene weisen häufig einen Mangel auf. Durch eine vorbeugende Vitamin-K-Gabe nach der Geburt sind Blutungen vermeidbar.

Empfehlungen zur Bedarfsdeckung

- Der geschätzte Bedarf eines Erwachsenen beträgt täglich 0,06–0,08 mg.
- Decken Sie Ihren Vitamin-K-Bedarf durch gemischte Kost, insbesondere durch den reichlichen Verzehr von grünem Gemüse! Ein beträchtlicher Anteil von Vitamin K wird von den Darmbakterien gebildet.

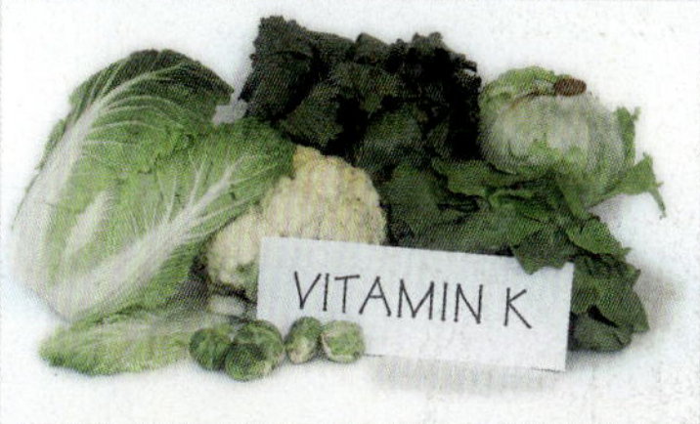

Vitamin-K-reiche Lebensmittel

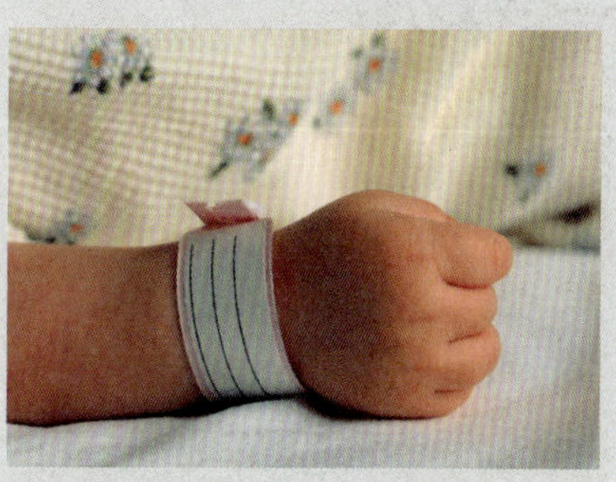

Neugeborene werden mit Vitamin K versorgt

4 Wasserlösliche Vitamine

Die Speicherfähigkeit der wasserlöslichen Vitamine im Körper ist im Gegensatz zu den fettlöslichen relativ gering. Eine regelmäßige Zufuhr ist daher besonders wichtig.

Vitamin B_1 – Thiamin

Bedeutung für den Körper

Vitamin B_1 ist Bestandteil wesentlicher Enzyme für den Kohlenhydratabbau im Stoffwechsel.

Störungen

Eine Unterversorgung mit Vitamin B_1 bewirkt Störungen im Nervensystem sowie im Herz- und Kreislaufsystem. Typische Mangelerscheinungen sind Konzentrationsschwä-

Wussten Sie, dass ...
Thiamin das erste wasserlösliche Vitamin war, dessen lebensnotwendige Bedeutung erkannt wurde?

? Vergleichen Sie mithilfe des BLS den Vitamin-B_1-Gehalt von Vollkornprodukten und geschälten Getreideprodukten.
Welche Ernährungsempfehlung leiten Sie daraus ab?

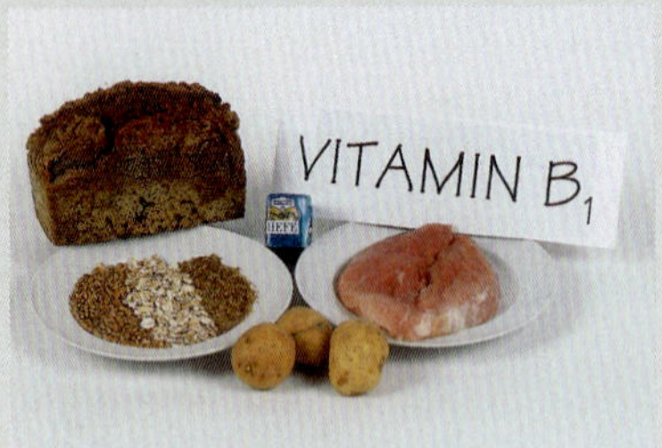

Vitamin-B_1-reiche Lebensmittel

che, Müdigkeit, Appetitlosigkeit, Reizbarkeit und Gewichtsverlust. Ein schwerer Mangel führt zur Avitaminose **Beriberi.** Diese Krankheit äußert sich durch schwere Störungen der Muskel- und Nervenfunktionen. Es kommt zu Krämpfen, Lähmungen, Muskelschwund, Ödemen und Herzstörungen. Es gibt verschiedene Verlaufsformen der Krankheit. Beriberi tritt in asiatischen Entwicklungsländern auf. Ursache des Vitamin-B_1-Mangels ist der hohe Anteil an geschältem Reis in der täglichen Nahrung.

Empfehlungen zur Bedarfsdeckung

- Die empfohlene Zufuhr für Erwachsene beträgt täglich 1–1,3 mg.
- Der Bedarf steigt in Relation zum Energieumsatz.
- Bei körperlicher Belastung, Krankheiten, Schwangerschaft und in der Stillzeit ist der Bedarf erhöht.
- Bei Alkoholikern sind Aufnahme und Stoffwechsel von Vitamin B_1 gestört. Dadurch ergibt sich ein höherer Bedarf.
- Decken Sie Ihren Bedarf an Vitamin B_1 durch reichlichen Konsum von Vollkornprodukten, Hülsenfrüchten und Kartoffeln! Auch Schweinefleisch und Hefe tragen zur Bedarfsdeckung bei.
- Wählen Sie schonende Zubereitungsarten! Vitamin B_1 ist besonders gegen Hitze und Sauerstoff empfindlich und wird sehr leicht ausgelaugt.

Vitamin B_2 – Riboflavin

Bedeutung für den Körper

- Bestandteil von Enzymen für den Energiestoffwechsel.
- Förderung des Wachstums und der Entwicklung des Embryos.

Störungen

Leichte Mangelerscheinungen werden häufig beobachtet. Sie äußern sich durch Haut- und Schleimhautveränderungen, brüchige Fingernägel, Rötung und Schuppenbildung der Haut um Augen, Nase und Lippen. Schwere Mängel treten kaum auf.

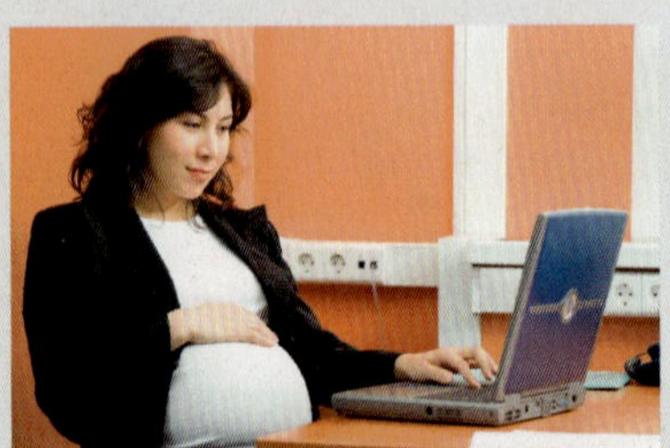
Schwangere haben einen erhöhten Vitaminbedarf

Empfehlungen für die Bedarfsdeckung

- Die empfohlene Zufuhr für Erwachsene beträgt täglich 1,2–1,5 mg.
- Der Bedarf steigt während der Schwangerschaft und in der Stillzeit, bei körperlicher Belastung, bestimmten Erkrankungen und Alkoholismus. Auch die Einnahme bestimmter Medikamente bewirkt einen erhöhten Bedarf.
- Decken Sie Ihren Bedarf an Vitamin B_2 durch die Aufnahme von Milch, Käse, Fleisch und Vollkornprodukten!
- Ziehen Sie eine ballaststoffreiche Kost vor! Dadurch wird die Bildung von Vitamin B_2 im Darm gefördert.

Vitamin B_6 – Pyridoxin

Unter Vitamin B_6 werden verschiedene Verbindungen zusammengefasst.

Bedeutung für den Körper

- Koenzym vieler Stoffwechselenzyme, besonders von Enzymen für den Eiweißstoffwechsel.
- Unterstützung der Hämoglobinbildung.
- Einfluss auf das Immunsystem.

Koenzym = Nichteiweißanteil eines Enzyms, ermöglicht den Ablauf der enzymatischen Reaktion.

Störungen

Mangelerscheinungen treten selten auf. Schwerer Mangel verursacht Störungen des Nervensystems und des Stoffwechsels sowie Hautveränderungen.

Empfehlungen für die Bedarfsdeckung

- Die empfohlene Zufuhr für Erwachsene beträgt täglich 1,2–1,5 mg.
- Während der Schwangerschaft, bei Einnahme der Antibabypille und bei Alkoholismus ist der Bedarf erhöht.
- Decken Sie Ihren Vitamin-B_6-Bedarf durch die Aufnahme von Fleisch, Fisch, Vollkornprodukten, Nüssen und Bananen!

Vitamin B_{12} – Cobalamin

Als Vitamin B_{12} werden verschiedene Verbindungen zusammengefasst, die ein Kobaltatom enthalten. Daraus leitet sich auch die Bezeichnung Cobalamin ab.

Wussten Sie, dass ... ernährungsbedingter Mangel an Vitamin B_{12} bei Personen mit streng veganer Ernährung auftreten kann? Besonders Kinder und Mütter sind gefährdet.

Bedeutung für den Körper

- Bestandteil von Stoffwechselenzymen.
- Beeinflussung der Zellteilung.
- Unterstützung der Blutbildung.

Störungen

Für die Aufnahme ins Blut ist die Bildung eines Komplexes aus Vitamin B_{12} und dem Intrinsicfaktor Voraussetzung. Die Aufnahme erfolgt im Dünndarm. Bei einem Mangel des Intrinsicfaktors durch Magenerkrankungen, bei gestörter Darmschleimhaut, bei chronischem Alkoholismus und unzureichender Zufuhr durch die Nahrung können Mangelerscheinungen auftreten.

Intrinsicfaktor = Glykoprotein, das in der Magenschleimhaut gebildet wird.

Ein Mangel äußert sich durch Blässe der Haut und Schleimhaut aufgrund einer Blutarmut, durch Schwäche und Müdigkeit. In weiterer Folge kommt es zu Schäden des Nervensystems. Die Avitaminose wird als **perniziöse Anämie** bezeichnet.

Perniziös = bösartig.

Empfehlungen für die Bedarfsdeckung

- Die empfohlene Zufuhr für Erwachsene beträgt täglich 0,003 mg.
- Schwangere und Stillende haben einen erhöhten Bedarf.
- Decken Sie Ihren Bedarf an Vitamin B_{12} durch den Verzehr von tierischen Lebensmitteln wie Fleisch, Fisch, Eiern, Milch und Käse!
- Pflanzliche Lebensmittel enthalten Vitamin B_{12} nur, wenn sie einer bakteriellen Gärung ausgesetzt waren, z. B. Sauerkraut.

Niacin

Niacin ist eine Sammelbezeichnung für Nikotinsäure und Nikotinsäureamid. Diese beiden Stoffe können im Organismus ineinander umgewandelt werden. Niacin wird im Körper aus der Aminosäure Tryptophan gebildet. Dabei spielt Vitamin B_6 eine bedeutende Rolle.

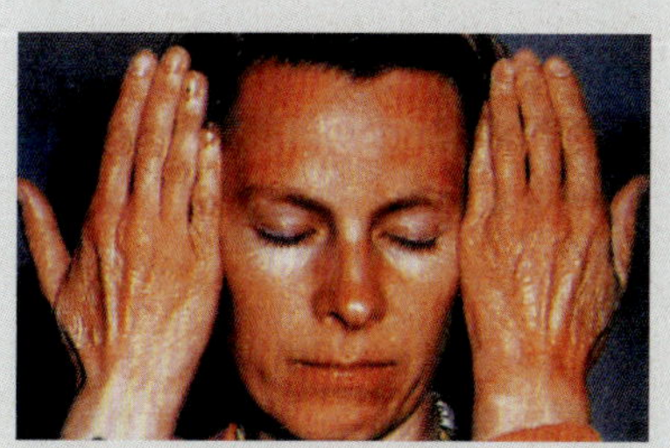

Pellagrakranke Frau

Bedeutung für den Körper

Niacin ist ein Koenzym vieler Enzyme im Stoffwechsel der Kohlenhydrate, Fettsäuren und Aminosäuren.

Störungen

Niacinmangel ist bei gemischter Kost kaum bekannt. Mangelerscheinungen können bei schlechter Eiweißversorgung oder Störungen des Eiweißstoffwechsels auftreten. Ein großer Niacinmangel führt zu **Pellagra.** Diese Krankheit tritt bei einseitiger Mais- oder Hirseernährung auf, da diese Getreidearten kaum Tryptophan enthalten. Es kommt zu Hautrötungen und in weiterer Folge zu Verdickungen und Pigmentierung der Haut an Stellen, die der Sonne ausgesetzt sind. Es treten auch Störungen des Verdauungstraktes und des Nervensystems auf.

Pellagra = raue Haut.

Empfehlungen für die Bedarfsdeckung

- Die empfohlene Zufuhr für Erwachsene beträgt täglich 13–17 mg Niacinäquivalent.
- Decken Sie Ihren Niacinbedarf durch Fleisch, Fisch und Vollkornprodukte!

1 mg Niacinäquivalent entspricht 60 mg Tryptophan.

Pantothensäure

Bedeutung für den Körper

Koenzym im Stoffwechsel der Fettsäuren, Kohlenhydrate und Aminosäuren.

Störungen

Ein ernährungsbedingter Mangel tritt nur sehr selten auf.

Empfehlungen für die Bedarfsdeckung

- Der geschätzte Bedarf eines Erwachsenen beträgt täglich 6 mg Pantothensäure.
- Decken Sie Ihren Pantothensäurebedarf durch gemischte, schonend zubereitete Kost.

Folsäure

Der Begriff Folsäure leitet sich von folium = Blatt ab.

Folsäure ist ein Sammelbegriff für verschiedene Verbindungen mit gleicher Wirkung.

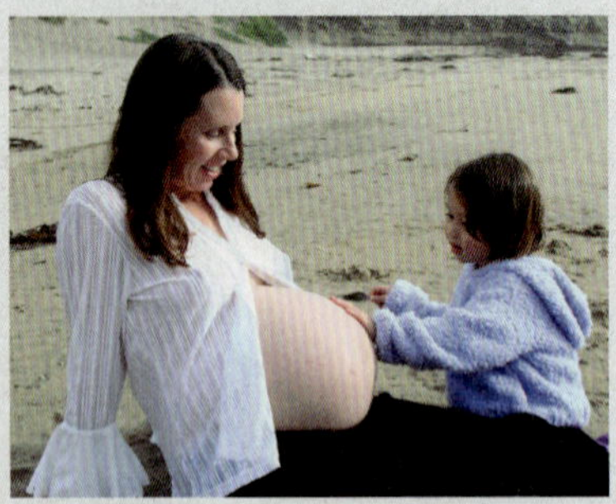

Zur Vorbeugung von Missbildungen des Fetus wird Frauen mit Kinderwunsch die tägliche Zufuhr von zusätzlich 0,4 mg Folsäure bereits ab vier Wochen vor bis zum Ende des ersten Drittels der Schwangerschaft empfohlen.

Bedeutung für den Körper

- Beeinflussung des Eiweißstoffwechsels.
- Einfluss auf Zellteilung und Zellneubildung.
- Der Stoffwechsel von Vitamin B_{12} und Folsäure ist eng miteinander verknüpft.

Störungen

Folsäuremangel ist weltweit feststellbar. Folsäuremangel erhöht das Risiko für Schwangerschaftskomplikationen und Missbildungen des Kindes. Grund für einen Folsäuremangel ist oft die Einnahme von Medikamenten, die einen erhöhten Bedarf verursachen. Dieser Mangel äußert sich durch Störungen des Blutbildes (Anämie) und ist Risikofaktor für Herz-Kreislauf-Erkrankungen.

Empfehlungen für die Bedarfsdeckung

- Die empfohlene Zufuhr beträgt bei Erwachsenen täglich 0,4 mg Folsäureäquivalent. Dies wird häufig nicht erreicht. **Folsäure gilt als kritischer Nährstoff.**
- Der Bedarf steigt während der Schwangerschaft und in der Stillzeit, bei Einnahme bestimmter Medikamente, bei Alkoholismus und chronischem Eisenmangel.
- Durch die Nahrungszubereitung kann es zu einem hohen Verlust an Folsäure (50–70 %) kommen.
- Decken Sie Ihren Folsäurebedarf durch die Aufnahme von reichlich grünem Blattgemüse, Tomaten, Vollkornprodukten und Hülsenfrüchten!

Vitamin C – Ascorbinsäure

Bedeutung für den Körper

- Beteiligung an enzymatischen Reaktionen.
- Bildung von Kollagen im Binde- und Stützgewebe, Förderung von Wachstum und Wundheilung.
- Förderung der Eisenaufnahme und der Speicherung von Eisen im Körper.
- Wirkung als Antioxidans, effizienter Radikalfänger.
- Anregung der Antikörperbildung.
- Hemmung der Bildung von Nitrosaminen im Magen.

Nitrosamine = aus Nitrit und Aminen gebildeter krebserregender Stoff.

Wussten Sie, dass ... die Mangelkrankheit Skorbut schon von Hippokrates 450 v. Chr. beschrieben wurde? Eigenschaften und Wirkungsweise von Vitamin C sind aber erst seit wenigen Jahrzehnten bekannt!

Störungen

Ein leichter Mangel an Vitamin C äußert sich in Müdigkeit, Schwäche, Zahnfleischbluten und Infektionsanfälligkeit. Eine Vitamin-C-Unterversorgung ist bei Alkoholikern, Rauchern und älteren Personen häufiger anzutreffen. Bei schwerem Vitamin-C-Mangel entsteht **Skorbut.** Diese Krankheit ist als typische Seefahrerkrankheit aus der Geschichte bekannt und kommt bei uns nicht mehr vor. Skorbut zeigt sich durch Schleimhaut- und Zahnfleischblutungen, in weiterer Folge durch innere Blutungen, Knochen- und Gelenkveränderungen.

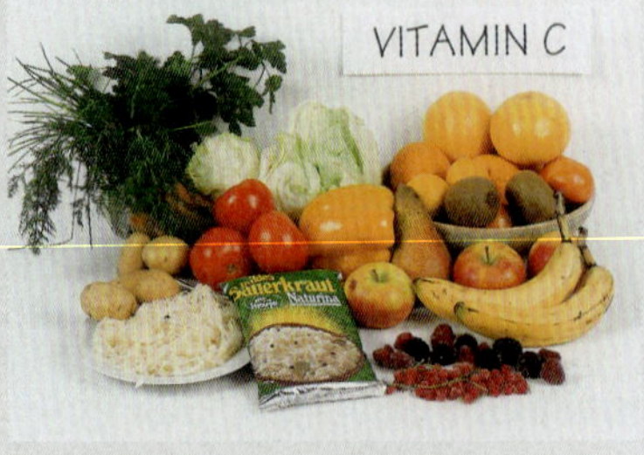

Vitamin-C-reiche Lebensmittel

Empfehlungen für die Bedarfsdeckung

- Die empfohlene Zufuhr beträgt beim Erwachsenen **täglich 100 mg Vitamin C.**
- Der Bedarf ist während der Schwangerschaft und in der Stillzeit, bei starker körperlicher Belastung, verschiedenen Erkrankungen, z. B. Diabetes, und in der Genesungszeit nach Operationen erhöht. Stress, Rauchen und die Einnahme von bestimmten Medikamenten, wie z. B. Antibabypille und Antibiotika, bewirken ebenfalls einen erhöhten Bedarf.
- Decken Sie Ihren Vitamin-C-Bedarf durch reichlichen Verzehr von frischem Obst und Gemüse! Schwarze Ribiseln, Kiwis, Tomaten, grünes Blattgemüse und Sauerkraut enthalten Vitamin C in großen Mengen!

- Nehmen Sie die vitaminreichen Lebensmittel vorwiegend als Rohkost auf! Bedenken Sie, der höchste Vitamin-C-Gehalt befindet sich in und unter der Schale!
- Wählen Sie schonende Garverfahren und essen Sie die Speisen möglichst rasch nach der Zubereitung! Vitamin C ist sehr empfindlich gegen Luftsauerstoff, Hitze, Licht und Metallkontakt.

Biotin

Bedeutung für den Körper

Biotin ist Bestandteil von wichtigen Stoffwechselenzymen.

Störungen

Mangelerscheinungen sind bei gemischter Kost nicht zu erwarten. Rohes Eiklar enthält ein Antivitamin, das Avidin. Es verhindert durch die Bildung eines Komplexes mit Biotin die Aufnahme. Erst durch Erhitzen geht diese Wirkung verloren.

Empfehlungen für die Bedarfsdeckung

- Der geschätzte Bedarf eines Erwachsenen beträgt täglich 0,03–0,06 mg.
- Decken Sie Ihren Bedarf an Biotin durch die Aufnahme von Hülsenfrüchten, Eidottern, Nüssen und Haferflocken!

5 Erhaltung von Vitaminen und Mineralstoffen

Auf dem Weg von der Produktion bis zum Verzehr der Lebensmittel gehen Vitamine und Mineralstoffe verloren. Der Verlust ist abhängig von der Dauer und der Stärke der Einwirkung und von der **Empfindlichkeit** des Nährstoffes.

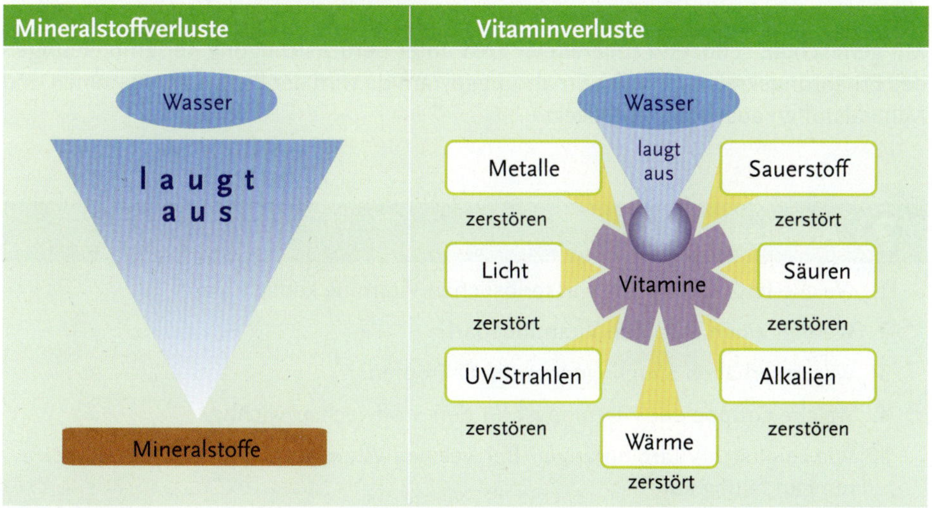

Mineralstoffe sind relativ stabil gegen äußere Einflüsse. Verluste treten hauptsächlich durch Auslaugen mit Wasser auf. **Vitamine** haben gegenüber äußeren Einflüssen eine sehr **unterschiedliche Beständigkeit.**

- **Hitzeempfindliche** Vitamine sind: A, B_1, B_6, B_{12}, C, Folsäure, Pantothensäure.
- **Sauerstoffempfindliche** Vitamine sind: A, D, B_1, C, Folsäure.
- **Lichtempfindliche** Vitamine sind: A, D, K, B_2, B_6, B_{12}, C, Biotin, Folsäure.

Vitaminverluste bei der Nahrungszubereitung im Haushalt

Bei der Zubereitung von Lebensmitteln sind folgende Verluste zu berücksichtigen:

Vitamin A	20 %	Vitamin B_6	20 %
Vitamin E	10 %	Pantothensäure	30 %
Vitamin B_1	30 %	Folsäure	35 %
Vitamin B_2	20 %	Vitamin C	30 %

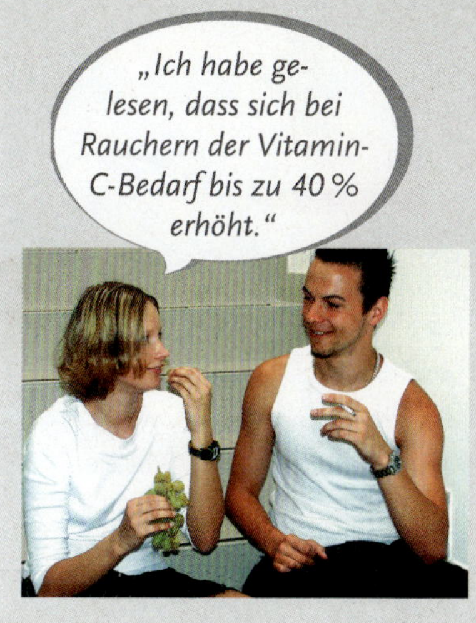
„Ich habe gelesen, dass sich bei Rauchern der Vitamin-C-Bedarf bis zu 40 % erhöht.“

Bei welchen Vitaminen steigt der Bedarf

- während der Schwangerschaft,
- durch Rauchen,
- durch die Einnahme der Antibabypille?

Durch Transport, Lagerung, Konservierung, Verarbeitung und Zubereitung gehen Vitamine und Mineralstoffe verloren. Auf eine schonende Behandlung ist daher besonders zu achten.

Durchschnittliche Vitaminverluste beim Garen von Gemüse

	Vit. C	Vit. B_1	Vit. B_2
Dünsten	–16 %	–15 %	–9 %
Dämpfen	–15 %	–13 %	–1 %
Kochen	–23 %	–14 %	–12 %

Wussten Sie, dass ...
die Verluste an Vitaminen und Mineralstoffen bei Salzkartoffeln bis zu viermal höher sind als bei Kartoffeln, die in der Schale gekocht wurden?

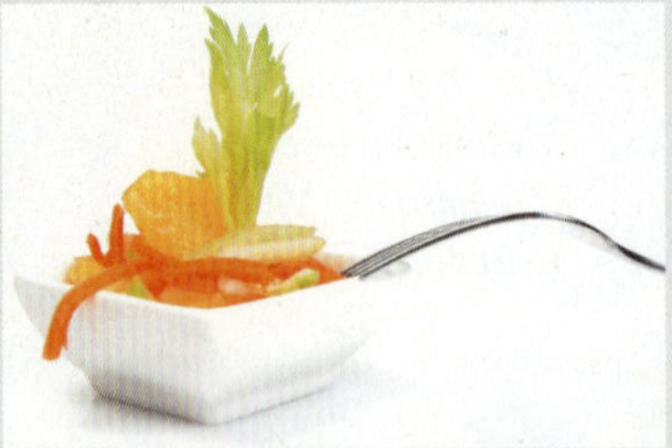

Sie bereiten eine Apfel-Karotten-Rohkost zu. Welche Maßnahmen zur Schonung der Vitamine und Mineralstoffe werden Sie dabei berücksichtigen?

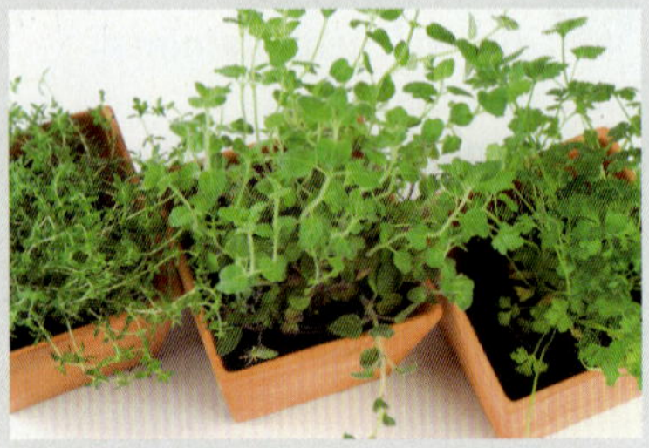

Frische Kräuter werten fertige Speisen auf und sind zugleich schmackhaft

Worauf achten Sie besonders, um ausreichend Vitamine aufzunehmen?

Richtlinien für den Einkauf

- Erntefrische Produkte aus der Region.
- Gemüse und Obst der Saison.
- Naturbelassene Lebensmittel.
- Frischware statt Konserven.

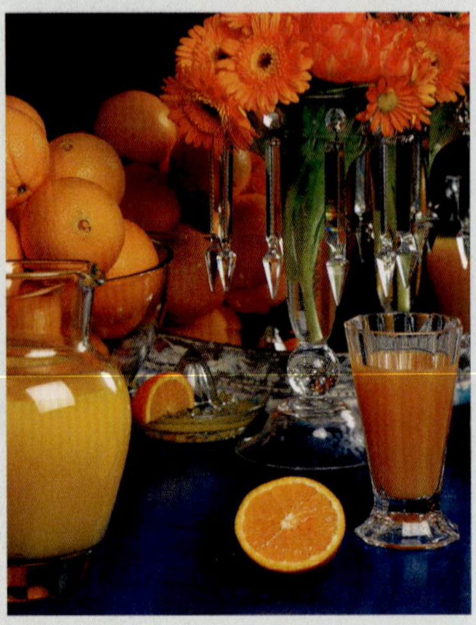

Sie können in der Küchenpraxis viel zur Erhaltung der Vitamine und Mineralstoffe beitragen. Berücksichtigen Sie folgende Grundsätze:

Kein Auslaugen im Wasser!
- Kurzes, gründliches Waschen unter fließendem kaltem Wasser.
- Lebensmittel im Ganzen waschen und nicht im Wasser liegen lassen.
- Gemüse in wenig Wasser, am besten im Dampf garen.
- Gemüsesud weiterverwenden.

Keine Verluste durch Luft und Licht!
- Lebensmittel kurz, dunkel, verschlossen, kühl und im Ganzen lagern.
- Lebensmittel kurz vor der Verwendung zerkleinern und zudecken.
- Zugedeckt garen.
- Metallgefäße zur Aufbewahrung vermeiden. Sauerstoffempfindliche Vitamine werden darin noch rascher zerstört.

Keine Verluste durch Wärme!
- Lebensmittel kühl lagern.
- Häufig frische Lebensmittel roh essen.
- Gemüse knackig garen.
- Frisch kochen; Warmhalten und Aufwärmen vermeiden.

Keine Verluste durch Chemikalien!
- Geschirr gründlich abspülen, Spülmittelreste können Vitamine zerstören.

So werden Speisen noch wertvoller:
- Lebensmitteln, die fettlösliche Vitamine enthalten, ein wenig Fett hinzufügen.
- Fertige Speisen mit frischen Kräutern und evtl. Zitronensaft verbessern.
- Suppen oder Saucen zum Schluss mit etwas frischen Lebensmitteln wie Obers, Butter, geraspeltem rohem Gemüse aufwerten.
- Salate mit frischen Kräutern, Kernen, Getreidekeimen oder Sprossen bestreuen.

Mit **gemischter, schonend zubereiteter Kost** unter Berücksichtigung der Empfehlungen des Ernährungskreises und der Ernährungspyramide wird der Bedarf an Vitaminen und Mineralstoffen ausreichend gedeckt.

Arbeitsaufgaben

1. Welche fett- und welche wasserlöslichen Vitamine kennen Sie?
2. Wer hat einen erhöhten Vitaminbedarf?
3. Warum erhalten Säuglinge Vitamin-D-Tropfen?
4. Welche Gruppe der Vitamine ist für den Stoffwechsel wichtig?
5. Wie zeigt sich Vitaminmangel? Bei welchen Vitaminen treten Mangelerscheinungen häufig auf?
6. Welche typischen Avitaminosen kennen Sie?
7. Welche Vitamine schützen den Körper vor freien Radikalen? Was heißt effizienter Radikalfänger?
8. Bei welchen Vitaminen ist die Versorgung auch in unseren Breiten nicht gesichert? Welche Maßnahmen werden zu einer Verbesserung der Situation empfohlen?
9. Welche Lebensmittel sind besonders reich an Vitaminen?
10. Geben Sie Empfehlungen für eine ausreichende Vitamin- und Mineralstoffversorgung. Berücksichtigen Sie Tipps für die Küchenpraxis.
11. Besorgen Sie sich eine Packung Multivitaminsaft. Berechnen Sie, wie viel Prozent Ihres täglichen Vitaminbedarfs durch einen halben Liter Saft gedeckt werden. Beurteilen Sie das Ergebnis.
12. Vitaminpräparate sind nicht unumstritten – warum? Nennen sie Beispiele.

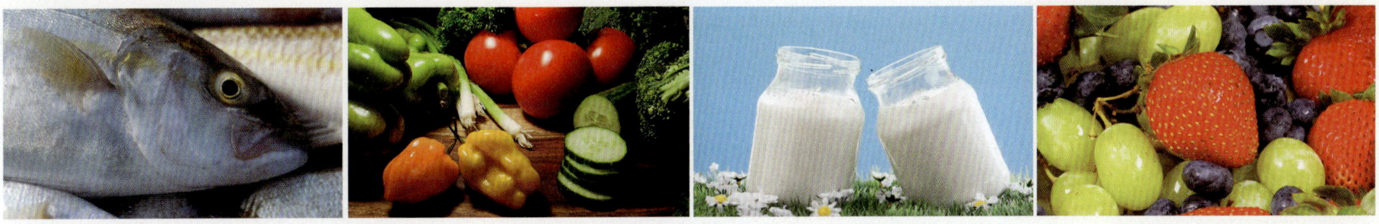

Österreich bietet ein hervorragendes Angebot an heimischen Lebensmitteln. Nutzen Sie es!

ZUSAMMENFASSUNG

Vitamine sind **lebensnotwendige Bestandteile** der Nahrung, die für Wachstum, verschiedene Körperfunktionen und Fortpflanzung des Menschen unentbehrlich sind. Der Körper ist auf ihre Zufuhr angewiesen. Kleinste Mengen werden benötigt. Sie werden direkt oder als **Vorstufe** (Provitamin) aufgenommen. Die Vorstufen werden im Körper zu Vitaminen umgewandelt.

Arten

Sie werden nach ihrer Löslichkeit in **fettlösliche** und **wasserlösliche Vitamine** eingeteilt. Fettlösliche Vitamine können im Körper gespeichert werden. Überhöhte Vitaminzufuhr kann gesundheitliche Folgen haben. Wasserlösliche Vitamine hingegen werden bei überhöhter Zufuhr ausgeschieden.

Bedarf

Wachstum, Schwangerschaft, Stillzeit, Alter, bestimmte Erkrankungen, Zufuhr bestimmter Medikamente, hoher Alkoholkonsum, Stress, Körperbelastungen und Rauchen verursachen einen höheren Vitaminbedarf. Leichter Vitaminmangel entsteht durch Unterversorgung und kommt bei bestimmten Vitaminen relativ häufig vor. Ein massiver Mangel oder ein völliges Fehlen eines Vitamins kann schwere Krankheiten auslösen.

Vitamin- und Mineralstofferhaltung

Mineralstoffe werden durch Wasser ausgelaugt. Vitamine sind gegen äußere Einflüsse wie Licht, UV-Strahlen, Metalle, Sauerstoff, Säuren, Alkalien und Auslaugen durch Wasser mehr oder weniger empfindlich.

Bei der küchentechnischen Verarbeitung ist auf eine schonende Behandlung der Lebensmittel besonders zu achten. Durch eine Aufwertung der Speisen können Verluste teilweise ausgeglichen werden.

Fettlösliche Vitamine	Aufgaben	Bedarfsdeckung	Bedarfsempfehlung pro Tag	Störungen bei Unterversorgung	Störungen bei Überversorgung
A **Retinol** Provitamin: Betakarotin	■ Bestandteil des Sehfarbstoffes ■ Hautschutz ■ Infektionsabwehr ■ Betakarotin: Radikalfänger	Milch, Gemüse, Obst	0,8–1 mg Vitamin A oder 4,8–6 mg Betakarotin **Erhöht:** Schwangere, Stillende	Nachtblindheit, Haut-, Schleimhautveränderungen, **Erblindung**	Erbrechen, Knochenbrüchigkeit, innere Blutungen, Fettleber
D **Calciferol** Provitamin: Ergosterin, Cholesterin	■ Förderung der Kalzium- und Phosphoraufnahme aus dem Darm ■ Einlagerung in den Knochen	Fisch, Milch, Milchprodukte, Dotter	0,005 mg **Erhöht:** Säuglinge, alte Menschen	Knochenerweichung, **Rachitis, Osteomalazie**	Knochenentkalkung, Kalziumablagerungen in weichen Geweben (Herz, Lunge, Niere)
E **Tocopherol**	■ Schutz mehrfach ungesättigter Fettsäuren vor Oxidation ■ Schutz der Zellmembranen ■ Radikalfänger	Pflanzliche Öle, Vollkornprodukte	12–14 mg **Erhöht:** Schwangere, Stillende	Selten, Funktionsstörungen der Skelettmuskulatur	
K **Phyllochinon**	■ Blutgerinnung	Grünes Blattgemüse	0,06–0,08 mg	Innere Blutungen	

ZUSAMMENFASSUNG

Wasserlösliche Vitamine	Aufgaben	Bedarfsdeckung	Bedarfsempfehlung pro Tag	Störungen bei Unterversorgung
B_1 Thiamin	▪ Bestandteil wichtiger Enzyme für den Kohlenhydratstoffwechsel	Vollkornprodukte, Schweinefleisch, Hülsenfrüchte, Germ, Kartoffeln	1–1,3 mg **Erhöht:** Schwangere, Stillende, bei körperlicher Belastung	Konzentrationsschwäche, Müdigkeit, Reizbarkeit, Krämpfe, Lähmungen, Skelettmuskelschwund, Herzmuskelschwäche bei **Beriberi**
B_2 Riboflavin	▪ Bestandteil von Enzymen für den Energiestoffwechsel ▪ Förderung des Wachstums	Milch, Käse, Fleisch, Vollkornprodukte	1,2–1,5 mg **Erhöht:** Schwangere, Stillende, bei körperlicher Belastung	Haut-, Schleimhautveränderungen, brüchige Fingernägel
B_6 Pyridoxin	▪ Koenzym für den Eiweißstoffwechsel ▪ Einfluss auf das Immunsystem	Fleisch, Fisch, Vollkornprodukte, Nüsse, Bananen	1,2–1,5 mg **Erhöht:** Schwangere, Stillende, bei Einnahme der Antibabypille	Beeinträchtigung des Nervensystems und des Stoffwechsels
B_{12} Cobalamin	▪ Blutbildung ▪ Bestandteil von Stoffwechselenzymen	Hauptsächlich tierische Lebensmittel, wie Fleisch, Fisch, Milch, Eier	0,003 mg **Erhöht:** Schwangere, Stillende	Blutarmut, Schäden des Nervensystems, **perniziöse Anämie**
Niacin	▪ Koenzym für den Energiestoffwechsel	Fleisch, Fisch, Vollkornprodukte	13–17 mg	Verdickungen und Pigmentierung der Haut, Störungen des Verdauungs- und Nervensystems, **Pellagra**
Pantothensäure	▪ Koenzym für den Stoffwechsel der Nährstoffe	Gemischte Kost; in fast allen Lebensmitteln	6 mg (Schätzwert)	Selten
Folsäure	▪ Eiweißsynthese und Zellvermehrung	Grünes Blattgemüse, Tomaten, Hülsenfrüchte, Vollkornprodukte	0,4 mg Vor und im ersten Drittel der Schwangerschaft + 0,4 mg	Anämie, Missbildungen, Schwangerschaftskomplikationen
C Ascorbinsäure	▪ Kollagenbildung ▪ Eisenaufnahme und -speicherung ▪ Antikörperbildung ▪ Hemmung der Nitrosaminbildung ▪ Radikalfänger	Frisches Obst, wie schwarze Ribiseln, Kiwis, Zitrusfrüchte; frisches Gemüse, wie Paprika, Kräuter, Tomaten, grünes Blattgemüse, Sauerkraut, Kartoffeln	100 mg **Erhöht:** Schwangere, Stillende, bei Krankheit, Stress, Rauchen, Einnahme von Medikamenten, z. B. Antibabypille	Müdigkeit, Schwäche, Appetitlosigkeit, Zahnfleischblutungen, Infektionsanfälligkeit; innere Blutungen, Abbau des Stützapparates bei **Skorbut**
Biotin	▪ Bestandteil von wichtigen Stoffwechselenzymen	Hülsenfrüchte, Dotter, Nüsse, Haferflocken	0,03–0,06 mg (Schätzwert)	Durch Avidin (Antivitamin) im rohen Eiklar; Hautveränderungen

Bioaktive Substanzen

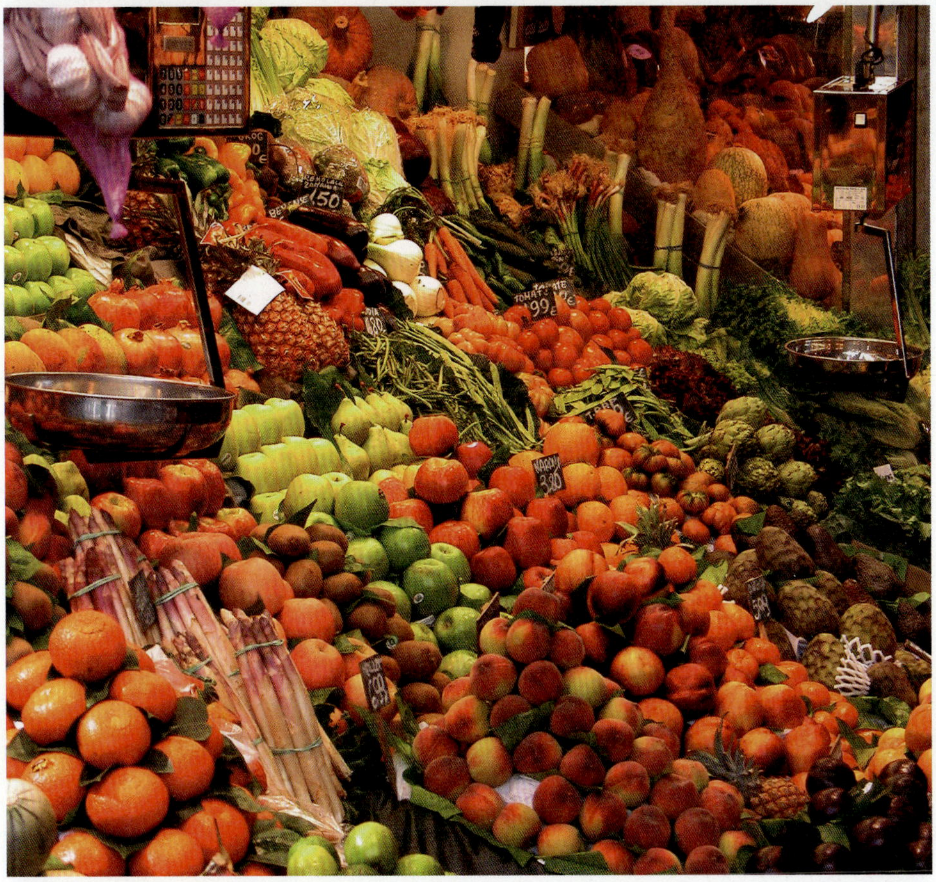

Bioaktive Substanzen fördern unsere Gesundheit!

Wer gesund und fit bleiben will, braucht mehr als lebensnotwendige Nährstoffe. Bioaktive Substanzen haben vielfältige gesundheitsfördernde Wirkungen, zählen aber nicht zu den Nährstoffen. Sie sind reichlich in Gemüse und Obst enthalten.

Je farbenprächtiger und je geschmacksintensiver eine Pflanze ist, desto höher ist ihr Gehalt an sekundären Pflanzenstoffen. Die Pflanze bildet diese Stoffe, um ihr Überleben zu sichern. Sie will sich vor Feinden schützen oder Nützlinge anlocken.

Man vermutet, dass für den Menschen über 10 000 bioaktive Substanzen von Bedeutung sind. Erst seit wenigen Jahren wird auf diesem Gebiet intensiv geforscht.

Ziele

- Sie können die bioaktiven Substanzen einteilen und kennen die wichtigsten Vertreter.
- Sie wissen um die Bedeutung und die gesundheitsfördernde Wirkung von bioaktiven Substanzen und kennen Lebensmittel, die reichlich bioaktive Substanzen enthalten.
- Sie können Empfehlungen für eine ausreichende Versorgung mit bioaktiven Substanzen geben.

„Wie oft und in welcher Form isst du eigentlich Gemüse und Obst?"

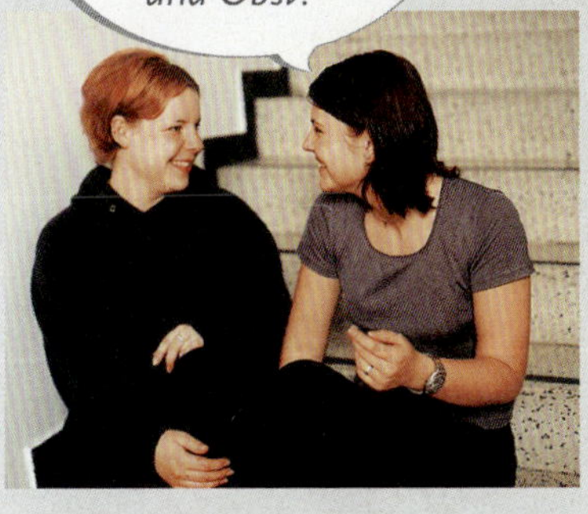

Menschen, die viel Gemüse und Obst essen, sind besser vor Krebs und Herz-Kreislauf-Erkrankungen geschützt.

1 Begriff

Bioaktive Substanzen sind alle in Lebensmitteln enthaltenen gesundheitsfördernden Stoffe, die nicht als Nährstoffe dienen (siehe Bestandteile unseres Essens, S. 12).

Zu den bioaktiven Substanzen zählen:

- Sekundäre Pflanzenstoffe.
- Ballaststoffe.
- Stoffe in fermentierten Lebensmitteln.

Bioaktive Substanzen haben einen unterschiedlichen chemischen Aufbau und haben vielseitige Wirkungen.

Sekundäre Pflanzenstoffe werden auch als „phytochemicals" bezeichnet.

Wussten Sie, dass ...
bereits im alten Ägypten Nahrungspflanzen zur Behandlung von Krankheiten eingesetzt wurden? Zwiebeln z. B. verwendete man zur Wundheilung.

2 Bedeutung

Der Mensch hat im Laufe der Evolution ein breites Spektrum an sekundären Pflanzenstoffen aufgenommen. Als ständige Begleiter der pflanzlichen Nahrung waren und sind sie an der **Erhaltung und Förderung von Gesundheit** und Leistungsfähigkeit beteiligt.

Sekundäre Pflanzenstoffe wurden während der Menschheitsentwicklung auch zur Jagd, gegen Ungeziefer, gegen Krankheiten, als Gewürze und zu religiösen Zwecken eingesetzt.

Antibiotische Substanzen haben Bakterien hemmende bzw. Bakterien tötende Wirkung.

Mit der Entwicklung der modernen Medizin trat das Wissen über die gesundheitsfördernde Wirkung der bioaktiven Substanzen in den Hintergrund. Wurden noch vor 50 Jahren beispielsweise natürliche antibiotische Substanzen in Knoblauch, Kresse und Kren zur Behandlung bakterieller Infektionen eingesetzt, werden sie heute durch synthetische Antibiotika in der Therapie ersetzt.

Kresse und Kren wirken bei Infektionen der Atemwege heilend.

Im Vergleich zu Vitaminen und Mineralstoffen werden bioaktive Substanzen im Stoffwechsel nicht direkt benötigt, Mangelerscheinungen treten daher nicht auf. Für unsere Gesundheit sind sie aber langfristig unentbehrlich. Sie tragen dazu bei, das **Krankheitsrisiko zu senken.** Im Vergleich zu Arzneimitteln wirken sie nur schwach. Eine ständige Zufuhr hat einen positiven Einfluss auf die Gesundheit ohne unerwünschte Nebenwirkungen.

Thrombosen = krankhafte Verstopfungen der Blutgefäße durch ein Blutgerinnsel.

Bioaktive Substanzen zeigen gesundheitsfördernde Wirkungen:
- Hemmen die Bildung freier Radikale.
- Senken das Krebsrisiko.
- Stärken das Immunsystem.
- Schützen vor Infektionen.
- Schützen vor Thrombosen.
- Hemmen Entzündungen.
- Regulieren den Blutdruck.
- Senken den Cholesterinspiegel.
- Regulieren den Blutglukosespiegel.
- Fördern die Verdauung.

Wenn Nährstoffe das Gewebe eines Stoffes darstellen, bewirken die sekundären Pflanzenstoffe Farben und Muster des Gewebes.

Lebensnotwendige Nährstoffe und bioaktive Substanzen ergänzen sich in ihrer Wirkung. Mit einer gemischten Kost werden täglich etwa 1,5 g sekundäre Pflanzenstoffe aufgenommen. Als **Farb-, Duft- und Geschmacksstoffe** beeinflussen sie auch die Nahrungsauswahl des Menschen.

3 Arten

Sekundäre Pflanzenstoffe

Pharmakologische Wirkung = Arzneiwirkung im Körper.

Sekundäre Pflanzenstoffe kommen im Vergleich zu den primären Pflanzenstoffen Kohlenhydrate, Eiweiß und Fette in der Nahrung nur in geringen Mengen vor und üben pharmakologische Wirkungen aus. Sie werden in den Pflanzen gebildet und haben wichtige Aufgaben zu erfüllen. Beispielsweise locken Farben Insekten zur Bestäubung an, andere Stoffe wiederum schützen die Pflanzen vor Schädlingen und Krankheiten.

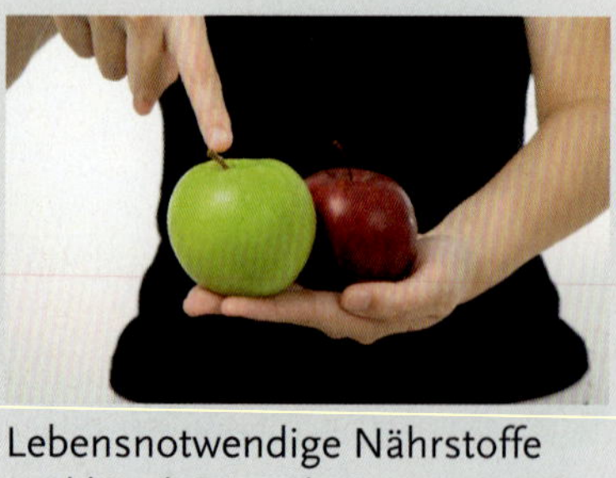

Lebensnotwendige Nährstoffe und bioaktive Substanzen ergänzen sich in ihrer Wirkung

Aufgrund ihres chemischen Aufbaues werden die sekundären Pflanzenstoffe in Gruppen eingeteilt.

Forschungsergebnisse sprechen dafür, dass sekundäre Pflanzenstoffe den Körper vor Schädigungen schützen. Viele Ergebnisse beruhen jedoch auf Tierversuchen. Die vermutlichen Wirkungen im Körper und ihr Vorkommen werden im Folgenden beschrieben.

Sekundäre Pflanzenstoffe	Wirkung im Körper	Vorkommen	Beachtenswertes
Karotinoide = Pflanzenfarbstoffe, 600 verschiedene Arten 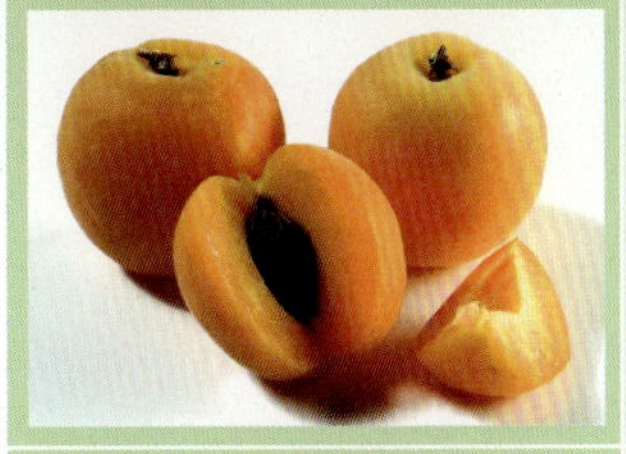	■ Antioxidativ ■ Krebsvorbeugend ■ Immunsystemstärkend	**Sauerstofffreie Karotinoide** in rotem und gelbem Obst und Gemüse: Karotten, Paprika, Marillen. **Sauerstoffhaltige Karotiniode** in grünblättrigem Gemüse: Kohl, Spinat, Kräutern, Brokkoli.	Rohes und gegartes Gemüse und Obst aufnehmen! Sauerstofffreie Karotinoide sind relativ hitzestabil. Sie werden gut mit etwas Fett erhitzt aufgenommen! Sauerstoffhaltige Karotinoide sind hitzeempfindlich!
Phytosterine = pflanzliche Sterine 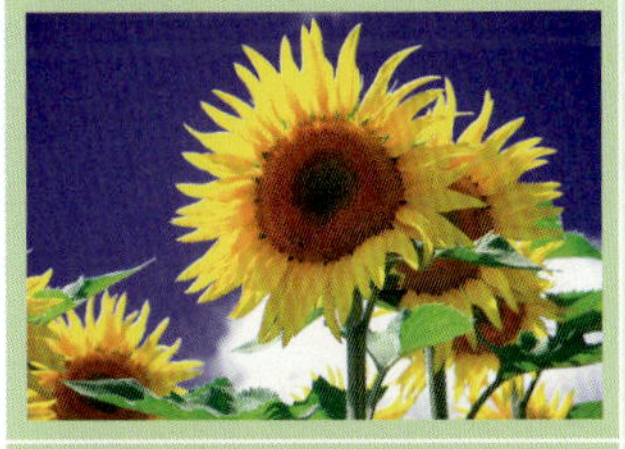	■ Cholesterinspiegelsenkend ■ Krebsvorbeugend, Schutzwirkung gegen Dickdarmkrebs	In fettreichen Pflanzenteilen wie Sonnenblumenkernen, Sesamsaaten, Sojabohnen und daraus gewonnenen Ölen.	Wirken vor allem im Verdauungstrakt. Kaltgepresste unraffinierte Pflanzenöle vorziehen! Phytosterine gehen durch die Raffination verloren.
Saponine = pflanzliche Abwehrmittel 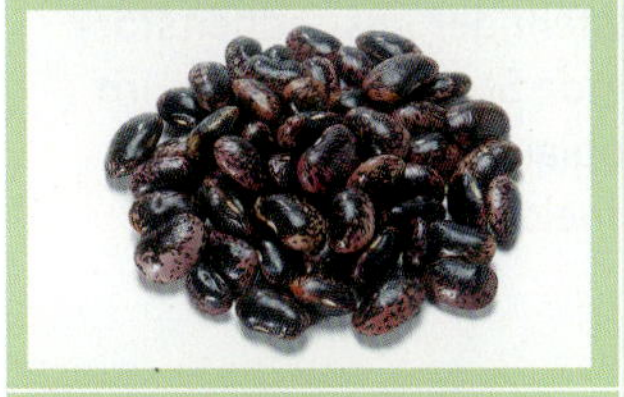	■ Krebsvorbeugend, senken das Darmkrebsrisiko ■ Cholesterinspiegelsenkend ■ Infektionshemmend ■ Immunsystemstärkend	In Hülsenfrüchten wie Bohnen, Erbsen, Sojabohnen und Erdnüssen	Werden leicht ausgelaugt, daher Kochwasser weiterverwenden!
Glucosinolate = Senföle (scharf schmeckend und riechend) 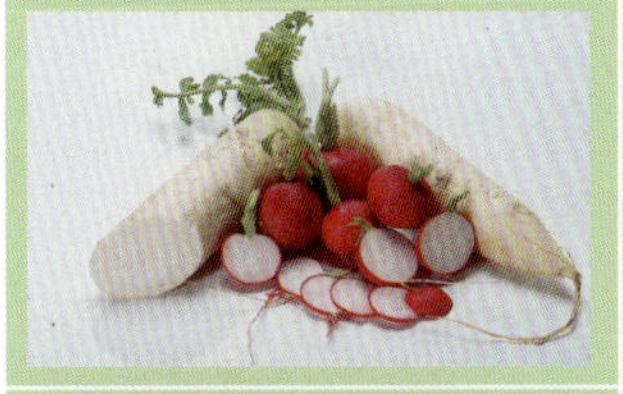	■ Infektionshemmend ■ Krebsvorbeugend, sie bremsen die Bildung von Krebs erregenden Stoffen und regen die körpereigene Entgiftung an ■ Cholesterinspiegelsenkend	In sämtlichen Kohlsorten wie Weißkraut, Rotkraut, Kohl, Kohlrabi, Karfiol, und Brokkoli, in Kren, Kresse, Radieschen und Senf	Erhitzen verringert den Gehalt an Glucosinolaten! Erst in Verbindung mit Sauerstoff wirksam!
Polyphenole ■ **Phenolsäure** = Gerbsäure ■ **Flavonoide** = Pflanzenfarbstoffe 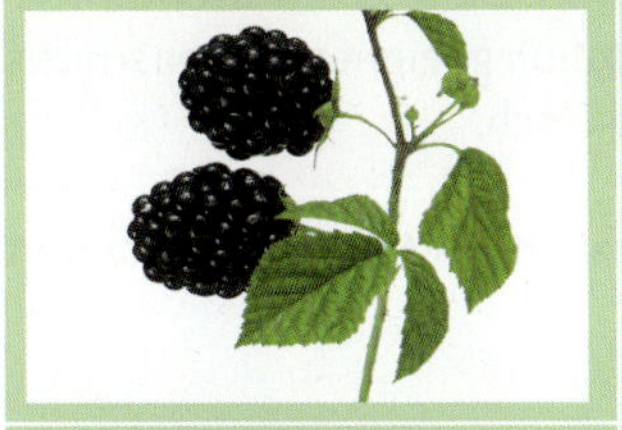	■ Krebsvorbeugend ■ Schützt vor Infektionen ■ Stark antioxidativ ■ Antithrombotisch ■ Immunsystemstärkend ■ Entzündungshemmend ■ Blutdruckregulierend ■ Blutglukosespiegelsenkend	**Phenolsäurehaltig** sind Randschichten von Getreide, Obst und Gemüse, schwarzer Tee. Flavonoidhaltig sind Früchte und Beeren, Rotwein, grüner und schwarzer Tee.	Vollkornprodukte vorziehen! Ungeschältes Obst und Gemüse aus biologischer Produktion ermöglichen eine optimale Versorgung! In Freilandpflanzen ist der Gehalt höher!
Enzyminhibitoren 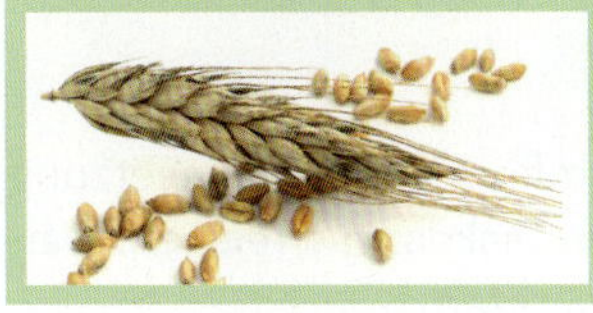	■ Krebsvorbeugend ■ Antioxidativ ■ Blutglukosespiegelsenkend	In Hülsenfrüchten, besonders in der Sojabohne, in Weizen, Reis und Kartoffeln	Die Wirkung geht durch Erhitzen verloren! Wirken vorwiegend im Verdauungstrakt, eine geringe Menge wird aufgenommen!

Terpene (leicht flüchtig, z. B. Menthol aus der Pfefferminze) 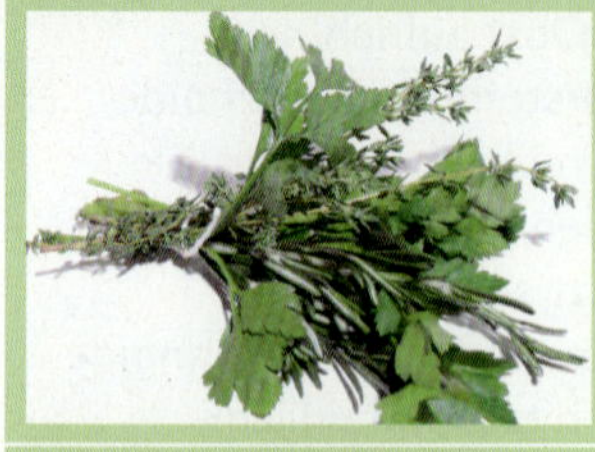	▪ Krebsvorbeugend, regen die körpereigene Entgiftung an ▪ Appetitanregend und verdauungsfördernd	In Zitrusfrüchten, Kräutern und Gewürzen	Sehr empfindliche Stoffe, daher Kräuter und Gewürze den Speisen erst kurz vor dem Essen beifügen!
Phytoöstrogene Struktur und Wirkung ähnlich den körpereigenen Östrogenen 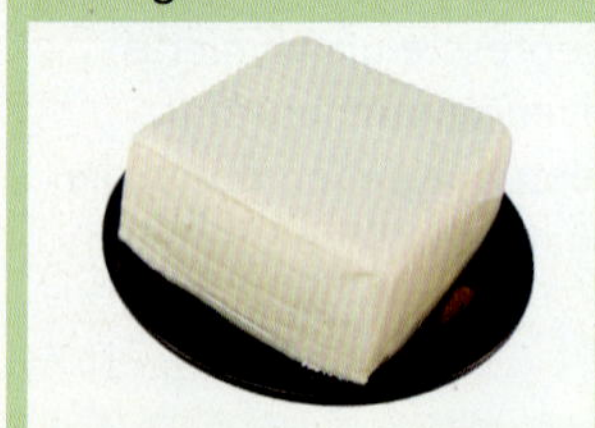	▪ Krebsvorbeugend, wirken gegen hormonabhängige Krebsarten der Geschlechtsorgane ▪ Antioxidativ	In Soja, Vollkornprodukten und Leinsamen	Auf ausreichende Flüssigkeitszufuhr achten
Sulfide (flüchtig und geruchsintensiv, schwefelhaltig) 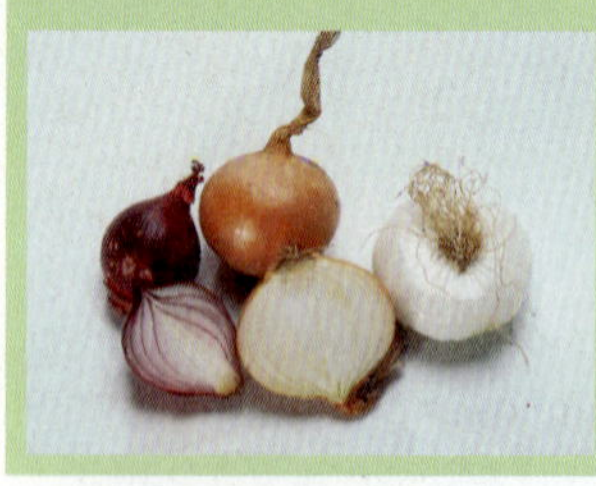	▪ Krebsvorbeugend, wirken besonders gegen Magenkrebs ▪ Schützen vor Infektionen ▪ Antioxidativ ▪ Antithrombotisch ▪ Immunsystemstärkend ▪ Entzündungshemmend ▪ Blutdruckregulierend ▪ Cholesterinspiegelsenkend ▪ Verdauungsfördernd	In Zwiebelgewächsen wie Knoblauch, Zwiebeln und Lauch	Aktivierung erfolgt erst nach der Zerkleinerung, z. B. entsteht der gesundheitsfördernde Stoff, das Allicin, im Knoblauch erst nach dem Schneiden.

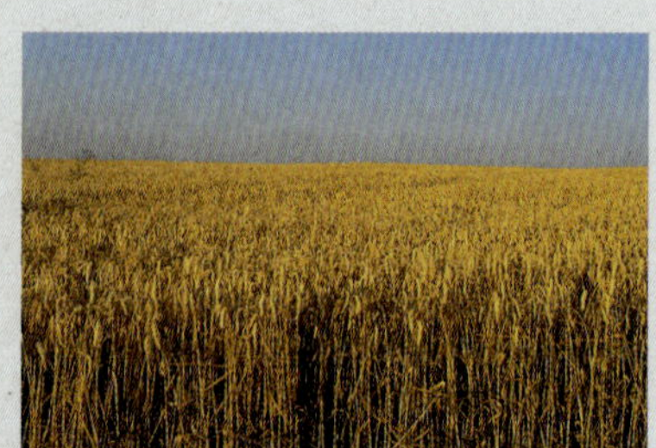

Weizenvollmehl enthält zehnmal mehr Phenolsäure als Weißmehl

Die überdurchschnittlich hohe Lebenserwartung der Bulgaren wird auf den reichlichen Verzehr von fermentierten Milchprodukten zurückgeführt.

Ballaststoffe

Siehe Kapitel Kohlenhydrate, ernährungsphysiologische Bedeutung, S. 33.

Stoffe in fermentierten Lebensmitteln

Die **milchsaure Gärung** oder **Fermentation** ist ein altes Konservierungsverfahren. Durch die Aktivität von bestimmten Mikroorganismen werden Lebensmittel in ihrer Zusammensetzung verändert. Als Endprodukt des Kohlenhydratabbaues entsteht Milchsäure (siehe Kohlenhydrate, küchentechnische Bedeutung, S. 32). Durch die Fermentation verändern sich Geruch, Geschmack und ernährungsphysiologischer Wert. Die konservierende Wirkung beruht auf einer Senkung des pH-Wertes. Zur Fermentation geeignete Lebensmittel sind Milch, Gemüse, Getreide, Hülsenfrüchte, Fleisch und Fisch.

Die bei der Gärung entstandene Milchsäure und die enthaltenen Milchsäurebakterien haben folgende Wirkung:

- **Krebsvorbeugend.**
- **Infektionshemmend.**
- **Immunsystemstärkend.**
- **Cholesterinspiegelsenkend.**

Eine regelmäßige Aufnahme wirkt sich positiv auf die Darmflora aus. Voraussetzung dafür ist allerdings, dass die Milchsäurebakterien lebend den Dickdarm erreichen. Wärmebehandeltes Joghurt oder erhitztes Sauerkraut ist kaum wirksam.

4 Zufuhrempfehlung

Die Zahl ernährungsabhängiger Krankheiten nimmt ständig zu. Eine wichtige Maßnahme der Vorsorgemedizin ist die Berücksichtigung einer vollwertigen Ernährung mit einem hohen Anteil an verschiedenen Gemüse- und Obstarten sowie Vollkornprodukten. Dadurch wird der Körper laufend mit Stoffen versorgt, die helfen, Krankheiten vorzubeugen.

So decken Sie Ihren Bedarf an bioaktiven Substanzen

- Genießen Sie **fünf Portionen Gemüse und Obst** am Tag.
- Davon sollten drei Portionen Gemüse und zwei Portionen Obst sein.
- Das Maß für eine Portion ist eine Handvoll.
- Essen Sie je eine Portion gegartes Gemüse, rohes Gemüse und Blattsalat sowie zwei Portionen frisches Obst.
- Ein Glas Gemüse- oder Fruchtsaft gilt als eine Gemüse- bzw. Obstportion.
- Achten Sie auf Abwechslung und wählen Sie erntefrische Produkte.
- Ziehen Sie **regionales und saisonales Obst bzw. Gemüse** vor. Lebensmittel, die frisch aus der Region kommen, enthalten mehr Pflanzenstoffe.
- Behandeln Sie die Lebensmittel schonend.

5 am Tag OBST & GEMÜSE

Empfehlung der Österreichischen Krebshilfe
www.5amTag.de

? Wie sieht Ihr „5 am Tag"-Kostplan aus?

Beispiel für 5 am Tag

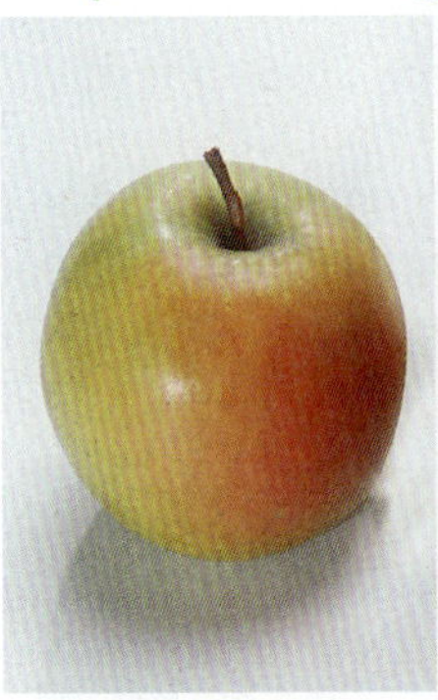
1 Apfel

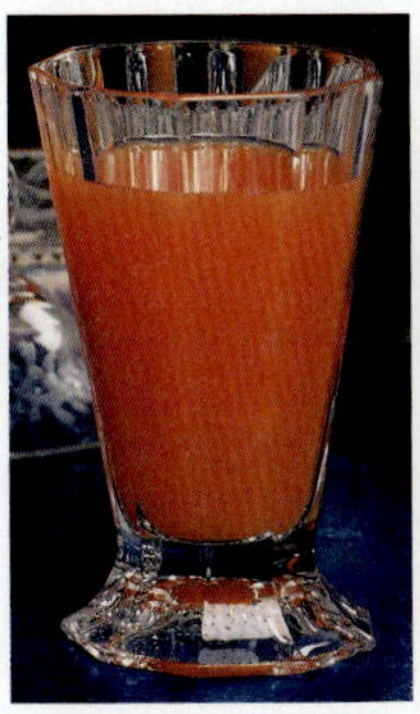
1 Glas Karottensaft

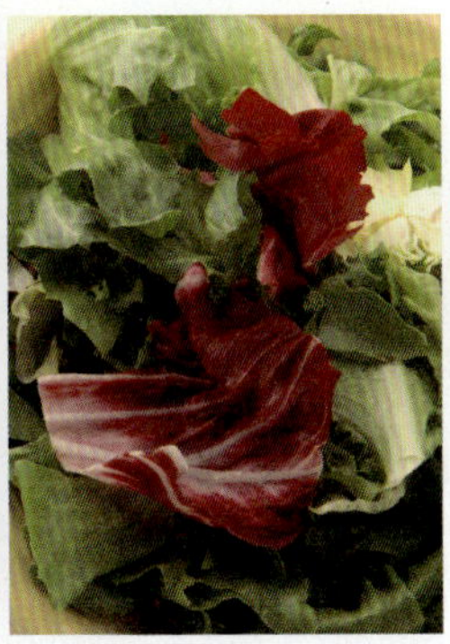
1 Portion Blattsalat

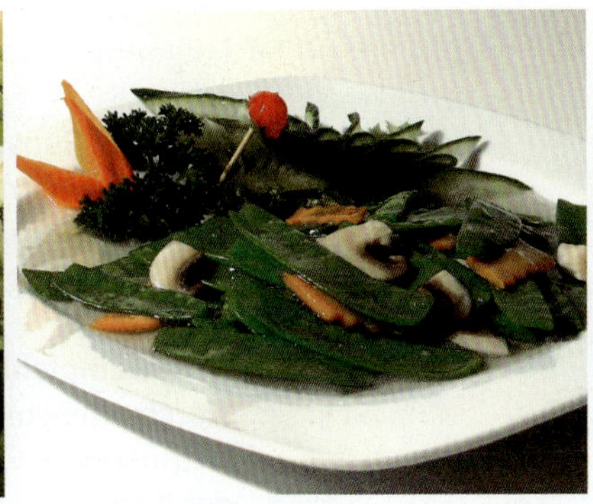
1 Portion Mischgemüse

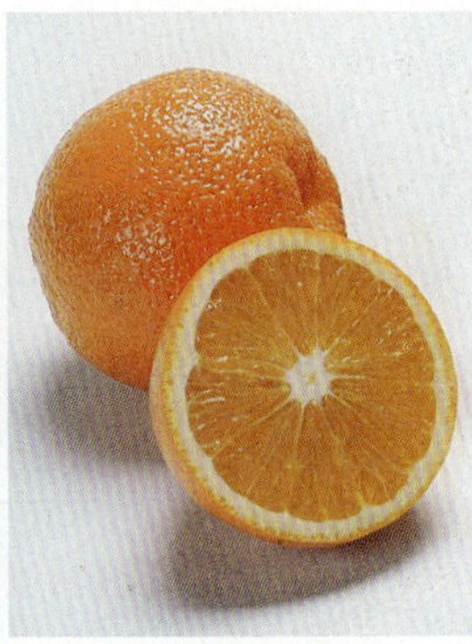
1 Orange

Die Einnahme einzelner bioaktiver Substanzen in Form von **Präparaten** ist abzulehnen. Auch die Anreicherung von Lebensmitteln mit bestimmten bioaktiven Substanzen wird kritisch betrachtet. Abgesehen davon, dass einzelne Stoffe bei höherer Dosierung schädliche Wirkung haben können, ist derzeit noch unklar, ob und gegebenenfalls wie sich Stoffe gegenseitig beeinflussen. Diesbezüglich gibt es in der Forschung noch zu wenig eindeutige Ergebnisse. Die Aufnahme über Lebensmittel ist sehr zu empfehlen. Die gesundheitsfördernde Wirkung der bioaktiven Substanzen kann jedoch nur bei einer bedarfsgerechten Versorgung mit allen lebensnotwendigen Nährstoffen optimal zur Geltung kommen.

? Arbeitsaufgaben

1. Welche Stoffe zählen zu den bioaktiven Substanzen?
2. Welcher Unterschied besteht zwischen primären und sekundären Pflanzenstoffen?
3. Welche gesundheitsfördernden Wirkungen haben bioaktive Substanzen?
4. Bei welchen Krankheiten kann durch eine reichliche Zufuhr von bioaktiven Substanzen eine vorbeugende Wirkung erzielt werden?
5. Sind Knoblauchkapseln eine empfehlenswerte Nahrungsergänzung?
6. Wie beurteilen Sie den Wert von rohem Sauerkraut?
7. Erklären Sie anhand eines Beispiels die Empfehlung „5 am Tag".
8. Erstellen Sie für die Monate April, August und Dezember eine Gemüsekiste mit fünf Sorten aus regionalem Anbau!

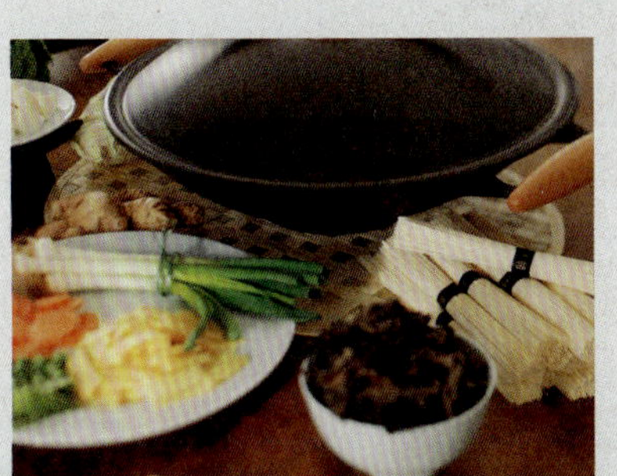

? In Japan erkranken viel weniger Frauen an Brustkrebs als in Europa. Könnte es einen Zusammenhang mit der Ernährung geben?

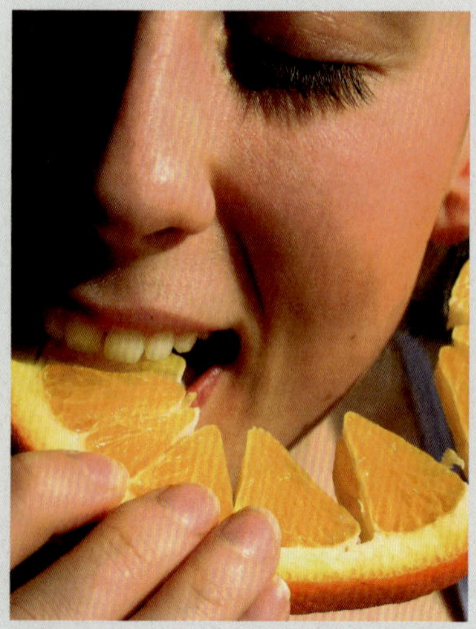

Je bunter der Speiseplan, desto besser!

ZUSAMMENFASSUNG

Bioaktive Substanzen sind alle gesundheitsfördernden Stoffe, die in Lebensmitteln enthalten sind, aber nicht als Nährstoffe wirken.

Arten

Bioaktive Substanzen		
Sekundäre Pflanzenstoffe	**Ballaststoffe**	**Stoffe in fermentierten Lebensmitteln**

Zu den sekundären Pflanzenstoffen zählen Karotinoide, Phytosterine, Saponine, Glucosinolate, Polyphenole, Enzyminhibitoren, Terpene, Phytoöstrogene und Sulfide.

Sekundäre Pflanzenstoffe kommen in den Pflanzen in geringer Menge vor und haben pharmakologische Wirkungen. Sie erfüllen wichtige Aufgaben.

Bedeutung
Für unsere Gesundheit sind bioaktive Substanzen langfristig unentbehrlich. Sie senken das Krankheitsrisiko und schützen vor allem vor Krebs und Herz-Kreislauf-Erkrankungen. Lebensnotwendige Nährstoffe und bioaktive Substanzen ergänzen sich in ihrer Wirkung.

Folgende gesundheitsfördernde Wirkungen wurden durch Studien festgestellt:
Bioaktive Substanzen sind antioxidativ, krebsvorbeugend, immunsystemstärkend, infektionshemmend, antithrombotisch, entzündungshemmend, blutdruckregulierend, cholesterinspiegelsenkend, blutglukosespiegelregulierend und verdauungsfördernd.

Zufuhrempfehlung
Durch eine vollwertige Ernährung mit einem hohen Anteil an verschiedenen Gemüse- und Obstarten sowie Vollkornprodukten in der täglichen Nahrung wird der Körper ausreichend mit bioaktiven Substanzen versorgt. Die Empfehlung der Österreichischen Krebshilfe lautet „Fünfmal am Tag Obst und Gemüse"!

Zusatzstoffe

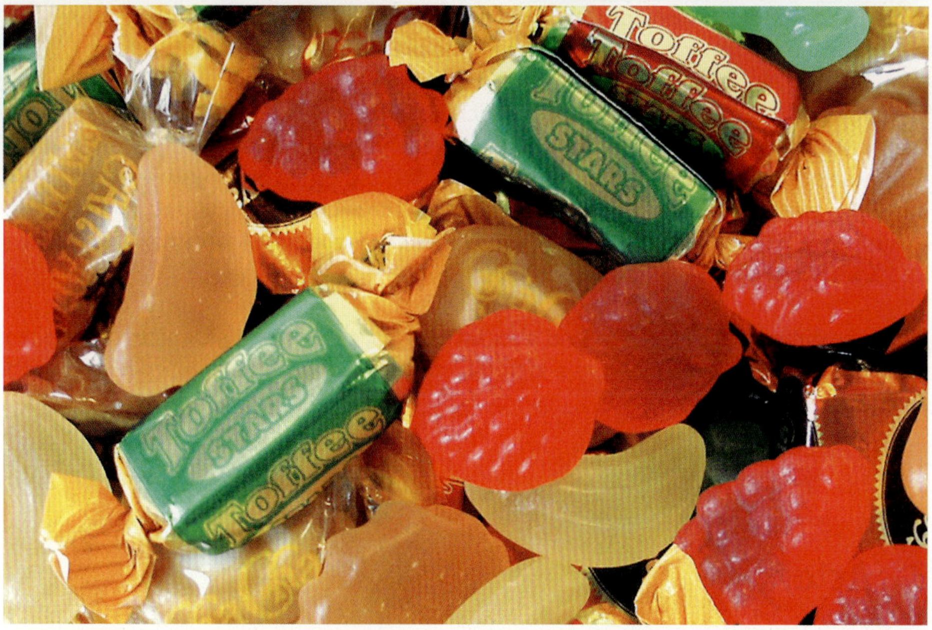

Lebensmittelzusatzstoffe – die kleinen Helfer mit großer Wirkung!

Wir verlangen von unseren Lebensmitteln ganz schön viel. Sie sollen gut aussehen, billig sein, eine gleichbleibende Qualität haben und in großer Vielfalt und Menge jederzeit zur Verfügung stehen. Ohne zusätzliche Hilfe ist das alles gar nicht möglich.

Lebensmittelzusatzstoffe sind **chemische Substanzen,** die den Lebensmitteln zugesetzt werden. Dadurch verlängert sich die Haltbarkeit, die Lebensmittel lassen sich besser bearbeiten und erhalten ein schöneres Aussehen. Viele Menschen stehen Zusatzstoffen skeptisch gegenüber. Fachleute hingegen sehen in ihrer Verwendung kein Problem.

1 Begriff

Zusatzstoffe sind dazu bestimmt, Lebensmittel in ihrer **Beschaffenheit,** ihren **Eigenschaften** oder ihren **Wirkungen** zu beeinflussen. Die Verwendung von Lebensmittelzusatzstoffen ist im Europäischen Lebensmittelrecht geregelt (siehe Lebensmittelqualität, S. 113).

2 Zulassung

Da Zusatzstoffe mit der täglichen Nahrung aufgenommen werden, sind strenge Regelungen anzuwenden. Es sind nur jene Stoffe ausdrücklich erlaubt, die in der Zusatzstoffe-Zulassungsverordnung angeführt sind. Die Liste dieser Stoffe wird als **Positivliste** bezeichnet. Die Zulassung gilt nur für bestimmte Lebensmittel und bis zu genau festgelegten Höchstgrenzen.

Voraussetzungen für die Zulassung:

- Gesundheitliche Unbedenklichkeit.
- Technologische Notwendigkeit.
- Täuschung oder Irreführung ist auszuschließen, z. B. das Vortäuschen einer besseren Qualität.

Ziele

- Sie kennen die Arten der Lebensmittelzusatzstoffe und ihre Funktionen.
- Sie wissen, welche Voraussetzungen für die Zulassung gegeben sein müssen.
- Sie wissen, warum Lebensmittelzusatzstoffe ein Problem darstellen können.

„Wenn ich die Zutatenliste von Lebensmitteln durchlese und die vielen Nummern sehe, habe ich Bedenken. Glaubst du, ist das alles wirklich notwendig?“

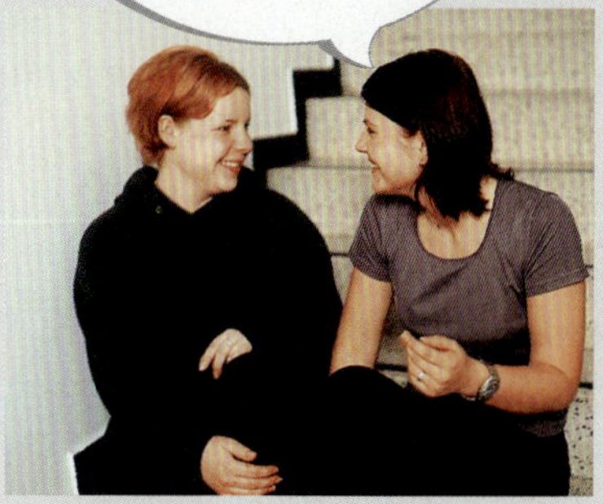

Wussten Sie, dass ...
80 % der Lebensmittel heute in verarbeiteter Form zum Verbraucher kommen?

Im Europäischen Lebensmittelrecht werden Lebensmittel angeführt, die keine Zusatzstoffe enthalten dürfen, z. B. Milch, Naturjoghurt, Sauermilch, Eier, Getreide, Honig und Kaffeepulver.

Was nicht ausdrücklich erlaubt ist, ist verboten!
Derzeit sind 304 Substanzen von der Europäischen Behörde für Lebensmittelsicherheit (EFSA) zugelassen.

ADI = **A**cceptable **D**aily **I**ntake = höchste duldbare Tagesdosis in Milligramm pro Kilogramm Körpergewicht pro Tag.

Die **gesundheitliche Unbedenklichkeit** wird durch toxikologische Untersuchungen festgestellt. Auf deren Grundlage sind die Höchstmengen genau festzulegen. Entscheidend dabei ist die Kenntnis des ADI-Wertes für diesen Stoff. Die Ermittlung erfolgt im Tierversuch. Die **technologische Notwendigkeit** ist gegeben, wenn kein anderes Verfahren die gleiche Wirkung hat bzw. die Herstellung ohne diesen Zusatz nicht möglich ist.

Antioxidantien schützen Lebensmittel vor Oxidation, z. B. Fett vor dem Ranzigwerden, und verlängern dadurch ihre Haltbarkeit.

Die Wirkung der Zusatzstoffe wird vielfach geschätzt. Als Konservierungsmittel gewährleisten sie eine **längere Haltbarkeit** und verzögern den natürlichen Verderb durch Schimmelpilzbefall oder bakterielle Zersetzung. Antioxidantien beispielsweise verhindern das Ranzigwerden von Fett und schützen luftempfindliche Vitamine und Aromastoffe. Zusatzstoffe werden auch eingesetzt, um **Nährwert, Farbe** und **Aroma** sowie **Aussehen** und **Konsistenz** von Speisen zu optimieren.

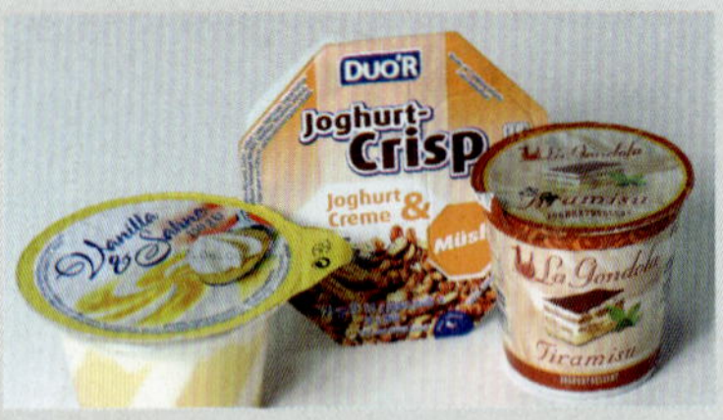

Zusatzstoffe werden eingesetzt, um Haltbarkeit, Nährwert, Farbe, Aroma, Aussehen und Konsistenz von Speisen zu verbessern

Einige bestimmte Zusatzstoffe sind aber umstritten, da vereinzelt Unverträglichkeiten festzustellen sind oder weil sie in anderen Ländern als gesundheitlich bedenklich nicht zugelassen werden.

3 Arten

Zusatzstoffe werden während der Gewinnung, Herstellung, Bearbeitung, Zubereitung, Verpackung, Beförderung oder Lagerung mittelbar oder unmittelbar zugesetzt. Sie werden europaweit mit **E-Nummern** bezeichnet. Dadurch sind sie leicht zuzuordnen.

E steht für:

- Europa und
- edible (engl.) = essbar.

Nach ihrer Funktion werden sie in folgende Gruppen eingeteilt:

- Farbstoffe.
- Konservierungsmittel bzw. konservierend wirkende Stoffe.
- Antioxidantien und Säuerungsmittel.
- Emulgatoren.
- Zuckeraustauschstoffe.
- Süßungsmittel.
- Stabilisatoren, Verdickungsmittel und Geliermittel.
- Andere Stoffe, wie Geschmacksverstärker, Schaumverhüter und Antiklumpmittel.

? Sammeln Sie verschiedene Verpackungen von Süßigkeiten! Stellen Sie mithilfe der E-Nummern-Liste im BLS fest, welche Zusatzstoffe enthalten sind! Beurteilen Sie diese Produkte und schlagen Sie eine gesündere Alternative vor.

4 Bewertung

Lebensmittelzusatzstoffe werden als ungefährlich eingestuft. Ein gesundheitliches Risiko kann aber nicht völlig ausgeschlossen werden. Man schätzt, dass 1–2 % der Bevölkerung fallweise mit einer **Unverträglichkeit** gegenüber verschiedenen Zusatzstoffen reagieren. Die Auswirkungen zeigen sich meist als pseudoallergische Reaktion, z. B. als Nesselausschlag, Kopfschmerzen, Asthmaanfälle oder Magen-Darm-Beschwerden. Auslöser dafür können Konservierungsmittel, Farbstoffe und Geschmacksverstärker sein.

Im Unterschied zur Allergie ist die pseudoallergische Reaktion von der aufgenommenen Dosis abhängig (siehe Allergien, S. 275). Das Erkennen der verursachenden Substanz ist wichtig. Durch die verpflichtende Kennzeichnung ist eine Vermeidung des Stoffes möglich.

! Geschmacksverstärker können bei empfindlichen Personen Beschwerden wie Kopfschmerzen, Übelkeit oder Gliederschmerzen auslösen. Da diese Geschmacksverstärker hauptsächlich in vielen ostasiatischen Speisen vorkommen, spricht man vom Chinarestaurantsyndrom.

Ein viel größeres Risiko für die Gesundheit ist die falsche Ernährung. Überernährung, zu hoher Fett- und Alkoholkonsum sind aus Sicht der Fachleute das weitaus größere Problem. Eine **vollwertige Ernährung, frisch gekocht,** unter Verwendung eines hohen Anteiles von **rohen Lebensmitteln** ist vorzuziehen. Eine Einschränkung von Halbfertig- und Fertigprodukten ist anzustreben. Dadurch können Zusatzstoffe eingespart werden.

Genießen Sie viel ...	Essen Sie weniger ...
■ frische und wenig verarbeitete Lebensmittel, ■ saisonale und regionale Lebensmittel.	■ Halbfertig- und Fertigprodukte, ■ konservierte Lebensmittel.

Arbeitsaufgaben

1. Warum sind Zusatzstoffe aus der Lebensmittelindustrie heute nicht mehr wegzudenken?
2. Welche Funktionen erfüllen Zusatzstoffe?
3. Welche Arten von Zusatzstoffen sind in Verwendung?
4. Welche Voraussetzungen müssen gegeben sein, damit ein Zusatzstoff zugelassen werden kann?
5. Ein Kleinkind bekommt nach dem Genuss von Vanillepudding einen Nesselausschlag. Welcher Zusatzstoff könnte der Auslöser sein?
6. Warum stehen viele Menschen Zusatzstoffen skeptisch gegenüber?
7. Welche Möglichkeiten gibt es, Zusatzstoffe zu reduzieren? Nennen Sie konkrete Beispiele.

Notizen zu den Arbeitsaufgaben:

ZUSAMMENFASSUNG

Zusatzstoffe sollen Lebensmittel in ihrer **Beschaffenheit** beeinflussen oder bestimmte **Eigenschaften** und **Wirkungen** erzielen. Es dürfen nur jene Stoffe eingesetzt werden, die auch ausdrücklich erlaubt sind und in der Zusatzstoffe-Zulassungsverordnung angeführt sind. Voraussetzungen dafür sind die gesundheitliche Unbedenklichkeit und die technologische Notwendigkeit. Eine Täuschung des Konsumenten muss ausgeschlossen werden können.

Zusatzstoffe werden europaweit mit **E-Nummern** bezeichnet und nach ihrer Funktion in folgende Gruppen eingeteilt:

- Farbstoffe.
- Konservierungsmittel bzw. konservierend wirkende Stoffe.
- Antioxidantien und Säuerungsmittel.
- Emulgatoren.
- Zuckeraustauschstoffe.
- Süßungsmittel.
- Stabilisatoren, Verdickungsmittel und Geliermittel.
- Andere Stoffe wie Geschmacksverstärker, Schaumverhüter und Antiklumpmittel.

Zusatzstoffe sind wegen der möglicherweise auftretenden Unverträglichkeitsreaktionen nicht unumstritten. Experten schätzen aber falsche Ernährung als wesentlich problematischer ein. Durch eine naturbelassene Ernährung mit einem hohen Anteil an frisch verarbeiteten Lebensmitteln und eine Einschränkung von Halbfertig- und Fertigprodukten kann ein Großteil an Zusatzstoffen eingespart werden.

Schadstoffe

Ziele

- Sie können zwischen Schadstoffen, die natürlich vorkommen, und solchen, die durch Zubereitung und Lagerung bzw. durch die Umwelt und Produktion von Lebensmitteln entstehen, unterscheiden.
- Sie wissen, was Sie tun müssen, um möglichst wenig Schadstoffe aufzunehmen.
- Sie wissen, was Sie tun müssen, um die Bildung von Schadstoffen bei der Zubereitung und Lagerung von Lebensmitteln zu verhindern.

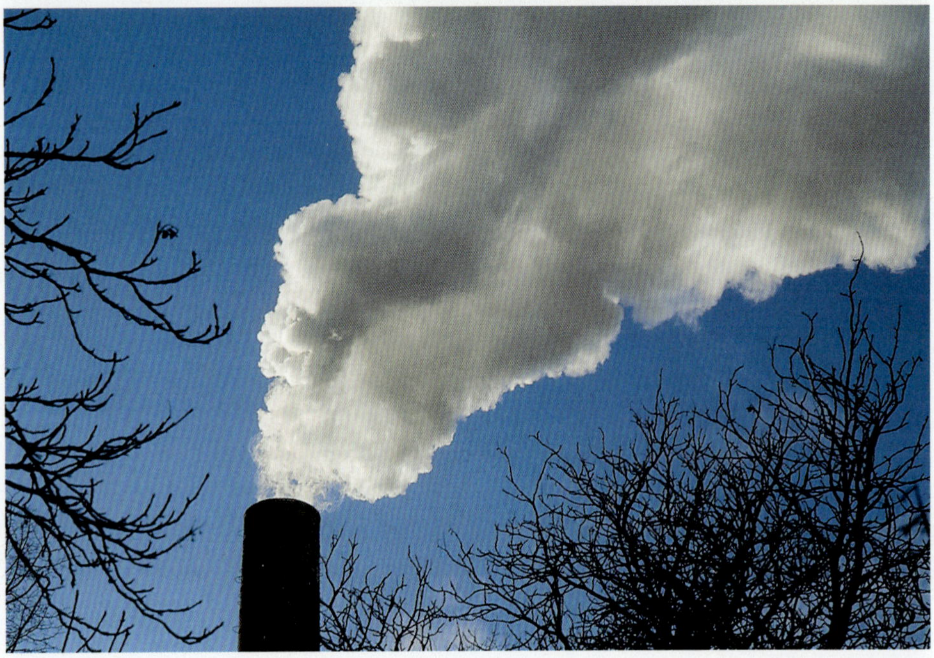

„Alle Dinge sind Gift und nichts ist ohne Gift, allein die Dosis macht, dass ein Ding kein Gift sei."
(Paracelsus, 16. Jhdt.)
Was bedeutet diese Aussage für unsere Lebensmittelauswahl?

„Was ist der Unterschied zwischen einem Schadstoff und einem Zusatzstoff?"

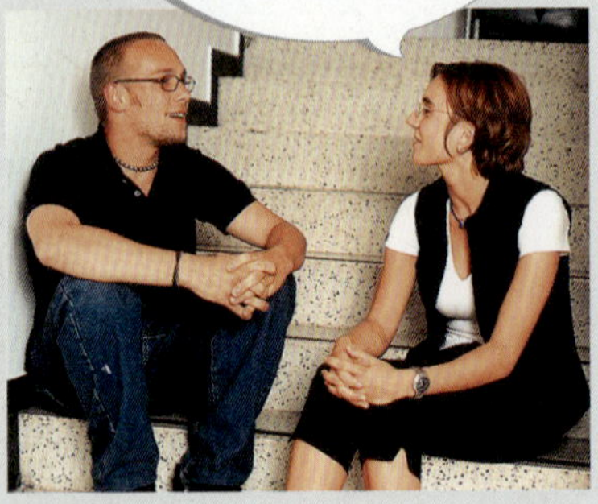

Schadstoffe – Gifte, die wir meiden müssen! Schadstoff ist der Überbegriff für alle Substanzen, die die Gesundheit des Menschen schädigen können. Die Schadstoffaufnahme kann durch eine bewusste Lebensmittelauswahl und durch sachgerechte Zubereitung gering gehalten werden.

Die Schadstoffmenge in den Lebensmitteln wird ständig in den Lebensmitteluntersuchungsanstalten überprüft, bestimmte Höchstmengen dürfen nicht überschritten werden. Entscheidend für die Giftigkeit eines Stoffes ist nicht sein Vorkommen, sondern die Menge.

1 Natürlich vorkommende Schadstoffe

Manche Lebensmittel enthalten Stoffe, die sich schädigend auf den menschlichen Körper und die Gesundheit auswirken.

Blausäure

Blausäurehaltige Glykoside kommen in bitteren Mandeln, in Kernen von Kirschen, Pfirsichen, Marillen und Zwetschken, in Holunderbeeren, in manchen Bohnensorten und in Leinsamen vor. Sie sind Verbindungen von Blausäure und Kohlenhydraten. Durch die Wirkung von Enzymen und Bakterien der Darmflora können sie gespalten werden, sodass die giftige Blausäure freigesetzt wird.

Empfehlungen:
- Verwenden Sie Bittermandelöl sehr sparsam.
- Essen Sie keine Kerne von Steinobst und keine rohen Holunderbeeren.

Wussten Sie, dass ...
- bereits fünf bis zehn Bittermandeln für Kinder eine tödliche Dosis darstellen,
- Zigarettenrauch Blausäure enthält?

Oxalsäure

Kommt in größeren Mengen in Spinat, Mangold, Rhabarber und Kakao vor. Sie beeinträchtigt die Kalziumaufnahme aus dem Darm in das Blut und bildet im Körper Kalziumoxalate, wodurch die Nierensteinbildung gefördert wird.

Kalziumoxalat = schwer löslicher Komplex aus Kalzium und Oxalsäure.

Empfehlungen:
- Blanchieren Sie oxalsäurehaltiges Gemüse.
- Geben Sie Kleinkindern nur ein- bis zweimal monatlich ein Spinatgericht.
- Meiden Sie bei Nierenerkrankungen oxalsäurehaltige Lebensmittel.

Pilzgifte

Sind in einigen Wildpilzen enthalten. Sie bewirken Übelkeit, Erbrechen, Krämpfe und Durchfall. Knollenblätterpilzvergiftungen enden häufig tödlich.

Empfehlungen:
- Sammeln und essen Sie nur Pilze, die Sie gut kennen.
- Lassen Sie unbekannte Pilze beim Marktamt prüfen.
- Suchen Sie bei Vergiftungserscheinungen sofort den Arzt oder das Krankenhaus auf.

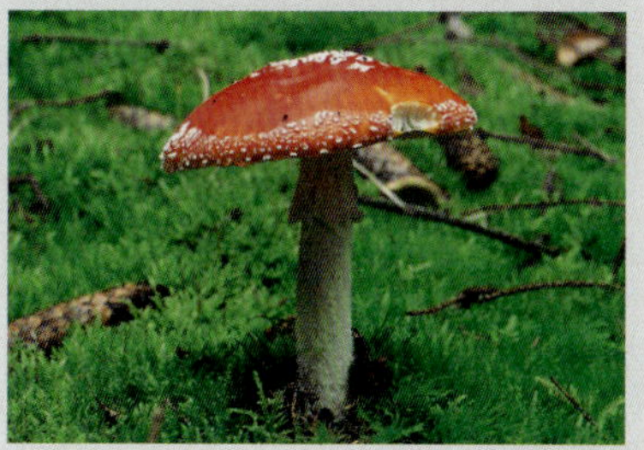

Pilzvergiftungen enden meist tödlich!

Solanin

Kommt in der Kartoffel in den grünen Schalenteilen, in den Augen und in den ausgewachsenen Trieben, in grünen Tomaten und in Tomatenstrünken vor. Es ist ein giftiges Alkaloid (siehe alkaloidhaltige Getränke, S. 207) und wirkt auf das Nervensystem, ist farblos, wasserlöslich und kochbeständig.

Empfehlungen:
- Schneiden Sie grüne Kartoffelteile, Triebe und Augen weg.
- Schütten Sie das Kochwasser von Kartoffeln weg.
- Verwenden Sie Kartoffeln, die mehr als 5 mm lange Triebe haben, nicht mehr.
- Entfernen Sie den Strunk von Tomaten.

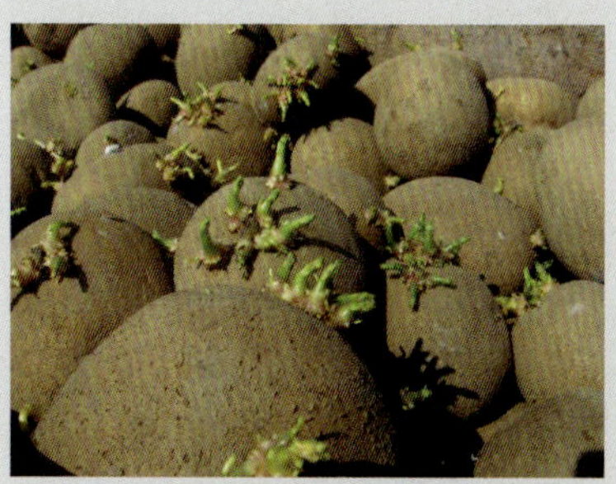

Besonders solaninhaltig: Kartoffeln mit ausgewachsenen Trieben

2 Schadstoffe aus der Umwelt und der Produktion von Lebensmitteln

Schwermetalle, Pestizide (siehe S. 103) und Düngemittel belasten die Umwelt. Über Luft, Wasser und Boden gelangen diese unerwünschten Stoffe in die Lebensmittel.

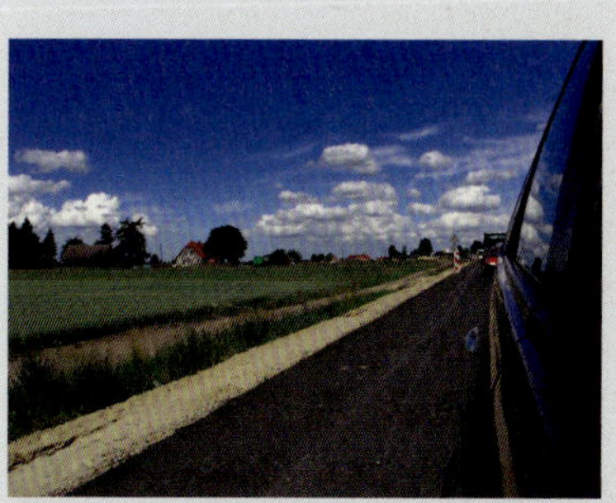

Durch Autoabgase gelangt Blei über die Felder in die Pflanzen

Blei (Pb)

Durch die Blei verarbeitende Industrie, Autoabgase und unsachgemäß entsorgte Autobatterien, Farben und Rostschutzmittel kommt Blei in die Umwelt, in die Nahrungskette und in das Trinkwasser. Blei hemmt die Bildung des roten Blutfarbstoffes, blockiert den Eisenstoffwechsel und verursacht Kopfschmerzen, Blutarmut und Appetitlosigkeit.

Empfehlungen:
- Vermeiden Sie Gemüse und Obst, das neben stark befahrenen Straßen gewachsen ist oder dort zum Verkauf angeboten wurde.
- Entfernen Sie bei Blattgemüse die äußeren Blätter.
- Waschen Sie Gemüse und Obst gründlich.
- Schälen Sie Gemüse und Obst, wenn Sie den Wachstumsstandort nicht kennen, denn Blei haftet an der Oberfläche.
- Vermeiden Sie zur Lebensmittelaufbewahrung Keramikgefäße aus fremden Ländern. Häufig sind sie mit Bleiglasuren überzogen.
- Entleeren Sie Konservendosen sofort nach dem Öffnen. Lötnähte können Blei abgeben.

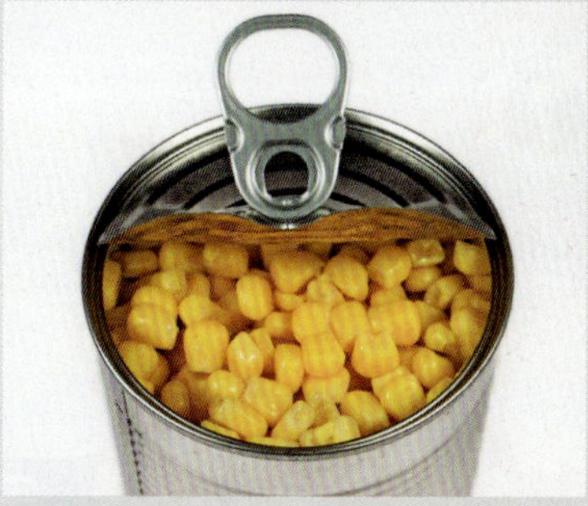

Dosen nach dem Öffnen sofort leeren

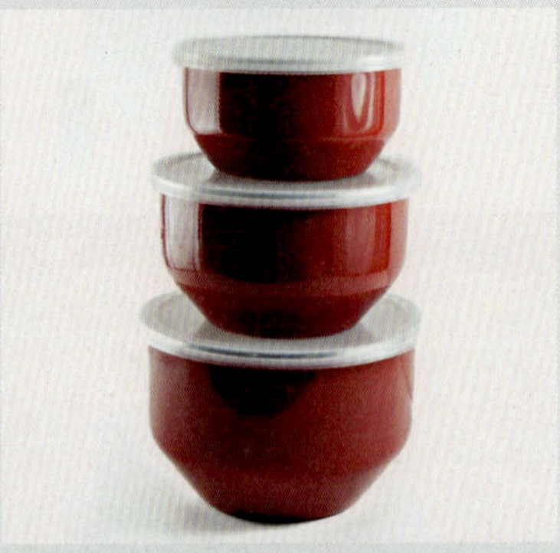

Achtung: Farbe und Säure vertragen sich nicht

Cadmium (Cd)

Wird bei der Verbrennung von Kohle, Erdöl, Erdgas und Müll frei. Es ist als orangeroter Farbstoff in Kunststoffen enthalten und wird durch Säuren gelöst. Klärschlamm ist häufig mit Cadmium angereichert. Pflanzen nehmen Cadmium in großen Mengen aus dem Boden auf und verteilen es gleichmäßig im Pflanzengewebe. Cadmium schädigt die Nerven und bewirkt starke Schmerzen in der Wirbelsäule und Knochenerweichung (Entmineralisierung) bis zur Schrumpfung des Skeletts.

Empfehlungen:

- Schränken Sie den Verzehr von Innereien und Wildpilzen ein.
- Vermeiden Sie die Aufbewahrung von säurehaltigen Lebensmitteln in orange oder rot gefärbten Kunststoff- oder Keramikgefäßen.

Düngemittel

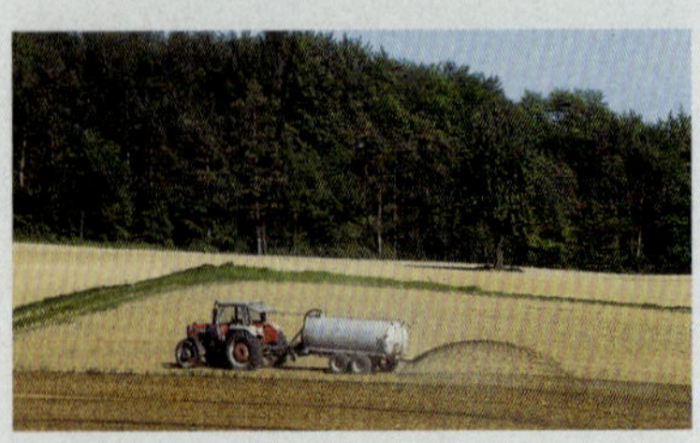

Düngemittel gelangen über den Boden in den Nahrungskreislauf

Zu den Düngemitteln zählen Stallmist, Jauche und Mineraldünger. Sie fördern das Wachstum der Pflanzen. Ihr Hauptbestandteil ist **Nitrat.** Zu große Düngemittelmengen belasten das Grundwasser mit Nitraten (siehe Trinkwasser, Qualitätskriterien, S. 61). Grüne Salate, Spinat, Kohl, Radieschen, Rettich, Rhabarber haben häufig hohe Nitratgehalte.

Empfehlungen:

- Bevorzugen Sie Freilandgemüse und Gemüse der Saison.
- Bereiten Sie Glashaussalat mit Zitronensaft zu.
- Gießen Sie das Blanchierwasser von belastetem Gemüse weg.
- Schneiden Sie bei Blattgemüse Stiele und große Blattrippen weg.
- Entfernen Sie bei Chinakohl und Kopfsalat die äußeren Blätter.
- Vermeiden Sie das Aufwärmen von Kartoffel-, Gemüse- und Spinatgerichten.
- Verwenden Sie nitratbelastetes Trinkwasser nicht für Säuglingsnahrung.

Nitrat, Nitrit und Nitrosamine

Nitrat wird dem Boden als Dünger zugeführt, um die Erträge zu steigern. Der Mensch nimmt **Nitrat** vorwiegend über Gemüse (70 %), das Trinkwasser (20 %) und gepökeltes Fleisch (10 %) auf (siehe Gemüse und Obst, Schadstoffe, S. 219, und Trinkwasser, Qualitätskriterien, S. 61).

Nitrat kann von einigen Bakterien in das giftige Nitrit umgewandelt werden. Nitrit wird als Nitritpökelsalz zum Pökeln von Wurstsorten verwendet.

Pökeln = Konservierungsmethode. Gepökelt wird, um Fleisch- und Wurstwaren vor dem Befall von Clostridium botulinum zu schützen und wegen des dabei entstehenden typischen Aromas und der rötlichen Farbe.

Nitrite sind besonders für Säuglinge gefährlich. Sie verbinden sich mit dem Hämoglobin der roten Blutkörperchen und verhindern dadurch den Sauerstofftransport, was Ersticken zur Folge haben kann (Säuglingsblausucht).

Aus Nitriten und Aminen (Stickstoffverbindungen, die auch im Körper gebildet werden können) entstehen **Nitrosamine.** Die meisten Nitrosamine werden mit Bier, gepökelten Waren und Zigarettenrauch aufgenommen. Durch das Erhitzen von gepökelten Waren und die Kombination mit Käse erhöht sich der Anteil an Nitrosaminen.

? Was hat eine Schinken-Käse-Pizza mit Nitrosaminen zu tun?

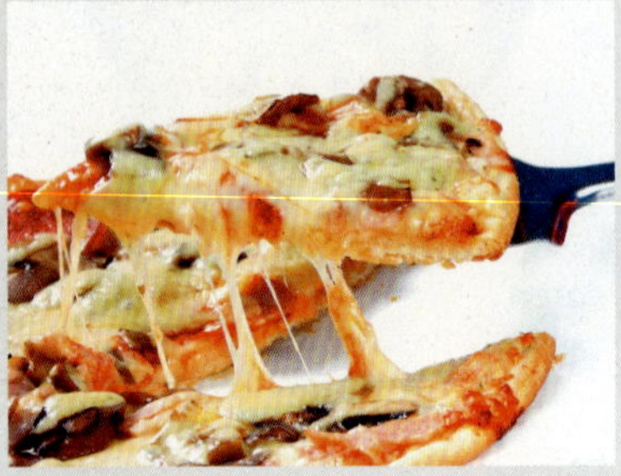

Empfehlungen:

- Genießen Sie Freilandware und biologisch angebautes Gemüse. Es enthält geringere Mengen an Nitrat.
- Essen Sie Gemüse der Saison.
- Wärmen Sie Gemüse mit hohem Nitratgehalt (Spinat, Kohl, Kohlrabi) nicht wieder auf.
- Entfernen Sie beim Putzen von Salat die äußeren Blätter und die großen Blattrippen.
- Lassen Sie marinierte Salate nicht lange stehen. Bakterien setzen das Nitrat schnell in Nitrit um.
- Essen Sie gepökelte Fleisch- und Wurstwaren möglichst selten.
- Erhitzen Sie gepökelte Ware möglichst nicht. Vermeiden Sie ein gemeinsames Erhitzen mit Käse.

- Bereiten Sie Speisen, die Pökelsalz enthalten, mit Zitrone (Vitamin C) oder hochwertigen Ölen (Vitamin E) zu. Vitamin C verringert die Nitrosaminbildung.
- Genießen Sie Bier nur in Maßen.

Pestizide

Unter Pestiziden versteht man alle chemischen Vorratsschutz- und Schädlingsbekämpfungsmittel. Rückstände von Pestiziden sind in manchen Lebensmitteln zu finden. Manche Pestizide können Krebs erregen.

Empfehlungen:
- Waschen Sie Gemüse und Obst vor der Verwendung gründlich.
- Kaufen Sie Lebensmittel aus biologischer Landwirtschaft.

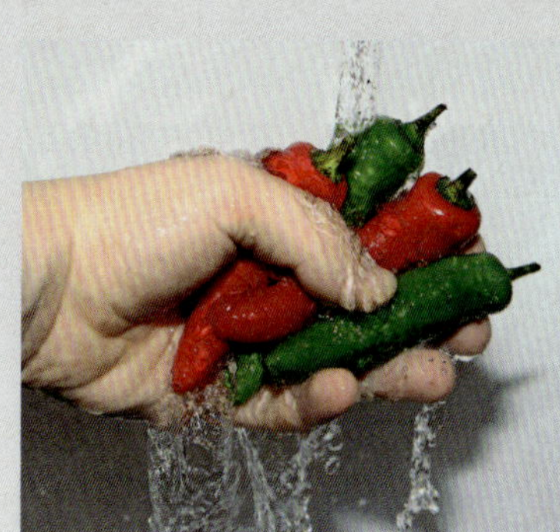

Gemüse und Obst vor Verwendung gründlich waschen

Quecksilber (Hg)

Kommt von Abwässern aus Papierfabriken und aus der Metallerzeugung, der Müllverbrennung sowie der Schädlingsbekämpfung. Quecksilber bewirkt Krämpfe, Lähmungen und Störungen des Hör- und Sehzentrums.

Empfehlung: Schränken Sie den Verzehr von besonders belasteten Lebensmitteln wie Muscheln, langlebigen Fischarten (Thunfisch) und Wildpilzen ein.

Radioaktive Stoffe

Gelangen durch Unfälle bzw. Störfälle in Kernkraftwerken und durch Kernwaffentests in die Umwelt. Über Luft, Wasser und Boden kommen sie in die Nahrungskette. Sie verursachen Leberschäden und Krebs.

Bei radioaktiven Substanzen gibt es keine unschädliche Dosis für den Menschen!

Tierarzneimittel

Sie werden besonders in der **Massentierhaltung** eingesetzt (siehe S. 193). **Antibiotika** fördern den Fleischansatz und das Wohlbefinden der Tiere und verhindern das Ausbreiten von Krankheiten. Hormone beschleunigen das Wachstum. Ihr Einsatz ist aber durch das Lebensmittelgesetz verboten. **Beruhigungsmittel** werden vor allem gegen den Stress in der Massentierhaltung und beim Transport zum Schlachthof eingesetzt.

Empfehlung: Kaufen Sie Fleisch und Fleischwaren aus biologischer Produktion.

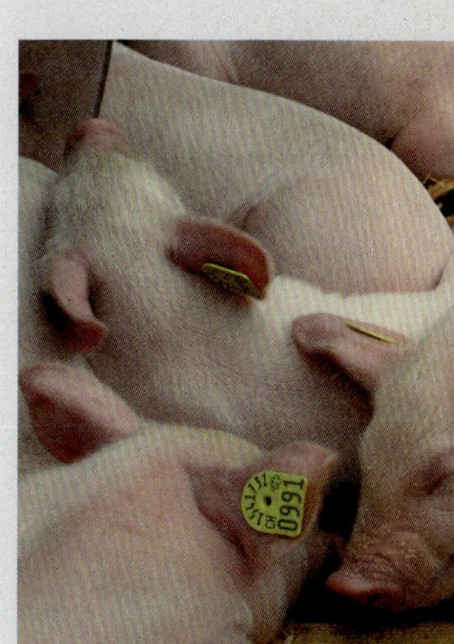

Tierarzneimittel werden vor allem in der Massentierhaltung eingesetzt

3 Schadstoffe bei der Zubereitung und Lagerung von Lebensmitteln

Acrylamid

Entsteht, wenn Lebensmittel hoch erhitzt werden, ist hauptsächlich in gebratenen, gebackenen, frittierten und gerösteten Kartoffel- und Getreideprodukten enthalten. Acrylamid steht in Verdacht, Krebs auszulösen.

Empfehlung: Getreideprodukte nur hell, Kartoffelprodukte goldgelb rösten.

Aflatoxine

Sind giftige Stoffwechselprodukte von **Schimmelpilzen.** Sie zählen zu den am stärksten krebserregenden Stoffen. Sie schädigen in erster Linie die Leber. Sie kommen besonders

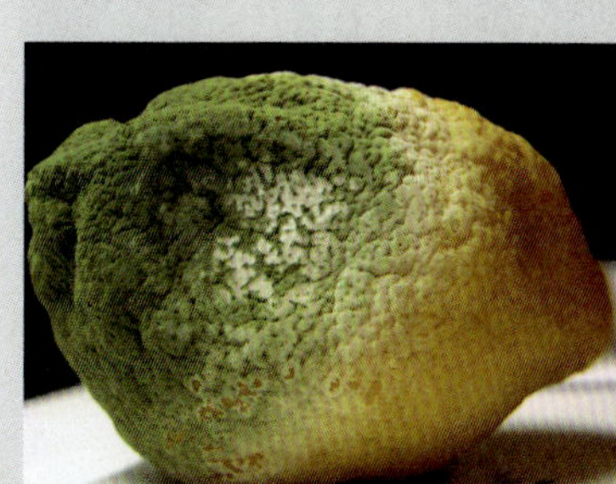

Bitte wegwerfen!

in verschimmelten Getreidesorten und Nüssen vor. Man sieht nur den Schimmel an der Oberfläche. Sie werden aber in einem nicht sichtbaren Fadengeflecht gebildet.

Empfehlung: Essen Sie keine angeschimmelten oder verschimmelten Lebensmittel.

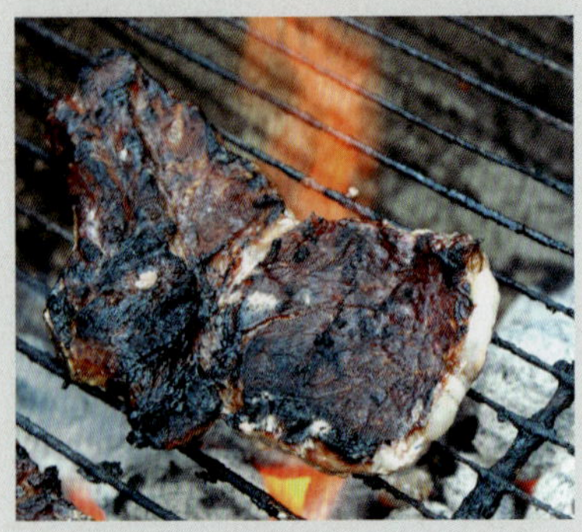
Vergolden statt verkohlen!

Benzpyren

Gelangt beim Räuchern in Speck, Rauchfleisch, Selchfleisch und in geräucherten Käse. Es entsteht beim unsachgemäßen Grillen über offenem Feuer und zählt zu den krebserregenden Stoffen.

Empfehlungen:
- Essen Sie wenig geräucherte Fleischwaren.
- Verwenden Sie beim Grillen Grilltassen.

Campylobacter

Vergiftungen mit Campylobacterbakterien sind die häufigsten Lebensmittelvergiftungen in Österreich, heftige Bauchkrämpfe und extremer Durchfall sind die Kennzeichen. Die Infektion erfolgt durch ungenügendes Erhitzen von Fleisch und Übertragung auf Speisen, die nicht mehr erhitzt werden, z. B. beim Grillen oder Fondue auf Saucen und Salate.

Empfehlungen:
Wie bei Salmonellen, siehe unten.

Histamin

Kommt in geringen Mengen in fast allen Lebensmitteln vor, z. B. in Käse, Rohwürsten, Rotwein, Fisch. Es bewirkt den typischen Geruch von verdorbenen Lebensmitteln. Von hohen Dosen können pseudoallergische Reaktionen ausgelöst werden.

Empfehlung: Meiden Sie den übermäßigen Genuss von gereiftem Käse und von Rotwein.

Salmonellen

! Salmonellosen und Campylobacteriosen sind meldepflichtig.

Salmonellen (siehe Lebensmittelhygiene, S. 139) verursachen schwere Lebensmittelvergiftungen. Sie vermehren sich in eiweiß- und wasserreichen Lebensmitteln zwischen 30 und 37 °C besonders gut. Sie werden durch Hitzeeinwirkung, zehn Minuten über 70 °C, abgetötet. Unter 5 °C können sie sich nicht vermehren. Sie kommen vor allem in Eiern, Fleisch, Geflügel und Faschiertem vor.

Empfehlungen:
- Leicht verderbliche tierische Lebensmittel, auch Eier, immer im Kühlschrank aufbewahren.
- Geräte bzw. Arbeitsplätze, die mit Fleisch oder Eiern in Berührung kommen, gut abwaschen oder desinfizieren.
- Kontakt von rohem Fleisch mit verzehrfertigen Lebensmitteln wie z. B. Salat vermeiden.
- Beim Auftauen von Fleisch und Geflügel darauf achten, dass das Tropfwasser keine anderen Lebensmittel verunreinigt.
- Fleisch gut durchgaren.
- Speisen nicht über längere Zeit warm halten, kühl lagern.
- In der Außer-Haus-Verpflegung keine Speisen aus rohen Eiern herstellen.
- Nach der Toilettenbenutzung Hände waschen.
- Nicht auf Speisen husten oder niesen.
- Lebensmittel nur mit sauberem Löffel kosten.

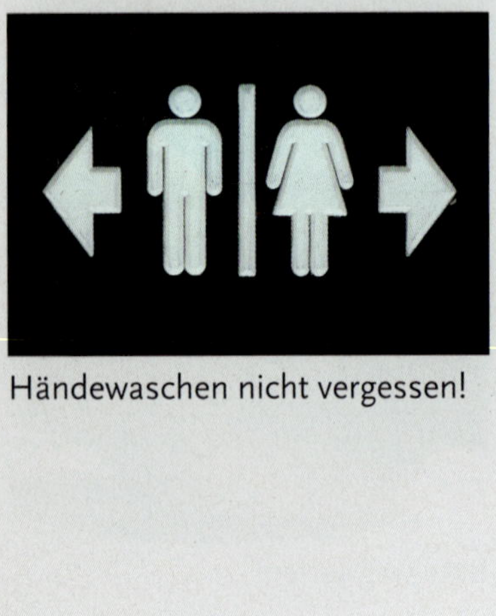
Händewaschen nicht vergessen!

Arbeitsaufgaben

1. Wie wirken die natürlich vorkommenden Schadstoffe im menschlichen Körper?
2. Erklären Sie die Bildung von Nitriten und Nitrosaminen im Körper und beschreiben Sie die Auswirkungen auf die Gesundheit.
3. Warum müssen verfaulte und angeschimmelte Lebensmittel weggeworfen werden?
4. Wie kann die Vermehrung von Salmonellen verhindert werden?
5. Machen Sie Vorschläge, wie Sie die Schadstoffaufnahme aus Lebensmitteln reduzieren können.

Notizen zu den Arbeitsaufgaben:

ZUSAMMENFASSUNG

Giftige Schadstoffe können auf verschiedenen Wegen in die Nahrung gelangen. Einige Lebensmittel enthalten von Natur aus schädliche Stoffe, wie z. B. Solanin und Oxalsäure.

Bei der Produktion von pflanzlichen und tierischen Lebensmitteln können Nitrate, Pestizide und Tierarzneimittel in die Nahrung gelangen.

Durch falsche Zubereitung und Lagerung können sich Salmonellen, Schimmelpilze und Benzpyren bilden bzw. vermehren.

Aus der Umwelt belasten besonders Schwermetalle unsere Nahrung.

Durch sachgemäße küchentechnische Verarbeitung und richtige Lagerung kann ein Großteil der Schadstoffe entfernt oder die Schadstoffbildung verhindert werden.

Stoffwechsel

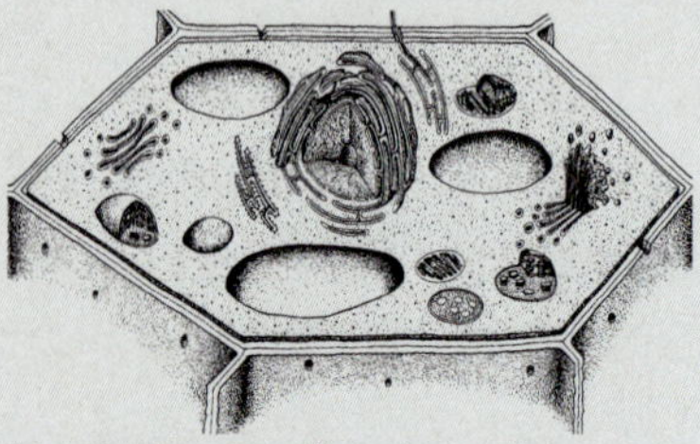

Die Zelle – Kraftwerk zur Energieversorgung des Körpers

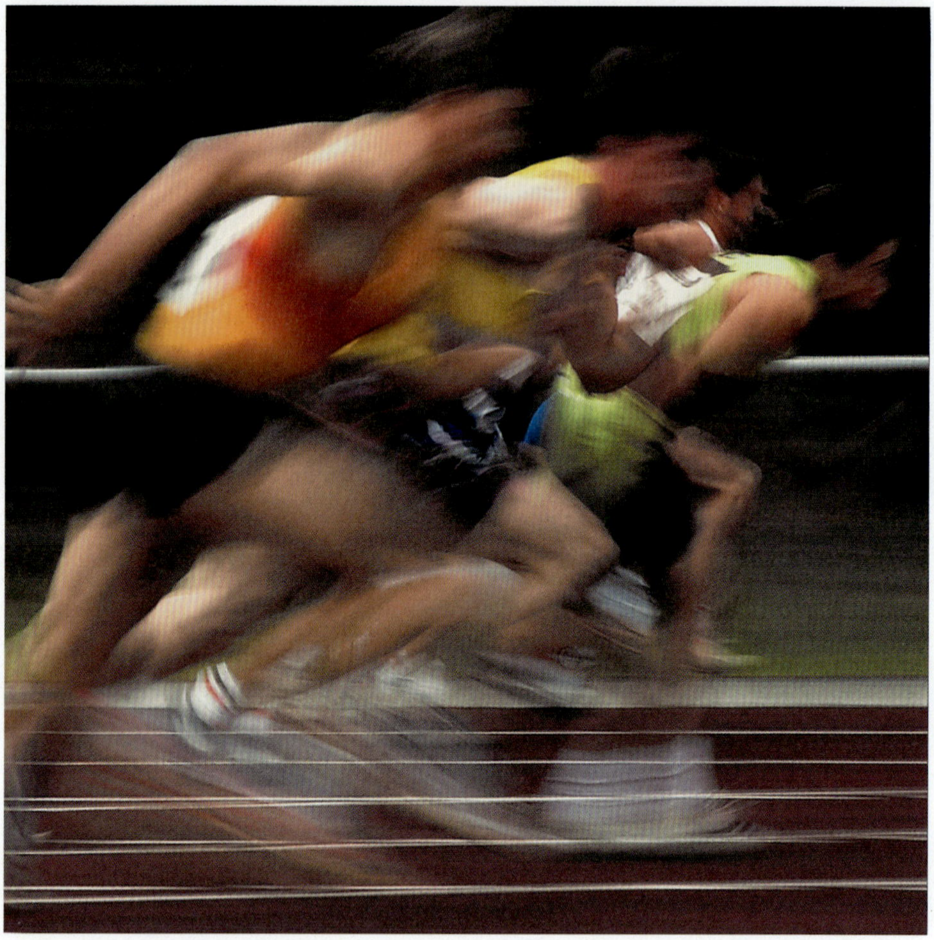

Beim Sport vollbringt der Stoffwechsel Höchstleistungen.

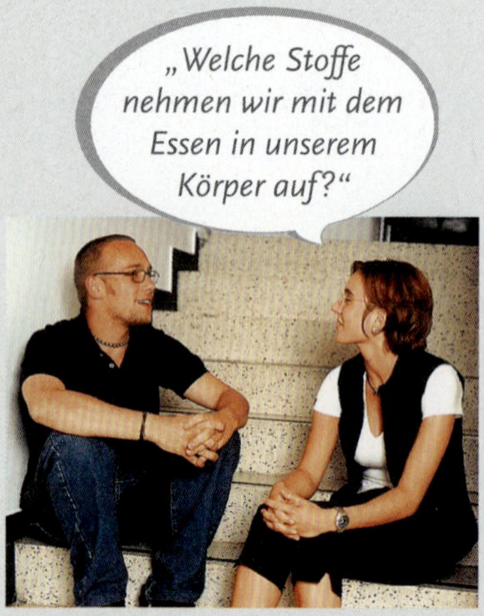
„Welche Stoffe nehmen wir mit dem Essen in unserem Körper auf?“

Der Stoffwechsel ist der Motor des Lebens!

Solange der Mensch lebt, arbeiten die Körperzellen unaufhörlich. Wie kleine Kraftwerke versorgen sie den Organismus mit Energie. In den Zellen können auch neue Stoffe gebildet werden. Als Rohmaterialien stehen dafür die Bestandteile der Nahrung zur Verfügung. Endprodukte des Stoffwechsels werden ausgeschieden. Alle Stoffwechselvorgänge werden durch ein kompliziertes Steuersystem geregelt.

Ziele

- Sie kennen die Aufgaben des Stoffwechsels und wissen, welche Organsysteme am Stoffwechsel beteiligt sind.
- Sie kennen die Wirkung der Verdauungsenzyme und können den Vorgang der Verdauung beschreiben.
- Sie können den Vorgang der Absorption erklären.
- Sie kennen die Aufgaben des Zellstoffwechsels und können den Energiestoffwechsel beschreiben.
- Sie wissen über die Regulationsmechanismen im Säure-Basen-Haushalt Bescheid.

1 Aufgaben

Die Umwandlung von Stoffen im menschlichen Körper wird als **Stoffwechsel** bezeichnet. Die Nahrung wird zur Energiegewinnung und zum Aufbau von körpereigenen Stoffen benötigt. Die anfallenden Endprodukte werden ausgeschieden.

Der Stoffwechsel hat folgende Aufgaben:
Nahrungsaufnahme → Verdauung → Aufnahme ins Blut (Absorption) → Zellstoffwechsel → Ausscheidung.

Der Stoffwechsel wird durch **Hormone** und **Enzyme** gesteuert.

Am Stoffwechsel beteiligte Organsysteme

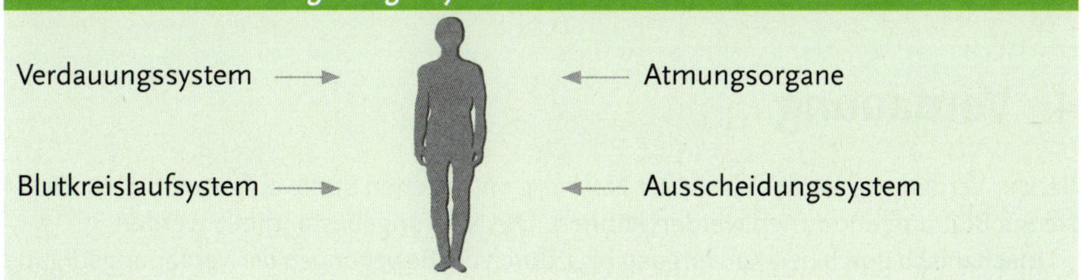

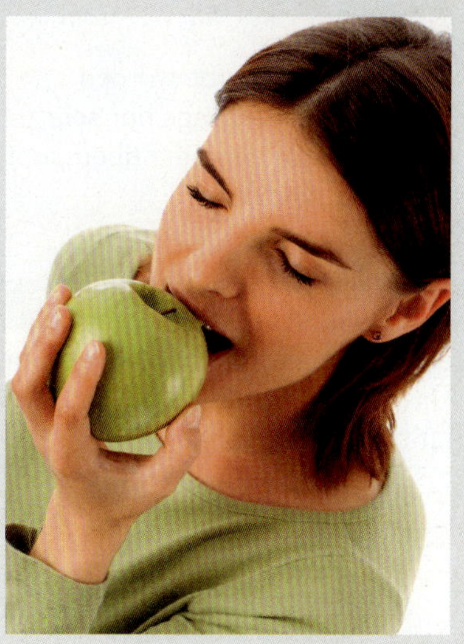

Wir leben nicht von dem, was wir essen, sondern von dem, was wir verdauen.

2 Hormone

Hormone sind chemische Stoffe, die in kleinsten Mengen in den Hormondrüsen und in bestimmten Organen gebildet werden. Sie werden direkt in das Blut abgegeben. Im Körper regeln sie wichtige Vorgänge.

Hormone fördern oder hemmen im Stoffwechsel bestimmte Abläufe. In den meisten Fällen haben sie Gegenspieler. Die Steuerzentrale des Hormonsystems ist die **Hirnanhangdrüse (Hypophyse).**

Folgende Hormone greifen in den Stoffwechsel ein:

Hormon	Bildung im Körper	Wirkung
Insulin	Bauchspeicheldrüse	■ Fördert die Aufnahme von Glukose aus dem Blut in die Gewebe. ■ Fördert den Aufbau von Glykogen aus Glukose. ■ Hemmt den Abbau von Glykogen zu Glukose in der Leber. ■ Fördert die Fettspeicherung im Fettgewebe und Neubildung von Fett aus Glukose. ■ **Senkt den Blutglukosespiegel.**
Glukagon	Bauchspeicheldrüse	■ Gegenspieler zum Insulin. ■ Fördert den Abbau von Glykogen zu Glukose. ■ Fördert die Neubildung von Glukose. ■ **Erhöht den Blutglukosespiegel.**
Adrenalin	Nebennierenmark	■ Gegenspieler zum Insulin. ■ Fördert den Abbau von Glykogen zu Glukose. ■ **Erhöht den Blutglukosespiegel.**
Thyroxin	Schilddrüse	■ Steigert die Geschwindigkeit des Stoffwechsels. ■ Bei der Überfunktion der Schilddrüse ist der Grundumsatz erhöht.

Hormone regeln
- Wachstum
- Stoffwechsel
- Fortpflanzung
- Organfunktion

Wussten Sie, dass ...
ein Insulinmangel den Blutzuckerspiegel ansteigen lässt? Das ist die Ursache für die Entstehung der Zuckerkrankheit.

Ohne Enzyme würden Stoffwechselvorgänge nur sehr langsam ablaufen oder überhaupt nicht stattfinden.

Schlüssel-Schloss-Prinzip

Jedes Enzym wirkt nur bei einem bestimmten Substrat und ermöglicht nur bestimmte Vorgänge.

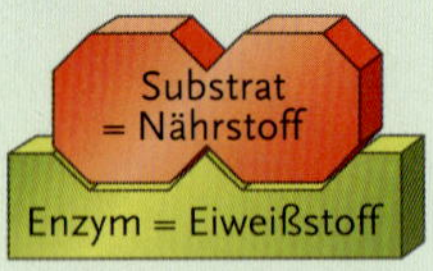

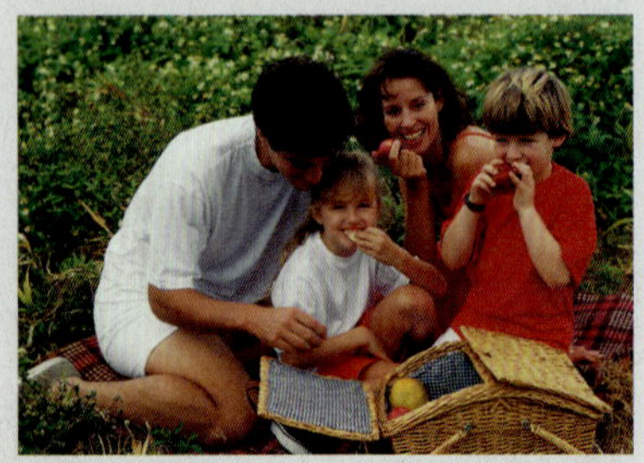

Gut gekaut ist halb verdaut!

Abbau der Nährstoffe

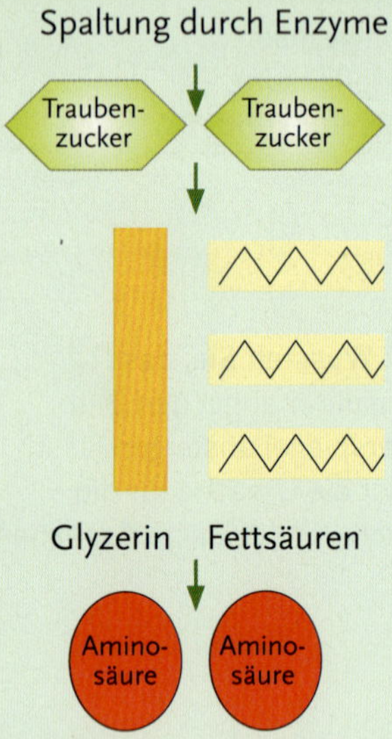

Kennzeichnen Sie in nebenstehender Grafik jene Bereiche, durch die der Verdauungsbrei wandert, in Rot, und die an der Verdauung beteiligten Organe in Blau.

3 Enzyme

Enzyme sind Eiweißstoffe, die in lebenden Zellen gebildet werden. Sie steuern den Verlauf und die Geschwindigkeit der Stoffwechselvorgänge. Sie wirken sowohl in der lebenden Zelle als auch außerhalb. Für den Stoffwechsel sind sie unentbehrlich. In Lebensmitteln bewirken sie einerseits erwünschte Veränderungen (z. B. Käseerzeugung, Fleischreifung), andererseits sind sie aber für den Lebensmittelverderb verantwortlich. Heute sind nahezu 2 000 Enzyme bekannt. Ihre Namen enden häufig mit der Silbe -ase. Enzyme wirken spezifisch nach dem **Schlüssel-Schloss-Prinzip.** Verdauungsenzyme spalten die Nährstoffe unter Wasseranlagerung in ihre kleinsten Bausteine. Stoffwechselenzyme ermöglichen die Energiegewinnung in den Zellen und den Aufbau körpereigener Stoffe.

4 Verdauung

Bei der Verdauung werden die in der Nahrung enthaltenen Stoffe aufgeschlossen, damit sie ins Blut aufgenommen werden können. Die Nahrungsbestandteile werden

- **mechanisch** durch den Kauvorgang bzw. durch die Bewegungen der Verdauungsorgane zerkleinert,
- **chemisch** durch die Enzyme gespalten.

Es erfolgt eine Spaltung hochmolekularer Nahrungsbestandteile in niedermolekulare Bausteine durch Enzyme unter **Wasseranlagerung.** Dieser Vorgang wird als **Hydrolyse** bezeichnet. Dadurch werden die Nährstoffe in eine lösliche Form gebracht.

Ziele der Verdauung

- Abbau der Vielfachzucker und Doppelzucker zu Einfachzuckern.
- Abbau der Fette zu Glyzerin und Fettsäuren.
- Abbau der Eiweißstoffe zu Aminosäuren.

Weg der Nahrung

Die aufgenommene Nahrung wird im **Mund** zerkleinert und mit Speichel durchmischt. Hier beginnt die Kohlenhydratverdauung. Über die Speiseröhre wird die Nahrung in den Magen transportiert. Im **Magen** erfolgt die Durchsäuerung des Speisebreies mit Magensaft. In diesem Bereich beginnen die Eiweißverdauung und ansatzweise die Fettverdauung. Die Verweildauer der Speisen im Magen ist unterschiedlich. Fettreiche Speisen sind schwerer verdaulich und können bis zu acht Stunden im Magen liegen. Gemischte Kost hingegen bleibt bis zu vier Stunden im Magen. Wasserreiche Lebensmittel werden bereits nach kurzer Zeit weitertransportiert.

Weg der Nahrung

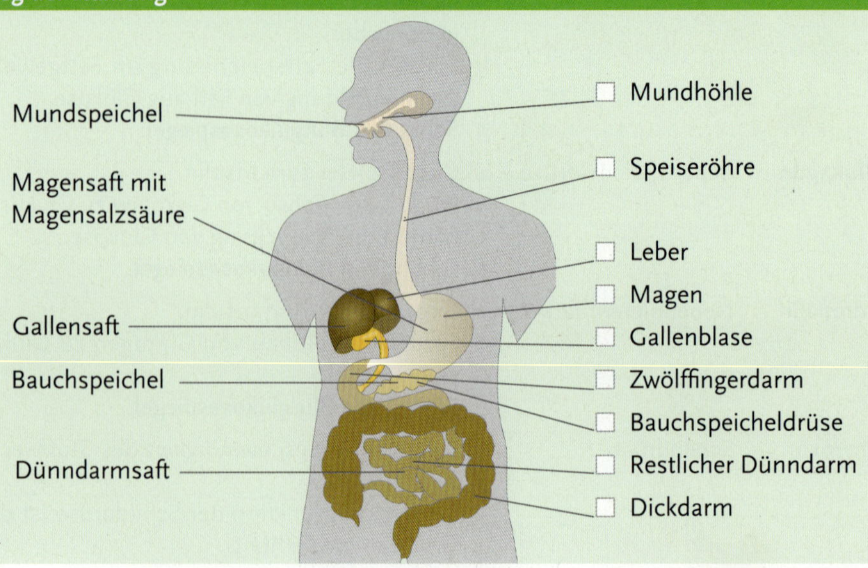

Der Speisebrei wird im Verdauungstrakt durch wellenartige Bewegungen (Peristaltik) weitergeschoben. Anschließend gelangt er in den ersten Abschnitt des Dünndarms, den **Zwölffingerdarm,** wo sich die Ausführungsgänge der Gallenblase und der Bauchspeicheldrüse befinden. Im **Dünndarm** finden wichtige Schritte der Verdauung und die Absorption der kleinsten Bestandteile der Nährstoffe ins Blut statt.

Bestimmte Nahrungsbestandteile können im menschlichen Verdauungstrakt nicht durch Enzyme in ihre Bausteine gespalten werden. Sie dienen als **Ballaststoffe** und regen die Darmtätigkeit an. Die unverdaulichen Nahrungsbestandteile gelangen in den **Dickdarm.** Dort wird dem Nahrungsbrei Wasser entzogen und es werden teilweise noch Stoffe durch Dickdarmbakterien zerlegt. Die dabei entstehenden Gase können zu Blähungen führen. Nahrungsreste werden am Ende des Dickdarms ausgeschieden.

Verdauung der Nährstoffe

Kohlenhydrate

Verdauungsbereich	Verdauungssaft/ Enzym	Verdauungsvorgang
Mund	**Mundspeichel/** Amylase	Spaltung eines kleinen Teiles von Stärke und Glykogen zu Dextrin, weiter zu Maltose.
Magen	**Magensaft**	Speichelamylase wirkt nur bis zur Durchsäuerung des Speisebreies. Magensalzsäure macht sie unwirksam.
Zwölffingerdarm	**Bauchspeichel/** Amylase	Weitere Spaltung von Stärke und Glykogen zu Dextrin, weiter zu Maltose.
Dünndarm	**Dünndarmsaft/** Maltase Saccharase Laktase	Endgültige Spaltung der Vielfachzucker zu Maltose – Weiterwirken der Amylase. Spaltung der Doppelzucker zu Einfachzuckern. Aufnahme ins Blut.

Fette

Verdauungsbereich	Verdauungssaft/ Enzym	Verdauungsvorgang
Mund	**Mundspeichel**	Fett schmilzt, keine Spaltung.
Magen	**Magensaft/** Lipase	Spaltung eines Teiles der natürlich emulgierten Fette durch eine geringe Menge Lipase.
Zwölffingerdarm	**Gallensaft**	Emulgierung der Fette.
	Bauchspeichel/ Lipase	Spaltung der Fette in Glyzerin und Fettsäuren.
Dünndarm	**Dünndarmsaft**	Lipasen des Bauchspeichels wirken im restlichen Dünndarm weiter. Vollständiger Abbau zu Glyzerin und Fettsäuren. Aufnahme ins Blut.

Eiweiß

Verdauungsbereich	Verdauungssaft/ Enzym	Verdauungsvorgang
Mund	**Mundspeichel**	Kein Eiweiß spaltendes Enzym, nur mechanische Zerkleinerung.
Magen	**Magensaft mit Magensalzsäure/**	Denaturierung der Eiweißstoffe, Aktivierung des Pepsins.
	Endopeptidasen (Pepsin)	Spaltung der Eiweißstoffe zu Polypeptiden.

Wussten Sie, dass ...
Ihre Verdauungsdrüsen täglich bis zu acht Liter Verdauungssaft abgeben?

Siehe auch Kohlenhydratstoffwechsel (S. 33), Fettstoffwechsel (S. 43) und Eiweißstoffwechsel (S. 54).

Kauen Sie ein kleines Stück Brot ohne Belag längere Zeit. Beobachten Sie die Geschmacksveränderung und finden Sie eine Erklärung dafür.

Fettverdauung

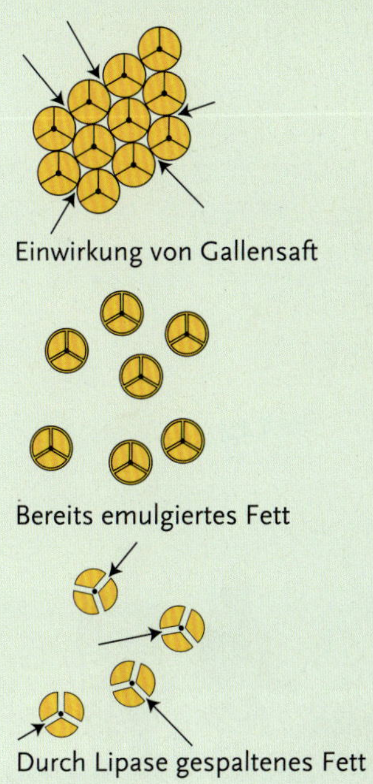

Genießen Sie!
Die Speichelproduktion wird durch Aussehen, Geruch und Geschmack der Speisen ausgelöst und durch das Kauen verstärkt.

Wussten Sie, dass ...
eiweißhaltige Nahrungsmittel, die mit Kohlenhydraten verzehrt werden, feinflockiger gerinnen und daher leichter gespalten werden können?

Zwölffingerdarm	**Bauchspeichel/** Endopeptidasen (Trypsin) Exopeptidasen	Spaltung der Eiweißstoffe zu Polypeptiden. Teilweise Spaltung der Polypeptide zu Aminosäuren.
Dünndarm	**Dünndarmsaft/** Exopeptidasen	Vollständiger Abbau der Eiweißstoffe zu Aminosäuren. Aufnahme ins Blut.

5 Absorption

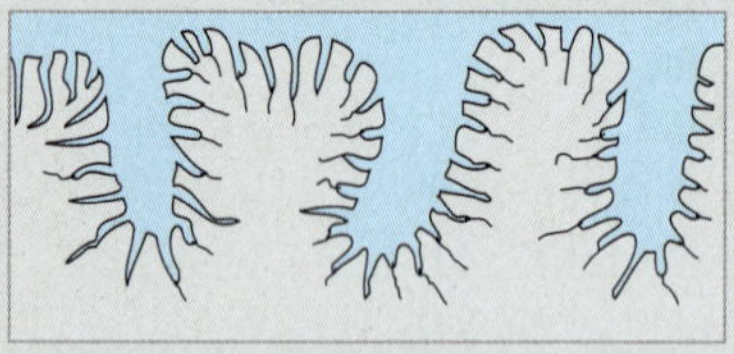
Darmzotten: vergrößerte Darmoberfläche durch Falten und Ausstülpungen (ca. 300 m^2), eine rasche Aufnahme der Nahrungsinhaltsstoffe wird dadurch ermöglicht.

Die kleinsten Bausteine der Nährstoffe werden über die Oberfläche des Dünndarms, durch die Darmzotten, vom Blutkreislauf und vom Lymphsystem aufgenommen und zur Leber weitergeleitet.

- **Einfachzucker, Aminosäuren, Glyzerin** sowie die meisten **kurz- und mittelkettigen Fettsäuren** gelangen direkt ins Blut und über die Pfortader zur Leber.
- **Langkettige Fettsäuren** werden in der Darmwand zu **Lipoproteinen** aufgebaut und über das Lymphsystem in das Blut transportiert.

Pfortader = vom Darm zur Leber führende Vene.

Es werden auch Mineralstoffe, Vitamine, bioaktive Substanzen und Wasser im Verdauungstrakt in das Blut aufgenommen. Die Aufnahme der Stoffe erfolgt entweder direkt von der Stelle höherer Konzentration (Darm) zur Stelle niederer Konzentration (Blut). Man spricht vom **passiven Transport.** Der **aktive Transport** erfolgt mithilfe eines Trägerstoffes und erfordert Energie.

Absorption des Fruchtzuckers durch passiven Transport

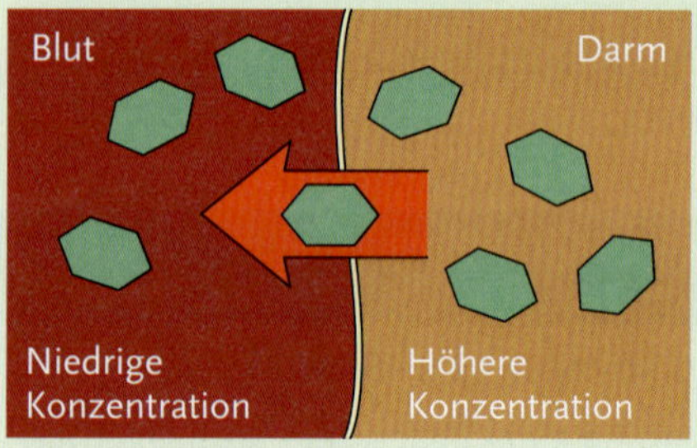

Absorption des Traubenzuckers durch aktiven Transport

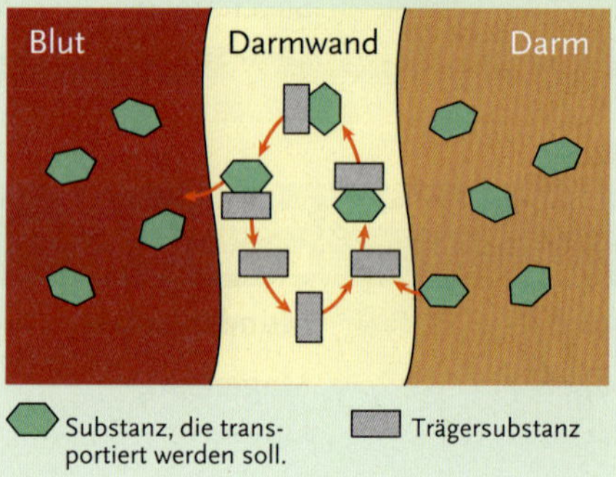

6 Zellstoffwechsel

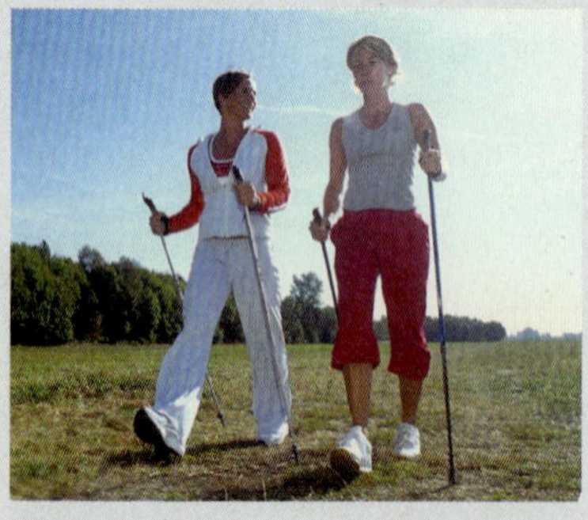
Die aus der Nahrung gewonnene Energie können wir in Bewegung umsetzen

Als **Zellstoffwechsel** (Intermediärstoffwechsel) werden alle chemischen Umsetzungen, die in Zellen ablaufen, bezeichnet.

Zunächst gelangen die absorbierten Stoffe über die Pfortader zur Leber. Die **Leber** ist die Zentrale im Stoffwechselgeschehen. Hier finden die wichtigsten Umbauvorgänge statt. Es wird auch über die weitere Verwendung der Nährstoffe entschieden.

Der Zellstoffwechsel erfüllt drei wichtige Aufgaben:
- Energiegewinnung.
- Bildung von Stoffen zum Körperaufbau und zur Körpererhaltung.
- Speicherung bestimmter Stoffe.

Die Zelle als kleinste Einheit des Körpers ist in der Lage, diese Aufgaben zu erfüllen. Im Stoffwechsel besteht eine Wechselbeziehung zwischen den einzelnen Nährstoffen.

Energiegewinnung

Durch den Abbau von Einfachzuckern, Glyzerin, Fettsäuren und eventuell auch Aminosäuren kann in den Zellen **Energie** gewonnen werden. Dazu werden die direkt aufgenommenen Nahrungsbestandteile oder körpereigene Stoffe verwendet. Der Abbau erfolgt durch Enzyme. Für diesen Vorgang wird der eingeatmete **Sauerstoff** benötigt. Man spricht vom **aeroben Energiestoffwechsel.**

Der Großteil, ca. 70 %, der frei werdenden **Energie** wird in Wärme umgewandelt, der Rest steht in Form von chemischer Energie als **ATP** zur Verfügung. Kohlendioxid (CO_2) und Wasser (H_2O) sind Endprodukte des Stoffwechsels und werden ausgeschieden. Beim Abbau von Eiweiß entsteht zusätzlich Ammoniak, der in Harnstoff umgewandelt und über die Niere ausgeschieden wird.

Abbauschritte der Nährstoffe in den Zellen

- Abbau zu aktivierter Essigsäure
- Zitronensäurezyklus
- Atmungskette

Der **Abbau zu aktivierter Essigsäure** erfolgt durch die **Glykolyse** und die **Betaoxidation.** Bei der Glykolyse wird die Glukose in gleiche Bruchstücke zerlegt. Diese bestehen aus jeweils zwei Kohlenstoffatomen. Die Bruchstücke werden als aktivierte Essigsäure bezeichnet. Die Zerlegung der Fettsäuren zu aktivierter Essigsäure erfolgt durch die Betaoxidation. Die Energiebereitstellung durch Glukose läuft schneller ab als die durch Fettsäuren. Fettsäuren können nur abgebaut werden, wenn ausreichend Sauerstoff zur Verfügung steht.

Beim **Zitronensäurezyklus** wird die aktivierte Essigsäure unter Aufnahme von Wasser in vielen einzelnen Schritten zu Kohlendioxid und Wasserstoff zerlegt.

Die Energiegewinnung erfolgt hauptsächlich **über den Vorgang der Atmungskette.** Sie wird auch als **biologische Oxidation** bezeichnet. Dabei kommt es zu einer schrittweisen Übertragung des aus dem Abbau der Nährstoffe stammenden Wasserstoffes auf den eingeatmeten Sauerstoff. Die Energie wird in kleinen Paketen langsam freigesetzt und im ATP gespeichert.

Energie kann auch über den **anaeroben Energiestoffwechsel** gewonnen werden. Für den anaeroben Stoffwechsel kann nur Glukose herangezogen werden. Wird in den Muskelzellen rasch Energie benötigt, so kann Glukose auch ohne Sauerstoff abgebaut werden. Dies erfolgt bei sportlicher Betätigung über einen längeren Zeitraum oder bei kurzen Höchstleistungen. Dabei entsteht Milchsäure. Es wird deutlich weniger, aber schneller Energie gewonnen. Eine Übersäuerung durch Milchsäure führt zu einem Leistungseinbruch.

Aerob = mit Sauerstoff.
Anaerob = ohne Sauerstoff.

ATP = Adenosintriphosphat ist die wichtigste energiereiche Verbindung des Körpers. ATP besteht aus einem Eiweißkörper mit drei Phosphatresten. Wird ein Phosphat abgespalten, ist Energie frei, die dem Muskel als Antrieb zur Verfügung steht.

Je weniger intensiv die Belastung und je besser der Ausdauertrainingszustand ist, umso mehr Fette werden zur Energiegewinnung verwendet.

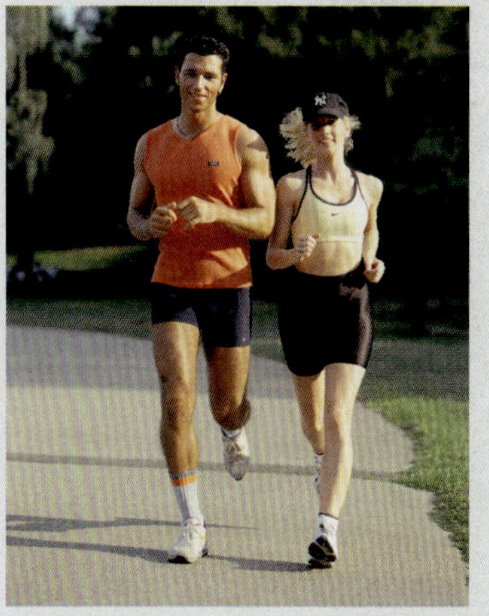
Training beeinflusst den Energiestoffwechsel

7 Säure-Basen-Haushalt

Ein gleichbleibender pH-Wert der Körperflüssigkeiten ist nötig, damit die Stoffwechselprozesse ungehindert ablaufen können. Auf eine Veränderung des pH-Wertes reagieren besonders Enzyme empfindlich. Der **pH-Wert des Blutes** beträgt beim gesunden Menschen konstant **7,4.** Der Körper besitzt mehrere Regelsysteme, die ihre Wirkung entfalten, sobald sich der pH-Wert des Blutes ändert. Dies kann durch extreme sportliche Betätigung oder durch Erkrankungen wie beispielsweise die Zuckerkrankheit erfolgen.

Die Veränderung des pH-Wertes durch Ernährung kann beim gesunden Menschen problemlos ausgeglichen werden. Eine Übersäuerung durch Nahrungszufuhr ist daher nicht gegeben. Überwiegend Basen bildend sind pflanzliche Lebensmittel mit einem hohen Kaliumgehalt wie Gemüse und Obst. Zu den überwiegend Säure bildenden Lebensmitteln zählen eiweiß- und phosphatreiche Lebensmittel wie Käse, Fleisch und Getreide.

Der **pH-Wert** ist das Maß für die Konzentration von Wasserstoffionen (H+) in einer Lösung.
7 = neutral
> 7 = basisch
< 7 = sauer

Azidose = Absinken des pH-Wertes des Blutes.
Alkalose = Erhöhung des pH-Wertes des Blutes

In verschiedenen alternativen Ernährungsformen hat der Säure-Basen-Haushalt bzw. die Vermeidung einer Übersäuerung der Körperflüssigkeiten einen hohen Stellenwert. Dies ist wissenschaftlich nicht begründet (siehe alternative Ernährungsformen, S. 249).

Folgende Regelsysteme wirken im Körper	
Puffersysteme	Puffer im Blut und in anderen Körperflüssigkeiten vermögen sowohl einen Säure- als auch einen Basenüberschuss auszugleichen. Die wichtigsten Puffersysteme sind Carbonat-, Phosphat- und Eiweißpuffer (siehe Eiweiß, S. 53).
Lunge	Durch Änderung der Kohlendioxidabgabe kann die Lunge regulierend einwirken. Bei einem höheren Kohlensäuregehalt des Blutes wird durch verstärkte Atmung vermehrt Kohlendioxid ausgeschieden. Bei niederer Konzentration kommt es zu ruhigerer Atmung und verringerter Kohlendioxidabgabe. In jedem Fall wird der pH-Wert ausgeglichen.
Nieren	Die Nieren können die Säurekonzentration aktiv über den Weg der Ausscheidung oder Einsparung beeinflussen.

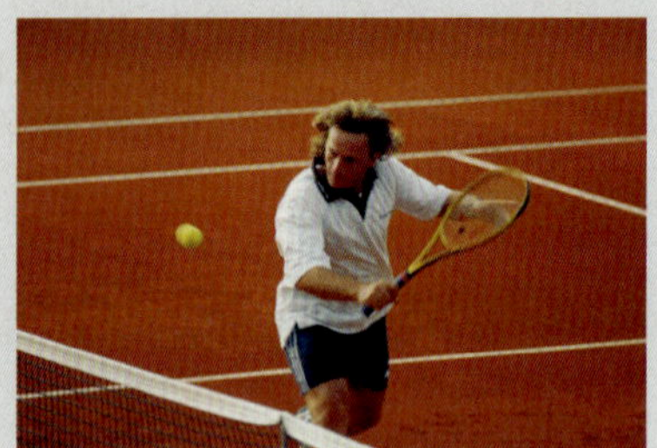
Verstärkte Atmung reguliert den Säure-Basen-Haushalt

? Arbeitsaufgaben

1. Welche Aufgaben erfüllt der Stoffwechsel?
2. Welche Folgen hat ein Insulinmangel?
3. Welche Hormone sind Gegenspieler zu Insulin?
4. Welche Wirkung haben Enzyme?
5. Wie interpretieren Sie den Ausspruch „Der Mensch isst auch mit den Augen“? Welche Beobachtung haben Sie selbst schon im Zusammenhang mit Verdauung und Außenreizen wie Geruch, Geschmack und Aussehen der Speisen gemacht?
6. Beschreiben Sie den Weg der Nahrung im Verdauungsbereich.
7. Warum kann es nach fettreicher Nahrung zu Gallenschmerzen kommen?
8. Welche wesentlichen Abbauschritte erfolgen bei der Verdauung?
9. Welche Bedeutung haben Darmzotten und wie sind sie gebaut?
10. Wie erfolgt der aerobe Energiestoffwechsel?
11. Welche Regulationsmechanismen sind für den Säure-Basen-Haushalt verantwortlich?

Notizen zu den Arbeitsaufgaben:

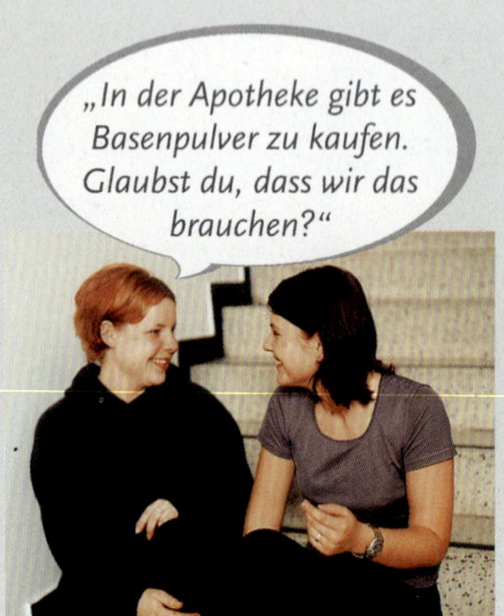
„In der Apotheke gibt es Basenpulver zu kaufen. Glaubst du, dass wir das brauchen?“

ZUSAMMENFASSUNG

Der Stoffwechsel umfasst **Nahrungsaufnahme, Verdauung, Absorption, Zellstoffwechsel und Ausscheidung.** Die im Körper stattfindende Umwandlung von Stoffen wird als Stoffwechsel bezeichnet. Hormone und Enzyme steuern den Stoffwechsel.

Bei der **Verdauung** wird die Nahrung durch mechanische Einwirkung zerkleinert und durch die Tätigkeit der Enzyme in die kleinsten Bausteine gespalten. Dadurch werden die Nährstoffe in eine lösliche Form gebracht und können in das Blut aufgenommen werden. Die unverdaulichen Nahrungsbestandteile werden aus dem Enddarm ausgeschieden. Die Aufnahme der Stoffe in das Blut wird als **Absorption** bezeichnet. Langkettige Fettsäuren werden vorerst zu Lipoproteinen aufgebaut, über die Lymphe aufgenommen und gelangen anschließend in das Blut. Alle anderen Nährstoffe gelangen direkt in das Blut.

Die aufgenommenen Nährstoffe werden im **Zellstoffwechsel** zur Energiegewinnung, zur Bildung von körpereigenen Stoffen und als Reservestoffe benötigt. Bei der Energiegewinnung kommt es zum Abbau der Nährstoffe zu Kohlendioxid, Wasser und evtl. Ammoniak. Sauerstoff wird benötigt. Die frei werdende Energie wird in Wärme umgewandelt und steht als ATP für körperliche Tätigkeit zur Verfügung.

Voraussetzung für die Gesundheit ist ein gleichbleibender pH-Wert der Körperflüssigkeiten. Der Säure-Basen-Haushalt wird durch Regelmechanismen wie Puffersysteme und von Lunge und Nieren gesteuert.

Lebensmittelqualität

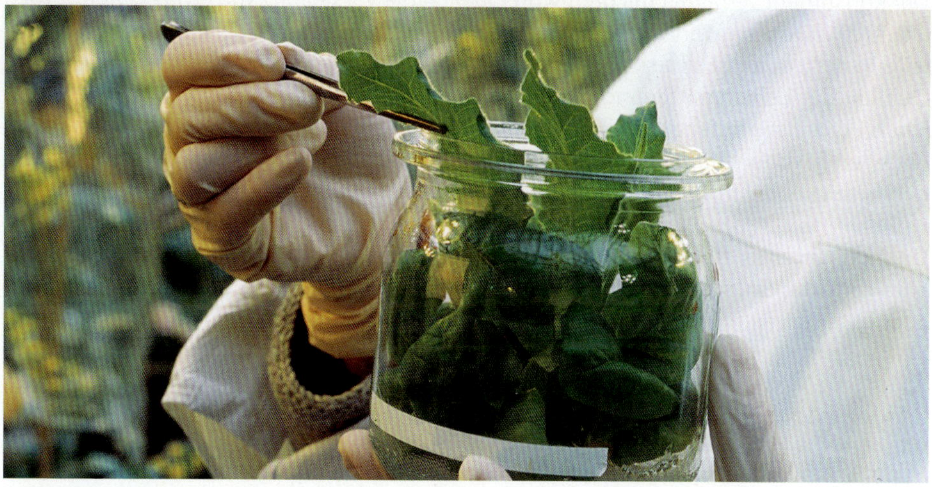

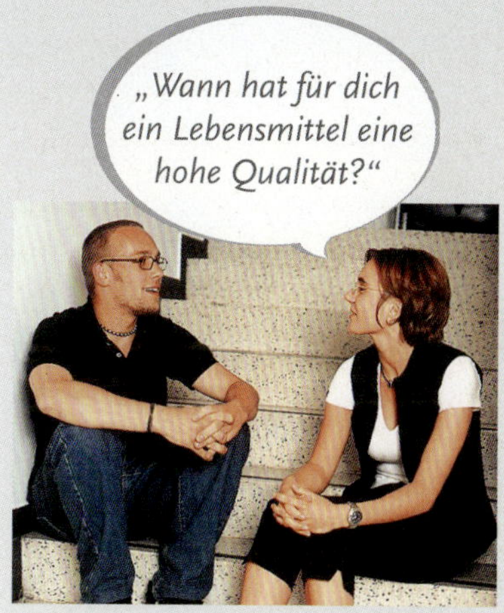

Die Lebensmittelqualität ist die Summe unterschiedlicher Eigenschaften eines Lebensmittels. Sie kann objektiv an verschiedenen Kriterien gemessen werden. Aber auch subjektive persönliche Einstellungen beeinflussen die Bewertung. Produzenten, Händler, Verbraucher, Wissenschaftler und Gesetzgeber haben unterschiedliche Auffassungen, was den Wert eines Lebensmittels ausmacht.

Durch zahlreiche gesetzliche Regelungen und Kontrollen der Lebensmittelaufsicht werden die Konsumenten vor der Gefährdung ihrer Gesundheit geschützt, z. B. durch Hygienebestimmungen oder Bestimmungen über die maximale Schadstoffbelastung. Dazu gibt es Vorgaben für die Verarbeitung und Haltbarmachung und genaue Kennzeichnungsrichtlinien. Trotzdem fühlen sich viele Menschen durch neue Technologien im Lebensmittelbereich und durch Lebensmittelskandale stark verunsichert.

? Wann ist die Qualität eines Apfels für den
- Händler,
- Konsumenten und
- Ernährungswissenschaftler

hoch?

Ziele

- Sie können verschiedene Kategorien der Lebensmittelqualität aus der Sicht des Konsumenten nennen.
- Sie wissen, wie das in Österreich gültige Lebensmittelrecht aufgebaut ist.
- Sie können die wichtigsten gesetzlichen Angaben auf Lebensmittelverpackungen erklären.
- Sie wissen, wie Bioprodukte, bestrahlte Lebensmittel, gentechnisch veränderte Lebensmittel und Lebensmittelimitate gekennzeichnet werden müssen.
- Sie können den Begriff der Nachhaltigkeit erläutern und Beispiele für die Umsetzung anführen.
- Sie können die möglichen Zusammenhänge zwischen Ernährungsstil und Klimawandel erkennen.
- Sie können wesentliche Qualitätsunterschiede zwischen der konventionellen und der biologischen Landwirtschaft nennen.
- Sie wissen über die Nährstoffverluste durch die Lebensmittelverarbeitung Bescheid.
- Sie können die unterschiedlichen Methoden der Lebensmittelkonservierung voneinander unterscheiden und ihre Vor- und Nachteile nennen.
- Sie wissen über die wichtigsten Hygienemaßnahmen in Großküchen Bescheid.

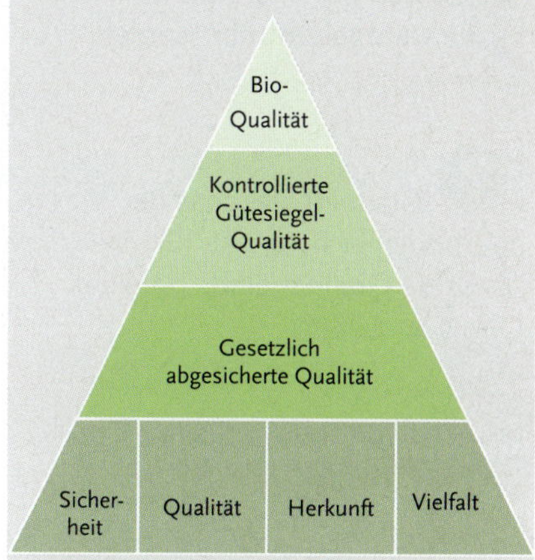

In der Lebensmittelpolitik orientiert man sich an vier Grundelementen: Qualität der Rohstoffe, Vielfalt des Angebots, Lebensmittelherkunft und Lebensmittelsicherheit. Darauf aufbauend gibt es mehrere Qualitätsstufen, beginnend mit der gesetzlichen Mindestanforderung über die kontrollierte Gütesiegelqualität bis zur Bioqualität.

1 Lebensmittelqualität aus der Sicht des Konsumenten

Der Konsument verbindet mit dem Wort Qualität die Vorstellung von etwas Gutem. Noch um 1900 wurde der Wert eines Lebensmittels in erster Linie nach dem Genusswert beurteilt. In der zweiten Hälfte des 20. Jahrhunderts wurden vor allem die gleichbbleibende Qualität der Lebensmittel und die schnelle Zubereitung wichtig. Für Jugendliche und junge Erwachsene steht der Erlebniswert im Vordergrund, während mit zunehmendem Alter der Gesundheitswert zunimmt. Energiearmen, mit bestimmten Nährstoffen angereicherten Lebensmitteln wird ein hoher Wert zugeschrieben.

Der Konsument legt in der heutigen Zeit auch immer mehr Wert auf die **Nachhaltigkeit** der Produkte. Er kauft vermehrt Lebensmittel, die z. B. kürzere Transportwege haben oder unter fairen Produktionsbedingungen erzeugt worden sind.

? Sie wollen ein Lebensmittel einkaufen. Nach welchen Kriterien wählen Sie es aus?

Kategorien der Lebensmittelqualität aus der Sicht des Konsumenten

Unter dem Begriff Lebensmittelqualität versteht nicht jeder Konsument das Gleiche. Für den einen ist die Frische, für den anderen der Preis qualitätsbestimmend. Lebensmittelqualität reicht weit über gesundes, billiges und schmackhaftes Essen hinaus. Ökologische und soziale Kriterien sollen die Kaufentscheidung mit beeinflussen (siehe auch alternative Ernährungsformen, S. 249, Vollwerternährung, S. 251 und Nachhaltigkeit, S. 121).

Gesundheitswert = ernährungsphysiologischer oder innerer Wert	▪ Nährstoffgehalt, -dichte (Gehalt an Kohlenhydraten, Fetten, Eiweiß, Vitaminen, Mineralstoffen, Ballaststoffen) ▪ Energiegehalt ▪ Verdaulichkeit ▪ Sättigungswirkung ▪ Bekömmlichkeit ▪ Hygienische Beschaffenheit
Genusswert = sensorischer oder äußerer Wert	▪ Geschmack ▪ Aussehen (Farbe, Form ...) ▪ Geruch ▪ Konsistenz ▪ Textur
Eignungswert = Nutzwert, Gebrauchswert	▪ Eignung für eine bestimmte Verwendung ▪ Haltbarkeit ▪ Preis ▪ Zeitaufwand für Einkauf und Zubereitung
Ideeller Wert = ökologischer Wert	▪ Anbauweise ▪ Verarbeitungsgrad ▪ Herkunft ▪ Verpackung ▪ Auswirkungen auf Umwelt und Klima

Textur = Merkmale eines Lebensmittels, die beim Befühlen bzw. Verzehren durch unsere Sinnesorgane wahrgenommen werden.

? Glauben Sie, dass der Verbraucher bereit ist, für eine bessere Qualität einen höheren Preis zu zahlen?

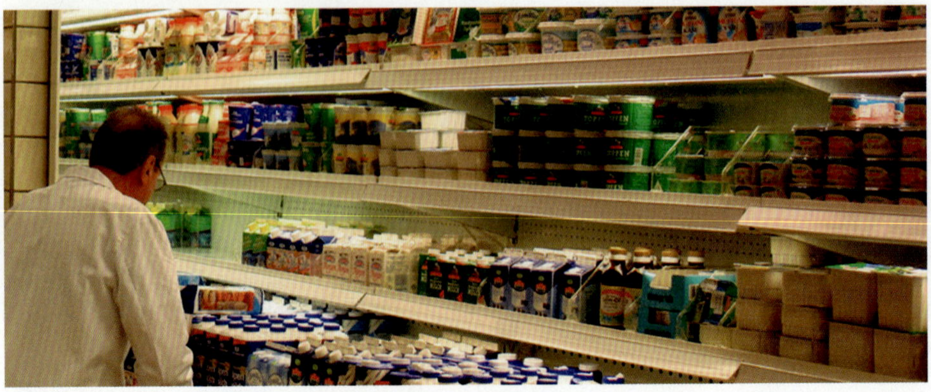

Qualität ist gefragt!

2 Rechtsgrundlagen

Die Rechtsgrundlage für das Lebensmittelrecht in Österreich ist das **Lebensmittelsicherheits- und Verbraucherschutzgesetz (LMSVG).** Es hat das bisherige Lebensmittelgesetz (LMG) 1975 abgelöst. Viele Regelungen aus dem LMG 1975 wurden in das neue LMSVG übernommen und sind weiterhin gültig. Im LMSVG sind die Anforderungen an Lebensmittel, an Wasser für den menschlichen Gebrauch, an Gebrauchsgegenstände und kosmetische Mittel geregelt.

Der gemeinsame Markt der EU-Mitgliedsstaaten vergrößert das Angebot an Lebensmitteln. Welche Anforderungen werden dadurch an Sie als Verbraucher gestellt?

Ziele des Lebensmittelsicherheits- und Verbraucherschutzgesetzes

- Schutz des Konsumenten vor Gesundheitsschäden.
- Schutz des Konsumenten vor Täuschung und Irreführung.
- Kontrolle und Sicherung einer einwandfreien Nahrung.

Das **Österreichische Lebensmittelbuch (Kodex)** ist eine Orientierungshilfe bei der Herstellung und Etikettierung von Lebensmitteln: Der Kodex enthält eine systematische Ordnung der Lebensmittel nach Kapiteln mit Untergliederungen und Rezepturregelungen.

Im Lebensmittelrecht der Europäischen Union, dem „General Food Law", stehen die Information für den Verbraucher und die Lebensmittelsicherheit im Vordergrund. Die EU-Verordnungen sind auch für Österreich maßgebend. Zentraler Ansatz ist die Rückverfolgbarkeit. Dadurch wird es ermöglicht, mangelhafte oder verdorbene Produkte aufzuspüren und gezielt vom Markt zu nehmen. Die Produktkennzeichnungen sind sehr ausführlich und erleichtern den Konsumenten die Auswahl. Durch das **Prinzip der gegenseitigen Anerkennung** dürfen Produkte aus anderen EU-Ländern auch in Österreich verkauft werden. Sachkenntnis und Informationswille sind wesentlich für den Einkauf von Lebensmitteln.

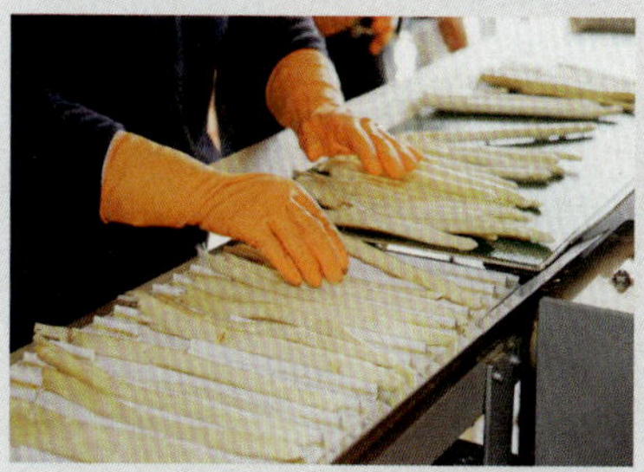

Warum wird eine Lebensmittelkontrolle durchgeführt?

Die **Lebensmittelkontrolle** dient dem Schutz des Verbrauchers vor gesundheitlichen Schäden und vor Täuschung. Lebensmittelkontrollorgane können unangemeldet Proben von Lebensmitteln ziehen, die dann an die Lebensmitteluntersuchungsanstalten weitergeleitet werden. Lebensmittelkontrollorgane kontrollieren außerdem die Hygiene in den Betrieben und überprüfen die ordnungsgemäße Kennzeichnung von Lebensmitteln.

In der **Ernährungsagentur** sind alle Anstalten und Ämter zusammengefasst, die die Qualität von Saatgut, Futtermitteln und Lebensmitteln kontrollieren und somit die Lebensmittelsicherheit garantieren. Auf EU-Ebene ist die Europäische Behörde für Lebensmittelsicherheit (EFSA = European Food Safety Authority) für Fragen der Lebensmittelsicherheit zuständig.

Ernährungsagentur = Kurzform für „Österreichische Agentur für Gesundheit und Ernährungssicherheit GmbH und Bundesamt für Ernährungssicherheit" = AGES.

3 Lebensmittelkennzeichnung

Die Lebensmittelkennzeichnung informiert den Verbraucher über Art, Eigenschaften, Inhaltsstoffe, Qualitätsmerkmale, Zubereitung und Verwendung des betreffenden Lebensmittels. Für den Verbraucher ist die Lebensmittelkennzeichnung eine wichtige Orientierungs- und Entscheidungshilfe bei der Auswahl und beim Kauf von Lebensmitteln.

Die Kennzeichnung von Lebensmitteln wird auf europäischer Ebene durch die **Lebensmittelkennzeichnungsverordnung (LMKV)** geregelt. Verpackte Lebensmittel müssen eine einheitliche Grundkennzeichnung aufweisen. Die wichtigsten Kennzeichnungselemente müssen leicht verständlich sein, an sichtbarer Stelle und unverwischbar angebracht sein. Bei offener Ware gelten einige Vorschriften aber nicht. Hier kann der Käufer den Verkäufer direkt fragen und das Produkt selbst kritisch prüfen.

Lesen Sie die Informationen auf Lebensmittelverpackungen, bevor Sie Ihre Kaufentscheidung treffen? Was davon ist für Sie besonders interessant?

Gesetzliche und freiwillige Kennzeichnung von Lebensmitteln

Gesetzlich vorgeschriebene Angaben

Die fünf wesentlichen Kennzeichnungsangaben

1. **Sachbezeichnung:** Knuspermüsli.
2. **Füllmenge:** 300 g.
3. **Mindesthaltbarkeitsdatum:** Mind. haltbar bis April 2010.
4. **Name und Anschrift:** Firma Muster, Bauernhofgasse 7, 1130 Wien, Austria.
5. **Zutatenverzeichnis:** Haferflocken (45 %); Zucker; Vollkornweizenflocken (30 %); pflanzliches Fett, gehärtet; Glukosesirup; Haselnüsse; Rosinen; Weizenmehl; Rohrzuckermelasse; Honig; Weizenstärke; Emulgator Lezithin; Salz.

Verkehrsbezeichnung oder Sachbezeichnung

Der Name dient der Erkennung des Produktes, seiner Abgrenzung von ähnlichen Produkten und dem Schutz vor Täuschung. Fantasienamen oder registrierte Markennamen ersetzen die Verkehrsbezeichnung nicht. Der Fantasiename muss durch die verbindlich vorgeschriebene Verkehrsbezeichnung ergänzt werden, z. B. „Hohes C" durch „Orangensaft".

Mengenangabe

Die Mengenangabe wird bei **flüssigen Waren** in Millilitern, Zentilitern und Litern angegeben, bei **festen Waren** in Gramm oder Kilogramm. Bei bestimmten Produkten genügt die Angabe der Stückzahl (Eier, Backoblaten, Strudelteig). Bei Lebensmitteln in einer Aufgussflüssigkeit (Gemüse-, Obstkonserven, Essiggurken) ist die Angabe von Nettofüllmenge und Abtropfgewicht vorgeschrieben. Die Mengenangaben entfallen bei Gewürzen und Kräutern sowie bei Waren unter fünf Gramm oder unter fünf Millilitern.

Angabe des Mindesthaltbarkeitsdatums

- Tag und Monat: weniger als drei Monate haltbar, z. B. bei Milchprodukten.
- Monat und Jahr: drei bis 18 Monate haltbar, z. B. bei Fruchtnektar oder Getreideerzeugnissen.
- Jahr: über 18 Monate haltbar, z. B. bei Konserven.

Mindesthaltbarkeits- oder Verbrauchsdatum

Das **Mindesthaltbarkeitsdatum** (MHD) gibt an, bis zu welchem Datum das Lebensmittel unter den angegebenen Lagerbedingungen seine spezifischen Eigenschaften und seinen Geschmack beibehält. Da das MHD kein Verfallsdatum ist, kann das Lebensmittel auch nach diesem Datum verkauft werden. Das abgelaufene Produkt muss dann jedoch deutlich gekennzeichnet werden. Das MHD ist keine Qualitätsgarantie. Lebensmittel mit abgelaufenem MHD weisen oft nicht mehr die gleiche Qualität auf.

Das **Verbrauchsdatum** ist für besonders leicht verderbliche Waren, wie für rohes Faschiertes, Knochen, rohes Huhn oder Rohmilch, zwingend vorgeschrieben. Der Text auf der Verpackung lautet: **„Zu verbrauchen bis …"**, gefolgt von Tag, Monat und Jahr. Nach diesem Datum dürfen diese Lebensmittel nicht mehr in Verkehr gebracht werden, da sie sehr schnell eine Gefahr für die menschliche Gesundheit werden können.

Name und Adresse

Auf jedem Produkt muss ersichtlich sein, wer das Produkt hergestellt bzw. in Verkehr gebracht hat. Die Angabe des Herkunftslandes ist innerhalb der Europäischen Union nicht vorgeschrieben. Eine freiwillige Kennzeichnung, z. B. Käse aus Österreich, ist aber möglich.

Zutatenverzeichnis, -liste

Die Reihenfolge der Zutaten in der Zutatenliste gibt an, welche Zutat den höchsten und welche den geringsten Gewichtsanteil im Produkt hat. Im Zutatenverzeichnis müssen auch alle verwendeten **Lebensmittelzusatzstoffe** angegeben werden. Die Zusatzstoffe sind wegen ihrer geringen Menge am Ende der Zutatenliste zu finden.

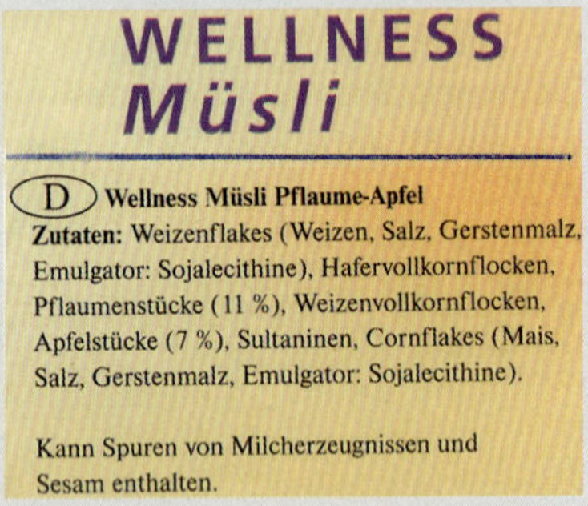

Laut QUID-Richtlinie sind prozentuelle Mengenangaben auf den Zutatenlisten bei verpackten Lebensmitteln verpflichtend. Darunter versteht man die **mengenmäßige Zutatenkennzeichnung.** Hersteller müssen bei allen Zutaten, die entweder im Namen des Produktes oder bildlich auf der Verpackung erscheinen, den prozentuellen Gewichtsanteil angeben. Die Zutatenliste enthält auch wichtige Informationen für Allergiker.

QUID = Quantitative Ingredient Declaration = mengenmäßige Zutatenkennzeichnung, allerdings nicht alle Zutaten.

Zutaten, die für ihre allergieauslösende Wirkung bekannt sind, müssen gekennzeichnet werden (Allergenkennzeichnung):

- Glutenhaltiges Getreide und glutenhaltige Getreideerzeugnisse
- Krebstiere und Krebstiererzeugnisse
- Weichtiere und daraus gewonnene Erzeugnisse
- Eier und Eiererzeugnisse
- Fische und Fischerzeugnisse
- Erdnüsse, Sojabohnen sowie Erzeugnisse daraus
- Milch und Milchprodukte (inklusive Laktose)
- Nüsse und Nusserzeugnisse
- Sellerie und Sellerieerzeugnisse

Weichtiere = Muscheln, Tintenfische, Schnecken oder Ähnliche.

? Für welche Konsumenten ist die Angabe der Lebensmittelzusatzstoffe besonders wichtig?

- Senf- und Senferzeugnisse
- Sesamsamen und Erzeugnisse daraus
- Schwefeldioxid und Sulfite in einer Konzentration von über 10 mg/kg
- Lupinen und daraus gewonnene Erzeugnisse

Lupine = eiweißreiche Pflanze, verwandt mit Erbse und Erdnuss.

Alkoholgehalt
Enthält ein Getränk mehr als 1,2 Volumprozent (Vol.-%) Alkohol, so ist die Angabe verpflichtend.

Loskennzeichnung
Sie kennzeichnet die Gesamtheit von Verkaufseinheiten eines Lebensmittels mit „L" und einer Buchstaben- bzw. Ziffernkombination. Lebensmittel mit gleicher Losangabe wurden unter gleichen Bedingungen erzeugt, hergestellt und verpackt. Wichtig ist eine solche Angabe, wenn Lebensmittel wegen gesundheitlicher Gefährdung zurückgerufen werden müssen. Die Losangabe ist entbehrlich bei Lebensmitteln, bei denen das Mindesthaltbarkeitsdatum oder das Verbrauchsdatum angegeben ist. In der Praxis wird auf die Loskennzeichnung kaum mehr verzichtet.

Freiwillige Angaben

Nährwertkennzeichnung
Die Nährwertkennzeichnung informiert den Verbraucher über den ernährungsphysiologischen Wert eines Lebensmittels. Sie gibt Auskunft, welche und wie viele Nährstoffe ein Lebensmittel enthält. Eine Verpflichtung zur Nährwertangabe besteht nur, wenn bei einem Produkt auf dem Etikett, in der Aufmachung oder in der Werbung eine nährwertbezogene Angabe, z. B. zuckerfrei oder energiearm, gemacht wird. Die **kleine Nährwertkennzeichnung** gibt Auskunft über den Brennwert, den Gehalt an Fett, Eiweiß und Kohlenhydraten. Die **große Nährwertkennzeichnung** enthält zusätzlich Angaben über Zucker, gesättigte Fettsäuren, Ballaststoffe und Kochsalz.

? Suchen Sie fünf Lebensmittelverpackungen mit Nährwertkennzeichnungen. Überlegen Sie, warum gerade bei diesen Lebensmitteln der Nährwert angegeben ist.

Gebrauchsanweisung
Die Gebrauchsanweisung ist nur dann vorgesehen, wenn sie für die Verwendung erforderlich ist, z. B. bei Nudeln oder Reis.

Lagerbedingungen und Lagertemperatur
Diese Informationen müssen angegeben werden, wenn ihre Einhaltung für die Haltbarkeit wesentlich ist, z. B. Gefrierfach mit drei Sternen.

Sonstige Kennzeichnungselemente

Nährwert- und gesundheitsbezogene Angaben – Health-Claims-Verordnung

Verbraucher dürfen durch gesundheitsbezogene Werbeaussagen auf Lebensmitteln nicht irregeführt werden. Lebensmittel dürfen nicht mit Wirkungen beworben werden, die sie nach Erkenntnissen der Wissenschaft nicht haben. Beim Konsumenten soll auch nicht der Eindruck entstehen, dass Krankheiten verhindert oder geheilt werden können.

Einige große Lebensmittelhersteller geben auf den Verpackungen freiwillig GDA-Werte („Guideline Daily Amounts") an. Der Gehalt an Kalorien, Fett, Zucker und Salz soll so schnell ins Auge springen. Informieren Sie sich über diese Kennzeichnung (www.dge.de oder www.eufic.org) und bewerten Sie die Aussagekraft dieser GDA.

In der EU ist seit Juli 2007 genau geregelt, ab wann Lebensmittelhersteller mit Bezeichnungen wie „fettarm" oder „zuckerreduziert" werben dürfen. Ein „fettarmes" Lebensmittel darf nicht mehr als 3 g Fett pro 100 Gramm enthalten. „Energiefreie" Lebensmittel dürfen höchstens 4 kcal pro 100 Gramm enthalten. Bisher gab es in der EU keine einheitliche Regelung für die Werbung mit **nährwertbezogenen Angaben** – diese neue Verordnung bringt hier eine große Verbesserung für den Konsumenten.

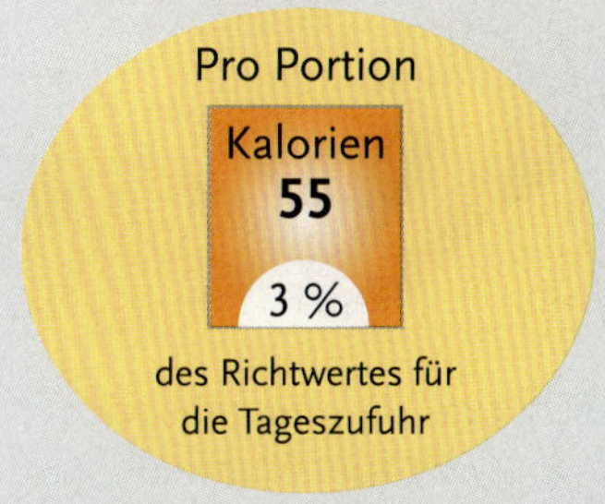

Beispiel für GDA-Kennzeichnung

Die Verordnung enthält europaweit verbindliche Definitionen für 24 unterschiedliche Nährwertangaben wie „fettarm", „leicht", „von Natur aus" etc. Mit der Verordnung werden alle Hinweise auf den gesundheitlichen Nutzen eines Lebensmittels verboten, es sei denn, sie befinden sich in dieser Positivliste.

Weitere **gesundheitsbezogene Angaben** wie z. B. der Hinweis „stärkt die Knochen" sind nur mehr in der Werbung einsetzbar, wenn sie in einer weiteren Liste mit erlaubten Angaben aufscheinen. Auch diese Liste mit allgemeingültigen gesundheitsbezogenen

Aussagen wurde von der EFSA erstellt und ist für alle EU-Staaten verbindlich. Möchte ein Lebensmittelunternehmer eine gesundheitsbezogene Angabe verwenden, die nicht auf dieser Liste steht, muss er dies mit einem Zulassungsverfahren bei der EFSA beantragen.

In den kommenden Jahren werden von der EFSA zusätzlich sogenannte **Nährwertprofile** erarbeitet – die Fertigstellung dieser Nährwertprofile ist bis Ende 2009 geplant. Dabei handelt es sich um Grenzwerte für Zucker, Fett, Transfettsäuren, Salz u. a. Lebensmittel dürfen nur mehr mit nährwert- und gesundheitsbezogenen Aussagen beworben werden, wenn sie bestimmten Nährwertprofilen entsprechen. Lebensmittel mit einem hohen Zuckergehalt (z. B. Süßigkeiten) können somit keine gesundheitsbezogene Werbung mehr machen.

Es gibt jedoch auch Ausnahmeregelungen: Enthält z. B. ein Joghurt mehr Zucker, als das entsprechende Nährwertprofil vorsieht, kann es trotzdem als „fettreduziert" bezeichnet werden. Am Etikett muss in diesem Fall auch der Hinweis „hoher Gehalt an Zucker" angeführt werden. Gesundheitsbezogene Aussagen wie z. B. ein Hinweis auf die Darmgesundheit sind bei diesem Produkt aber nicht mehr erlaubt.

Beispiele für Marken- und Gütezeichen

AMA-Gütesiegel

Nur jene Lebensmittel bekommen das Gütezeichen verliehen, die nach den strengen Bestimmungen des österreichischen Lebensmittelrechts hergestellt wurden und darüber hinaus produktspezifische zusätzliche Anforderungen erfüllen, z. B. bezüglich Hygiene, Kontrolle, des Anteils inländischer Rohstoffe usw. Dies bedeutet, dass die Rohstoffe von heimischen Bauern erzeugt wurden und die Be- und Verarbeitung auch hier erfolgte. Es gibt lediglich Ausnahmen für jene Rohstoffe, die bei uns nicht erzeugt werden können.

AMA = Agrarmarkt Austria Marketing GmbH ist eine zentrale Einrichtung zur Unterstützung von österreichischen Landwirten und Unternehmen.

Weiters dürfen diese Lebensmittel weder radioaktiv bestrahlt werden, noch dürfen sie gentechnologisch hergestellt sein.

Andere Austria-Herkunftszeichen und Austria-Gütezeichen

Neben dem AMA-Gütesiegel existieren weitere Austria-Zeichen. Diese A-Zeichen sind – im Unterschied zum AMA-Gütesiegel – keine wirklichen Garantien dafür, dass die Lebensmittel auch tatsächlich aus Österreich stammen. Ein A-Zeichen darf ein Betrieb bereits führen, wenn die Wertschöpfung der verkauften Produkte zu mehr als 50 % in Österreich verbleibt. Das bedeutet, dass Lebensmittel, die zu 100 % aus ausländischen Rohstoffen bestehen, trotzdem das A-Zeichen tragen dürfen, wenn durch den anschließenden Verarbeitungs- und Veredelungsprozess die Wertschöpfung zu mehr als 50 % in Österreich stattfindet.

? Sammeln Sie Lebensmittelverpackungen Ihrer Wahl und kontrollieren Sie die Kennzeichnung. Wie beurteilen Sie die Verständlichkeit der Informationen?

Regional- oder Herkunftszeichen

Bei Lebensmitteln mit einer **geschützten Ursprungsbezeichnung** müssen die verwendeten Rohstoffe zum größten Teil aus dem angegebenen Gebiet stammen bzw. muss der Produktionsbetrieb dort ansässig sein, z. B. „steirisches Kernöl" oder „Wachauer Marillen". Solche Lebensmittel können europaweit mit **EU-Gütezeichen** geschützt werden. Diese geschützte Herkunftsbezeichnung hat einen großen Stellenwert für die Förderung der Regionalität und Direktvermarktung und ist auf EU-Ebene geregelt.

Geschützte Ursprungsbezeichnung (g. U.), z. B. Tiroler Bergkäse; garantiert traditionelle Spezialität (g. t. S.), z. B. Mozzarella.

Biolebensmittel

In Österreich werden nur drei Bezeichnungen für Bioprodukte zugelassen:

- Aus biologischem Anbau.
- Aus biologischem Landbau.
- Aus biologischer Landwirtschaft.

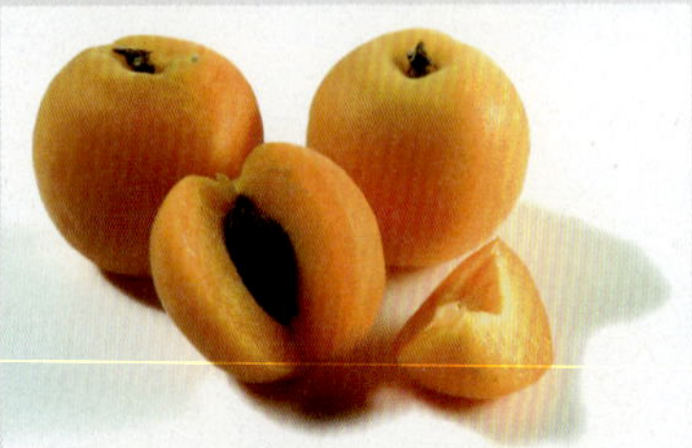

Geschützte Ursprungsbezeichnung: „Wachauer Marillen"

Begriffsvielfalt bei Biolebensmitteln – hier ein Überblick
Statt des Begriffs „biologisch" können folgende Bezeichnungen verwendet werden: „ökologisch", „organisch-biologisch" oder „biologisch-dynamisch".
Diese Bezeichnungen haben nichts mit biologischem Landbau zu tun
Chemiefreier Vertragsanbau, aus ursprünglicher Landwirtschaft, umweltgerecht, kleinbäuerlicher Anbau, naturnah, kontrolliert, integriert, extensiv, natürlich, umweltschonend, ungespritzt, zertifiziert, naturgerecht, rückstandskontrolliert, alternativ.

Zur leichteren Erkennbarkeit können Bioprodukte auch mit Logos gekennzeichnet sein. Dabei kann man zwischen staatlichen Biozeichen, z. B. AMA-Biozeichen, Verbandszeichen, z. B. Ernte für das Leben oder Demeter, und Handelsmarken, z. B. Ja! Natürlich oder Spar Natur pur, unterscheiden.

AMA-Biozeichen mit Ursprungsangabe

Produkte, die das **AMA-Biozeichen mit Ursprungsangabe** (rotschwarz), z. B. Austria, erhalten, müssen mit Rohstoffen erzeugt werden, die aus Österreich stammen. Lediglich für Bestandteile verarbeiteter Lebensmittel, die nicht in entsprechender Qualität in Österreich herstellbar sind, gibt es Toleranzbereiche.

Toleranzbereich = Beispiel Vanillejoghurt: Die Milch als mengenmäßig dominanter Produktbestandteil muss zu 100 % von Kühen aus Österreich stammen, während die Vanille, die in Österreich nicht als landwirtschaftliches Produkt vorzufinden ist, aus einem anderen Land kommt.

Das **AMA-Biozeichen ohne Ursprungsangabe** (schwarzweiß) garantiert die biologische Landwirtschaft und den kontrollierten biologischen Anbau der Rohstoffe des Lebensmittels.

AMA-Biozeichen ohne Ursprungsangabe

Der Großteil der Biobauern schließt sich in Verbänden zusammen, die oft spezielle und noch strengere Richtlinien als die EU-Verordnung für biologische Pflanzen- und Tierproduktion haben.

Die geschützten Markenzeichen eines Bioverbandes oder das staatliche AMA-Biozeichen garantieren dem Konsumenten, dass

- das Produkt aus biologischem Anbau stammt,
- der Weg des Produktes vom Anbau bis zum Verkauf lückenlos nachvollziehbar ist,
- das Produkt die gesetzlichen Qualitätsanforderungen erfüllt.

Beispiele für Markenzeichen österreichischer Bioverbände, die eine biologische Herstellung garantieren:

Österreichischer Demeter-Bund	Bio Austria	ORBI – Förderungsgemeinschaft für gesundes Bauerntum	Freiland-Bioverband

Biozeichen der Europäischen Kommission
Die Europäische Kommission bietet den Erzeugern von Bioprodukten ein EU-weites Erkennungszeichen für Biolebensmittel an.

Biozeichen der Europäischen Kommission

Bestrahlung von Lebensmitteln

In Österreich ist die Behandlung von Lebensmitteln mit ionisierenden Strahlen verboten. In einigen Ländern der EU ist das In-Verkehr-Bringen von bestimmten Lebensmitteln jedoch erlaubt. Bestrahlte Nahrungsmittel müssen dann mit den Worten **„bestrahlt"** oder **„mit ionisierender Strahlung behandelt"** gekennzeichnet werden. In einer EU-weiten Liste sind die Lebensmittel aufgelistet, die für eine Bestrahlung mit ionisierenden Strahlen zulässig sind (siehe Haltbarmachung von Lebensmitteln, S. 132).

Ionisierende Strahlen = Röntgen-, Elektronen- oder Gammastrahlen.

Neuartige Lebensmittel – Novel Food

Neuartige Lebensmittel oder auch Novel Food sind Lebensmittel, die in Europa bisher noch nicht für die Ernährung verwendet wurden, z. B. Fruchtsaft, der mit einer neuen Konservierungsmethode haltbar gemacht wurde. Diese Lebensmittel müssen nach der Novel-Food-Verordnung ein **strenges Zulassungsverfahren** durchlaufen, in dem ihre Unbedenklichkeit für die menschliche Gesundheit nachgewiesen wird.

Gentechnik

Für gentechnisch veränderte Lebensmittel gilt eine eigene EU-Verordnung. Die Kennzeichnung erfolgt im Zutatenverzeichnis, z. B. „aus gentechnisch veränderten Sojabohnen hergestellt".

Logo für „kontrolliert gentechnikfreie" Produktion

Tragen Sie in die Tabelle ein, welches Lebensmittel imitiert wird:

Imitat	Lebensmittel
Sojamilch	
Tofu	
Margarine	
Kaffeeweißer	
Schlagschaum	
Sojagranulat	

Länderkennzeichen
90–91 Österreich
30–37 Frankreich
40, 400–440 Deutschland
45–49 Japan
50 Großbritannien
54 Belgien/Luxemburg
57 Dänemark
64 Finnland
70 Norwegen
73 Schweden
76 Schweiz
80–83 Italien
84 Spanien
87 Holland

9 066000 171707

EAN-Code

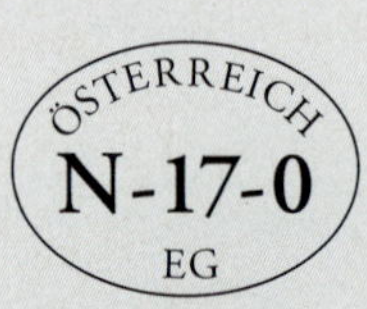

Identitätskennzeichen

Notizen zu den Arbeitsaufgaben:

Mit der Kennzeichnung werden Verbraucher auch darüber informiert, ob bei einem Lebensmittel im Laufe der Herstellung gentechnisch veränderte Organismen (GVO) verwendet wurden, auch wenn diese im Endprodukt nicht mehr nachweisbar bzw. vorhanden sind.

In Österreich ist auch die Kennzeichnung **„kontrolliert gentechnikfrei"** möglich. Der Produzent bzw. der Vertreiber muss aber lückenlos nachweisen, dass auf keiner Stufe der Lebensmittelerzeugung Gentechnik zur Anwendung gekommen ist. Es ist somit gewährleistet, dass ein Produkt gentechnikfrei erzeugt wurde – vom Bauern bis zum Endprodukt.

Lebensmittelimitate

Imitate sind industriell hergestellte Lebensmittel, die in Geschmack, Aussehen und Konsistenz einem natürlich vorkommenden Produkt sehr ähnlich sind. Fleischersatz und Milchimitate werden häufig aus Sojabohnen hergestellt. In Österreich sind Imitate nur bei ausreichender Kennzeichnung erlaubt.

Güteklassen/Qualitätsklassen

Qualitätskategorien geben Auskunft über Eigenschaften von Lebensmitteln (Frische, Beschaffenheit, Form, Größe). Ernährungsphysiologische Eigenschaften werden nicht berücksichtigt.

- **Eier** werden in Güteklassen unterteilt (siehe Eier, S. 181).
- Bei **Gemüse** und **Obst** gibt es die Qualitätsklassen Extra, I, II und III.

EAN-Code – europäische Artikelnummerierung

Der EAN-Code ist ein computerlesbarer Strichcode. Produkt und Preis können so von Scannerkassen erkannt werden. Der Code besteht aus dreizehn Ziffern, die Folgendes bedeuten:

- Land der Registrierung (die ersten zwei oder drei Ziffern),
- Firma bzw. Herstellerbetrieb (die nächsten fünf Ziffern),
- das spezifische Produkt (die weiteren fünf Ziffern),
- Prüfziffer (die letzte Ziffer).

Das Land der Registrierung ist häufig nicht identisch mit dem Herstellungsland.

Identitätskennzeichen

Dieses ovale Zeichen kennzeichnet Lebensmittel (z. B. Fleisch und Milchprodukte), die den EU-Hygieneregelungen entsprechen. Es gibt nur Auskunft, in welchem Land das Produkt verarbeitet worden ist. Der Rohstoff kann auch aus einem anderen Land stammen. Die Buchstaben-Ziffern-Kombination kennzeichnet den Verarbeitungsbetrieb, in dem das Produkt hergestellt worden ist.

Arbeitsaufgaben

1. Was verstehen Sie unter Gesundheitswert, Genusswert, Eignungswert und ideellem Wert eines Lebensmittels?
2. Wie ist das österreichische Lebensmittelrecht aufgebaut?
3. Warum müssen Lebensmittel gekennzeichnet werden?
4. Welche Angaben müssen auf Lebensmittelverpackungen angegeben sein?
5. Worin liegt der Unterschied zwischen dem Mindesthaltbarkeitsdatum und dem Verbrauchsdatum?
6. Was sagt die QUID-Richtlinie aus?
7. Wie werden biologisch erzeugte Lebensmittel gekennzeichnet?
8. Wie müssen bestrahlte Lebensmittel gekennzeichnet werden?
9. Welche Kennzeichnung tragen gentechnisch veränderte Lebensmittel?

10. Worin liegt der Unterschied zwischen einem Lebensmittelimitat und einem vergleichbaren traditionellen Lebensmittel?
11. Was sagt der EAN-Code aus?
12. Nach welchen Qualitätsklassen werden Gemüse und Obst eingeteilt?
13. Analysieren Sie, wie die Regelungen zu den nährwert- und gesundheitsbezogenen Angaben auf den Lebensmittelverpackungen umgesetzt werden. Sind diese Angaben für den Konsumenten leicht verständlich?

ZUSAMMENFASSUNG

Die Lebensmittelqualität ergibt sich aus dem ernährungsphysiologischen, dem sensorischen, dem ökologischen Wert und aus dem Gebrauchswert.

Von rechtlicher Seite wird die Lebensmittelqualität durch das **Lebensmittelsicherheits- und Verbraucherschutzgesetz (LMSVG)** gesichert.

Die Kennzeichnung von **verpackten Lebensmitteln** wird auf europäischer Ebene geregelt. Die Lebensmittelkennzeichnungsverordnung (LMKV) ist im Jahre 1993 in Kraft getreten. Neben den gesetzlich vorgeschriebenen Angaben gibt es auch eine freiwillige Kennzeichnung von Lebensmitteln.

Gesetzliche Kennzeichnung
- Verkehrs- oder Sachbezeichnung
- Mengenangabe
- Mindesthaltbarkeits- oder Verbrauchsdatum
- Name und Adresse
- Zutatenverzeichnis, -liste
- QUID-Richtlinie
- Alkoholgehalt
- Loskennzeichnung

Freiwillige Kennzeichnung
- Nährwertkennzeichnung
- Gebrauchsanweisung
- Lagerbedingungen und Lagertemperatur

In der **Health-Claims-Verordnung** wird europaweit einheitlich geregelt, wie die Kennzeichnung von **nährwert- und gesundheitsbezogenen Angaben** erfolgen muss.

Es gibt Positivlisten für Nährwertangaben und erlaubte gesundheitsbezogene Aussagen. Nur diese Formulierungen dürfen in der Werbung und auf den Lebensmittelverpackungen verwendet werden. Spezielle Aussagen können mittels Zulassungsverfahren bei der EFSA beantragt werden.

Für **Bioprodukte, bestrahlte Lebensmittel** und **gentechnisch veränderte Lebensmittel** gelten genau festgelegte Kennzeichnungsvorschriften.

Güteklassen und Qualitätsklassen geben Auskunft über spezifische Eigenschaften von Lebensmitteln.

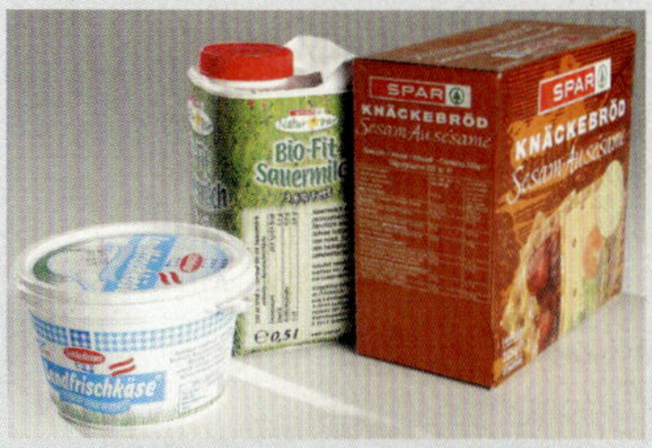

Lebensmittelkennzeichnung, klein gedruckt, aber interessant!

4 Nachhaltigkeit

„Ziel eines nachhaltigen Lebensstils ist es, die Bedürfnisse heutiger Generationen zu befriedigen, ohne die Bedürfnisse kommender Generationen zu gefährden." (UN-Kommission, 1987)

Der Begriff der Nachhaltigkeit ist nicht mehr nur auf die Erhaltung der Umwelt und der natürlichen Ressourcen für die zukünftigen Generationen beschränkt. Es hat sich herausgestellt, dass ein ökologisches Gleichgewicht nur erreicht werden kann, wenn gleichzeitig ökonomische Sicherheit und **soziale Gerechtigkeit** für die Menschen angestrebt werden.

Nur, wenn Menschen gerecht entlohnt werden und in Sicherheit und Selbstbestimmung leben, können sie auch einen nachhaltigen Beitrag zur Erhaltung der Umwelt und der natürlichen Ressourcen leisten.

Menschen werden oft aus wirtschaftlichen Gründen (Gewinnstreben) ausgebeutet. Ökosysteme wie z. B. der Regenwald werden aus denselben Gründen zerstört.

Für die Zukunft ist es äußerst wichtig, die Verträglichkeit einer Wirtschaftweise für Mensch und Natur im Auge zu behalten. Nicht die Gewinnmaximierung rettet die Welt, sondern ein nachhaltiger Lebensstil.

? Erklären Sie den Begriff „nachhaltiger Lebensstil" mit eigenen Worten.

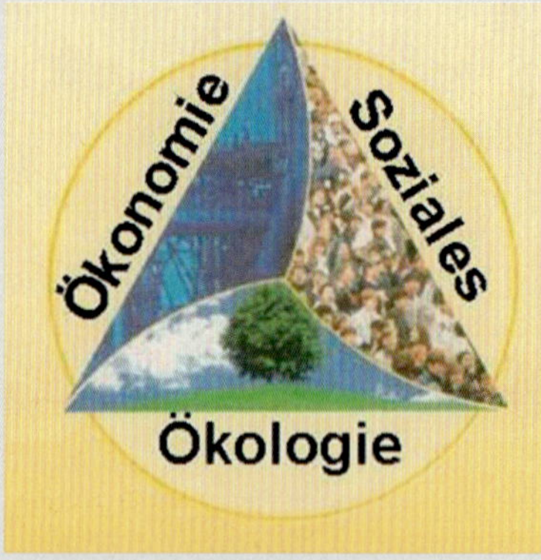

Magisches Dreieck der Nachhaltigkeit

Ökologisch = die Umwelt betreffend.

Ökonomisch = die Wirtschaft betreffend.

Ökosystem = Lebensraum.

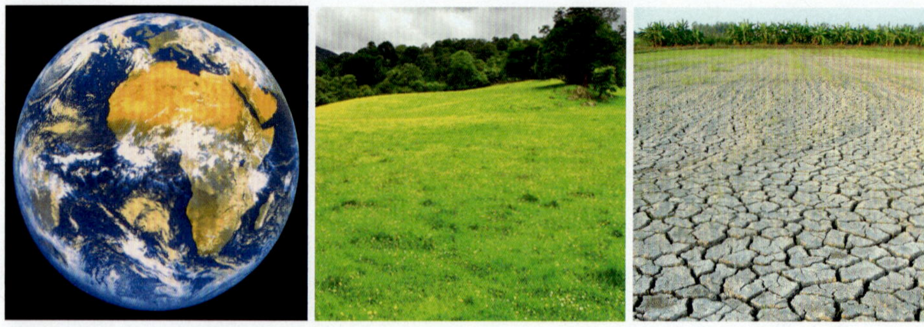

Wir haben nur eine Erde

Nachhaltiger Ernährungsstil

Jeder von uns kauft Lebensmittel ein. Die **Auswahl der Produkte** hat Einfluss auf die **Umwelt,** das **Klima** und die **Wirtschaft.** Viele Konsumenten sind sich dieser Zusammenhänge nicht bewusst. Doch nur, wenn wir unser Konsumverhalten kritisch hinterfragen und entsprechend handeln, können wir auch einen Beitrag zur Nachhaltigkeit leisten.

Wir sind es gewohnt, das ganze Jahr über aus einem reichlichen Lebensmittelsortiment auswählen zu können. Wir haben ganz vergessen, dass Erdbeeren und Tomaten im Winter gar keine Saison haben und kaufen zu Weihnachten frischen Spargel aus Peru. In Zeiten der Globalisierung ist das kein Problem.

Das Ernährungsverhalten hat jedoch nachweislich Auswirkungen auf unser Ökosystem. Dieser Verantwortung müssen wir uns stellen.

? Wie können Sie klimafreundlich einkaufen?

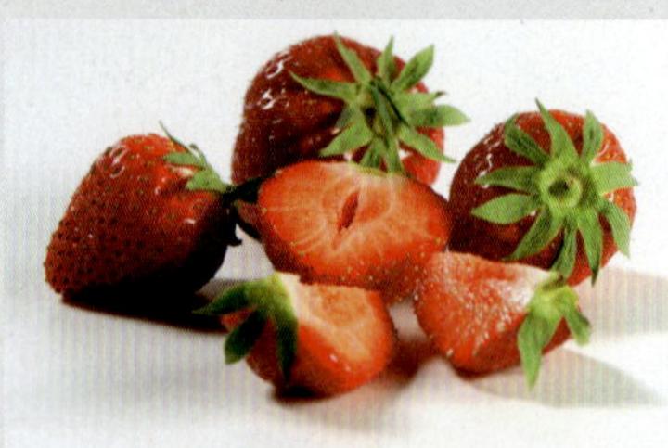

„Winter"-Erdbeeren sind nicht sehr klimafreundlich!

„CO_2-Rucksack"

Treibhausgase wie CO_2, **FCKW,** Methan und Lachgas werden für die Veränderung des Weltklimas mitverantwortlich gemacht. Diese Gase gelangen durch Industrie, Verkehr und Landwirtschaft in die Atmosphäre. Dabei stammen 15–20 % aller CO_2-Emmissionen aus dem Bereich der Lebensmittelproduktion.

FCKW = Fluorchlorkohlenwasserstoffe; werden als Treibgas (Spraydose) und Kältemittel (Kühlschrank) verwendet. Sie werden für den Abbau der Ozonschicht verantwortlich gemacht.

Durch den zu hohen Ausstoß an solchen klimawirksamen Gasen kommt es laut vielen Experten zum Ansteigen der Durchschnittstemperatur auf unserem Planeten. Dieser geringfügige Temperaturanstieg hat jedoch weitreichende Folgen für die Natur (Schmelzen der Polkappen, Erhöhung des Meeresspiegels, Wetterextreme nehmen zu, Pflanzen wachsen nicht mehr in ihren eigentlichen Herkunftsregionen etc.).

In diesem Zusammenhang wird häufig vom „CO_2-Rucksack", den ein Lebensmittel „mit sich herumschleppt", gesprochen. Damit ist gemeint, wie viel CO_2 bei der Produktion von einem Lebensmittel (Einsatz von Maschinen, Düngemitteln, Pflanzenschutzmitteln) und durch seine Transport entstanden ist. Saisonale, biologisch erzeugte Lebensmittel aus der Region haben demnach den kleinsten „CO_2-Rucksack".

Es ist jedoch nicht immer einfach zu erkennen, welche Produkte ökologisch verträglicher sind.

Beispiel

Die Nachfrage nach Sommergemüse in den kalten Wintermonaten bewirkt eine Zunahme der beheizten Gewächshausflächen auch in Österreich. Die Produktion von Gemüse und Obst im beheizten Treibhaus verbraucht zehnmal so viel Energie wie der Freilandbau. Wenn man diesen Energieverbrauch berücksichtigt, sind z. B. Bio-Freilandtomaten aus Italien im Winter trotz der anfallenden Transportkilometer energetisch günstiger als konventionelle heimische Tomaten aus dem beheizten Glashaus.

Ökologisch gesehen wäre es jedoch am besten, hauptsächlich saisonales heimisches Gemüse und Obst zu essen, am besten in Bio-Qualität.

Ökologischer Fußabdruck

Der ökologische Fußabdruck kann als Maß herangezogen werden, **wie viel an natürlichen Ressourcen ein Mensch zum Leben durchschnittlich verbraucht.** Alle natürlichen Rohstoffe, die wir zum Essen, Wohnen, Reisen etc. verbrauchen, benötigen Platz zum Nachwachsen. Die Natur benötigt außerdem Flächen, um unsere Abfälle abzubauen (z. B. Wälder, um CO_2 zu binden).

Wie viel Fläche wird also für die Aufrechterhaltung des Konsums einer Person benötigt? Wie viel Fläche ist notwendig, um das CO_2, das in diesem Zusammenhang entstanden ist, zu absorbieren? Durch das Zusammenrechnen dieser Flächen entsteht der ökologische Fußabdruck einer Person. Dieses theoretische Bild soll dabei helfen, den Verbrauch eines Menschen anschaulich zu machen.

Der Flächenbedarf (Fußabdruck) eines Menschen ist je nach Lebensumfeld unterschiedlich. Ein Österreicher beansprucht durch seinen aufwendigen Lebensstil (Auto, Flugreisen, hoher Energieverbrauch, Wegwerferzeugnisse) theoretisch 4,9 Hektar Erdoberfläche, ein Inder hingegen nur 0,8 Hektar.

Damit die Erde ausreichend Rohstoffe für alle Menschen produzieren und die Abfälle abbauen kann, dürfte der Fußabdruck 1,8 Hektar pro Erdbewohner nicht überschreiten.

In den modernen Industrienationen werden viel mehr Ressourcen verbraucht, als im eigenen Land zur Verfügung stehen. Die Folge ist globale Ungerechtigkeit. Unser „großer ökologischer Fußabdruck" ist nur möglich, weil andere Nationen weniger beanspruchen als ihnen unter dem Aspekt der Gerechtigkeit zustehen würde.

Der ökologische Fußabdruck lässt sich durch eine bewusste, nachhaltige Ernährungsweise verkleinern. Tipps dazu finden Sie in den nachfolgenden Kapiteln.

Möglichkeiten für einen nachhaltigen Ernährungsstil

Ökologischer Ernährungskreis

Der hier abgebildete ökologische Ernährungskreis kann bei der nachhaltigen Auswahl der Lebensmittel eine Unterstützung bieten. Dieser Ernährungskreis ist im Vergleich zu

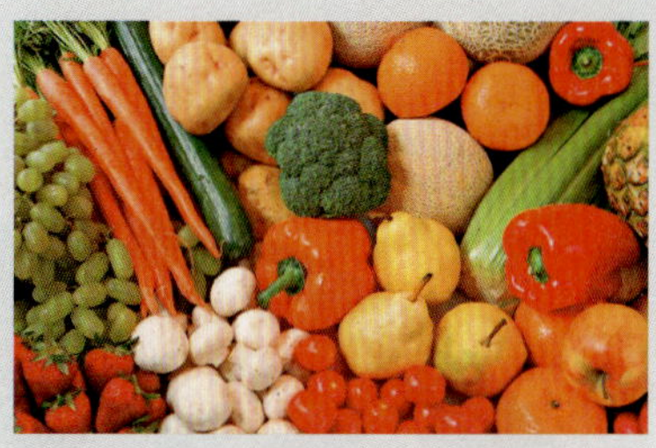

Kleiner CO_2-Rucksack: saisonal, regional, bio

Wussten Sie, dass ...
die in Österreich angebotenen Tomaten übers Jahr gesehen bereits zu 80 % aus dem Ausland (Spanien, Israel, Marokko) stammen?

Erstellen Sie einen Saisonkalender für heimische Obst- und Gemüsesorten.

Hier können Sie Ihren persönlichen Fußabdruck berechnen:
www.mein-fussabdruck.at
www.fussabdruck.at
www.latschlatsch.de

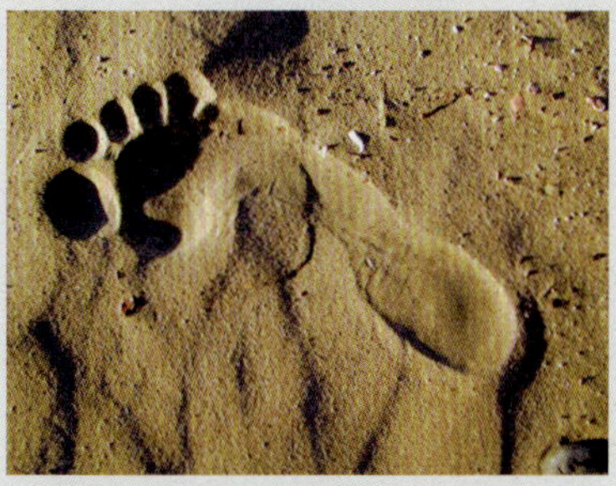

Wie groß ist Ihr ökologischer Fußabdruck?

Aufteilung des Fußabdruckes eines Österreichers

(4,9 ha – das entspricht ca. sechs Fußballfeldern):

- **0,78 ha Wohnen:** Strom, Wasser, Heizung.
- **1,28 ha Ernährung:** lange Transportwege, hoher Fleischkonsum.
- **0,60 ha Mobilität:** Auto, Flugreisen.
- **2,24 ha Konsum:** Möbel, Kleidung, Spitäler.

anderen Ernährungskreisen um die Aspekte der Nachhaltigkeit (Saisonalität, Regionalität und biologische Produktion, fairer Handel, Transportwege, Alternativen) erweitert.

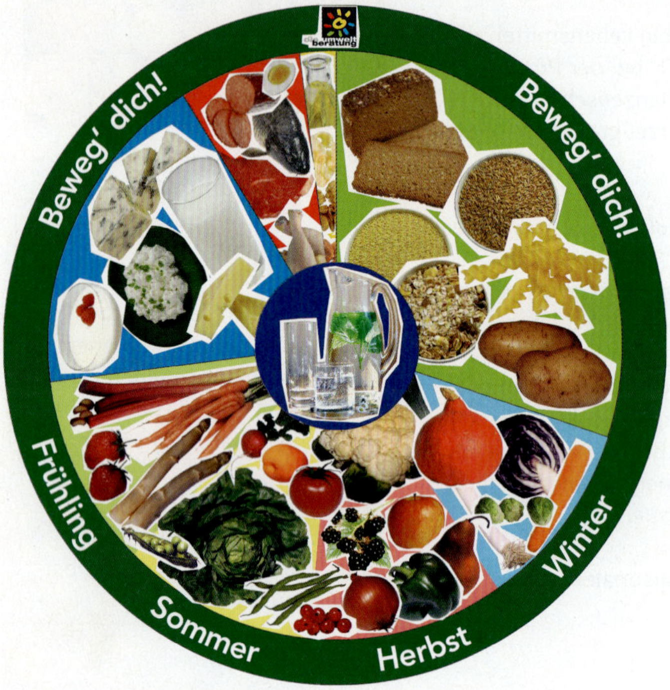
Beweg' dich!
Beweg' dich!
Frühling
Sommer
Herbst
Winter

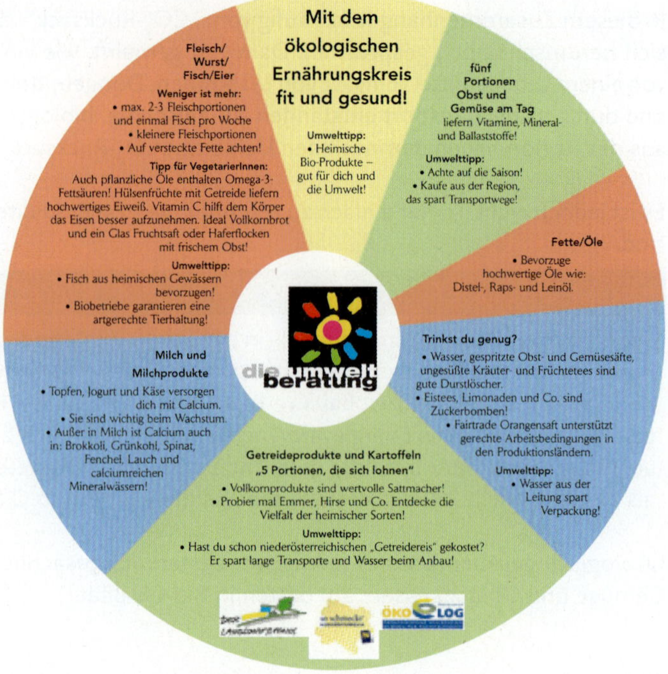
Mit dem ökologischen Ernährungskreis fit und gesund!
Umwelttipp:
• Heimische Bio-Produkte – gut für dich und die Umwelt!
fünf Portionen Obst und Gemüse am Tag
liefern Vitamine, Mineral- und Ballaststoffe!
Umwelttipp:
• Achte auf die Saison!
• Kaufe aus der Region, das spart Transportwege!
Fette/Öle
• Bevorzuge hochwertige Öle wie: Distel-, Raps- und Leinöl.
Trinkst du genug?
• Wasser, gespritzte Obst- und Gemüsesäfte, ungesüßte Kräuter- und Früchtetees sind gute Durstlöscher.
• Eistees, Limonaden und Co. sind Zuckerbomben!
• Fairtrade Orangensaft unterstützt gerechte Arbeitsbedingungen in den Produktionsländern.
Umwelttipp:
• Wasser aus der Leitung spart Verpackung!
Getreideprodukte und Kartoffeln
„5 Portionen, die sich lohnen“
• Vollkornprodukte sind wertvolle Sattmacher!
• Probier mal Emmer, Hirse und Co. Entdecke die Vielfalt der heimischer Sorten!
Umwelttipp:
• Hast du schon niederösterreichischen „Getreidereis“ gekostet? Er spart lange Transporte und Wasser beim Anbau!
Milch und Milchprodukte
• Topfen, Jogurt und Käse versorgen dich mit Calcium.
• Sie sind wichtig beim Wachstum.
• Außer in Milch ist Calcium auch in: Brokkoli, Grünkohl, Spinat, Fenchel, Lauch und calciumreichen Mineralwässern!
Fleisch/Wurst/Fisch/Eier
Weniger ist mehr:
• max. 2-3 Fleischportionen und einmal Fisch pro Woche
• kleinere Fleischportionen
• Auf versteckte Fette achten!
Tipp für VegetarierInnen:
Auch pflanzliche Öle enthalten Omega-3-Fettsäuren! Hülsenfrüchte mit Getreide liefern hochwertiges Eiweiß. Vitamin C hilft dem Körper das Eisen besser aufzunehmen. Ideal Vollkornbrot und ein Glas Fruchtsaft oder Haferflocken mit frischem Obst!
Umwelttipp:
• Fisch aus heimischen Gewässern bevorzugen!
• Biobetriebe garantieren eine artgerechte Tierhaltung!
die umwelt beratung
ÖKOLOG

Fair-Trade-Produkte – ein wichtiger Beitrag zu Entwicklungshilfe und Nachhaltigkeit

Fair Trade – Lebensmittel aus fairem Handel

Fair Trade ermöglicht heute beinahe 5 Millionen Menschen weltweit, ihre Existenz durch den Ertrag ihrer Arbeit zu sichern. Fair Trade garantiert den Produzenten in Afrika, Asien und Lateinamerika Mindestpreise über dem Weltmarktniveau, direkten Marktzugang und den Aufbau langfristiger Handelsbeziehungen. Dadurch können Kleinbauernfamilien und Plantagenarbeiter/-innen den Kreislauf aus Armut und Abhängigkeit durchbrechen und ihre Lebenssituation dauerhaft und eigenverantwortlich verbessern.

Zusätzliche Aufschläge ermöglichen den Bäuerinnen und Bauern den Umstieg auf biologische Landwirtschaft und die Umsetzung von lokalen Sozialprojekten wie z. B. Schulen. Mit ihren traditionellen, naturnahen Anbaumethoden leisten die Fair-Trade-Produzenten gleichzeitig einen wertvollen Beitrag zum Schutz von Regenwäldern und zur Erhaltung natürlicher Ressourcen.

? Wie können Sie beim Einkaufen erkennen, ob ein Produkt
- aus der Region/aus Österreich,
- aus biologischer Landwirtschaft

stammt?

Tipps zum nachhaltigen Konsum

Bevorzugen Sie Produkte aus biologischer Landwirtschaft
Biologische Landwirtschaft benötigt weniger Energie und produziert auch weniger klimaschädigende Treibhausgase. Bioprodukte aus dem Ausland sind aber in diesem Zusammenhang kritisch zu sehen, da durch den langen Transportweg ein hoher Energieaufwand entsteht.

Kaufen Sie vor allem regionale und saisonale Produkte
Dadurch werden lange und sinnlose Transportwege vermieden und die CO_2-Belastung gesenkt.

Verwenden Sie gering verarbeitete Lebensmittel
Frische Lebensmittel durchlaufen viel weniger Verarbeitungsstufen als z. B. Fertiggerichte. Durch die geringere Verarbeitung werden der Energieverbrauch und somit auch der Schadstoffausstoß gesenkt.

Bevorzugen Sie pflanzliche Lebensmittel und reduzieren Sie Ihren Fleischverzehr
Bei der Produktion von pflanzlichen Lebensmitteln entstehen deutlich weniger CO^2-Emmissionen als bei der Produktion von Fleisch.

Diskutieren Sie, wie Sie beim Einkauf von Lebensmitteln ganz bewusst auf die Verpackung verzichten können.

Wählen Sie umweltverträglich verpackte Produkte
Viele Lebensmittel sind auch ohne Verpackung zu kaufen. So kann ein Großteil des Verpackungsmülls eingespart werden.

Kaufen Sie Produkte aus fairem Handel
Sie leisten damit einen wichtigen Beitrag zu mehr Fairness in der Weltwirtschaft und unterstützen eine nachhaltige Wirtschaftweise.

Augen auf bei der Fischauswahl
Die Weltmeere sind teilweise stark überfischt, daher sollte man bei der Fischauswahl besonders aufmerksam vorgehen. Laut Greenpeace gelten Hering, Seelachs und Makrele als ökologisch verträglich. Alternative Quellen für Omega-3-Fettsäuren sind heimische Fische (Alpenlachs, Karpfen), Raps-, Lein- und Walnussöl, Samen und Nüsse.

? Arbeitsaufgaben

1. Berechnen Sie Ihren persönlichen ökologischen Fußabdruck (siehe Webtipps, S. 123) und überlegen Sie, wie Sie ihn sinnvoll verkleinern können.
2. Erstellen Sie je einen Vorschlag für ein Frühlings-, Sommer-, Herbst- und Wintermenü. Achten Sie dabei auf die Verwendung von saisonalen Gemüse- und Obstsorten.
3. Wie können Sie Ihre Familie für das Thema Nachhaltigkeit gewinnen? Welche Argumente für einen nachhaltigen Ernährungsstil fallen Ihnen ein?
4. Was bedeutet der Begriff „CO_2-Rucksack"?
5. Welche Vorteile bringen Bioprodukte im Zusammenhang mit der Klimaverträglichkeit?
6. Wie können Sie es schaffen, Ihren persönlichen „Müllberg" zu verkleinern, besonders in Bezug auf Lebensmittelverpackungen?
7. Wer sollte Ihrer Meinung nach das Thema Nachhaltigkeit in der Öffentlichkeit präsentieren und auf die Umsetzung achten?

Notizen zu den Arbeitsaufgaben:

ZUSAMMENFASSUNG

Der Begriff der Nachhaltigkeit ist nicht mehr nur auf die **Erhaltung der Umwelt und der natürlichen Ressourcen** für die zukünftigen Generationen beschränkt. **Soziale Gerechtigkeit** und **wirtschaftliche Sicherheit** spielen dabei eine wichtige Rolle.

Ein nachhaltiger Ernährungsstil kann maßgeblich dazu beitragen, dass sich der **ökologische Fußabdruck** und der **„CO_2-Rucksack"** verkleinern. So kann jeder Einzelne von uns einen wirksamen Beitrag leisten.

Tipps für einen nachhaltigen Ernährungsstil
- Bevorzugen Sie Produkte aus biologischer Landwirtschaft.
- Kaufen Sie vor allem regionale und saisonale Produkte.
- Verwenden Sie gering verarbeitete Lebensmittel.
- Bevorzugen Sie pflanzliche Lebensmittel und reduzieren Sie Ihren Fleischverzehr.
- Wählen Sie umweltverträglich verpackte Produkte.
- Kaufen Sie Produkte aus fairem Handel.
- Achten Sie bei der Fischauswahl auf ökologische Verträglichkeit.

Bei der Umsetzung eines nachhaltigen Ernährungsstils unterstützt Sie der **ökologische Ernährungskreis.** Er enthält neben den gesundheitlichen Aspekten der Lebensmittelauswahl auch Aspekte zur Nachhaltigkeit (Saisonalität, Regionalität und biologische Produktion, fairer Handel, Transportwege, Alternativen).

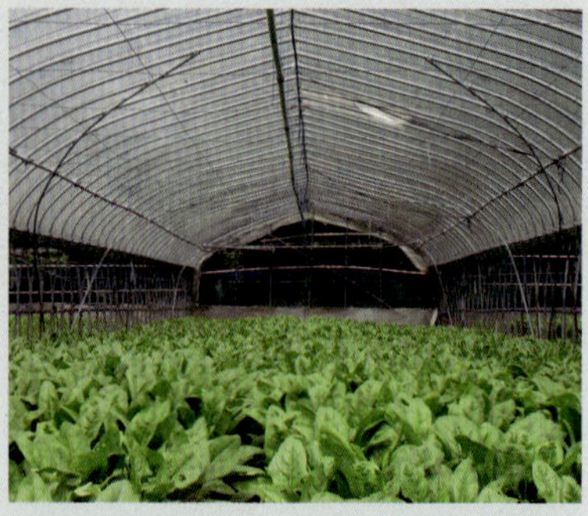

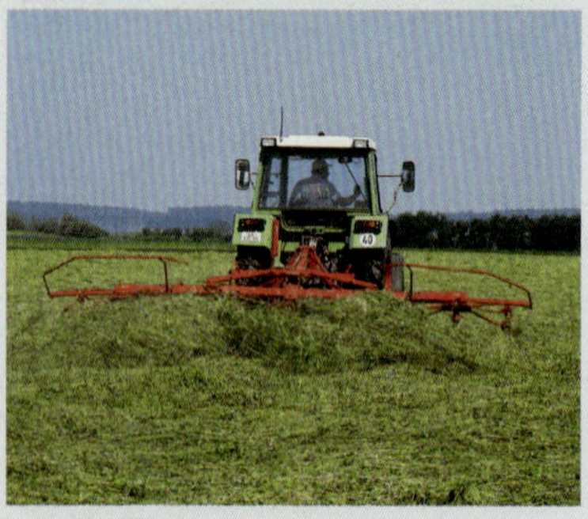

Die Landwirte sichern unsere Versorgung mit Nahrungsmitteln

5 Produktion von Lebensmitteln

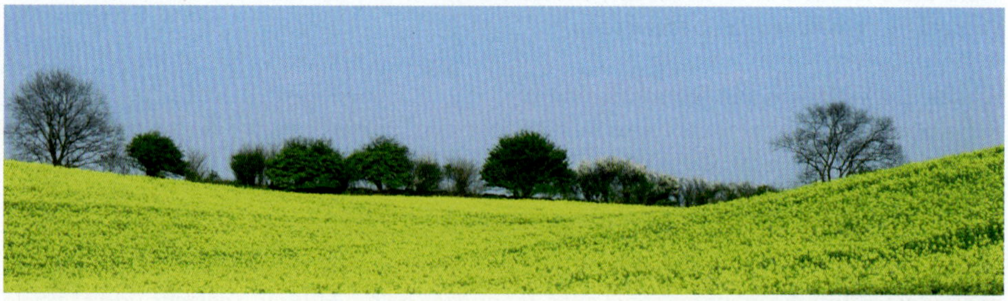

Grundlage unserer Nahrungsmittelversorgung sind die Produkte aus der landwirtschaftlichen Erzeugung. Die Lebensmittelindustrie ist auf die Rohstoffe der landwirtschaftlichen Produktion angewiesen.

Konventionelle Landwirtschaft

Nach den Notzeiten des Zweiten Weltkrieges in Europa war das oberste Ziel der Landwirtschaft die **flächendeckende Versorgung der Bevölkerung mit Lebensmitteln.** Das Ziel wurde durch den verstärkten Einsatz von Maschinen, einheitlichem Saatgut, Mineraldünger, Schädlings- und Unkrautbekämpfungsmitteln erreicht. Futtermittel werden aus Entwicklungsländern zugekauft.

Spezialisierung auf **Monokulturen** und **Massentierhaltung** hatten Überproduktion zur Folge. Die Industriestaaten kämpfen heute mit den Überschüssen an landwirtschaftlichen Produkten. Gleichzeitig kann es in Zukunft zu Engpässen kommen, da viele Bauern überlegen, statt Nahrungsmitteln sogenannte **nachwachsende Energieträger** (Weizen zu Heizzwecken, Raps, Zuckerrüben und Kartoffeln zur Treibstoffproduktion) anzubauen.

Durch intensive landwirtschaftliche Nutzung steigt auch die **Belastung der Umwelt.** Die Böden werden ausgelaugt. Düngemittel, wie Nitrate, und Schädlingsbekämpfungsmittel gelangen in das Grundwasser und belasten das Trinkwasser. Die Kosten für die Wasseraufbereitung sind hoch. Die Produktion von Mineraldüngern und chemisch-synthetischen Pflanzenschutzmitteln ist sehr energieintensiv und bewirkt hohe CO_2-Emissionen. In der EU wird jedoch versucht, die Umweltverträglichkeit in der landwirtschaftlichen Produktion durch Förderungen zu verbessern.

? Wann ist ein Lebensmittel aus der Sicht der biologischen Landwirtschaft hochwertig?

Biologische Landwirtschaft

Begründer der biologisch-dynamischen Wirtschaftsweise war der österreichische Philosoph **Rudolf Steiner**. Der Leitgedanke und das wesentliche Kennzeichen im ökologischen Landbau ist das **Wirtschaften im Einklang mit der Natur.** Die biologische Wirtschaftsweise beruht auf der Erkenntnis, dass Menschen, Tiere, Pflanzen und Böden in einem landwirtschaftlichen Kreislauf zusammenwirken.

Rudolf Steiner lebte von 1861 bis 1925.

Ziel ist die Produktion von qualitativ hochwertigen Lebensmitteln. Bei der Bewertung der Lebensmittelqualität aus biologischer Landwirtschaft werden nicht nur die ernährungsphysiologischen Eigenschaften der Lebensmittel berücksichtigt, sondern auch die Auswirkungen auf Mensch und Umwelt.

Warum sind Biolebensmittel teurer als konventionelle Lebensmittel?

Österreich nimmt mit seinen mittlerweile rund 20 000 Biobauern innerhalb der EU eine Spitzenposition ein. Die Bioprodukte erleben heute durch den Trend zu höherem Qualitäts- und Gesundheitsbewusstsein einen enormen Aufschwung. Durch den Einstieg der Supermarktketten können wir zwischen einer großen Anzahl an verschiedenen Bioprodukten auswählen.

Allgemeine Grundsätze der biologischen Landwirtschaft

Genereller Verzicht auf Gentechnik
Der Einsatz von gentechnisch veränderten Organismen wäre mit den Zielen der biologischen Landwirtschaft nicht vereinbar und ist daher verboten.

Kontrolle der biologischen Landwirtschaft
Für die biologische Landwirtschaft gibt es ein umfangreiches Kontrollsystem. Bei allen Biobauern, Verarbeitungsbetrieben und Händlern wird mindestens einmal jährlich im Auftrag der Lebensmittelbehörde die Einhaltung der gesetzlichen Vorschriften für den Biolandbau kontrolliert. Neben den jährlichen Kontrollen werden auch stichprobenartig Inspektionen durchgeführt.

Kennzeichnung der Bioprodukte (siehe Lebensmittelkennzeichnung, S. 118).

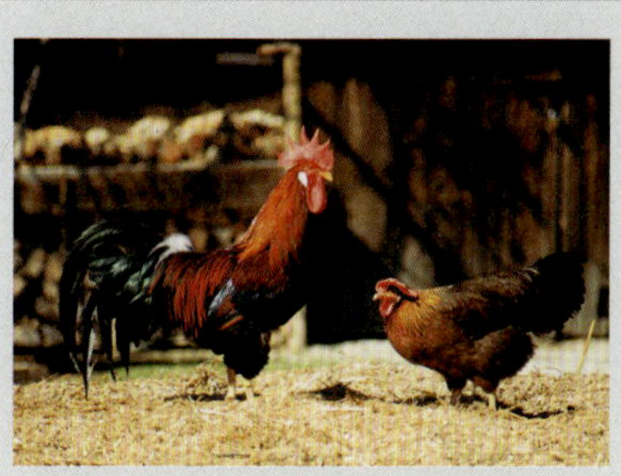

Glückliche Hühner in artgerechter Haltung

Wesentliche Qualitätsunterschiede zwischen Produkten biologischer Landwirtschaft und konventioneller Landwirtschaft

- Zahlreiche vergleichende Untersuchungen zeigen, dass der Nitratgehalt in biologisch angebautem Gemüse deutlich niedriger ist.
- Die Konzentration an **Pflanzenschutzmitteln** ist in biologischem Gemüse weit geringer als in konventionellem Gemüse.
- Die **Schwermetallbelastung** ist hingegen nicht von der Produktionsart abhängig.
- Untersuchungen der **Vitamin- und Mineralstoffkonzentrationen** zeigen keine eindeutigen Unterschiede.

Grundsätze der biologischen Landwirtschaft für pflanzliche Produkte

Standort
Anbau sowie Weideflächen sind neben Autobahnen und stark befahrenen Straßen erst ab 50 m vom Fahrbahnrand entfernt erlaubt. Der Boden wird auf Schwermetallbelastung untersucht.

Dünger
Der Einsatz von Mineraldünger (Kunstdünger) ist nicht erlaubt. Dem Boden dürfen nur Nährstoffe zugeführt werden, die dem natürlichen Kreislauf entnommen wurden. Verwendet werden organische Dünger wie Kompost, Mist, Jauche oder Gülle. Eine weitere Art der Düngung ist die Gründüngung.

Gründüngung = eine Zwischenfrucht wird angebaut, die anschließend in den Boden eingearbeitet wird.

Wussten Sie, dass ...
Biofleisch weniger Garverluste aufweist als industriell produziertes Fleisch? Das heißt, das Fleisch ist ergiebiger!

Pflanzenschutz
Chemisch-synthetische Pflanzenschutzmittel sind in der biologischen Landwirtschaft verboten. Die Unkrautbekämpfung erfolgt auf mechanischem Wege (Jäten). Die Gesundheit der Pflanzen wird durch geeignete Sortenauswahl, vielseitige Fruchtfolge, Nützlingsförderung und mechanische Bodenbearbeitung erzielt.

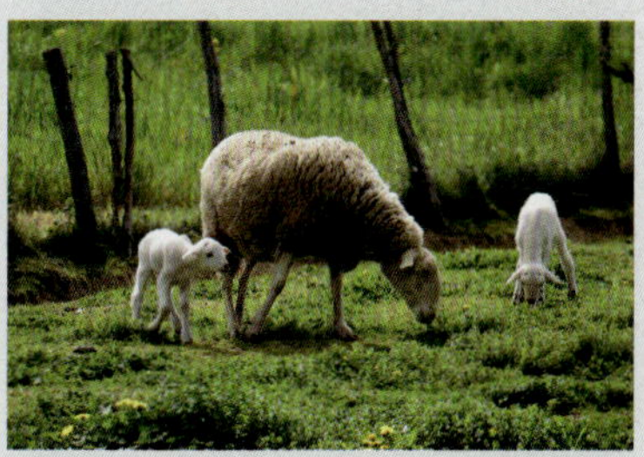

Weidehaltung

Grundsätze der biologischen Landwirtschaft für tierische Produkte

Artgerechte Tierhaltung
Massentierhaltung, Käfig- und Batteriehaltung sind nicht erlaubt. Die Tiere leben in kleineren Beständen, sie haben ausreichend Platz, gute Lichtverhältnisse und eine Belüftung im Stall. Der Liegeplatz muss trocken und weich sein. Ein Auslauf im Freien muss das ganze Jahr über gewährleistet sein.

Futtermittel
Es darf nur Futter aus biologischer Landwirtschaft verwendet werden. Das konventionelle Futter darf höchstens 15 % betragen und keine gentechnisch veränderten Bestandteile enthalten.

Einsatz von Medikamenten
Der Einsatz von Antibiotika zur Vorbeugung und von leistungsfördernden Medikamenten ist generell verboten. Artgerechte Tierhaltung mit ausreichend Bewegungsmöglichkeit und biologischer Fütterung ermöglicht ein gesundes und stressfreies Leben.

Integrierte Landwirtschaft

Die integrierte Produktion ist ein Kompromiss aus biologischer und konventioneller Landwirtschaft. Der Einsatz von Kunstdünger und Spritzmitteln wird so weit als möglich reduziert. Es wird auf die **Erhaltung der Artenvielfalt** geachtet. Die Vorgaben der Fruchtwechselwirtschaft werden eingehalten, dadurch wird der Ackerboden geschont.

Fruchtwechselwirtschaft = In regelmäßigen zeitlichen Abständen werden verschiedene Pflanzen auf einem Acker angebaut.

In Österreich werden integriert erzeugte Produkte oft unter der Bezeichnung „aus kontrolliertem Anbau“ vermarktet.

Nachhaltige Landwirtschaft

Nachhaltige Entwicklung bedeutet, übertragen auf die Landwirtschaft, **natürliche Rohstoffe auch für zukünftige Generationen zu erhalten.** Dies setzt einen verantwortungsvollen Umgang mit der Natur voraus. Der Schwerpunkt zur Verwirklichung einer nachhaltigen Landwirtschaft liegt in erster Linie auf der Verbesserung der Umweltverträglichkeit des konventionellen Landbaus und im Ausbau der biologischen Landwirtschaft.

Einsatzgebiete der Gentechnik

- **Medizin:** Herstellung von Insulin
- **Gerichtsmedizin:** Verbrechensaufklärung
- **Pflanzengenetik**
- **Tiergenetik**
- **Lebensmittelproduktion**

Gentechnik

Durch die Gentechnik ist es möglich, die Erbinformationen von Pflanzen, Tieren und Mikroorganismen gezielt zu verändern. Die Gentechnik ist keine Zukunftstechnologie mehr, sondern bereits Realität. Während die Einführung der Gentechnik im Landwirtschafts- und Lebensmittelbereich sehr kontrovers diskutiert wird, ist sie in der Medizin bereits akzeptiert. Die Gewährleistung der menschlichen Gesundheit steht in der Lebensmittelproduktion im Vordergrund.

GVO = gentechnisch veränderte Organismen.

Starter- und Schutzkulturen = Mikroorganismen, die bestimmte biochemische Vorgänge bei der Lebensmittelherstellung steuern können.

Anwendungsbereiche der Gentechnik im Lebensmittelbereich

Anwendung	Produkte
Herstellung von Hilfs- und Zusatzstoffen mithilfe von GVO Dieser Bereich ist am weitesten entwickelt. Sehr viele Zusatzstoffe, Vitamine, Aromen und Enzyme werden mithilfe von GVO erzeugt, müssen aber im Grundprodukt nicht gekennzeichnet werden.	▪ Geschmacksverstärker ▪ Konservierungsmittel ▪ Farbstoffe ▪ Enzyme
Einsatz der GVO als Starter- und Schutzkulturen	GVO produzieren Enzyme für die Herstellung von ▪ Bier ▪ Backwaren ▪ Joghurt ▪ Käse
Herstellung von gentechnisch veränderten Backwaren und Bier	▪ Verkürzung der Produktionszeit von Brot ▪ Herstellung von kalorienarmem und alkoholarmem Leichtbier
Entwicklung von Pflanzen mit speziellen Eigenschaften	▪ Längere Haltbarkeit ▪ Längere Lagerfähigkeit ▪ Anpassung an extreme Umweltbedingungen, wie Kälte, Trockenheit, Hitze ▪ Widerstandsfähigkeit gegen Unkräuter, Pilze, Viren, Bakterien, Insekten
Herstellung von Lebensmitteln mit besonders hoher ernährungsphysiologischer Qualität	▪ Hoher Ballaststoffgehalt ▪ Verändertes Fettsäuremuster zugunsten der ernährungsphysiologisch wertvolleren ungesättigten Fettsäuren ▪ Hoher Gehalt an Vitaminen ▪ Fehlen von allergieauslösenden Proteinen ▪ Fehlen von Gluten (siehe Zöliakie S. 274)
Entwicklung von Tieren mit speziellen Eigenschaften	▪ Widerstandsfähigkeit gegen bestimmte Krankheiten ▪ Schnelles Wachstum

Ist es sinnvoll, Lebensmittel zu produzieren, die einen vorbeugenden Gesundheitsschutz aufweisen? Zum Beispiel:

- Zur Vorbeugung von Herz-Kreislauf-Erkrankungen.
- Zur Vorbeugung von Krebserkrankungen.
- Zur Verminderung des allergenen Potenzials.

Diskutieren Sie die Chancen und Gefahren!

Die Herstellung transgener, d. h. gentechnisch veränderter Tiere ist aber noch Zukunftsvision.

Arbeitsaufgaben

1. Welche Unterschiede zwischen konventioneller und biologischer Landwirtschaft kennen Sie?
2. Nennen Sie die Grundsätze der biologischen Landwirtschaft für pflanzliche und für tierische Produkte.
3. Was versteht man unter artgerechter Tierhaltung?
4. Erklären Sie wesentliche Qualitätsunterschiede zwischen konventionell und biologisch produzierten Lebensmitteln.
5. Welche Einsatzgebiete der Gentechnik kennen Sie?

Notizen zu den Arbeitsaufgaben:

ZUSAMMENFASSUNG

In der **konventionellen Landwirtschaft** stehen die Ertragssteigerung und die Kostenminimierung im Vordergrund.

Wesentliches Kennzeichen der **biologischen Landwirtschaft** ist der geschlossene Kreislauf der Stoffe. Ziel ist die Produktion von gesunden und qualitativ hochwertigen Lebensmitteln. Lebensmittel aus biologischer Landwirtschaft weisen einen wesentlich geringeren Gehalt an Nitraten und Pflanzenschutzmitteln auf.

Die **Gentechnik** wird immer mehr auch bei der Produktion von Lebensmitteln eingesetzt. Der am weitesten entwickelte Bereich ist die Herstellung von Zusatzstoffen mithilfe gentechnisch veränderter Organismen. Die Einführung von transgenen Tieren hingegen ist noch Zukunftsvision.

6 Lebensmittelverarbeitung

Zur Lebensmittelverarbeitung zählen sowohl die Vor- und Zubereitung als auch die Konservierung von Lebensmitteln (siehe Haltbarmachung, S. 132).

Welche Lebensmittel werden erst durch die Zubereitung genießbar?

Gründe für die Lebensmittelverarbeitung

Viele unserer Lebensmittel können wir ohne Zubereitung roh verzehren. Manche Lebensmittel werden erst durch die Verarbeitung genießbar gemacht. Die Ausnützung der Nährstoffe durch die Verdauungsorgane wird verbessert. Durch die Zubereitung können wir das Angebot an Lebensmitteln wesentlich erweitern.

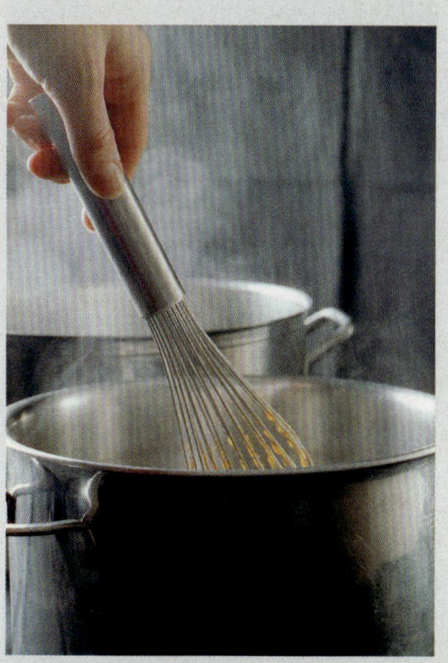

Die Zubereitungsart ist mitbestimmend für den Geschmack eines Gerichtes

Verbesserung der Verdaulichkeit

Wichtige Inhaltsstoffe in pflanzlichen Lebensmitteln befinden sich in den Zellen. Der menschliche Organismus hat keine Enzyme, um die pflanzlichen Zellwände abbauen zu können. Beim Garen werden die Zellwände durch die Einwirkung von Wärme abgebaut, wodurch wichtige Inhaltsstoffe und Nährstoffe frei werden.

- Stärke in Kartoffeln und Getreide verkleistert durch das Garen. Die Enzyme des menschlichen Verdauungstraktes können die Stärke nun abbauen.
- Eiweiß wird durch die Garung denaturiert, wodurch es in den meisten Fällen besser verdaut werden kann. Dabei wird seine komplexe dreidimensionale Struktur zerstört (siehe Eiweiß, Struktur, S. 49).

Entfernung und Zerstörung schädlicher Inhaltsstoffe

Hülsenfrüchte können im rohen Zustand nicht genossen werden (siehe Hülsenfrüchte, S. 161).

Verbesserung der sensorischen Eigenschaften

Durch das Braten von Fleisch werden Aroma- und Geschmacksstoffe gebildet. Beim Backen entsteht die schmackhafte Brotkrume.

Vorbereitung von Lebensmitteln

Viele Lebensmittel müssen vor der Zubereitung und vor dem Verzehr **gewaschen, geputzt und geschält** werden.

Vorbereitung von Lebensmitteln
- Putzen, Schälen, Waschen, Wässern
- Schneiden, Raspeln, Reiben, Hacken
- Passieren und Pürieren
- Blanchieren

Durch **Waschen, Wässern und Blanchieren von Gemüse und Obst** können wasserlösliche Vitamine und Mineralstoffe ausgelaugt werden. Die größten Verluste werden bei zerkleinertem Gemüse und Gemüse mit großer Oberfläche, wie Salat und Spinat, beobachtet. Deshalb sollte immer vor dem Zerkleinern möglichst schnell unter kaltem Wasser gewaschen werden.

Blanchieren mit Wasserdampf führt zu den geringsten Auslaugungsverlusten. Gemüse und Obst werden vor dem Tiefkühlen blanchiert. Die Aktivität der Enzyme und die Sauerstoffaufnahme werden unterbunden, wodurch die Qualität der Lebensmittel weitgehend erhalten bleibt. Durch Blanchieren können unangenehme Geruchs- und Geschmacksstoffe entfernt werden.

Blanchieren = kurze Hitzebehandlung roher Lebensmittel in kochendem Wasser oder in Wasserdampf.

Die Abnahme des Vitamingehaltes ist beim **Zerkleinern** wie Schneiden, Reiben, Raspeln, Mixen, Passieren oder Pürieren nicht sehr groß. Werden diese Lebensmittel allerdings bei Raumtemperatur längere Zeit stehen gelassen, können die Verluste beträchtlich sein. Der Abbau von Vitamin C kann z. B. durch die Zugabe von Essig oder Zitronensaft verlangsamt werden.

Garmethoden

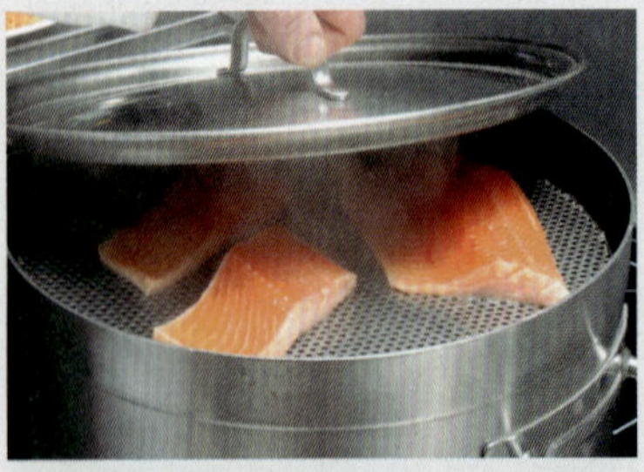

Beim Garen ist auch das richtige Geschirr wichtig – zum Dämpfen wird z. B. ein Siebeinsatz benötigt

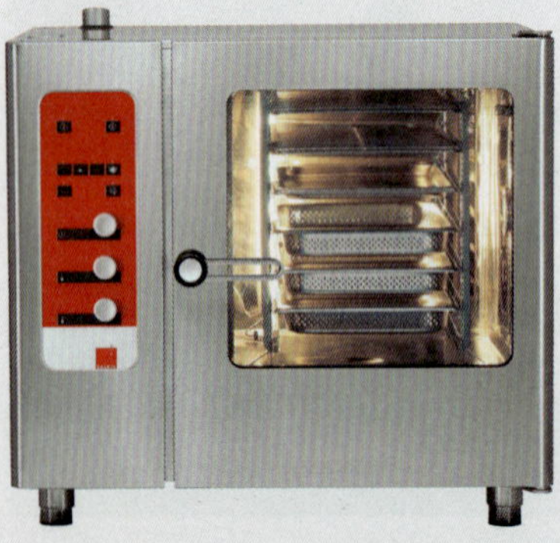

Ein Dampfgarer ermöglicht eine nährstoffschonende Zubereitung

Garmethode	Ernährungsphysiologische Aspekte
Garziehen, Pochieren	**Garen in nicht mehr kochender Flüssigkeit bei 80–95 °C** ▪ Schonende Gartechnik, geringer Nährstoffverlust.
Kochen, Sieden	**Garen in viel Flüssigkeit bei 100 °C** ▪ Nähr- und Inhaltsstoffe werden besser verfügbar. ▪ Verdaulichkeit von Eiweiß und Stärke verbessert sich. ▪ Kartoffeln und Hülsenfrüchte werden durch Kochen überhaupt erst genießbar. ▪ Verbesserung der Bekömmlichkeit (Kohl). ▪ Bakterien werden abgetötet, giftige Inhaltsstoffe (Hülsenfrüchte) zerstört. ▪ Verlust an Vitaminen und sekundären Pflanzenstoffen. ▪ Auslaugung von Mineralstoffen.
Kochen unter Druck	**Garen in viel Flüssigkeit bei 105–120 °C** ▪ Kochzeit verringert sich durch Verwendung eines Druckkochtopfes (Erhöhung des Siedepunktes bzw. der Siedetemperatur).
Dämpfen	**Garen in Wasserdampf bei Temperaturen um 100 °C** ▪ Sehr geringer Nährstoffverlust. ▪ Eigengeschmack bleibt erhalten.
Dämpfen unter Druck	**Garen in Wasserdampf bei 105–120 °C** ▪ Verwendung eines Druckkochtopfes mit Siebeinsatz.
Dünsten	**Garen im eigenen Saft um 100 °C** ▪ Sehr schonende Garmethode. ▪ Kaum Beeinträchtigung des Vitamingehaltes. ▪ Geringer Verlust an Mineralstoffen. ▪ Garen in Folie wird auch als Dünsten bezeichnet.
Schmoren	**Anbraten in Fett bei 180–200 °C und anschließendes Garen in Flüssigkeit bei 100 °C** ▪ Verbesserung der Verdaulichkeit von bindegewebsreichem Fleisch und Gemüse mit fester Faserstruktur (Kohl, Rot- und Weißkraut). ▪ Hoher Verlust an hitzeempfindlichen Vitaminen. ▪ Bildung von Aroma und Geschmack.

Braten	**Garen und Bräunen mit oder ohne Fett bei 180–200 °C** ■ Erhöhung des Fettanteils durch den Wasserverlust beim Braten und durch die Aufnahme von Bratfett während des Garvorganges. ■ Verlust an Vitaminen und Mineralstoffen. ■ Dunkelbraune und schwarze Krusten sollten nicht verzehrt werden, da verbrannte Stellen krebserregende Verbindungen enthalten (polyzyklische aromatische Kohlenwasserstoffe).
Backen	**Garen und Bräunen in heißer Luft bei 160–250 °C** ■ Verlust von hitzeempfindlichen Vitaminen. ■ Mineralstoffe werden besser verfügbar. ■ Verschlechterung der Proteinqualität der Krume.
Frittieren	**Garen in heißem Fett bei 140–190 °C** ■ Frittierte Speisen nehmen sehr viel Fett auf und sind daher sehr energiereich und schwerer verdaulich. ■ Durch zu hohe Temperaturen beim Frittieren können unerwünschte Substanzen entstehen: Acrylamid, Transfettsäuren, Acrolein.
Grillen	**Garen durch Strahlungshitze oder Kontakthitze bei 200–250 °C** ■ Zerstörung von hitzeempfindlichen Vitaminen. ■ Bildung von Geschmack und Aroma durch entstehende Röststoffe. ■ Entstehung von krebserregendem Benzpyren durch unsachgemäßes Grillen.
Mikrowelle	**Garen durch elektromagnetische Wellen** ■ Sie dringen in das Lebensmittel ein und bringen Wassermoleküle in Bewegung. Durch die Reibungswärme wird das Lebensmittel erhitzt. ■ Garen, Auftauen und Wiedererwärmen in der Mikrowelle ist meist nährstoffschonender als konventionelle Garmethoden.

Arbeitsaufgaben

1. Welche Möglichkeiten der Vorbereitung von Lebensmitteln kennen Sie?
2. Wie können Nährstoffverluste bei der Vorbereitung von Lebensmitteln möglichst gering gehalten werden? Nennen Sie Beispiele!
3. Welche Garmethoden kennen Sie?
4. Bei welchen Garmethoden ist der Verlust an Vitaminen besonders hoch bzw. niedrig?
5. Wann können krebserregende Substanzen bei der Zubereitung von Speisen entstehen? Wie können Sie diese vermeiden?

ZUSAMMENFASSUNG

Zur **Lebensmittelverarbeitung** zählen
- **Vorbereitung:** Putzen, Schälen, Waschen, Zerkleinern, Passieren, Pürieren, Blanchieren,
- **Garen** von Lebensmitteln: Pochieren, Kochen, Dämpfen, Dünsten, Schmoren, Braten, Backen, Frittieren, Grillen, Garen in der Mikrowelle und
- **Konservierung** von Lebensmitteln.

Die Verluste an Vitaminen, Mineralstoffen und sekundären Pflanzenstoffen können bei falscher **Lebensmittelvorbereitung** beträchtlich sein.

Die Veränderung der ernährungsphysiologischen Qualität bei der **Lebensmittelzubereitung** ist abhängig von der Garmethode. Die geringsten Nährstoffverluste sind beim Dünsten und Dämpfen zu beobachten.

Welche Lebensmittel eignen sich besonders gut für welche Garmethoden?

Pochieren

Kochen

Dämpfen

Schmoren

Braten

Grillen

Welche Garmethoden schonen die Nährstoffe? Welche Garmethoden wenden wir hauptsächlich an, weil dadurch der Geschmack der Lebensmittel angenehm verändert wird?

Notizen zu den Arbeitsaufgaben:

7 Haltbarmachung von Lebensmitteln

Lebensmittel pflanzlicher und tierischer Herkunft unterliegen vom Zeitpunkt ihrer Herstellung an ständigen Veränderungen. Bei den meisten Lebensmitteln kommt es im Lauf der Zeit zu einer Verminderung der Qualität bzw. in weiterer Folge zum Verderb. Viele Produkte sind entweder nur saisonal verfügbar oder werden nur in bestimmten Regionen angebaut oder erzeugt. Ziel der Konservierung ist, dem Verderb entgegenzuwirken und die Qualität sowie den Genusswert eines Lebensmittels zu erhalten. Die Arten der Lebensmittelkonservierung werden ständig weiterentwickelt.

Ursachen des Verderbs

Zu den wichtigsten Verderbsvorgängen zählen der **mikrobiologische,** der **biochemische** und der **physikalische Verderb.**

Mikroorganismen = Kleinstlebewesen, die mit freiem Auge nicht erkennbar sind.

Mikrobiologischer Verderb	Chemischer/ biochemischer Verderb	Physikalischer Verderb	Verderb durch Vorratsschädlinge
Hauptverursacher sind Mikroorganismen wie ■ Bakterien, ■ Hefen, ■ Schimmelpilze.	Durch ■ Enzyme oder ■ Oxidations- und Bräunungsreaktionen.	Durch ■ Luft, ■ Temperatur und ■ Feuchtigkeit.	Motten, Käfer oder Mäuse können Schmutz, Mikroorganismen und Pilzsporen auf Lebensmittel übertragen.

Wussten Sie, dass ...
bereits in Ägypten und im antiken Rom der Mensch bestrebt war, Lebensmittel, die zu Erntezeiten in großen Mengen vorhanden waren, für Not- und Mangelzeiten haltbar zu machen? Wichtige Methoden der Haltbarmachung waren Trocknen, Salzen, Räuchern und die mikrobiologische Säuerung (Fermentation).

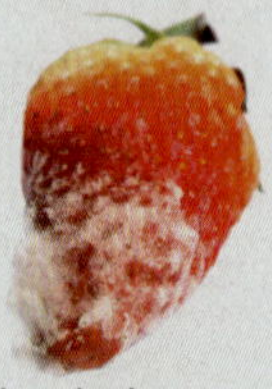

Durch Fäulnisbakterien und Schimmel verdorbene Erdbeere

Mikrobiologischer Verderb

Fäulnisbakterien
Fäulnisbakterien befallen eiweiß- und wasserreiche Lebensmittel, wie Eier, Fleisch, Wurst, Fisch und Obst. Übertragen werden sie durch die Luft oder durch Hände (Schmierinfektion). Die Fäulnisbakterien vermehren sich auf der Oberfläche von Lebensmitteln und produzieren eine Schleim- oder Schmierschicht, die einen fäulnisartigen Geruch verströmt. Durch den Verzehr kann es zu Lebensmittelvergiftungen kommen.

Milchsäurebakterien
Sie bauen den Milchzucker der Milch zu Milchsäure ab. Die Milch wird bei Zimmertemperatur rasch sauer. Durch Kühlung kann die Säuerung verzögert werden. Durch Erhitzen (Pasteurisieren) der Milch werden die Milchsäurebakterien abgetötet.

Pasteurisieren = Abtöten der Bakterien durch Hitze; die Methode wurde nach dem französischen Chemiker Louis Pasteur benannt.

Essigsäurebakterien
Sie vergären z. B. den Alkohol des Weines zu Weinessig.

Empfehlung zur Verhinderung der Vermehrung von Bakterien
- Lagern Sie Lebensmittel trocken, kühl (2–6 °C) oder tiefgekühlt (–18 °C).
- Unterbrechen Sie die Kühlkette nicht.
- Kaufen Sie leicht verderbliche Nahrungsmittel nicht auf Vorrat.
- Kontrollieren Sie das Ablaufdatum.

Hefepilze
Die Sporen der Hefepilze kommen überall vor. Eine Übertragung auf Lebensmittel ist also sehr leicht möglich. Hefepilze verursachen die Gärung von Fruchtsäften, Marmeladen, Kompotten usw. Sie zerlegen Zucker in Alkohol und Kohlendioxid. Deswegen riechen gärende Lebensmittel leicht nach Alkohol. So genannte Kahmhefen bilden auf der Flüssigkeit von sauren Gurken, Mixedpickles und Sauerkraut eine dünne Schicht, die den Geschmack und das Aroma verändert.

Sporen = Fortpflanzungszellen.

Empfehlung zur Verhinderung der Aktivität von Hefepilzen
- Pasteurisieren: Die Hefepilze sterben bei 60 °C ab.
- Getränkeflaschen, Marmeladengläser etc. immer gut verschlossen halten.

Schimmelpilze
Auch Schimmel wird durch Sporen übertragen, die durch Hände, Arbeitskleidung oder Werkzeug auf Lebensmittel gelangen. Er ist als Schimmelrasen auf Lebensmitteln sichtbar. Besonders gefährdet sind Getreide, Brot, Backwaren, Nüsse, Marmelade, Fleisch, Wurstwaren und Käse. Schimmelpilze schädigen die inneren Organe und das Nervensystem. Viele schädigen sogar das Erbgut.

Verschimmelte Lebensmittel – was nun?

Werfen Sie angeschimmelte Nahrungsmittel immer weg. Schimmelpilze bilden giftige Stoffe, die das ganze Lebensmittel durchdringen. Es nützt also nichts, nur die sichtbare Schimmelschicht zu entfernen. Verschimmelte Lebensmittel eignen sich auch nicht zur Verfütterung an Tiere.

Empfehlungen zur Verhinderung des Schimmelbefalls
- Trockene Lagerung.
- Luftdichte Verpackung.

Chemischer bzw. biochemischer Verderb
Chemische Veränderungen treten beispielsweise als oxidativer Verderb von Fetten, Ölen und fetthaltigen Lebensmitteln auf, die ranzig werden.

Wirkung von Enzymen und von chemischen Prozessen in Lebensmitteln

Erwünschte Wirkung	Unerwünschte Wirkung
■ Mürbwerden von Fleisch ■ Reifen von Gemüse, Obst, Käse ■ Aromabildung bei Tee	■ Ranzigwerden von Butter und Ölen ■ Braunfärbung von Obst und Kartoffeln ■ Zerstörung der Vitamine in Gemüse und Obst

Empfehlungen zur Verhinderung eines chemischen bzw. biochemischen Verderbs
- **Hitzeeinwirkung:** Blanchieren, Garen, Sterilisieren; ab 70 °C werden die Enzyme in den Nahrungsmitteln zerstört.
- **Kälte:** Tiefgefrieren; mit zunehmender Kälte wird die Enzymtätigkeit gehemmt.
- **Wasserentzug:** Trocknen, Salzen, Zuckern.
- **Säuern:** Im sauren Milieu haben Enzyme keine Wirkung, z. B. Karottensalat mit Zitronensaft.
- **Optimale Lagerung der Lebensmittel:** Fette und Öle sollen kühl, trocken, dunkel und verschlossen gelagert werden.

Physikalischer Verderb

Luftfeuchtigkeit
Geringe Luftfeuchtigkeit bewirkt ein Austrocknen sowie Gewichts- und Aromaverluste. Gemüse und Obst werden welk. Brot, Käse usw. werden hart. **Hohe** Luftfeuchtigkeit lässt Lebensmittel feucht werden. Salz und Zucker verklumpen. Kleingebäck wird weich.

Kälte und Frost
Sie zerstören die Zellwände bei Gemüse, Obst oder Kartoffeln.

Licht
Licht verursacht Farbveränderungen sowie Aroma- und Vitaminverluste. Es begünstigt das Ranzigwerden von Butter, Fetten, Ölen und Fleischwaren.

Wärme
Sie verursacht Gewichts- und Vitaminverluste. Die Enzym- und Bakterientätigkeit wird angeregt.

Verderb durch Vorratsschädlinge
Vorratsschädlinge verunreinigen Lebensmittel und **übertragen krankheitserregende Mikroorganismen.** Zudem sind sie ekelerregend. Da sich die Vorratsschädlinge von den befallenen Lebensmitteln ernähren, verursachen sie in erster Linie Fraßschäden. Darüber hinaus wird das Lebensmittel durch Haare, Spinnfäden, Kot usw. verschmutzt. Reste

Wie steht es aber mit Schimmelkäse? Für die Käseherstellung werden Edelschimmelpilze verwendet, die völlig unschädlich sind.

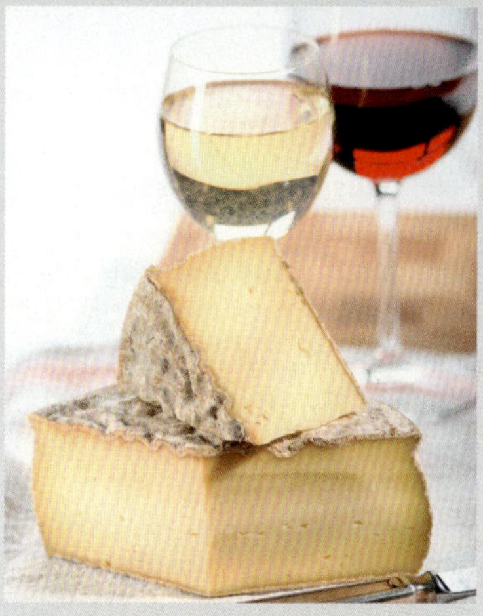

Nach dem Auftauen wirken Enzyme jedoch verstärkt. Aufgetaute Lebensmittel müssen deshalb schnell verarbeitet werden.

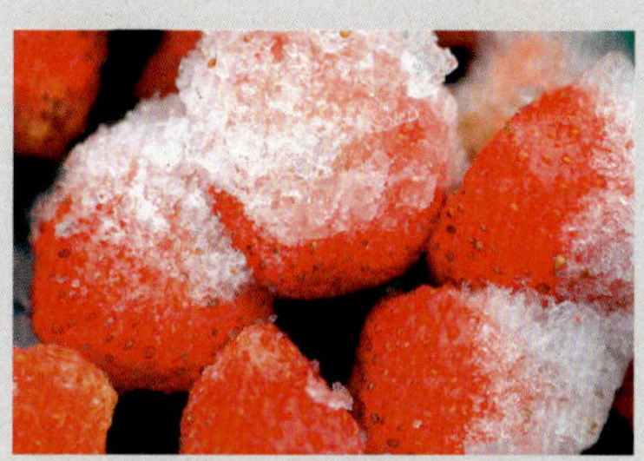

Frost greift die Zellwände frischer Lebensmittel an

Empfehlungen

Lebensmittel sollen
- gekühlt,
- vor Licht und Frost geschützt und
- bei einer entsprechenden Luftfeuchtigkeit gelagert werden.

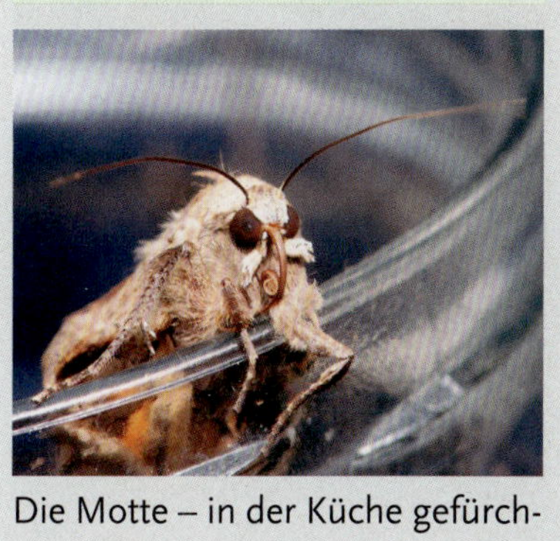

Die Motte – in der Küche gefürchtet

von Insekten können Hautreizungen und -erkrankungen, Allergien der Atemwege oder Darmerkrankungen hervorrufen. Daher **müssen befallene Lebensmittel immer entsorgt werden.** Folgende Tiere werden zu den Vorratsschädlingen gezählt: Speisebohnenkäfer, Kornkäfer, Mehlmotten, Dörrobstmotten, Fliegen, Ratten, Mäuse, Essig- und Taufliegen sowie Ameisen. Lebensmittel, die besonders häufig befallen werden, sind Getreide und Getreideprodukte, Nüsse und Trockenobst.

Wussten Sie, dass ...
im Kühlschrank
- Bananen braun und matschig werden,
- Südfrüchte, wie Ananas und Zitrusfrüchte, an Aroma verlieren,
- der Rotwein sein Bouquet verliert?

Konservierungsmethoden

Der Verderb von Lebensmitteln kann durch viele verschiedene Methoden verlangsamt oder unterbunden werden.

Physikalische Verfahren

Sie verschlechtern die Lebensbedingungen für Mikroorganismen und Enzyme; zu ihnen zählen:

- **Kältebehandlung:** Kühllagern und Tiefgefrieren.
- **Hitzebehandlung:** Pasteurisieren, Sterilisieren und Ultrahocherhitzen.
- **Trocknen:** Lufttrocknen, Dörren, Walz- und Sprühtrocknen, Vakuum-, Gefriertrocknen.
- **Gasatmosphäre:** Vakuumverpackung, Schutz durch spezielle Gase, CA-Lagerung.
- **Filtrieren:** Kaltentkeimung von Flüssigkeiten.
- **Schutzschicht:** Abdichtung.
- **Bestrahlen.**

CA = controlled atmosphere (kontrollierte Umgebungsbedingungen).

Chemische Verfahren

Sie hemmen die Wirkung von Mikroorganismen oder töten sie ab. Zu ihnen zählen das Zuckern, Säuern, Salzen, Pökeln und Räuchern sowie der Zusatz von Alkohol und der Zusatz von Konservierungsmitteln (siehe Zusatzstoffe, S. 97)

Spinat verliert bei einer Kühltemperatur von 4 bis 8 °C täglich ca. 3 % seines Vitamin-C-Gehaltes, bei Raumtemperatur hingegen das Neunfache.

Neu entwickelte Verfahren

- **Mikrowellenerwärmung, ohmsche Erhitzung:** Einsatz von elektromagnetischen Wellen.
- **Hochspannungsimpulse:** Einsatz von Strom.
- **Hochdruckbehandlung:** Anwendung von hohem Druck.
- **Enzymatische Konservierungsmethoden:** gezielte Enzymzugabe.

Konservierungsmethoden im Überblick

Physikalische Konservierungsmethoden

Verfahren	Beschreibung	Anwendung	Beurteilung
Kühlen Wärmeentzug: Lagerung von Lebensmitteln bei Temperaturen von 0 bis 5 °C	Entwicklung der Mikroorganismen wird verlangsamt.	Milch, Milchprodukte, Eier, Fleisch, Fette, Wurst, Fisch, Gemüse, Obst.	Kurzzeitig kommt es bei der Lagerung zu keinen größeren Qualitätsverlusten. Lagerdauer: ein bis mehrere Tage.
Tiefgefrieren Rascher Wärmeentzug bei höchstens –35 °C (Schockfrosten) und anschließende Lagertemperatur von –18 °C	Keine Vermehrung der Mikroorganismen. Verlangsamte Enzymtätigkeit.	Für fast alle Nahrungsmittel geeignet. Die Tiefkühlkette vom Erzeuger bis zum Verbraucher darf nicht unterbrochen werden; tiefgekühlte Ware luftgeschützt verpacken, da sonst Gefrierbrand entsteht.	Verluste an Vitaminen und Mineralstoffen sind sehr gering. Geschmacks- und Aromastoffe bleiben weitgehend erhalten. Gemüse wird vor dem Einfrieren blanchiert. Enzyme und Mikroorganismen werden dadurch inaktiviert und ein schneller Vitaminabbau sowie Geschmacks- und Farbveränderungen verhindert.

Gefrierbrand = entsteht durch ungleichmäßige Lagertemperaturen. Das Fleisch trocknet an der betreffenden Stelle aus, es bilden sich verfärbte runde Flecken.

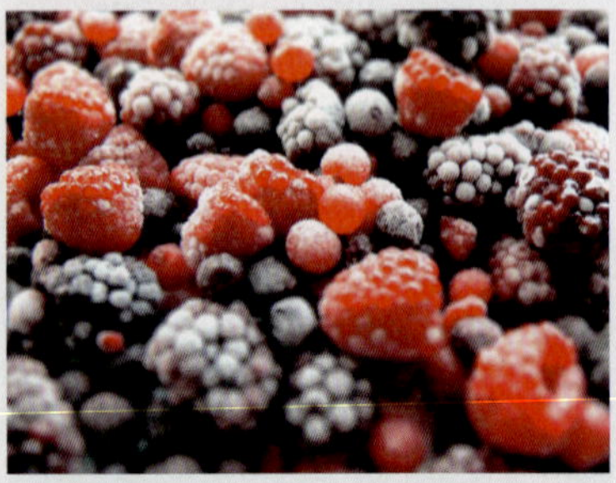

Kühlkette nicht unterbrechen. Es bilden sich Eiskristalle und Verklumpungen.

Haltbarkeit von Lebensmitteln im Tiefkühlfach			
Einsternfach	*	bis –6 °C	1–3 Tage
Zweisternefach	**	bis –12 °C	3–14 Tage
Dreisternefach	***	bis –18 °C	bis zu 3 Monate
Gefrierfach, -schrank, -truhe, -gerät	****	–18 bis –25 °C	Fleisch: 3–12 Monate Gemüse: 6–12 Monate Obst: 8–12 Monate Brot, Butter, Hartkäse: 4–7 Monate

Verfahren	Beschreibung	Anwendung	Beurteilung
Pasteurisieren Erhitzen unter 100 °C Unterschiede bei Temperatur und Erhitzungszeit: **Dauererhitzung** bei 62–65 °C für mind. 30 Minuten **Kurzzeiterhitzung** bei 72–75 °C für 15–30 Sekunden **Hocherhitzung** bei 85–127 °C für 10–60 Sekunden	Mikroorganismen werden abgetötet, nicht jedoch ihre Sporen. Lebensmittel werden keimarm, jedoch nicht keimfrei gemacht.	Milch, Milchprodukte, Gemüse- und Obstsäfte, Sauergemüse, Fischmarinaden, Salate, Halbkonserven. Hocherhitzung kommt z. B. bei ESL-Milch (siehe S. 138) zur Anwendung.	Relativ kurze Haltbarkeit, nährstoff- und aromaschonend.
Ultrahocherhitzung (auch UHT-Erhitzung) bei 135–150 °C für 1–4 Sekunden	Mikroorganismen einschließlich der beständigen Sporen werden abgetötet.	Fleisch, Fisch, Gemüse, Obst und Milch.	Inhalts- und Aromastoffe bleiben weitgehend erhalten. Es entsteht jedoch der typische „Kochgeschmack“.
Sterilisieren Erhitzen unter Druck bei 110–135 °C für 15–20 Minuten	Mikroorganismen einschließlich der beständigen Sporen werden abgetötet.	Gemüse, Obst, Pilze, Fleischwaren, Fische, Fertiggerichte, Vollkonserven, Milch.	Ohne Kühlung mehrere Jahre lagerfähig. Wirkstoffverluste, Farb- und Aromaveränderungen.
Trocknen **Lufttrocknen** durch warme Luft **Dörren** im Wärmeschrank oder Backrohr **Walz-, Sprühtrocknen** **Vakuumtrocknen**	Durch Wasserentzug verlieren Mikroorganismen und Enzyme ihre Lebensgrundlage.	Hülsenfrüchte, Getreide, Teigwaren, Instantkaffee, -kakao, Tee, Kaffee-, Milch-, Ei- und Kakaopulver, Gemüse, Obst, Kräuter, Kartoffeln, Fleisch und Trockensuppen.	Vitaminverluste; Farb- und Aromaveränderungen.
Gefriertrocknen Wasserentzug im Vakuum bei –30 °C	Tiefgekühlten Lebensmitteln wird im Vakuum Flüssigkeit entzogen.	Gemüse, Obst, Pilze, Kräuter, Garnelen, Käse.	Vitamine, Farb- und Aromastoffe bleiben weitgehend erhalten.

Tipps zum Auftauen

- Große Fleischstücke im Kühlraum bei 4 °C auftauen.
- Bei Portionsstücken genügt ein kurzes Antauen.
- Obst und Gemüse können tiefgefroren verwendet werden.
- Aufgetaute Tiefkühlprodukte rasch verarbeiten – nicht mehr einfrieren!

UHT = ultra high temperature.

Wussten Sie, dass ...
UHT-Milch im Handel als „H-Milch” angeboten wird?

Trockenobst hat einen hohen Zuckeranteil und viele Vitamine und Mineralstoffe. Ernährungsphysiologisch betrachtet ist Trockenobst ein hochwertiger Ersatz für Süßigkeiten. Industriell hergestelltes Trockenobst wird vor dem Trocknen mit Schwefeldioxid oder Sulfiten behandelt. Dadurch wird ein Nachdunkeln der Früchte vermieden.

Wie alle Organismen benötigen auch Mikroorganismen Wasser zum Leben. Wird der Nahrung Wasser entzogen, können sich Mikroorganismen nicht mehr vermehren. Lebensmittel bleiben länger haltbar. Das frei verfügbare Wasser sinkt auch bei der Zugabe von Salz, Zucker oder Alkohol.

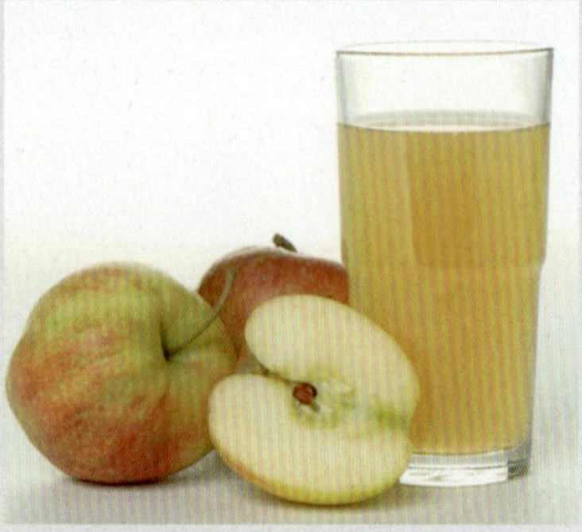

Most wird durch Filtrieren entkeimt

Anwendung der Bestrahlung

Bei der Produktion von
- haltbarer Militärverpflegung,
- Astronautennahrung,
- steriler Krankenhausverpflegung für immungeschwächte Patienten.

In Österreich kommt die Bestrahlung jedoch nicht zum Einsatz.

Verfahren	Beschreibung	Anwendung	Beurteilung
Gasatmosphäre Vakuumverpackung Schutz durch spezielle Gase CA-Lagerung (controlled atmosphere)	Luftabsaugung. Verpackung enthält Gaspolster aus Kohlendioxid oder Stickstoff. Einflussnahme auf Lagerbedingung (Temperatur, Luftzusammensetzung).	Kaffee, Fleisch, Käse, Gemüse. Vorgeschnittene, abgepackte Salate, Kartoffelchips. Obst.	Bei Vakuumverpackung und CA-Lagerung bleiben Vitamine, Farb- und Aromastoffe weitgehend erhalten. Bei Schutzgasverpackung kommt es besonders bei vorgeschnittenen Lebensmitteln zu Vitaminverlusten, Farb- und Aromaveränderung.
Filtrieren Kaltentkeimung von Flüssigkeiten	Bakterien, Hefe-, Schimmelpilze werden durch besonders feinporige Filtermembranen aus Flüssigkeiten entfernt.	Bier, Wein und Most.	Keine Wertveränderungen, eine keimfreie Abfüllung und Aufbewahrung ist Voraussetzung für die Haltbarkeit.
Schutzschicht Abdichtung	Verhindert ein Eindringen schädigender Einflüsse.	Überziehen von Käse mit einer Wachsschicht. Einlegen in Öl, z. B. von Fischen, Fleisch, Oliven.	Je nach Art der Schutzschicht treten Geschmacksveränderungen auf. Bei in Öl eingelegten Produkten ist der Fettgehalt zu beachten.
Bestrahlen Behandlung von Lebensmitteln mit **ionisierenden Strahlen** Nur bestimmte Strahlungsarten, wie Gamma-, Röntgen- und Elektronenstrahlen auf niedrigem Energieniveau dürfen eingesetzt werden. Die Lebensmittel selbst werden durch die Bestrahlung nicht radioaktiv.	Schädlinge und Mikroorganismen werden abgetötet. Der Reifungsprozess bzw. Verderb wird verzögert. Das Auskeimen wird verhindert.	Tötet Salmonellen auf Fleisch und Geflügel, Garnelen und Fischen ab. Verhindert das Auskeimen von Kartoffeln, Zwiebeln und Gewürzen. Verzögert das Reifen bzw. Verderben von Gemüse und Früchten.	Gesundheitsschäden im Zusammenhang mit Lebensmittelbestrahlung konnten bis jetzt nicht nachgewiesen werden.

Chemische Konservierungsmethoden

Verfahren	Beschreibung	Anwendung	Beurteilung
Zuckern Wasserentzug durch Einkochen mit Zucker oder Einlegen in Zuckerlösung	Starke Zuckerlösungen hemmen die Entwicklung von Mikroorganismen.	Marmelade, Gelee, Fruchtsirup, Marzipan, Aranzini.	Der hohe Zuckergehalt von 50–60 % ist zu beachten.

Verfahren	Beschreibung	Anwendung	Beurteilung
Säuern Zusatz von natürlichen Fruchtsäuren, Einlegen in Essig oder Bildung von Milchsäure	Wachstum von Mikroorganismen wird gehemmt.	Essiggurken, Essiggemüse, Senfgurken, Mixedpickles, Perlzwiebeln, Oliven, Pilze, Fische, Sauerkraut.	Die entstehenden Geschmacksveränderungen sind erwünscht. Milchsaures Gemüse weist einen hohen Vitamingehalt auf.
Salzen Wasserentzug durch Kochsalz	Lebensmitteln wird durch Vermischen, Bestreuen oder Einreiben mit Kochsalz Wasser entzogen.	Matjeshering, Sardellen, Sardinen, Räucherlachs, Kaviar, Salzgemüse, Parmaschinken, Speck.	Die entstehenden Geschmacksveränderungen sind erwünscht. Der hohe Salzgehalt ist zu beachten.
Pökeln Wasserentzug durch Kochsalz, Umrötung durch Nitrate bzw. Nitrite **Trockenpökeln** = Einreiben mit Pökelsalz. **Nasspökeln** = Einlegen in Pökellake. **Schnellpökeln** = Einspritzen von Pökellake.	Durch den Wasserentzug verlieren Mikroorganismen und Enzyme ihre Lebensgrundlage.	Rohschinken, Speck, Selch- und Surfleisch, Beinschinken.	Die entstehenden Geschmacksveränderungen sind erwünscht. Der hohe Salzgehalt ist zu beachten. Pökelsalze erhalten beim Fleisch die typische rote Farbe und das typische Aroma. Ursprünglich war Pökeln eine Haltbarmachung von Fleisch, heute wird es oft wegen der Farbgebung und Aromatisierung verwendet. Problematisch ist die Nitrosaminbildung beim Grillen.
Räuchern Wasserentzug durch Holzrauch (Selchen)	Durch Raucheinwirkung wird das Wachstum der Mikroorganismen gehemmt.	Roh- und Brühwürste, Schinken, Speck, Käse, Fische.	Räucherwaren werden meist vorher gepökelt und sind deshalb gut haltbar; stark geräucherte Lebensmittel enthalten krebserregende Stoffe (Benzpyren).
Zusatz von Alkohol	Durch hochprozentigen Alkohol und Zucker wird die Entwicklung von Mikroorganismen gehemmt.	Rumtopf, Rumkirschen, Branntweinobst.	Alkoholwirkung und Zuckergehalt sind zu beachten.
Zusatz von Konservierungsmitteln (siehe Zusatzstoffe, S. 97)	Art und Menge sind in der Zusatzstoffverordnung genau festgelegt.	Bei allen Lebensmitteln, außer bei Grundnahrungsmitteln möglich.	Frische Produkte konservierten Produkten vorziehen.

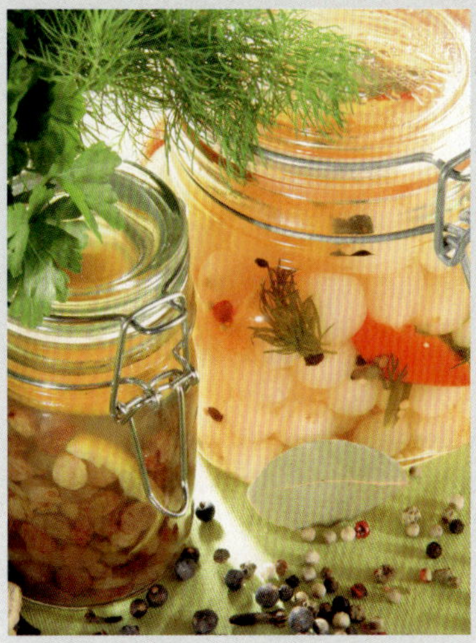

Durch Einlegen in Essig wird Gemüse konserviert

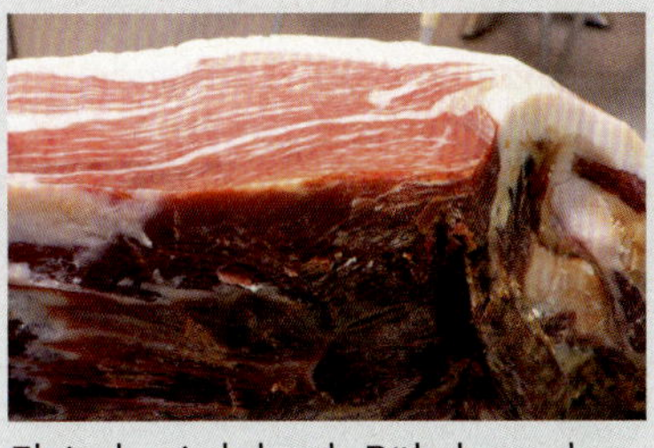

Fleisch wird durch Pökeln und Räuchern haltbar gemacht

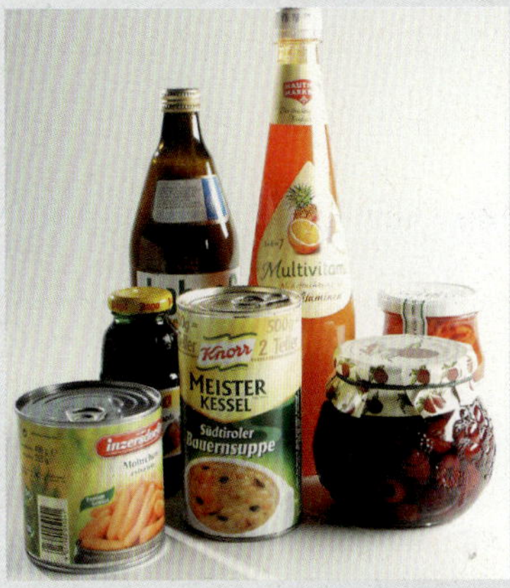

All diese Lebensmittel sind konserviert

Neu entwickelte Haltbarmachungsverfahren

Bei der **Mikrowellenerwärmung** werden elektromagnetische Wellen zur Erwärmung des Lebensmittels eingesetzt. Industrielle Anlagen zum Blanchieren, Pasteurisieren, Sterilisieren und Trocknen sind bereits im Einsatz.

Auch bei der **ohmschen Erhitzung** wird im Lebensmittel elektromagnetische Energie in Wärme ungewandelt, allerdings aufgrund des Stromflusses. Die Anwendbarkeit dieses Verfahrens hängt von der elektrischen Leitfähigkeit des Lebensmittels ab.

Die ohmsche Erhitzung eignet sich zur Haltbarmachung von Gemüse, Fleisch oder Fertiggerichten.

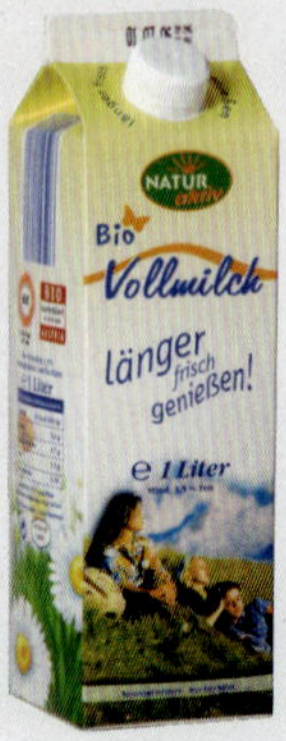

ESL = extended shelf life = längere Haltbarkeit im Regal, „verlängertes Regalleben".

Hochpasteurisierung = pasteurisierte Flüssigkeit wird nochmals für kurze Zeit (0,7–1 Sekunde) auf 125 °C erhitzt, der Geschmack ändert sich dadurch nur geringfügig.

Notizen zu den Arbeitsaufgaben:

Hochspannungsimpulse werden durch ein Lebensmittel geleitet. Das führt zur Abtötung von Mikroorganismen, da ihre Zellmembranen zerstört werden. Dieses Verfahren eignet sich besonders für die Konservierung von flüssigen Lebensmitteln wie Säften oder Milch.

Bei der **Hochdruckbehandlung** werden die Lebensmittel in druckfesten Behältern einem hohen Druck ausgesetzt. So können Mikroorganismen und Enzyme inaktiviert werden. Fruchtsäfte werden z. B. hochdruckpasteurisiert. Da sie nicht erhitzt werden, schmecken sie wie frisch gepresst.

Enzymatische Konservierungsmethoden funktionieren z. B. durch den Zusatz von Enzymen, um Mikroorganismen zu schädigen bzw. abzutöten. Enzyme können auch Stoffe abbauen, die für einen Mikroorganismus lebensnotwendig sind, und so seine Lebensgrundlage zerstören. So verhindert man Verfärbungen von Trockenei und Krabben und erhöht die Haltbarkeit von Zitrussäften, Bier und Wein.

Die Herstellung und der Vertrieb von Milch mit verlängerter Haltbarkeit, auch als **ESL-(Extended-Shelf-Life-)Milch** bezeichnet, ist ein Kompromiss zwischen Natürlichkeit und Convenience. Bei Kühllagerung (< 5 °C) wird eine Haltbarkeit von 20 bis 40 Tagen angestrebt. Weltweit legt dieses Produkt Marktanteile auf Kosten der pasteurisierten Milch zu. Es gibt verschiedene Möglichkeiten, um ESL-Milch herzustellen, meist wird die Haltbarkeit von pasteurisierter Milch durch Hochpasteurisierung (Hocherhitzen) verlängert.

Arbeitsaufgaben

1. Welche Ursachen des Lebensmittelverderbs kennen Sie?
2. Worin liegt der Unterschied zwischen Pasteurisieren und Sterilisieren?
3. Welche Auswirkungen sind durch die Sterilisation auf die Lebensmittel und ihre Inhaltsstoffe zu erwarten?
4. Warum sind Lebensmittel im Tiefkühlschrank länger haltbar als im Kühlschrank?
5. Erklären Sie das Prinzip, auf dem die Konservierungsmethoden Trocknen, Salzen und Zuckern beruhen.
6. Nitritpökelsalz wird zur Fleischkonservierung eingesetzt. Welche erwünschten Veränderungen treten beim Fleisch auf?
7. Welchen Zweck hat die Bestrahlung von Lebensmitteln?
8. Bei welchen Konservierungsmethoden sind die meisten Nährstoffverluste zu beobachten?

ZUSAMMENFASSUNG

Zu den wichtigsten Verderbsvorgängen zählen der mikrobiologische, chemische, physikalische Verderb und der Verderb durch Vorratsschädlinge. Durch physikalische und chemische Methoden werden Lebensmittel haltbar gemacht.

Physikalische Verfahren
Kältebehandlung (Kühllagern, Tiefgefrieren), Hitzebehandlung (Pasteurisieren, Sterilisieren, Ultrahochtemperatur-Kurzzeiterhitzung), Trocknen (Lufttrocknen, Dörren, Walz- und Sprühtrocknen, Vakuumtrocknen, Gefriertrocknen), Gasatmosphäre, Filtrieren, Schutzschicht, Bestrahlen.

Chemische Verfahren
Zuckern, Säuern, Salzen, Pökeln, Räuchern, Alkoholzusatz, Konservierungsmittel.

Neu entwickelte Verfahren
- Mikrowellenerwärmung, ohmsche Erhitzung.
- Hochspannungsimpulse.
- Hochdruckbehandlung.
- Enzymatische Konservierungsmethoden.

8 Lebensmittelhygiene

Lebensmittelbetriebe sind laut **Hygieneverordnung** zur Lebensmittelüberwachung und zur Schulung des Personals verpflichtet. Betriebliche und persönliche Hygienemaßnahmen und ihre Kontrolle sollen die Qualität und gesundheitliche Unbedenklichkeit der Lebensmittel sicherstellen.

In der **Hygieneleitlinie für Großküchen** sind die Vorgaben der Hygieneverordnung **praxisorientiert** dargestellt. Einen besonderen Schwerpunkt legt diese Leitlinie auf die Eigenkontrolle und die Dokumentation (Führen von Aufzeichnungen). Es ist genau vorgegeben, welche **schriftlichen Aufzeichnungen** im Zusammenhang mit der Eigenkontrolle gemacht werden sollten.

Über diese Grundanforderungen hinaus werden in der Hygieneleitlinie weitere Maßnahmen gefordert: „Die Unternehmer haben ständige Verfahren, die auf den HACCP-Grundsätzen beruhen, einzurichten, durchzuführen und aufrechtzuerhalten. HACCP ist ein System, welches Gefahren, die für die Lebensmittelsicherheit wesentlich sind, identifiziert, bewertet und beherrscht."

Das heißt, die Probleme und Risiken, die im Zusammenhang mit der Lebensmittelverarbeitung bestehen, z. B. die Gefährdung durch Salmonellen, sollen schon im Vorfeld erkannt und verhindert werden. Dabei soll ein spezielles Kontrollsystem helfen – **HACCP.**

Hygienemaßnahmen

Über alle Vorgänge im Betrieb müssen Aufzeichnungen geführt werden. Grundlage dafür ist das HACCP-Konzept. Das ist ein Hygienesystem, das dazu dient, mögliche gesundheitliche Gefahren durch Lebensmittel zu erkennen und entsprechende Gegenmaßnahmen zu treffen.

Eine Kontrolle kann nach HACCP in mehreren Stufen erfolgen:
- **Feststellung von Risiken, kritischen Kontrollpunkten und Kriterien zur Senkung des Risikos:** Es werden die allgemeinen Risiken bei den Arbeitsabläufen beschrieben, es wird festgestellt, welche Abschnitte des Arbeitsablaufs besonders kontrolliert werden müssen, es werden Checklisten erstellt und Kriterien festgelegt, die zur Senkung des Risikos geeignet sind.
- **Auswahl von Verfahren zur Überprüfung der Risiken.**
- **Überprüfung, Korrekturmaßnahmen und Dokumentation:** Werden Schwachstellen im Arbeitsablauf festgestellt, so müssen die bisherigen Arbeitsabläufe umgestellt werden, um das Gesundheitsrisiko zu mindern. Durch eine begleitende Dokumentation kann gleichzeitig die regelmäßige Durchführung von Risikochecks überprüft werden.

Hygienemaßnahmen in Großküchen für das Personal
- Zweckmäßige, helle, auskochbare Arbeitskleidung, täglich wechseln.
- Fingernägel kurz geschnitten, nicht lackiert.
- Kurz geschnittene Bärte.
- Haare gänzlich umhüllen. Kopfbedeckung täglich wechseln.
- Kein Schmuck und keine Armbanduhren.
- Hände und Unterarme gründlich mit Seife reinigen. Zum Trocknen Einweghandtücher verwenden.
- Verboten sind das Rauchen, Kaugummikauen und die Einnahme von Mahlzeiten im Küchenbereich.
- Personen mit ansteckenden Krankheiten dürfen nicht in der Küche arbeiten.
- Untersuchung nach dem Bazillenausscheidergesetz bei einem Verdachtsfall.

Hygienemaßnahmen in Großküchen für Geräte und Geschirr
- Trennung in reine und unreine Bereiche: getrennte Eiaufschlag-, Geflügel-, Fleisch-, Fisch-, Gemüse- und Obstplätze.
- Ausstattung mit Handwaschbecken mit Annäherungsautomatik, Seifenspender und Einweghandtüchern.
- Geräte und Geschirre aus nicht giftigem Material, das leicht zu reinigen ist.
- Laufende Reinigung und regelmäßige Desinfektion sind vorzunehmen.

Hygiene ist die Gesamtheit der Maßnahmen zur Erhaltung und Hebung der Gesundheit und zur Verhütung und Bekämpfung von Krankheiten.

Schriftliche Aufzeichnungen für die Eigenkontrolle:
- Hygieneschulungen des Personals.
- Wareneingangskontrollen.
- Aufzeichnung der Tanktemperaturen der Geschirrspülmaschinen.
- Regelmäßige Wartung und Überprüfung der Geschirrspülmaschinen.
- Durchführung der Reinigungs- und Desinfektionsmaßnahmen.
- Wirksamkeit von Reinigungs- und Desinfektionsmaßnahmen.
- Vorsorge- und Bekämpfungsmaßnahmen gegen tierische Schädlinge.

HACCP = Hazard Analysis and Critical Control Points. Dies heißt Gefahrenanalyse und Überwachung kritischer Punkte. Dieses System wurde 1959 von der NASA erstellt, um für den Weltraum geeignete Lebensmittel mit hundertprozentiger Sicherheit erzeugen zu können.

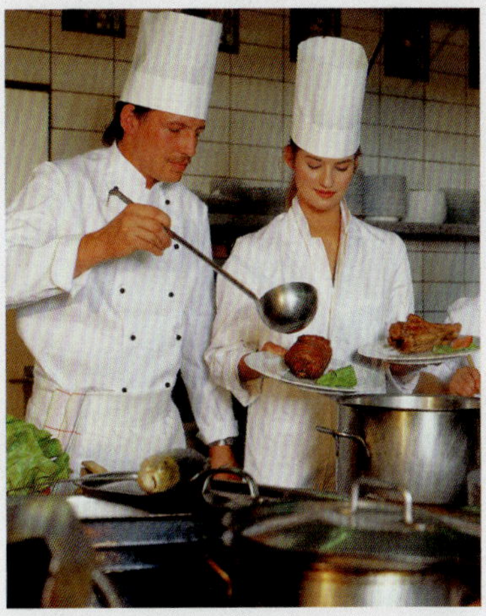

In der Großküche gelten strenge Hygienevorschriften

? Überlegen Sie, in welchen Situationen Ihnen schon Hygienekontrollen in Betrieben aufgefallen sind.

Entwerfen Sie eine Hygiene-Checkliste für die Großküche nach folgendem Muster:

Personalhygiene
- Wie sauber ist die Arbeitskleidung?

Produkthygiene
- Sind alle Lebensmittel im Kühlraum richtig gelagert?

Gerätehygiene
- Wie sauber sind die Geräte?

Raumhygiene
- Gibt es einen Reinigungsplan?

Hygienemaßnahmen in Großküchen beim Umgang mit Lebensmitteln
- Verkostungen nur mit frisch gereinigten Geräten.
- Kühlkette nicht unterbrechen.
- Aufgetaute Lebensmittel möglichst rasch verarbeiten, nicht nochmals tiefkühlen.
- Geflügel getrennt von den übrigen Speisen auftauen. Gefäße anschließend desinfizieren.
- Rohe Eier gekühlt lagern und an einem speziellen Arbeitsplatz verarbeiten.
- Speisen mit rohen Eiern dürfen nicht verabreicht werden. Industriell erzeugte Mayonnaise verwenden.
- Hart gekochte Eier gekühlt in der Schale aufbewahren.
- Rohes Faschiertes möglichst rasch, jedenfalls am gleichen Tag verarbeiten und nicht tiefkühlen.
- Panade darf nicht aufbewahrt werden.
- Geschälte, gekochte Kartoffeln sofort weiterverarbeiten, ansonsten kühlen.
- Kartoffelsalat säuern (pH-Wert unter 4,5), am Tag der Herstellung verbrauchen.
- Geschälte, ungekochte Kartoffeln und Gemüse maximal eine Stunde in Wasser aufbewahren.
- Fertige Gerichte bei Temperaturen über 75 °C maximal drei Stunden warm halten oder rasch zwischenkühlen (nicht über 4 °C).
- Ausreichende Durcherhitzung vorbereiteter, gekühlter Speisen.

9 Krankheitserreger in Lebensmitteln

Hygienefehler beim Umgang mit Lebensmitteln führen immer wieder zu schwerwiegenden Erkrankungen. Diese Erkrankungen können besonders bei Kleinkindern und älteren Menschen lebensbedrohlich werden. Manche Mikroorganismen können Stoffe bilden, die beim Menschen Krankheiten verursachen. Sie bilden beim Abbau der Nährstoffe durch Fäulnis, Gärung und Säuerung Giftstoffe, sogenannte Toxine. Sind Mikroorganismen selbst krankheitserregend, spricht man von einer **Lebensmittelinfektion.** Bilden diese Mikroorganismen Gifte, die die Krankheitssymptome hervorrufen, liegt eine **Lebensmittelvergiftung** vor.

Wie kann man sich vor einer Salmonellenvergiftung schützen? Stellen Sie Regeln auf, wie man Salmonellose vermeiden könnte!

Mikroorganismen, die Lebensmittel verderben	Infektionsquelle	Krankheitsbild/Anmerkungen
Salmonellen	Geflügel, Schweine, Rinder, Ungeziefer; infizierte Lebensmittel, wie Wasser, Fleisch, Fisch, Eiprodukte, Geflügel.	Salmonellen sind Darmbakterien. Es kommt zu Brechdurchfall, Fieber, Kopfschmerzen und Muskelschmerzen. Besonders gefährlich für Kleinkinder und ältere Menschen, da die Krankheit tödlich enden kann.
Schimmelpilze	Nüsse, Getreide, Futtermittel, Milch (Aflatoxin). Obst, Obstsäfte (Patulin).	Krebserregend, z. B. Leberkrebs. Zellgift. Verschimmelte Lebensmittel immer wegwerfen!
Staphylokokken	Menschen mit eitrigen Wunden, Schnupfen, Husten. Haustiere, Vögel ...	Staphylokokken sind Eitererreger. Es kommt zu Brechdurchfall, Leibschmerzen und Kreislaufschwäche.
Clostridium botulinum	Eingekochte Lebensmittel, Konserven: Dosen mit Bombage bzw. von selbst aufgegangene Einmachgläser können infiziert sein.	Clostridium botulinum ist ein Erdbakterium. Es treten Schluckbeschwerden, Atem- und Sprechbeschwerden auf. Lähmung des Nervensystems führt zum Tod.

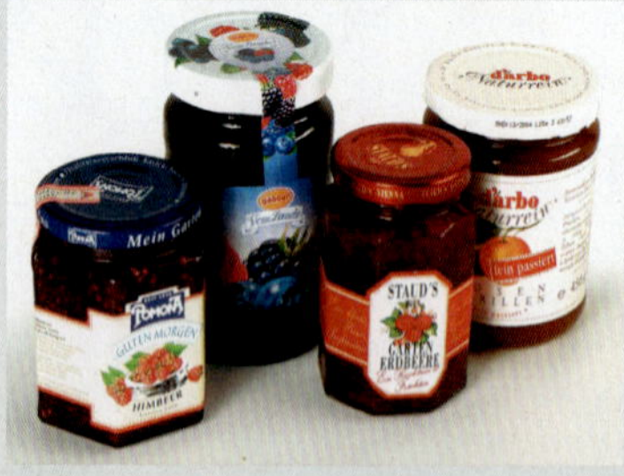

Sie öffnen ein Marmeladeglas und entdecken, dass sich Schimmel gebildet hat. Was machen Sie?

Bombage = Auswölben von Boden und Deckel von Konservendosen, z. B. durch bakterielle Gasentwicklung bei der Zersetzung des Inhalts.

Clostridium perfringens	Fertige Zubereitungen von Fleisch, Suppen und Saucen, die zu langsam abgekühlt werden.	Leibkrämpfe, Erbrechen, Kreislaufprobleme.
Campylobacter	Geflügelfleisch und Geflügelinnereien, Rohmilch, verunreinigtes Trinkwasser.	Durchfall, Fieber.
Listerien	Rohmilch, rohes Fleisch, Salate, Weichkäse.	Grippeähnliche Beschwerden, hohes Fieber; besonders gefährdet sind Schwangere, da die Bakterien den Embryo schädigen können.
EHEC, enterohämorrhagische Escherichia coli	Rohmilch, unzureichend erhitztes Rindfleisch.	Durchfall, Bauchkrämpfe, Erbrechen. Gefahr einer Nierenschädigung, besonders bei Kindern und älteren Menschen.

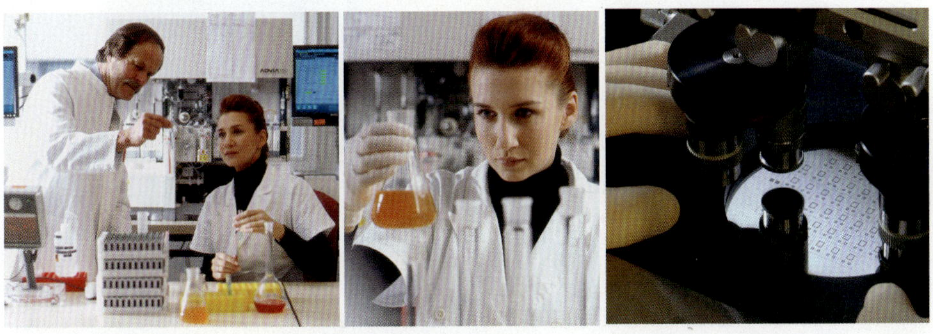

Erst im Labor werden viele Krankheitserreger sichtbar!

Arbeitsaufgaben

1. Nennen Sie die Maßnahmen der persönlichen Hygiene.
2. Recherchieren Sie, wie die Hygieneleitlinie für Großküchen inhaltlich aufgebaut ist. Welche Vorgaben dieser Leitlinie setzen Sie bewusst in der Küchenpraxis um?
3. Was ist das HACCP-Konzept?
4. Nennen Sie einige Mikroorganismen, die für Lebensmittelvergiftungen verantwortlich sind.
5. Welches Krankheitsbild tritt bei Salmonellose auf, welches bei Vergiftung mit Clostridium botulinum?

ZUSAMMENFASSUNG

Hygienevorschriften umfassen folgende Teilbereiche:

- Räume, Einrichtungen, Geschirr.
- Handwaschbecken, Garderoben, Toiletten.
- Reinigung, Desinfektion, Vorsorge gegen tierische Schädlinge.
- Persönliche Hygiene: Kleidung, gesundheitliche Eignung.
- Anlieferung und Lagerung der Lebensmittel.
- Behandlung und Verarbeitung von Lebensmitteln.
- Behandlung von fertig zubereiteten Speisen, Speisenausgabe.

HACCP ist ein Konzept für die Einhaltung und Eigenkontrolle der Hygienevorschriften in Großküchen und in Lebensmittel verarbeitenden Betrieben. Dabei werden die Gefahren zuerst analysiert und dann die kritischen Punkte überwacht.

Hauptursache für **Lebensmittelvergiftungen** sind Mikroorganismen. Die Salmonellose ist die häufigste Lebensmittelvergiftung.

! Vergiftungen, die durch Bakterien verursacht werden, müssen vom Arzt der Gesundheitsbehörde gemeldet werden.

Die Hygieneleitlinie für Großküchen ist auf der Homepage des Gesundheitsministeriums zu finden: www.bmgfj.gv.at.

Notizen zu den Arbeitsaufgaben:

Lebensmittel

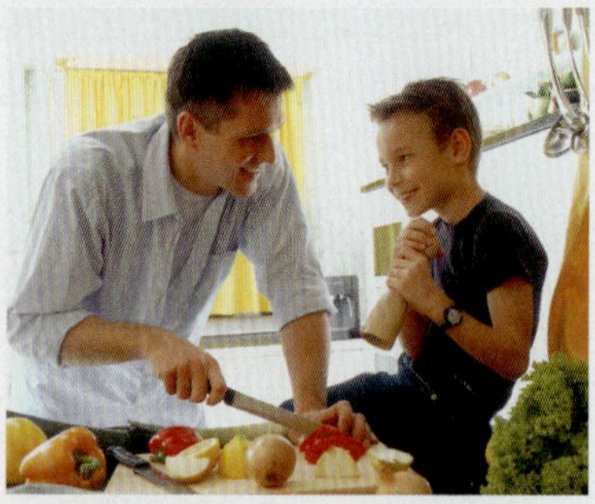

Essen mit Genuss, aber mit Köpfchen!

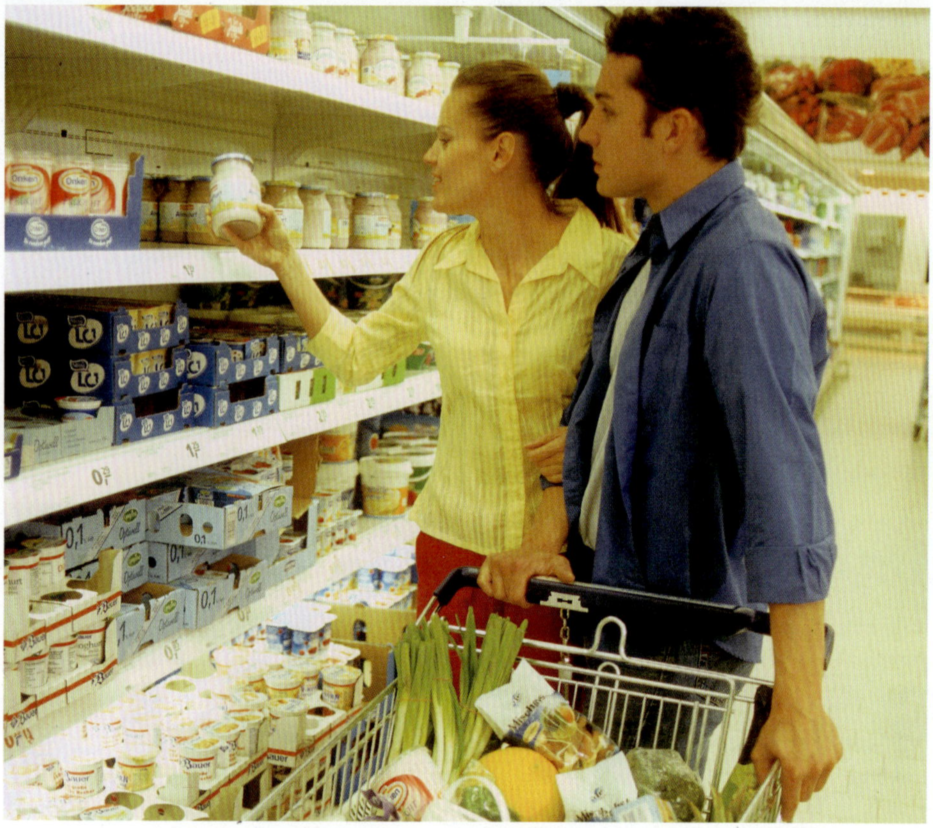

Das Lebensmittelangebot ist riesengroß. Nach Herzenslust können wir daraus auswählen. Nicht immer ist es aber leicht, die richtige Wahl zu treffen.

Beim Einkauf der Nahrungsmittel werden wir von einer Reihe von Faktoren beeinflusst. Der Preis, die Optik, der persönliche Gusto, der Appetit, der zu erwartende Geschmack, die Werbebotschaft und das Wissen um den Gesundheitswert des Lebensmittels spielen eine Rolle bei der Auswahl.

Das Kapitel „Lebensmittel" soll Ihnen durch die Vermittlung des entsprechenden Fachwissens Ihre künftigen Kaufsentscheidungen erleichtern und Ihnen die Sicherheit geben, hochwertige und nachhaltig produzierte Lebensmittel aussuchen zu können.

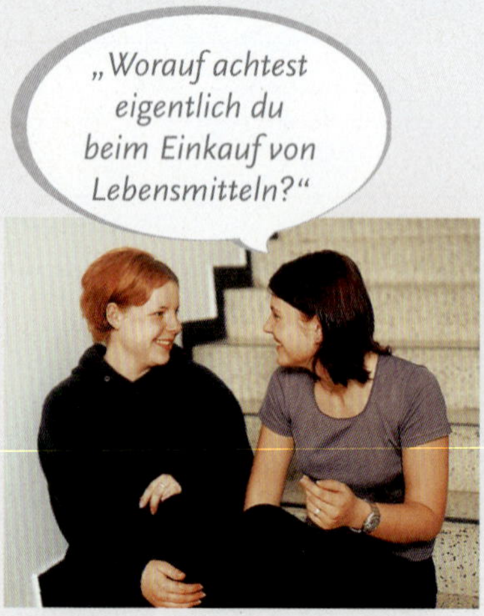

Ziele

- Sie können die Arten sowie die ernährungsphysiologische Bedeutung der gängigsten Lebensmittel und Getränke beschreiben und wichtige Handelssorten nennen.
- Sie kennen ausgewählte Beispiele von Produktionstechnologien.
- Sie können den Stellenwert einzelner Lebensmittel in einer ausgewogenen, vollwertigen Ernährung beurteilen.
- Sie können Lebensmittel und Getränke beim Einkauf gesundheitsbewusst auswählen.
- Sie sind mit dem Begriff „Nachhaltigkeit" vertraut und sich Ihrer Verantwortung als Konsument bewusst.
- Sie können den Nährstoffgehalt von Lebensmitteln mithilfe des Bundeslebensmittelschlüssels (BLS) bewerten.

Getreide

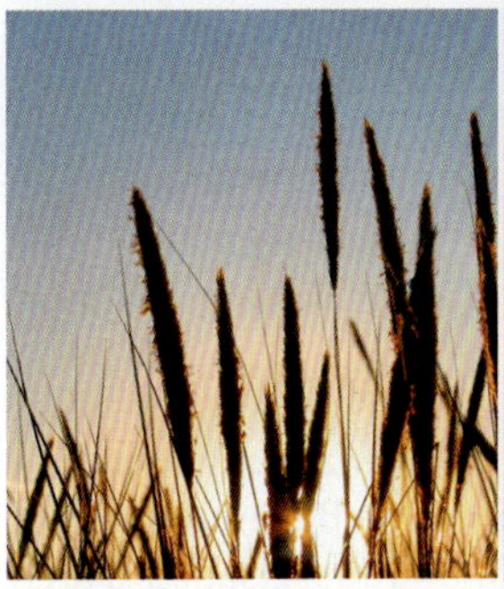
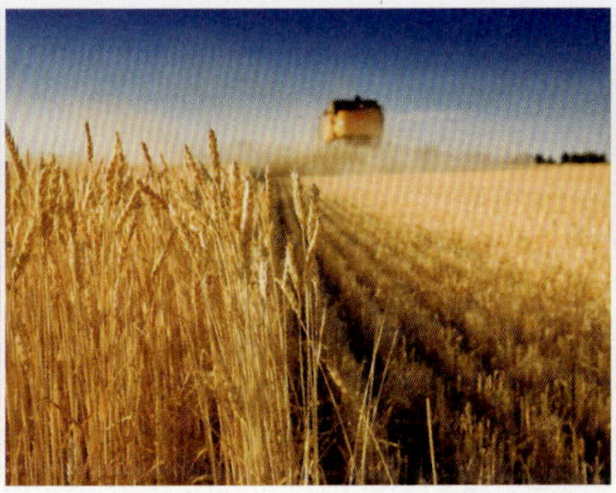
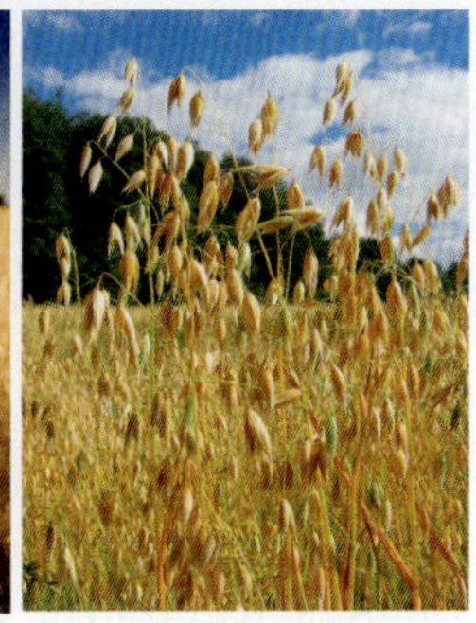

Für einen großen Teil der Menschheit bilden Getreide und die daraus gewonnenen Produkte seit Jahrtausenden die wichtigste Nahrungsgrundlage. Die ältesten Zubereitungsarten von Getreide sind der Brei und der Fladen. Mehr als die Hälfte aller Menschen nimmt das Getreide heute noch in Breiform zu sich. Getreide zählt zu den preiswertesten und selbst in Mangelzeiten gut verfügbaren Lebensmitteln.

Auch in Europa bildeten Getreidegerichte wie **Sterz** (ein Getreidegericht aus Mais, Weizen, Gerste oder Buchweizen), **Knödel** und **Nudeln** über Jahrhunderte den Hauptanteil der Mahlzeiten. Fleisch hingegen war ein Luxuslebensmittel. In dieser kulturhistorischen Entwicklung ist die heute noch teilweise geringe Wertschätzung für Getreidegerichte zu suchen.

Ziele

- Sie wissen, warum Getreide und Getreideprodukte ein Grundnahrungsmittel sind, und können erklären, warum sie von allen Lebensmitteln mengenmäßig am meisten gegessen werden sollen.
- Sie kennen die Produktionstechnologie bei der Verarbeitung von Getreide und der Herstellung von Backerzeugnissen.
- Sie kennen die wichtigsten Getreidearten und -produkte und wissen über ihre Bedeutung in unserer Ernährung Bescheid.
- Sie können den Aufbau eines Getreidekornes erklären.
- Sie können erklären, warum mehr Vollkornprodukte gegessen werden sollen.
- Sie haben einen Überblick über die im Handel angebotenen Mehlarten.

1 Getreidearten

Es gibt sieben Getreidearten: Weizen, Gerste, Hafer, Hirse, Mais, Reis und Roggen.

Weizen

Weizen macht ein Drittel der Weltgetreideernte aus. Er ist das wichtigste Brotgetreide. **Weichweizen** (Vulgarweizen) liefert gut backfähige Mehle für Brot, Gebäck, Feinbackwaren und Mehlspeisen. **Hartweizen** (Durumweizen) ist sehr eiweißreich und besonders zur Herstellung von Teigwaren geeignet.

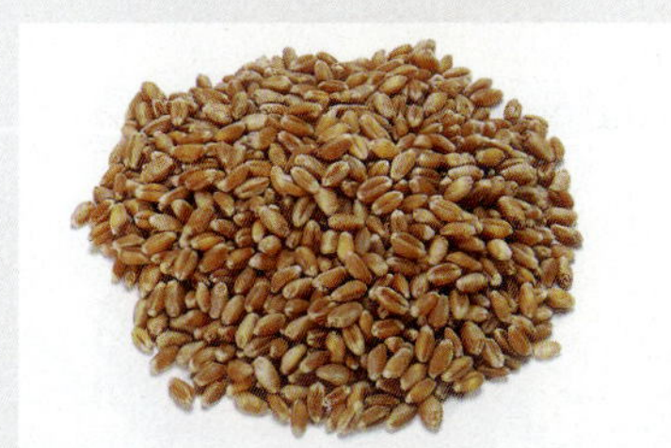

Weizen

Bestandteile des Weizenkornes

Kleie 15 %	Frucht- und Samenschalen 6 %	Ballaststoffe, Vitamine, Mineralstoffe, sekundäre Pflanzenstoffe
	Aleuronschicht 9 %	Eiweißstoffe, Vitamine, Mineralstoffe
Keime 2 %	Keimling	Fette, Eiweißstoffe, Vitamine, Mineralstoffe
Mehl 83 %	Mehlkörper	Stärke, Eiweißstoffe

Aufbau des Getreidekorns

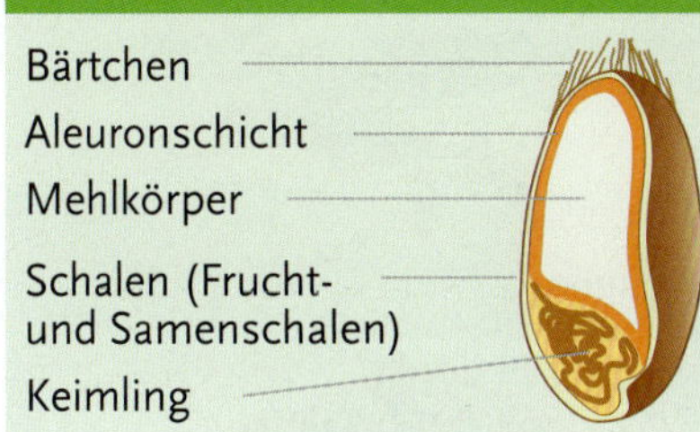

Dinkel

Dinkel ist eine alte Kulturform des Weichweizens. Er wurde bis zu Beginn dieses Jahrhunderts in Mitteleuropa in größeren Mengen angebaut, dann aber vom leichter zu bearbeitenden und ertragreicheren Weizen verdrängt. Dinkel ist anspruchsloser als Weizen. Im Zuge des biologischen Landbaus wird Dinkel in Österreich wieder angebaut.

Grünkern sind die grünen, im halb reifen Zustand geernteten Körner des Dinkels. Grünkern wird über Buchenholzfeuer geröstet. Er bekommt dadurch einen sehr würzigen Geschmack. Grünkernmehl kann nicht zum Backen verwendet werden, da bis zur Ernte noch kein Kleber aufgebaut wurde (siehe Eiweiß, S. 51).

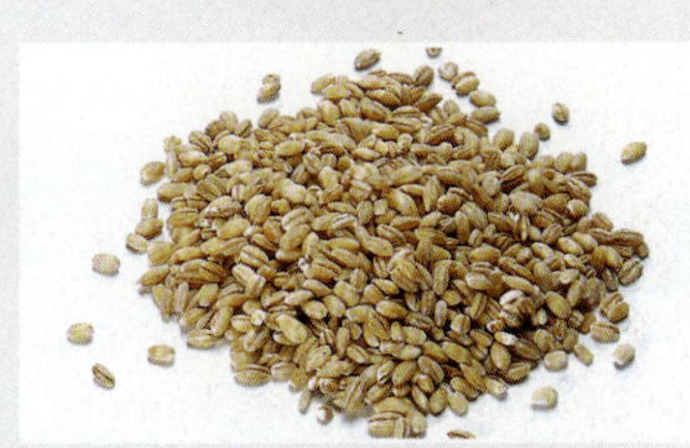

Dinkel

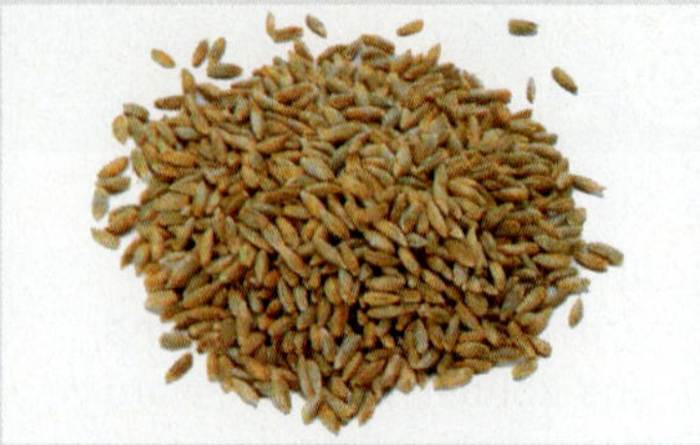
Gerste

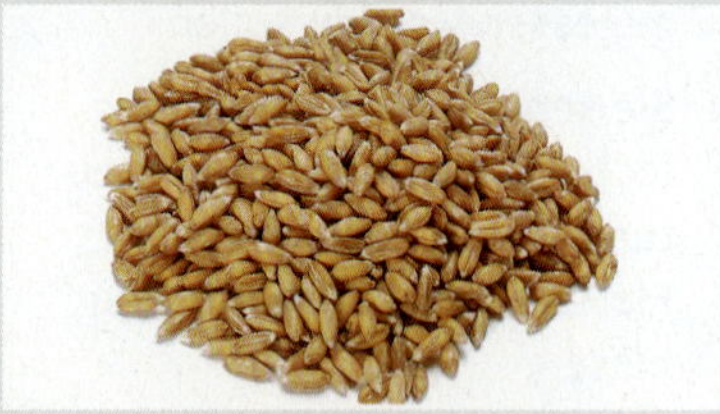
Hafer

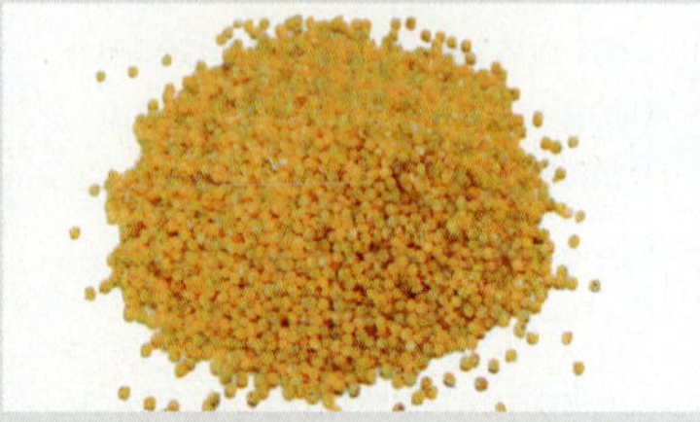
Hirse

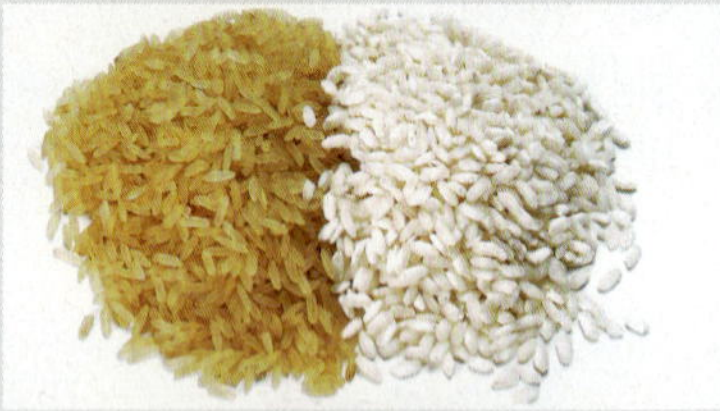
Langkornreis, Rundkornreis

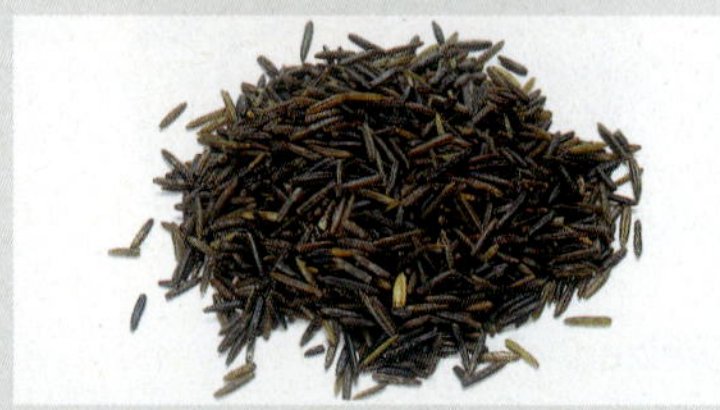
Wildreis

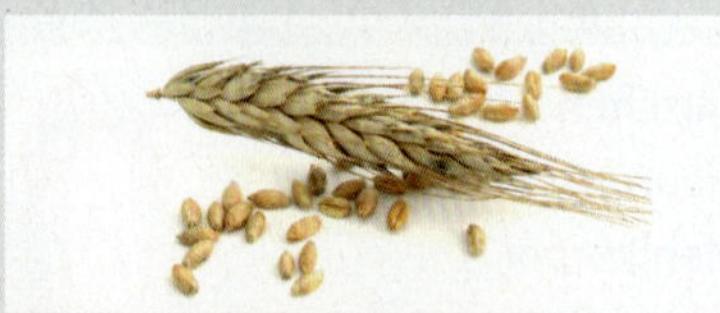
Roggen

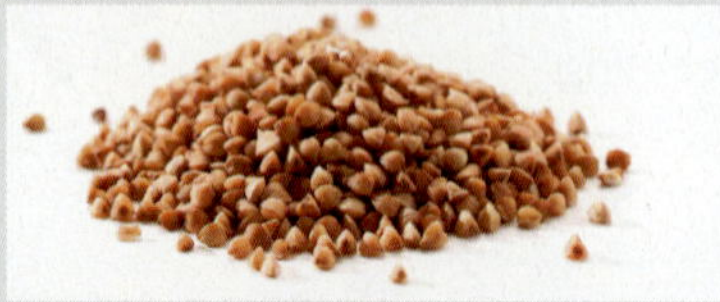
Buchweizen

Suchen Sie Informationen zu Waldviertler Getreidereis, Einkorn, Emmer, Gommer, Kamut und Waldstaudekorn.
Für welche Rezepte lassen sich diese Getreidearten verwenden?

Gerste

Gerste stellt geringe Ansprüche an Boden und Klima. Sie wird als Rohstoff zum Bierbrauen und zur Malzkaffee- und Whiskeyerzeugung verwendet.

Hafer

Hafer hat von allen Getreidearten den höchsten Eiweiß- und Fettgehalt und wird deshalb schnell ranzig. Er ist reich an löslichen Ballaststoffen, die beim Kochen einen Schleim bilden. Haferschleime fördern die Verdauung, wirken gegen Durchfall und werden bei Magenverstimmungen eingesetzt.

Hirse

Hirse stellt wenig Ansprüche an den Boden. Sie war früher Grundnahrungsmittel in Österreich. Heute ist sie vor allem in den Dürrregebieten der Erde von Bedeutung. Hirse schmeckt fein würzig. Sie enthält reichlich Eisen, Magnesium und Kieselsäure. Durch längere Lagerung werden die Körner bitter.

Mais

Auf dem amerikanischen Kontinent steht der Mais an erster Stelle unter den Getreidearten und wird dort als „corn" bezeichnet. Mais ist fettreich, aber arm an den unentbehrlichen Aminosäuren Lysin und Tryptophan. Maissorten mit einem höheren Anteil dieser Aminosäuren wurden für die Bevölkerung Zentral- und Südamerikas gezüchtet. Zwei Drittel der Welternte an Mais werden für die Tierfütterung verwendet.

Reis

Reis ist das Grundnahrungsmittel im asiatischen Raum. Weltweit gibt es über 10 000 Arten. Er wird vorwiegend als Nahrungsgetreide angebaut. Die meisten Reissorten haben glasige, harte Körner. Nach der Form der Körner unterscheidet man Langkorn-, Mittelkorn- und Rundkornreis.

Wildreis ist ein Wassergras, das mit dem Reis verwandt ist. Er hat eine schwarze Schale. Der Geschmack ist leicht nussig.

Roggen

Roggen wird in Österreich als Korn bezeichnet. Er ist nach dem Weizen das wichtigste Brotgetreide. Roggen stellt weniger Ansprüche an das Klima als Weizen. Er gedeiht auch in kühleren und feuchteren Gebieten. Roggen schmeckt würziger als Weizen. Er bindet auch mehr Wasser. Roggenbrote bleiben daher länger frisch als Weizenbrote.

Körnerfrüchte

Buchweizen, Amarant und Quinoa sind botanisch keine Getreidearten, werden in der Küche aber genauso verwendet.

Buchweizen ist ein Knöterichgewächs und ein naher Verwandter von Rhabarber und Sauerampfer. Er war jahrhundertelang die wichtigste Nahrungsgrundlage in Kärnten, der Steiermark und im Burgenland. Er ist anspruchslos und widerstandsfähig gegen Schädlinge. Er hat einen leicht bitteren Geschmack.

Amarant und **Quinoa** waren Grundnahrungsmittel in Zentralamerika und in den Andenländern Südamerikas. Obwohl die Pflanzen sehr unempfindlich sind und die Eiweißzusammensetzung, besonders die von Amarant, sehr günstig ist, werden sie nur mehr selten angebaut. Amarant enthält einen hohen Anteil an der unentbehrlichen Aminosäure Lysin.

2 Getreideprodukte

Mehl

Das Ziel der Müllerei besteht darin, die drei wichtigsten Kornbestandteile **Schale, Keimling** und **Mehlkörper** voneinander zu trennen.

Vom Getreide zum Mehl

- **Reinigen:** Durch Getreidereinigungsmaschinen werden alle kornfremden Bestandteile wie Erde, Sand, Stroh, Steinchen, Unkrautsamen entfernt.
- **Schälen:** Mit einer Schäl- und Bürstmaschine werden die Schale und der Keimling vom Korn getrennt.
- **Vermahlen:** Das Korn wird vorsichtig zwischen Walzen zerkleinert, wobei die Schale möglichst grobflächig erhalten bleiben soll und der Mehlkörper fein vermahlen wird. Der Vermahlungsvorgang besteht aus zehn bis zwanzig Zerkleinerungsstufen. An jeden Zerkleinerungsdurchgang schließt sich ein Siebvorgang an. Die dabei anfallenden Mehle werden je nach Helligkeit und Mehlaschegehalt zu den **gesetzlich festgelegten Mehltypen** vermischt.

Mehltypen

Die Typenzahl auf der Mehlpackung gibt über den Aschegehalt Auskunft. Beim Verbrennen von Mehl bleiben die unverbrennbaren mineralischen Bestandteile des Getreidekornes als Asche zurück.

Beispiel: Bei der Verbrennung von 100 g Weizenmehl erhält man 0,480 g Asche. Dieses Mehl hat die Type W 480. Je höher die Typenzahl ist, desto höher ist der Mineralstoff- und Ballaststoffanteil und umso höher ist auch der Ausmahlungsgrad.

Ausmahlungsgrad

Das Getreide wird unterschiedlich ausgemahlen.

- **Niedriger Ausmahlungsgrad:** Das Mehl besteht hauptsächlich aus dem Inneren des Getreidekornes, dem Mehlkörper; es ist hell = Auszugsmehl.
- **Hoher Ausmahlungsgrad:** Außer dem Mehlkörper wird ein hoher Anteil der Schalen mit vermahlen; das Mehl ist dunkler.
- Beim **Vollkornmehl** wird das gesamte Getreidekorn vermahlen.

Feinheitsgrad

- **Glattes Mehl:** aus dem Mehlkörper, fein und weich.
- **Griffiges Mehl:** durch Dunstanteile leicht körnig.

Backfähigkeit

Die Backfähigkeit hängt vor allem vom Klebergehalt des Mehles ab. Weizenmehl hat eine bessere Backfähigkeit als Roggenmehl.

Weitere Getreideprodukte

Vollkorn (ganzes Getreidekorn)

Das Getreide wird entspelzt, d. h. von der Getreidekornhülse befreit, und die äußersten Schalen werden teilweise entfernt. Getreidekörner werden hauptsächlich für Vollkornbrot, Spezialbrot und Müsli verwendet.

Dunst

Dunst ist der fein vermahlene Mehlkörper mit leichter Körnung. Je nach Korngröße wird er als **griffiges** oder **doppelgriffiges** Mehl bezeichnet. Er bindet Wasser sehr gut und wird deshalb für Brandteige, Sandmassen, Topfen- und Knödelteige und feine Germteige verwendet.

Flocken

Das Getreide wird ganz oder zerschnitten gedämpft, gewalzt und getrocknet. Meist wird das Getreide vorher geschält. Getreideknusperflocken werden zusätzlich knusprig geröstet. Verwendung als Frühstücksgetreideerzeugnisse.

Graupen

Frucht-, Samenschale und Keimling werden entfernt. Das Getreide wird länglich oder rund geschliffen. Verwendung hauptsächlich als Suppeneinlage.

Mehlherstellung

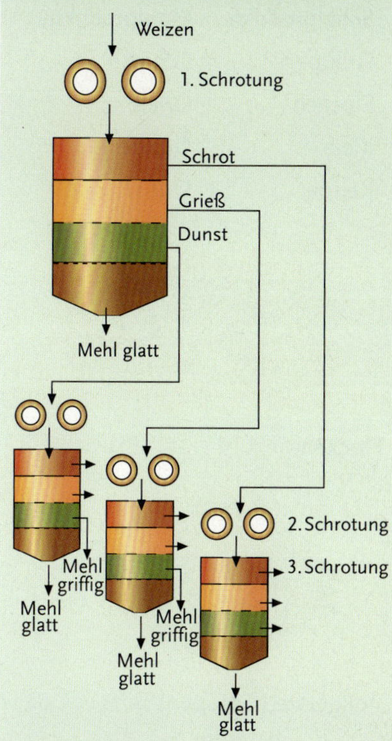

Mehlaschegehalt = der bei der Verbrennung des Mehles übrig bleibende Mineralstoffanteil.

Weizenmehl

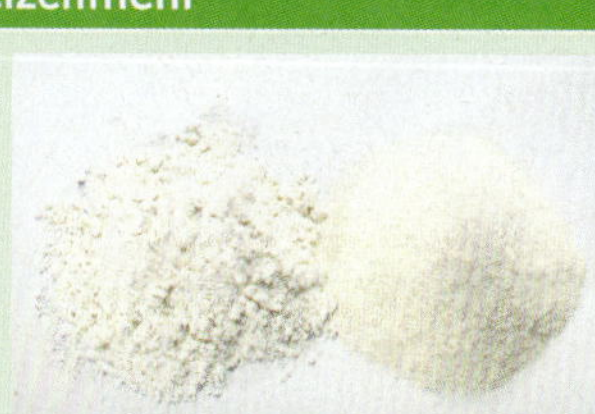

Weizenmehltypen	
W 480	Weizengrieß, -dunst, -mehl
W 700	Weizenkochmehl
W 1600	Weizenbrotmehl

Roggenmehl

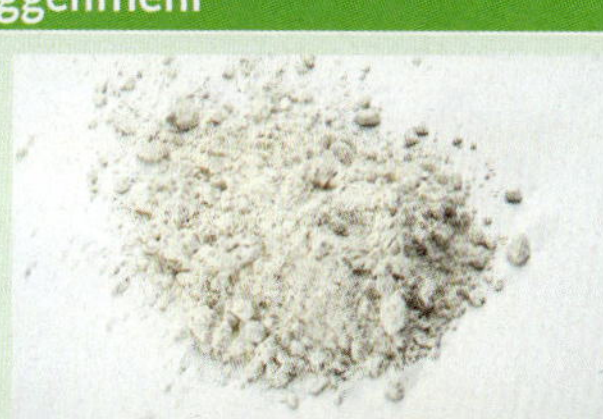

Roggenmehltypen	
R 500	Roggenvorschussmehl
R 960	Roggenbrotmehl
R 2500	Schwarzroggenmehl

Müllereiprodukte	
Schälprodukte	**Mahlprodukte**
Graupen	Schrot
Flocken	Grieß
Kleie	Grütze
Keime	Dunst

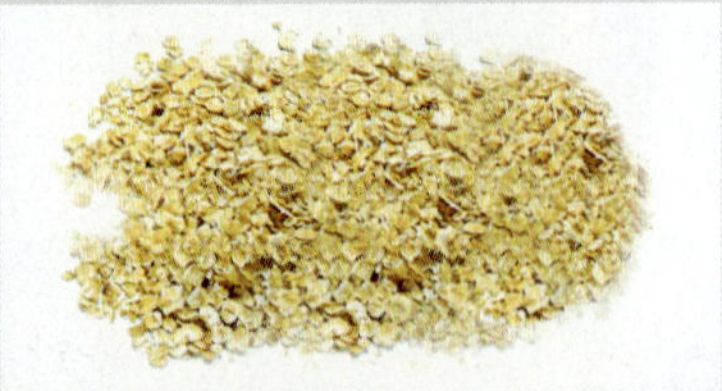
Flocken

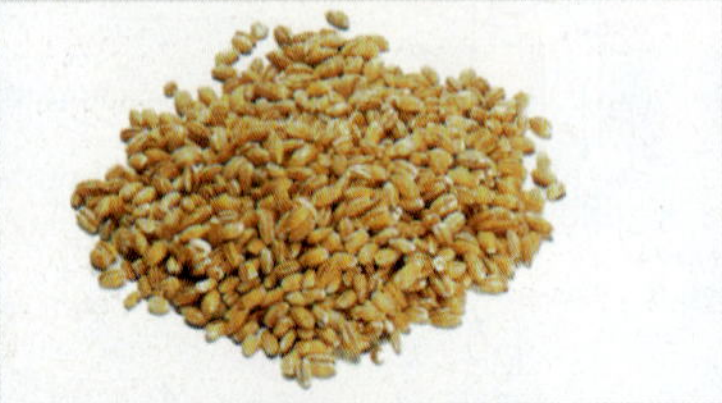
Rollgerste (Graupen)

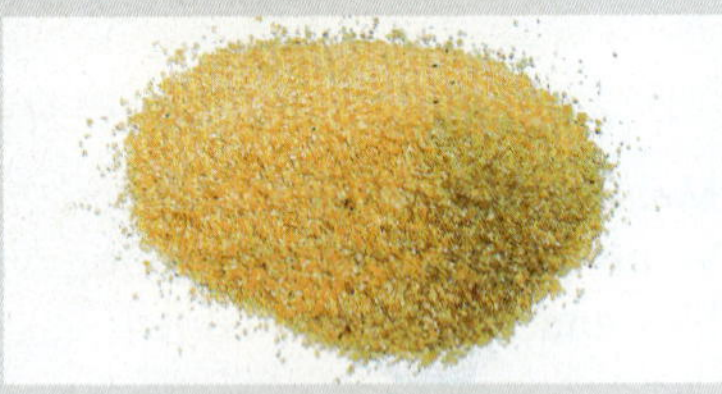
Polenta (Maisgrieß)

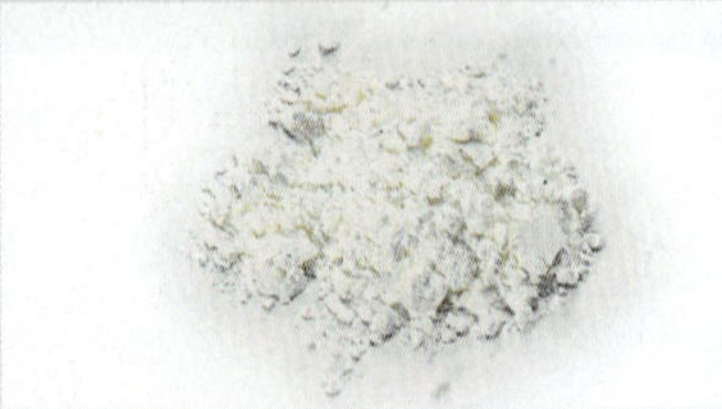
Stärke

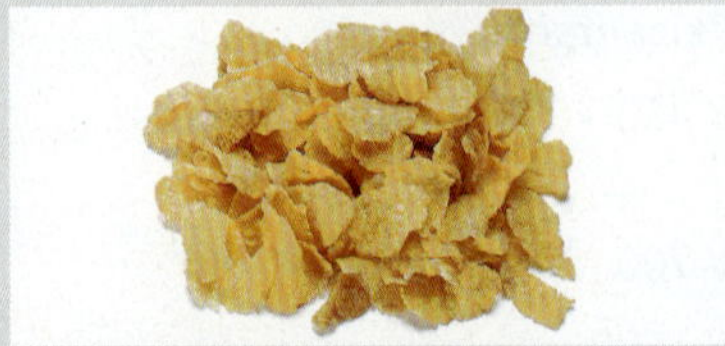
Cornflakes

Grieß
Grieß besteht aus kleinen, aber deutlich sichtbaren Kornteilchen des vollen Korns oder des Mehlkörpers. Wegen der guten Quellfähigkeit wird er für Suppen, Koche und Puddings verwendet.

Grütze
Zerkleinerte Getreidekörner, in der Größe zwischen Graupen und Grieß.

Keimling
Der Keimling wird vom Mehlkörper abgetrennt und geflockt, hoher Vitamin-, Mineralstoff- und Fettanteil.

Kleie
Kleie sind die nach dem Absieben des Mehles verbliebenen Randschichten und Keimlinge; hoher Vitamin-, Eiweiß- und Ballaststoffanteil.

Schrot
Das Getreidekorn wird grob bis fein zerkleinert; vor allem für die Herstellung von Brot und Gebäck.

Stärke
Aus dem Mehlkörper des Getreidekorns wird die Stärke ausgewaschen. Stärke enthält keinen Kleber. Sie wird zum Binden von Suppen, Saucen und Cremen und beim Backen zur Verfeinerung der Krume (das beim Backen aus dem weichen Teig entstehende stabile Gerüst.) verwendet. In Österreich wird Stärke vorwiegend aus Mais, Kartoffeln und Weizen hergestellt.

Stärke wird in zwei Formen angeboten:
- **Nativstärke:** natürlich anfallende Stärke. Sie muss, damit sie bindet, gekocht werden.
- **Quellstärke:** ist speziell behandelt, muss nicht mehr gekocht werden; leicht verarbeitbar.

Stärke wird in der Lebensmittelindustrie sehr vielfältig eingesetzt, sie findet aber auch in der Papier-, Textil-, in der pharmazeutischen und kosmetischen Industrie Verwendung.

Handelsprodukte der einzelnen Getreidearten	
Braunreis (Vollkornreis, Naturreis)	Nur die Spelzen werden abgeschält; Aleuronschicht, Silberhäutchen und Keim bleiben erhalten; geringere Haltbarkeit, dunklere Farbe, der Vitamin-B_1-Gehalt ist siebenmal so hoch wie bei poliertem Reis.
Buchweizennährmittel	Sammelbegriff für Grütze, Grieß und Mehl aus Buchweizen.
Gerstennährmittel	Sammelbegriff für Flocken, Grütze, Graupen (Rollgerste), Mehl und Knusperflocken aus Gerste.
Hafernährmittel	Sammelbegriff für Flocken, Mark, Grütze, Grieß, Mehl, Kleie und Schleim aus Hafer.
Hirsenährmittel	Sammelbegriff für Flocken, Grieß, Graupen, Grütze und Mehl aus Hirse.
Maisnährmittel	Sammelbegriff für Flocken, Stärke, Grütze, Grieß (Polenta), Knusperflocken (Cornflakes) aus Mais.
Parboiled Reis	Rohreis wird unter hohem Druck mit Wasserdampf behandelt. Dadurch werden Mineralstoffe und Vitamine in das Innere des Reiskornes gedrängt. Anschließend wird der Reis geschält.
Polierter Reis (Speisereis)	Schalenteile und Keim werden durch Schleifen vollkommen entfernt. Das reine Stärkekorn bleibt übrig.
Reisnährmittel	Sammelbegriff für Flocken, Graupen, Grieß, Mehl, Stärke und Knusperflocken aus Reis.

Roggenmehle	Roggenvollkornmehl, Roggenvollkornschrot, Roggenmehl.
Weizenmehle	Weizenvollkornmehl, Weizenvollkornschrot, griffiges Mehl, doppelgriffiges Mehl, glattes Mehl.
Weizennährmittel	Sammelbegriff für Graupen, Grieß, Grütze, Flocken, Keime, Stärke und Knusperflocken aus Weizen.

3 Backerzeugnisse

Backerzeugnisse sind Lebensmittel, die aus Teigen oder Massen durch Backen, Rösten oder Trocknen hergestellt werden. Dazu zählen: Brot, Gebäck, Fein- und Konditoreiwaren, Dauerbackwaren, Windbäckerei und backfertige und vorgebackene Teige. Die Vielfalt an Backerzeugnissen ist in Österreich sehr groß, es zählt dabei zu den führenden Ländern der Welt. Der Verbrauch hat sich in den letzten 50 Jahren stark verändert. Es wird mehr Klein- und Feingebäck und mehr helles Brot gegessen.

Ermitteln Sie,
- welche Brot- und Gebäcksorten in Ihrer Klasse am beliebtesten sind,
- welche Arten von Backerzeugnissen wie oft am Tag gegessen werden,
- welche Spezialbrote in Ihrer Bäckerei angeboten werden.

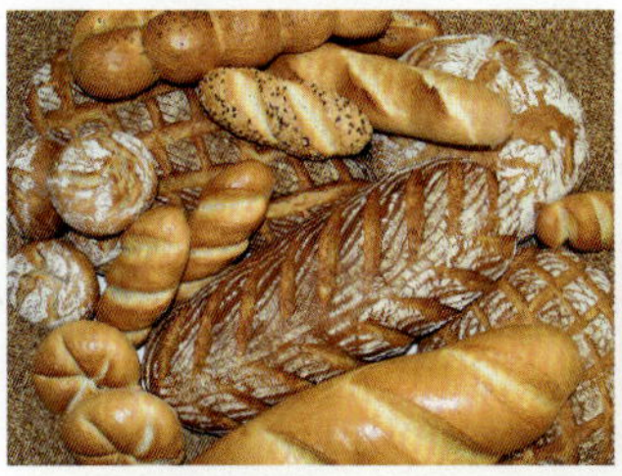
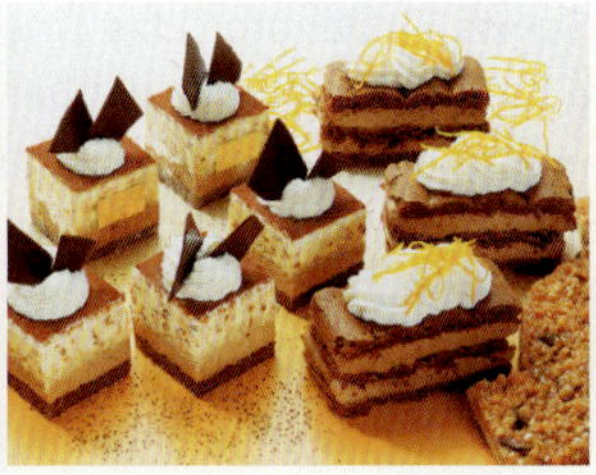
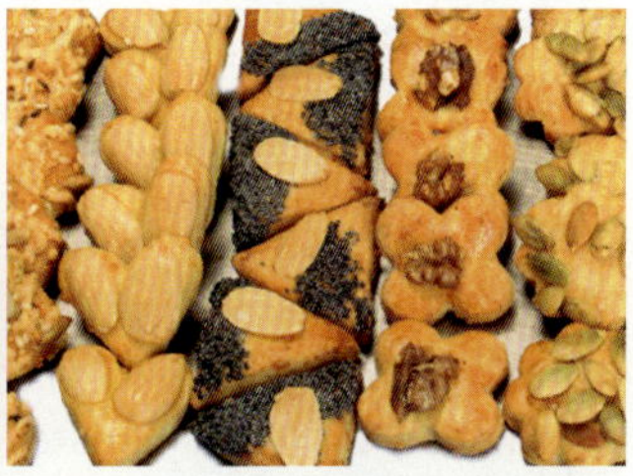

Vom Mehl zum Brot

- **Mischen:** Alle Zutaten werden entsprechend dem Rezept gut vermischt:
  - Kleberreiche Mehle, Wasser, Salz, Gewürze.
  - Spezielle Zutaten: Leinsamen, Sonnenblumenkerne ...
  - Treibmittel: Sauerteig hauptsächlich für Roggenbrote, Hefe für Weizenbrote und Backpulver.
- **Kneten, teilen, wiegen.**
- **Teigruhe:** In exakt klimatisierten Räumen mit konstanter Luftfeuchtigkeit und Temperatur kann sich der Teig lockern.
- **Formen:** In Wirkmaschinen erhält das Teigstück seine endgültige Form.
- **Backen:** Durch Hitzeeinwirkung gerinnen im Teig die Eiweißstoffe und die Stärke verkleistert. Das Treibmittel hebt und lockert den Teig. Es entstehen Poren in der Krume, die gleichmäßig ausgebildet und verteilt sein sollen.
- Außen bildet sich die **Kruste.** Krustenreiche Brote sind durch den höheren Gehalt an Röstprodukten, Dextrinen und Karamellstoffen schmackhafter als krustenarme.

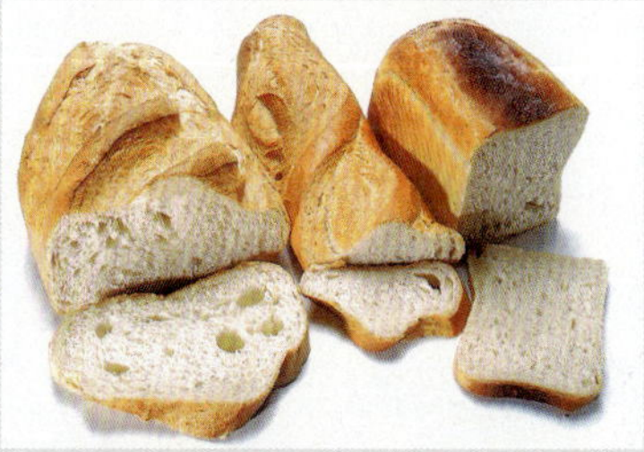
Weißbrot

Weizenbrot
Wird aus Weizenmehl und bis zu 10 % Roggenmehl erzeugt. Als Teiglockerungsmittel wird Hefe verwendet. Das Brot ist trockener als Roggenbrot.

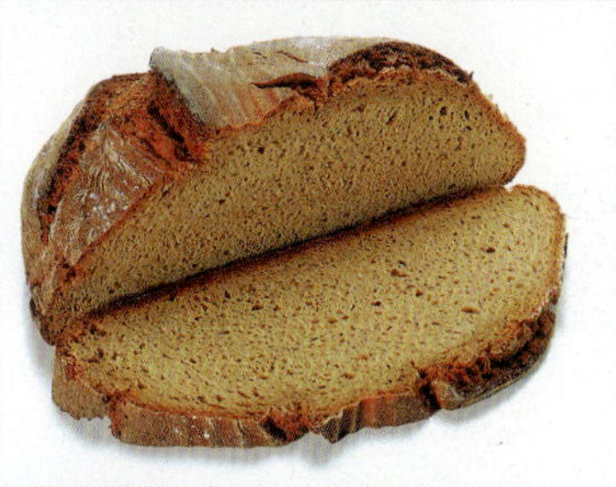
Roggenbrot

Roggenbrot
Wird aus Roggenmehl und bis zu 10 % Weizenmehl hergestellt. Als Teiglockerungsmittel wird Sauerteig verwendet.

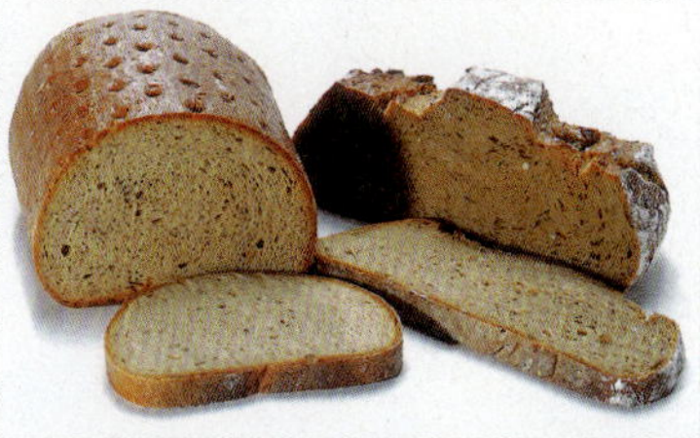
Mischbrot: Hausbrot, Schwarzbrot

Mischbrot
Roggenmischbrot besteht aus einer Mehlmischung mit mehr als 50 % Roggenmehl und Sauerteiglockerung.

Weizenmischbrot ist eine Mehlmischung mit mehr als 50 % Weizenmehl, meistens Hefelockerung.

Spezialbrote	
Bezeichnung	**Beschreibung**
Ballaststoffangereichertes Brot	Enthält einen Zusatz von Weizen-, Soja- oder Erbsenkleie.
Brot mit fettreichen Samen	Enthält Samen von Sonnenblumen, Sojabohnen und Leinsamen.
Brot mit Röstmehl	Enthält thermisch behandelte Röstmehle; daher dunkle Farbe, karamellähnlicher Geschmack.
Dinkelbrot	Wird aus Dinkelmehl hergestellt.
Grahambrot	Enthält einen hohen Anteil an Weizenvollkornschrot; ist meist ungesalzen und nicht gesäuert.
Holzofenbrot	Wird in mit Stein gemauerten und direkt mit Holz befeuerten Öfen gebacken.
Keimlingsbrot	Enthält Weizenkeime.
Kletzenbrot	Wird aus Brotmehl, Kletzen (Dörrbirnen), Feigen, Nüssen oder Rosinen hergestellt, wobei der Fruchtanteil höher ist als der Mehlanteil.
Knäckebrot	Ist ein dünnes Fladenbrot, das einen geringen Wassergehalt aufweist. Es ist monatelang haltbar.
Kochsalzreduziertes Brot	Enthält max. 0,9 % Kochsalz, das entspricht etwa der Hälfte der sonst verwendeten Salzmenge.
Mehrkornbrot	Enthält neben Weizen- und Roggenmehl auch Mehle und Schrote anderer Getreidearten.
Molkenbrot	Anstelle von Wasser wird Molke für den Teig verwendet. Oft sind gekochte Kartoffeln oder Kartoffeltrockenprodukte zugesetzt.
Pumpernickel	Roggenschrotbrot von fast schwarzer Farbe mit malzartigem Geschmack, sehr saftige Krume; Backdauer 16–36 Stunden in Dampfkammern bei niedrigen Temperaturen.
Schrotbrot	Wird hauptsächlich aus Backschrot und ganzen Getreidekörnern gebacken.
Simonsbrot	Ähnlich dem Pumpernickel, aus ganzen gequollenen Getreidekörnern.
Steinmetzbrot	Das Getreide wird vor dem Vermahlen nass geschält. Mehlkörper und Schalen werden dann unterschiedlich fein gemahlen und vor dem Backen wieder vermischt; Backzeit bis zu 20 Stunden.
Steinofenbrot	Wird während der gesamten Backzeit nur auf Natur- oder Kunststein oder Schamotte gebacken.
Störibrot	Wird aus Weißroggenmehl hergestellt. Dies ist ein besonders helles Roggenmehl aus dem Inneren des Korns mit niedrigem Ausmahlungsgrad.
Vollkornbrot	Besteht aus ganzen Getreidekörnern, Vollkornschrot oder Vollkornmehl mit einer Zumischung von max. 10 % anderen Mehlen.
Waerlandbrot	Besteht aus Weizen- und Roggenschrot unter Zusatz von Hafer und Hirse.

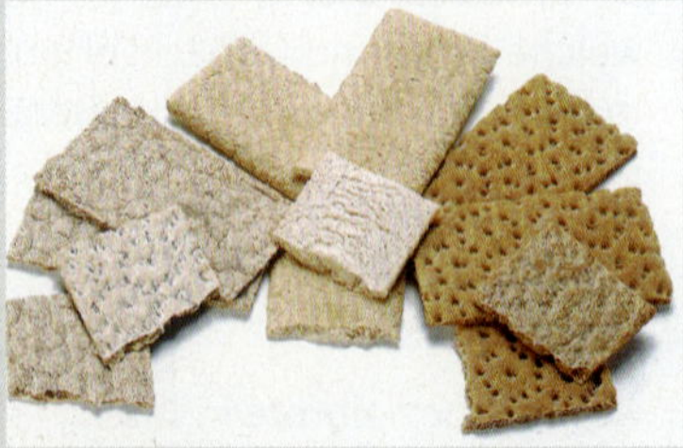

Knäckebrot

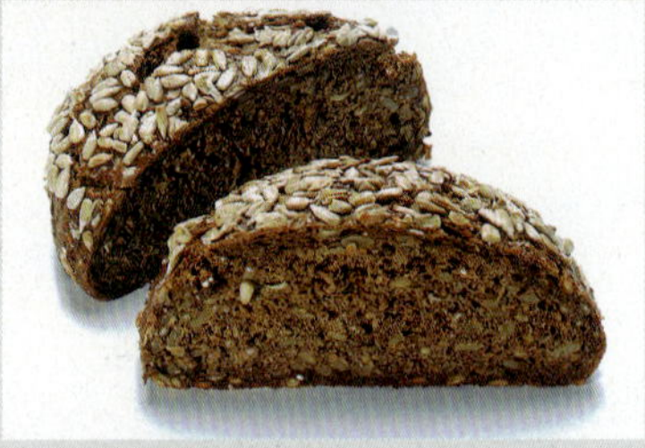

Sonnenblumenbrot

Brot für spezielle Diäten

Diabetikerbrot ist ein Brot mit geringerem Mehlanteil und höherem Wasser-, Ballaststoff- und Eiweißanteil; Vollkornbrot hat bei Diabetikern einen günstigeren Einfluss auf den Blutzuckerspiegel.

Gluten = Klebereiweiß.

Glutenfreie Brote werden für Zöliakiekranke gebacken. Der Begriff Gluten bezieht sich auf die Prolamine von Weizen, Roggen, Hafer und Gerste. Glutenfreie Mehle werden aus Mais, Reis oder Buchweizen hergestellt. Wird bei Produkten aus Weizen oder Roggen der Gehalt an Gluten so verringert, dass er nicht mehr nachweisbar ist, werden sie als **glutenbefreit** bezeichnet.

Gebäck
Gebäck wird aus denselben Zutaten und Teigen hergestellt wie Brot. Zusätze wie Eier, Rosinen, Trockenobst, Kartoffelprodukte und Streumittel wie grobes Salz, Mohn, fettreiche Samen und Gewürze sind erlaubt. Kleine Gebäckformen werden als **Jourgebäck** bezeichnet. **Laugengebäck** wird vor dem Backen mit einer wässrigen Natronlauge behandelt.

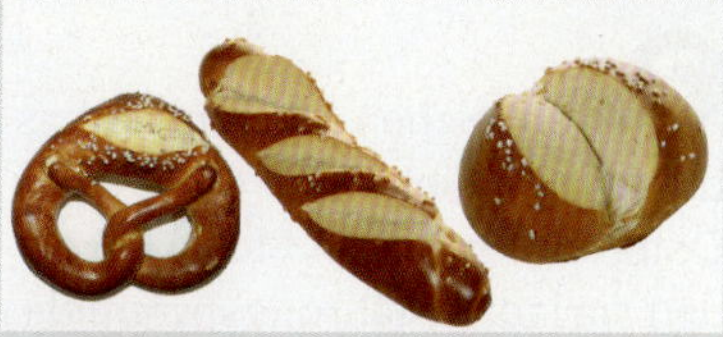
Laugengebäck

4 Teigwaren

Teigwaren sind kochfertige Lebensmittel, die aus dem Grieß oder dem Mehl des Hartweizens unter Beifügung von Wasser durch Formen und Trocknen hergestellt werden. Italien gilt als die Heimat der Teigwaren. Aber auch in Österreich sind sie sehr beliebt.

Früher machte man Teigwaren selbst, heute werden sie aus Gründen der Zeitersparnis meist fertig gekauft. Teigwaren werden in vielfältigsten Formen angeboten. Zusätzlich wird auch nach der Art der verwendeten Zutaten unterschieden: Grießteigwaren, Eierteigwaren, Vollkornteigwaren, gefüllte Teigwaren, Gemüseteigwaren, Diabetikerteigwaren.

? Warum sind Teigwaren bei Kindern und Jugendlichen so beliebt?

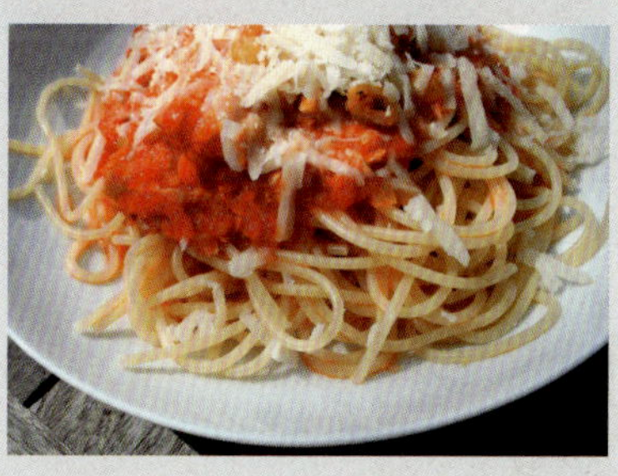

5 Ernährungsphysiologische Aspekte

Hauptnährstoffe
Getreide und Getreideprodukte sind unsere wichtigsten Kohlenhydratlieferanten. Die **Kohlenhydrate** sind im Mehlkörper in Form von Stärke, in den Randschichten als Zellulose enthalten.

Eiweißstoffe kommen im Mehlkörper als Klebereiweiß, in der Aleuronschicht und im Keim als Globuline und Albumine vor. Tryptophan, Methionin und Lysin sind in allen Getreidearten in geringen Mengen enthalten. Durch neue Züchtungen wird versucht, den Gehalt an diesen drei unentbehrlichen Aminosäuren zu heben. Ein guter Ergänzungswert ergibt sich mit Fleisch und Milch.

Fette sind im Keimling und in der Aleuronschicht enthalten. Hafer hat den höchsten Fett- und Linolsäuregehalt.

Vitamine und Mineralstoffe
Ungeschälte Getreidearten sind wichtige Lieferanten der **Vitamine der B-Gruppe und bioaktiver Stoffe.** Die wichtigsten enthaltenen Mineralstoffe sind **Kalzium, Magnesium, Phosphor und Eisen.**

Verdaulichkeit
Vollkorngetreide regt durch den höheren Ballaststoffgehalt die Darmperistaltik an. Es führt aber gleichzeitig zu einer geringeren Ausnutzung der Nährstoffe, denn sie sind von Zellulose umschlossen und können im Darm nur schwer herausgelöst werden.

Brot und Vollkornprodukte sollten in unserer Ernährung einen höheren Stellenwert haben.

! **Aufgepasst:** Korn- oder Mehrkornbrote sind nicht automatisch auch Vollkornbrote. „Vollkorn“ bedeutet nicht automatisch „bio“.

Vergleich

Vollkornmehl

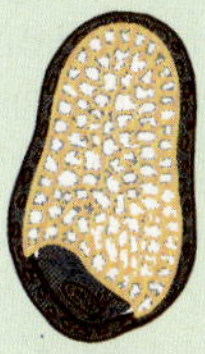

- Dunkel.
- Hoher Ausmahlungsgrad.
- Enthält mehr Mineralstoffe, Vitamine, Eiweißstoffe, Ballaststoffe, sekundäre Pflanzenstoffe und Fette.

Auszugsmehl

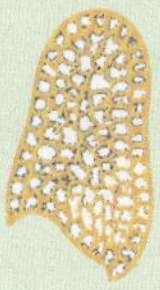

- Hell.
- Niedriger Ausmahlungsgrad.
- Niedrige Typenzahl.
- Enthält mehr Stärke.

6 Tipps für die Lagerung

Getreide und Getreideprodukte müssen **trocken, kühl und luftig** gelagert werden. Sie ziehen Feuchtigkeit an. Wärme fördert die Bildung von Schimmelpilzen und die Entwicklung von tierischen Schädlingen. Unter Luftabschluss in Dosen und Gläsern werden sie muffig.

? Vergleichen Sie den Verbrauch von Getreideprodukten in Österreich mit dem Stellenwert, den sie laut Ernährungspyramide einnehmen sollten.

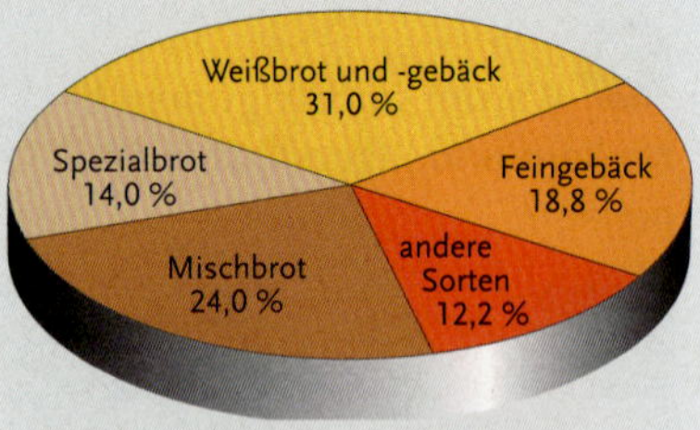

Produktion verschiedener Brot- und Gebäcksorten in Österreich

ZUSAMMENFASSUNG

Getreide ist ein **Grundnahrungsmittel.** Mengenmäßig sollten Getreide, Getreideprodukte und Kartoffeln 30 % unserer täglichen Nahrung ausmachen.

Es gibt sieben Getreidearten: Weizen, Gerste, Hafer, Hirse, Mais, Reis und Roggen.

Das Getreidekorn ist aus ballaststoffreichen Schalen, dem stärke- und kleberreichen Mehlkörper und dem fett- und eiweißreichen Keim aufgebaut.

Das wichtigste Mahlprodukt ist das **Mehl.** Auszugsmehl besteht hauptsächlich aus dem Mehlkörper. Beim Vollkornmehl ist das gesamte Getreidekorn vermahlen.

Vollkornprodukte sind wegen ihres höheren Anteils an Vitaminen, Mineralstoffen, Ballaststoffen, sekundären Pflanzenstoffen, Fetten und Eiweiß wertvoller als geschälte, nieder ausgemahlene Produkte.

Getreide und Getreideprodukte sollen trocken, kühl und luftig gelagert werden.

Weißes Mehl ist bis zu ein Jahr lagerfähig. Vollkornmehle werden wegen ihres Fettgehaltes nach wenigen Wochen ranzig.

Brot verliert beim Aufbewahren Wasser. Es wird altbacken. Am schnellsten geschieht dies bei 0 °C, deshalb sollte Brot nicht im Kühlschrank aufbewahrt werden. Tiefkühlen verhindert das Altbackenwerden. Durch Erhitzen wird Brot wieder knusprig.

Weißbrot verliert seine Rösche bereits nach wenigen Stunden. Roggenschrotbrot kann etwa zehn Tage frisch schmecken.

Unverpacktes Brot hält sich in Brotkästen mit Lüftungsschlitzen am besten. Verpacktes Brot soll in der Originalverpackung aufbewahrt werden.

7 Volkswirtschaftliche Bedeutung

Der **Brotgetreideverbrauch** (Weizen, Roggen) ist in Österreich in den vergangenen 50 Jahren um die Hälfte gesunken. Er liegt nun bei 60 kg/Kopf/Jahr. Gleichzeitig hat eine Verlagerung weg vom Brotverbrauch hin zum Kleingebäck- und Feingebäckkonsum stattgefunden. Zudem hat sich der Anteil der hellen Brotsorten zu Lasten der dunklen Brotsorten erhöht.

Der **Nährmittelverbrauch** bei Mais, Hafer und Gerste ist leicht fallend. Der **Reisverbrauch** ist in Österreich gleichbleibend. Reis kommt ein- bis zweimal pro Woche auf den Tisch. Das sind 4,1 kg pro Kopf und Jahr. Damit liegen die Österreicher an der Spitze des Verbrauchs in Europa.

? Arbeitsaufgaben

1. Welche Getreidearten gibt es auf der Erde?
2. Warum ist Getreide weltweit ein Grundnahrungsmittel?
3. Beschreiben Sie den Aufbau und die Inhaltsstoffe des Weizenkornes.
4. Wovon ist die Backfähigkeit eines Mehles abhängig?
5. Auf einer Mehlpackung finden Sie folgenden Aufdruck: Type W 480, glatt. Welche Information erhalten Sie dadurch?
6. Wann ist ein Mehl hoch ausgemahlen, wann niedrig?
7. Überlegen Sie Verwendungsmöglichkeiten der verschiedenen Mahl- und Schälprodukte.
8. Warum wird Brot altbacken?
9. Warum muss schimmeliges Brot weggeworfen werden?
10. Zeichnen Sie mithilfe der Daten des BLS den Nährwertstreifen von Weizen, Weißbrot und Vollkornbrot in die Vorlage ein. Wählen Sie dazu die Werte der Kohlenhydrate, den Gesamtfettgehalt und das Eiweiß aus. Beachten Sie beim Zeichnen des Balkens: 1 000 mg entsprechen 1 mm.

Weizen

Weißbrot

Vollkornbrot

Stoffe mit Süßgeschmack

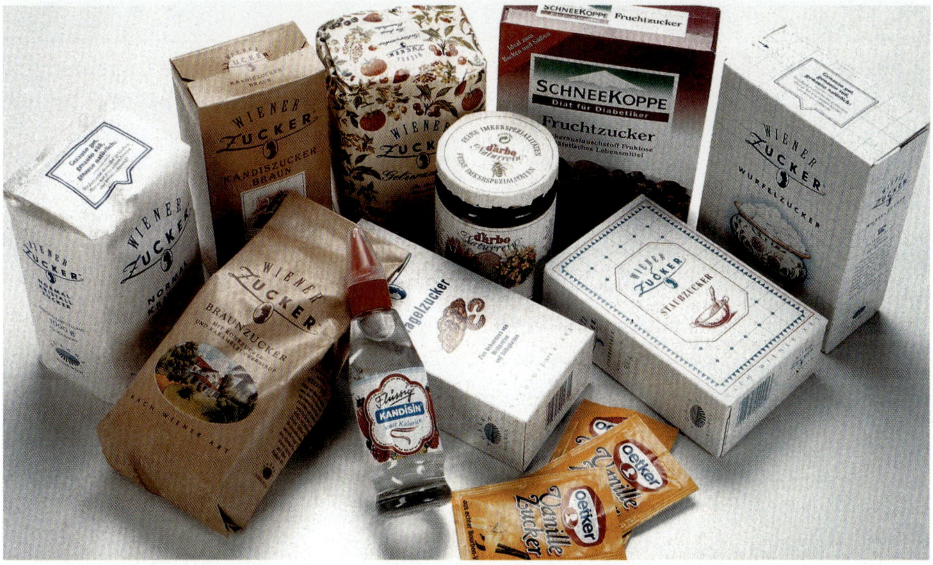

Der Mensch empfindet die Geschmacksrichtung süß angenehmer als die Empfindungen sauer oder bitter. Ursprünglich kannte man in unserem Kulturkreis nur den **Bienenhonig,** im asiatischen Raum das **Zuckerrohr** und in Nordamerika den **Ahornsirup.** Honig und Rohrzucker standen wegen ihres hohen Preises nur den Wohlhabenden zur Verfügung und wurden als Arzneimittel und Gewürz verwendet. Das änderte sich schlagartig Ende des 18. Jahrhunderts, als entdeckt wurde, dass die Runkelrübe Zucker enthält. Seitdem steigt der Zuckerkonsum ständig.

Mit dem hohen Zuckerkonsum werden eine Reihe von Erkrankungen in Zusammenhang gebracht. Daher wurden – ursprünglich vorrangig für Diabetiker und Übergewichtige – **Zuckeraustauschstoffe** und energiefreie **Süßstoffe** auf den Markt gebracht.

1 Zucker

Unter Zucker versteht man wasserlösliche, süß schmeckende Kohlenhydrate. Zucker ist in nahezu allen Pflanzen enthalten (siehe Kohlenhydrate S. 27). Im allgemeinen Sprachgebrauch versteht man unter Zucker den Rübenzucker. In Österreich gewinnt man den Zucker aus der Zuckerrübe. Weltweit werden zwei Drittel des Zuckers aus dem Zuckerrohr gewonnen.

Von der Rübe zum Zucker

- **Waschen und Schnitzeln.**
- **Herauslösen:** Die Zuckerrübenschnitzel werden mit Wasser ausgelaugt. Dadurch wird ein zuckerhaltiger **Rohsaft** gewonnen.
- **Reinigen:** Aus dem Rohsaft werden die Nichtzuckeranteile, wie Eiweiß, Pektin und Säuren, abgeschieden. Es entsteht der **Dünnsaft** (12–14 % Zuckergehalt).
- **Eindampfen:** Der Dünnsaft wird eingedampft. Man erhält den **Dicksaft** (65 % Zuckergehalt).
- **Kristallisieren:** Durch weiteres Eindampfen kristallisiert der Zucker. Durch Zentrifugieren wird vom bräunlichen **Rohzucker** der Sirup abgetrennt.
- **Reinigen (Raffinieren):** Durch Dampfbehandlung wird der Rohzucker von anhaftenden Siruprester befreit. Man erhält **Weißzucker.**

Zucker gelangt in verschiedenen Ausformungen direkt in den Handel oder dient als Grundstoff in der Zuckerwaren- und Limonadenindustrie.

Ziele

- Sie kennen die wichtigsten Stoffe mit Süßgeschmack und können ihren gesundheitlichen Wert beurteilen.
- Sie können brauchbare Vorschläge zur Reduktion des Zuckerkonsums machen.

Zucker, Honig, Zuckeraustauschstoffe, Süßstoffe – gibt es ein ideales Süßungsmittel?

Runkelrübe = Futterpflanze.

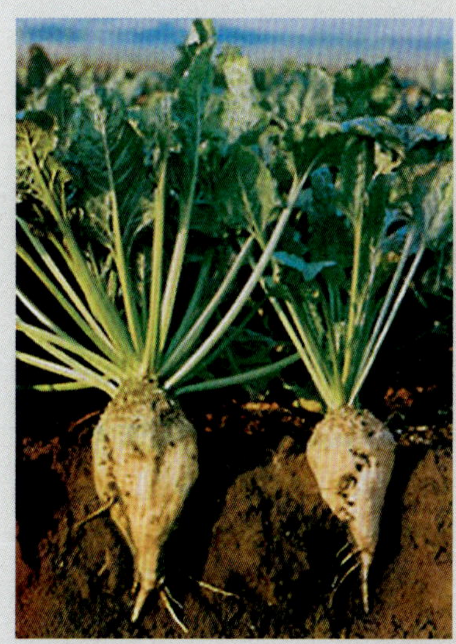

Zuckerrüben

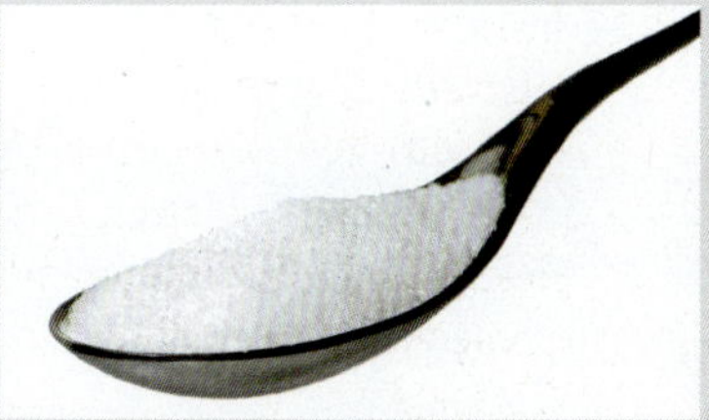

Weißzucker

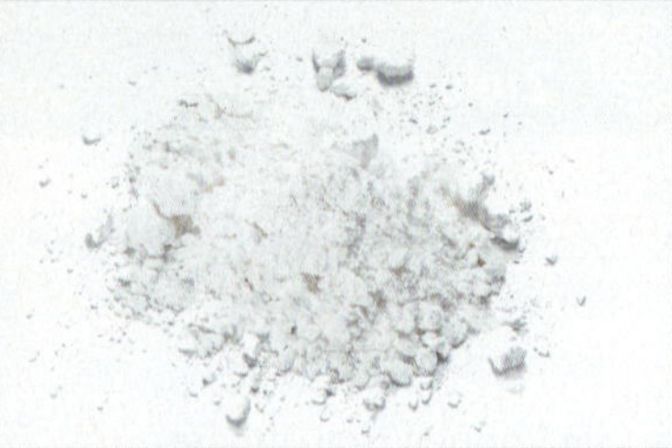
Staubzucker

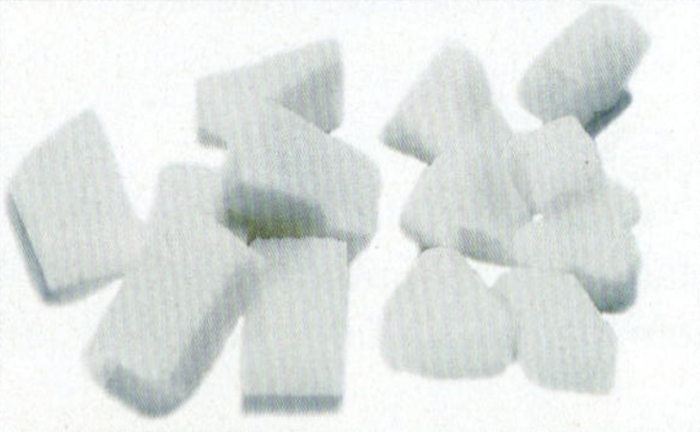
Würfelzucker

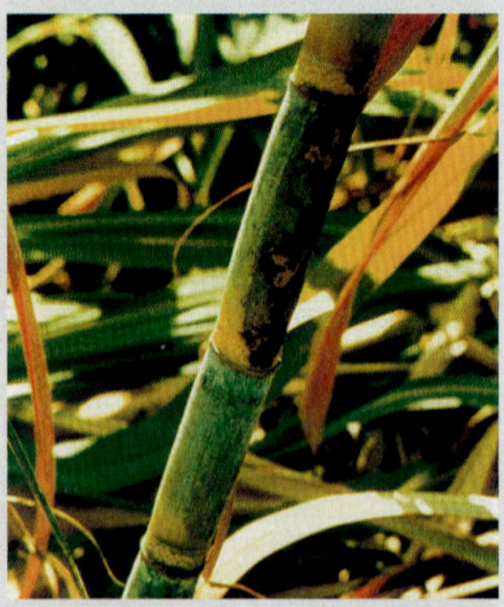
Zuckerrohr

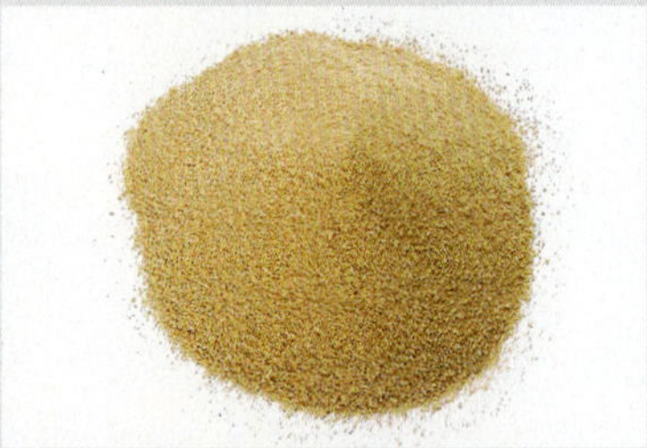
Vollzucker

Weißzucker
Weißzucker sind alle raffinierten Zuckerarten.

Arten	Beschreibung
Gelierzucker	Kristallzucker, dem Apfelpektin und Zitronensäure beigemengt werden; dient zur Herstellung von Marmeladen, Säften, Kompotten. Der Kristallzucker kann durch Fruchtzucker oder Sorbit ersetzt werden.
Hagelzucker	Weißer, sehr grobkörniger Zucker.
Kandiszucker, weiß und braun	Durch langsame Kristallisation gewonnene, große Zuckerkristalle. Brauner Kandiszucker wird mit Karamell gefärbt.
Kristallzucker	Kristalle deutlich sichtbar; je nach Kristallgröße Fein- oder Normalkristallzucker.
Staubzucker	Fein gemahlener Kristallzucker.
Würfelzucker	Feinster, zu Würfeln gepresster Kristallzucker, auch als Mokka- oder Bridgewürfelzucker erhältlich.

Fruchtzucker
Fruchtzucker wird industriell aus Glukosesirup (Stärkesirup, siehe unten) hergestellt.

Invertzucker
Gemisch aus Trauben- und Fruchtzucker, durch Kochen von Stärke mit Säure gewonnen; zur Kunsthonigerzeugung.

Malzzucker
Durch enzymatische Spaltung von Stärke gewonnen; kein Süßungsmittel, aber Geschmacksträger.

Milchzucker
Aus eingedickter süßer Molke gewonnen; diätetisches Lebensmittel.

Rohrzucker
Wird aus dem schilfartigen Zuckerrohr gewonnen; das Mark enthält bis zu 20 % Zucker; ähnliche Verarbeitung wie bei der Zuckerrübe; wichtige Exportländer sind Mittelamerika und Brasilien.

Rohzucker
Rohzucker sind nicht raffinierte Zuckerarten. Gelbzucker: nur teilweise gereinigter Kristallzucker, der durch die anhaftenden Sirupreste gelbbraun gefärbt und klebrig ist.

Traubenzucker
Durch Spaltung von Stärke mit Säure oder Enzymen.

Vollzucker
Schonend getrockneter Zuckerrübensaft mit wertvollen Inhaltsstoffen der Zuckerrübe; leicht karamellartiges Aroma.

Zuckersirupe

Arten	Beschreibung
Ahornsirup	Der Saft des nordamerikanischen Zuckerahornbaumes wird eingedickt; heller Sirup ist schonend erzeugt.
Fruchtsirup	Wird aus weißem Zucker, Wasser und Früchten oder Blütenblättern hergestellt.
Stärkesirup = Glukosesirup	Wird aus stärkehaltigen Rohstoffen mit Säuren oder Enzymen hergestellt.

2 Honig

Honig ist jener süße Stoff, der von den Bienen aus Blütennektar und Honigtau erzeugt wird, indem sie diese Bestandteile sammeln, umformen, mit körpereigenen Substanzen anreichern, in Waben speichern und dort reifen lassen. Bei diesem Vorgang wird die Saccharose zu Invertzucker umgewandelt.

Nektar = pflanzliches Drüsensekret; hoher Zuckergehalt; dient als Lockmittel.

Honigtau = von Insekten auf Pflanzen gebildete süße Sekrete.

Honigarten

- Nach der Herkunft: **Blütenhonig** aus **Nektar**, **Waldhonig** aus Honigtau.
- Nach der Gewinnung: **Schleuderhonig** erhält man durch Zentrifugieren. Die meisten Honigsorten werden so gewonnen. In **Waben-** oder **Scheibenhonig** sind ganze Waben oder Wabenstücke enthalten.

Arten	Beschreibung
Bienenhonig	Mischung aus Blüten- und Waldhonig.
Blütenhonig	Helle Farbe, feines bis kräftiges Aroma; hoher Traubenzuckeranteil, geringer Gehalt an Mineralstoffen; kristallisiert meist schneller als Waldhonig.
Sortenhonig	Überwiegt im Honig eine bestimmte Tracht bzw. Sorte, wird er als solcher deklariert, wie Klee-, Akazien-, Linden-, Kastanien-, Raps- oder Thymianhonig.
Waldhonig	Von Nadel- oder Laubbäumen; dunkle Farbe, herber, harziger Geschmack; Mineralstoffgehalt bis 1 %.

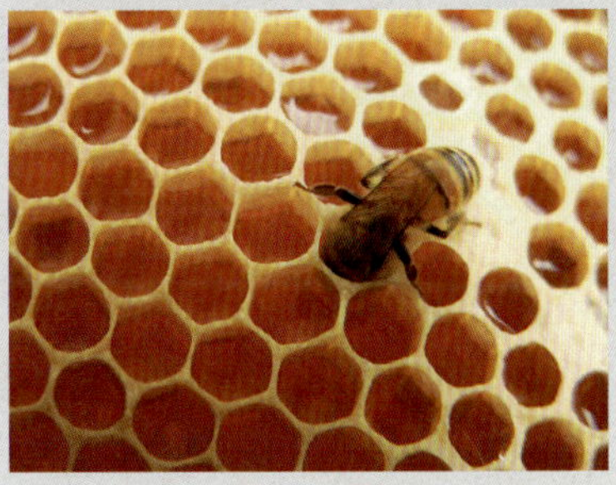

Bienenwabe

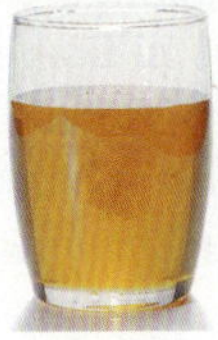

Blütenhonig aus Nektar

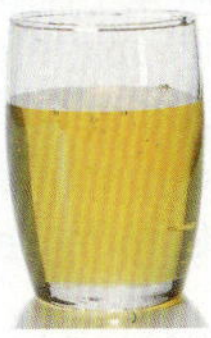

Sortenhonig: Akazienhonig

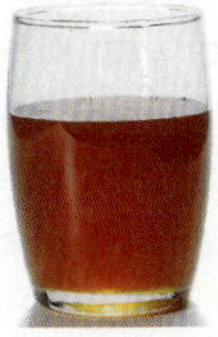

Waldhonig aus Honigtau

3 Süßungsmittel

Zuckeraustauschstoffe sind Fruchtzucker, Sorbit, Mannit, Xylit und Isomalt. Sie schmecken süß und haben einen ähnlichen Energiegehalt wie Zucker. Sie sind für Diabetiker als Zuckerersatz geeignet. Xylit und Isomalt werden von den Mundbakterien nicht zu Säuren vergoren. Sie werden als zahnschonende Ersatzstoffe zum Süßen verwendet. Ihre Verträglichkeit ist jedoch begrenzt. Größere Mengen führen zu Durchfall.

Süßstoffe sind meist energiefreie Süßungsmittel, aber um ein Vielfaches süßer als Zucker. Sie werden deshalb nur in kleinsten Mengen benötigt. In Österreich sind die Süßstoffe Saccharin, Cyclamat, Aspartam, Acesulfam K, Thaumatin und Neohesperidin zugelassen. Laut EU-Süßungsmittelrichtlinie dürfen Süßstoffe für alkoholfreie Getränke, für Süßwaren und Dessertspeisen, für Lebensmittel für Diabetiker und für Übergewichtige sowie für Kaugummi und Essig verwendet werden.

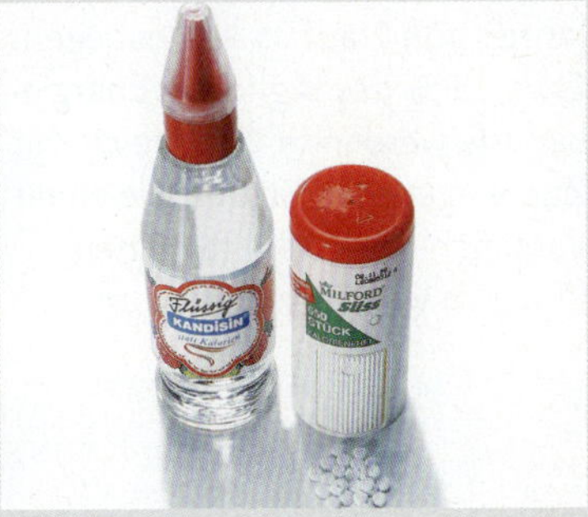

Süßstoff

Acesulfam K

Acesulfam K ist 220-mal süßer als Zucker. Die Süßkraft steigt in Mischungen mit Cyclamat und Aspartam. Es ist vielseitiger einsetzbar als Aspartam.

Aspartam

Aspartam ist eine industriell hergestellte Verbindung aus den Aminosäuren Phenylalanin und Asparaginsäure. Es liefert 4 kcal/g. Kennzeichnungspflicht: „Enthält Phenylalanin" (siehe Phenylketonurie, S. 274). Aspartam ist für Diabetiker geeignet. Es ist 200-mal süßer als Zucker. Bei längerem Erhitzen geht die Süßkraft verloren.

? Sammeln Sie unterschiedliche Kaugummipackungen und vergleichen Sie:

1. Welche Süßstoffe werden verwendet?
2. Welche Hinweise auf ihre Wirkung auf die Verdauung finden Sie?

Cyclamat
Cyclamat ist 30-mal süßer als Zucker. In Kombination mit Saccharin verstärkt sich die Wirkung überproportional. Das häufigste Mischungsverhältnis ist 10 : 1.

Neohesperidin
Neohesperidin ist ein sekundärer Pflanzenstoff in Zitrusfrüchten. Es schmeckt 600-mal süßer als Zucker.

Saccharin
Saccharin ist 300- bis 500-mal süßer als Zucker; meist in Mischung mit anderen Süßstoffen.

Thaumatin
Thaumatin ist ein Polypeptid aus einer afrikanischen Pflanze. Es schmeckt 2 500-mal süßer als Zucker.

4 Ernährungsphysiologische Aspekte

Hauptnährstoffe und Energie
Alle Zuckerarten und Honig haben einen **hohen Kohlenhydrat- und Energiegehalt.** Haushaltszucker besteht hauptsächlich aus Rübenzucker. Honig enthält etwa 80 % Zucker, Wasser und geringe Mengen Eiweiß. Die meisten Zuckeraustauschstoffe enthalten dieselbe Energiemenge wie Zucker, allerdings kann vom Körper nur ein geringerer Prozentsatz genützt werden. Zuckeraustauschstoffe sind für normalgewichtige Diabetiker eine Hilfe (siehe Diabetes, S. 263), für Übergewichtige bringen sie kaum Vorteile. Der Süßstoff Aspartam liefert Energie, dies kommt wegen der geringen Verbrauchsmenge aber nicht zum Tragen. Die restlichen Süßstoffe werden im Stoffwechsel nicht verwertet und liefern daher keine Energie.

Vitamine und Mineralstoffe
Honig enthält im Vergleich zu Zucker **geringe Mengen** an organischen Säuren, Enzymen, Mineralstoffen und Vitaminen. Der Anteil an Mineralstoffen ist im Waldhonig höher als im Blütenhonig.

? Beurteilen Sie folgende Tatsachen: Der Zuckerverbrauch in Österreich ist in den letzten 150 Jahren von 2 auf 35 kg gestiegen. Etwa 15 % des täglichen Energiebedarfs werden in Österreich mit Zucker gedeckt. Stellen Sie einen Vergleich mit Ihrem täglichen Konsum von Süßigkeiten an.

Verdaulichkeit und Sättigung
Zucker und Honig sind rasch verdaulich, sie gehen schnell ins Blut über. Der Blutzuckerspiegel steigt rasch an, sinkt jedoch nach kurzer Zeit wieder ab (siehe erhöhte Blutzuckerwerte, Diabetes, S. 263). Das Sättigungsgefühl ist nur von kurzer Dauer. Die Zuckeraustauschstoffe werden langsamer als Traubenzucker aufgenommen und nicht vollständig abgebaut. Die Aufnahme einer größeren Menge kann Durchfall bewirken.

Überhöhter Zuckerkonsum
Der Anteil an Einfach- und Doppelzuckern in unserer Ernährung ist zu hoch. Die Lösung des Problems liegt nicht darin, den Zucker durch andere Süßungsmittel zu ersetzen. Durch Umgewöhnung soll die überhöhte Reizschwelle der Geschmacksempfindung süß herabgesetzt werden. Überhöhter Zucker- und Honigkonsum führt zu Karies. Unter den Gesundheitsschäden bei Schülern und Schülerinnen steht Karies an erster Stelle.

Die Kariesentstehung wird gefördert durch:

- Klebrige, zuckerhaltige Lebensmittel und Speisen.
- Häufige Aufnahme von zuckerhaltigen Lebensmitteln und Getränken.
- Mangelnde Zahnpflege.
- Kalzium- und Fluoridmangel.

Honig als Heilmittel

Honig gilt seit Jahrhunderten als Kräftigungs- und Heilmittel. Er wird auch heute noch als Hausmittel bei Herz- und Kreislaufstörungen sowie bei Erkältungskrankheiten in Kombination mit Milch eingesetzt. Eine tatsächliche Heilwirkung wurde bis jetzt aber nicht nachgewiesen.

Wussten Sie, dass ...
schon nach 15–20 Minuten die in der Mundhöhle enthaltenen Bakterien die an den Zähnen anhaftenden Zuckerreste in zahnschädigende Säuren umwandeln?

Umstrittene Süßstoffe

Süßstoffe werden künstlich hergestellt. Ihre Verwendung ist nicht in allen Ländern erlaubt. Bei kontrolliertem Gebrauch ist die Verwendung von Süßstoffen nach derzeitigem Wissensstand unbedenklich. Für Diabetiker ergibt sich eine vielseitigere Gestaltung des Speiseplans. Für Gesunde sind sie unnötig. Es wird nach wie vor diskutiert, ob Süßstoffe Krebs fördern könnten; ein Risiko bei lebenslangem Gebrauch ist nicht auszuschließen.

Vertretbare Höchstaufnahmemenge von Süßstoff pro Person (70 kg) und Tag	Entspricht der Süßkraft von Haushaltszucker in g
9 Tabletten Saccharin	200 g
18 Tabletten einer Mischung von Saccharin und Cyclamat im Verhältnis 1 : 10	80 g
166 Tabletten Aspartam	550 g
1 050 mg Acesulfam K	200 g

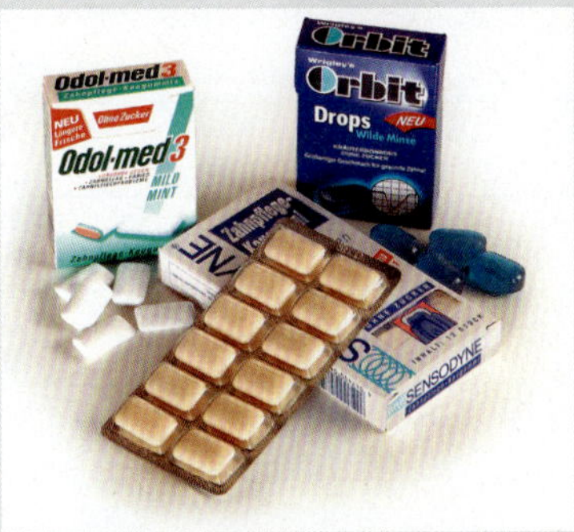

Spezielle Zahnpflegekaugummis verhindern die Kariesbildung

5 Tipps für Einkauf und Lagerung

Zucker trocken und nicht neben riechenden Waren aufbewahren. Bei richtiger Lagerung ist Zucker unbegrenzt haltbar, bei feuchter Lagerung klumpt er zusammen.

Honig trocken, geruchsfrei, dunkel, mäßig kühl und in geschlossenen Gefäßen lagern. Nach zweieinhalb Jahren nehmen die Inhaltsstoffe und das Aroma ab. Das Kristallisieren des Honigs ist von der Sorte abhängig. Blütenhonig kristallisiert wegen des höheren Traubenzuckeranteils schneller. In einem lauwarmen Wasserbad kann Honig wieder verflüssigt werden. Beim Erhitzen über 45 °C gehen viele Inhaltsstoffe des Honigs verloren. Ausländischer Honig wird häufig bereits in der Produktion höher erhitzt und kristallisiert dann nicht mehr.

6 Volkswirtschaftliche Bedeutung

Die österreichischen Zuckeranbaugebiete liegen im ober- und niederösterreichischen Flachland, im Burgenland und in der Südoststeiermark. Die Rübenernte und die darauf folgende Verarbeitung in den Monaten Oktober bis Dezember nennt man Zuckerkampagne.

In Österreich werden pro Kopf und Jahr 12 kg Haushaltszucker verbraucht, mit dem Zucker in verarbeiteter Form liegt der Verbrauch bei 35 kg. Der Inlandsbedarf von rund 450 000 Tonnen kann voll gedeckt werden. Der Jahresverbrauch an Honig liegt bei ca. 9 000 Tonnen, die Hälfte davon wird importiert. Der Pro-Kopf-Verbrauch beträgt 1,5 kg.

Der volkswirtschaftliche Nutzen der Bienenhaltung übersteigt den Wert der Honigernten um ein Vielfaches. Bienen sind nötig für die Bestäubung der insektenblütigen Pflanzen. Dadurch wird der Frucht- und Samenertrag unserer landwirtschaftlichen Kulturpflanzen, die unsere Ernährungsgrundlage bilden, sichergestellt.

? Ausländischer Honig ist billiger als österreichischer. Welche Gründe sprechen aber dafür, inländischen Honig zu kaufen?

Notizen zu den Arbeitsaufgaben:

Arbeitsaufgaben

1. Welche Stoffe mit Süßgeschmack gibt es?
2. Wie wird Weißzucker hergestellt?
3. Wie wird der Honig gewonnen?
4. Für welche Personengruppen sind Süßstoffe nützlich?
5. Für wen ist Aspartam nicht geeignet?
6. Wodurch wird die Kariesentstehung gefördert?
7. Welchen volkswirtschaftlichen Nutzen hat die Bienenhaltung?
8. Zeichnen Sie mithilfe der Daten des BLS den Nährwertstreifen von Zucker und Honig in die Vorlage ein. Wählen Sie dazu die Werte der Kohlenhydrate, den Gesamtfettgehalt und das Eiweiß aus. Beachten Sie beim Zeichnen des Balkens: 1 000 mg entsprechen 1 mm.

   Zucker

   Honig

ZUSAMMENFASSUNG

Als Stoffe zum Süßen stehen uns **Zucker, Honig, Zuckeraustauschstoffe** und **Süßstoffe** zur Verfügung. Sie werden wegen ihres süßen Geschmacks als angenehm empfunden.

Zucker wird aus der Zuckerrübe gewonnen, Honig wird von den Bienen erzeugt. Die Zuckeraustauschstoffe werden aus Kohlenhydraten, die Süßstoffe künstlich erzeugt.

Der Zuckerkonsum ist zu hoch, Karies ist eine mögliche Folge. Zuckeraustauschstoffe und Süßstoffe bieten Diabetikern eine Hilfe, sind aber für Gesunde unnötig.

Die Reizschwelle für die Geschmacksempfindung süß sollte gesenkt werden.

Kartoffeln (Erdäpfel)

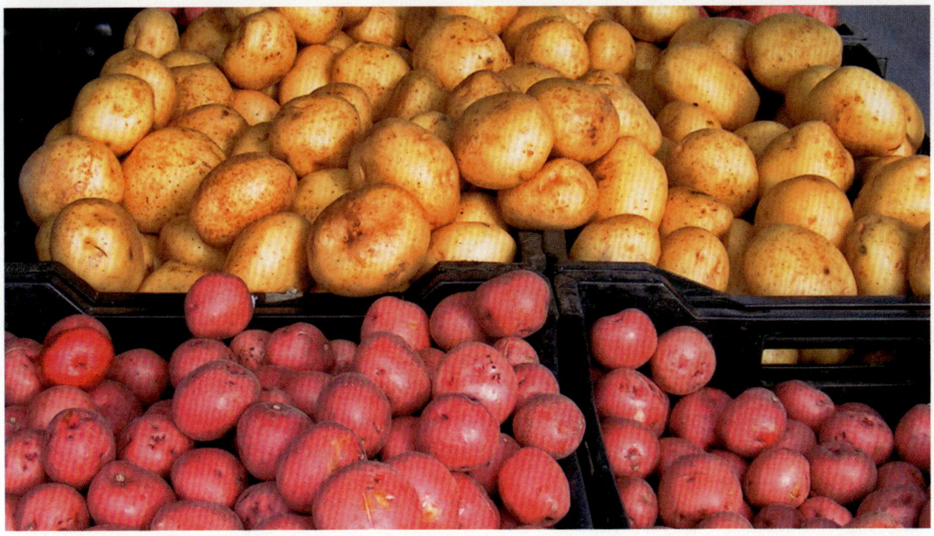

Kartoffeln sind die knollenförmig verdickten unterirdischen Speicherorgane der Kartoffelpflanze. Das Ursprungsland der Kartoffel ist Peru. Im 16. Jahrhundert wurde sie von den Spaniern nach Europa gebracht. Hier diente die Kartoffelpflanze zuerst als Zierde im Garten. Erst Ende des 18. Jahrhunderts erkannte man ihren Wert als Grundnahrungsmittel.

Ziele

- Sie können die Bedeutung von Kartoffeln für unsere Ernährung erklären.
- Sie wissen, wofür Sie fest kochende, wofür sie mehlig kochende Kartoffeln einkaufen.

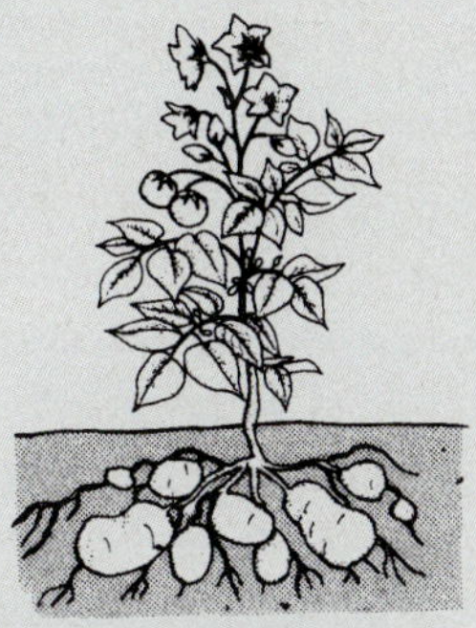

Kartoffelpflanze

1 Kartoffelarten

Speisefrühkartoffeln (Heurige) sind Kartoffeln der neuen Ernte, die bereits vor dem 10. August verkauft werden. Sie sind physiologisch nicht ausgereifte Kartoffeln und für die Teigbereitung nicht geeignet.

Speisekartoffeln (Erdäpfel) kommen als mittelfrühe und späte Sorten auf den Markt. Je nach Kochverhalten werden sie als fest kochend (speckig), vorwiegend fest kochend oder mehlig kochend (mehlig) bezeichnet.

Speisekartoffeln

Kochtyp	fest kochend	vorwiegend fest kochend	mehlig kochend
Eigenschaften	fest, feucht, feinkörnig, platzen nicht auf, höherer Eiweißgehalt	mäßig feucht, feinkörnig, platzen wenig auf	trockener, grobkörnig, platzen stärker auf, höherer Stärkegehalt
Verwendungsmöglichkeiten	Salate, Salz-, Brat-, Petersilkartoffeln	Salz-, Brat-, Petersilkartoffeln	Püree, Knödel, Puffer, Suppen

Speisekartoffelsorten

Form / Kochtyp	langoval bis lang/Auswahl	rund bis oval/Auswahl
fest kochend	Linzer Delikatess, Naglerner, Kipfler, Sieglinde, Ditta	Julia, Sonja
vorwiegend fest kochend	Bintje, Conny, Erstling, Linzer Gelbe	Desirée, Linzer Frühe, Ostara
mehlig kochend	Linzer Rose	Cosima, Maritta, Welsa

Wussten Sie, dass ...
die Kartoffel nach Mais, Weizen und Reis weltweit das wichtigste Nahrungsmittel ist?

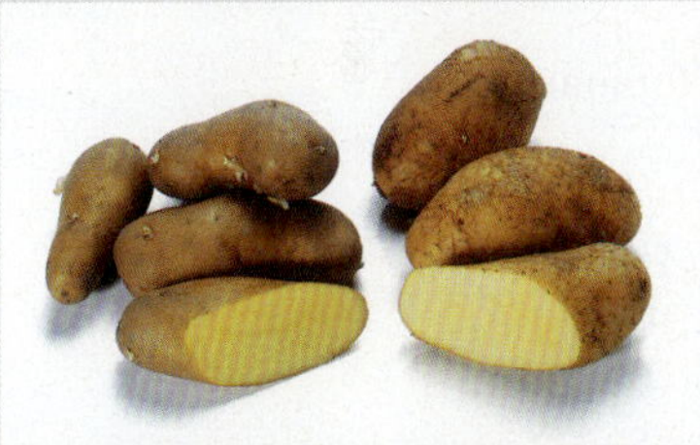

Fest kochende Kartoffeln: Linzer Delikatess, Ditta

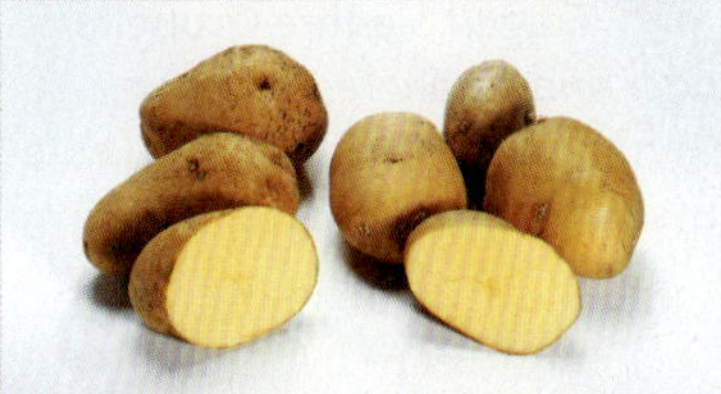

Vorwiegend fest kochende Kartoffeln: Conny, Bintje

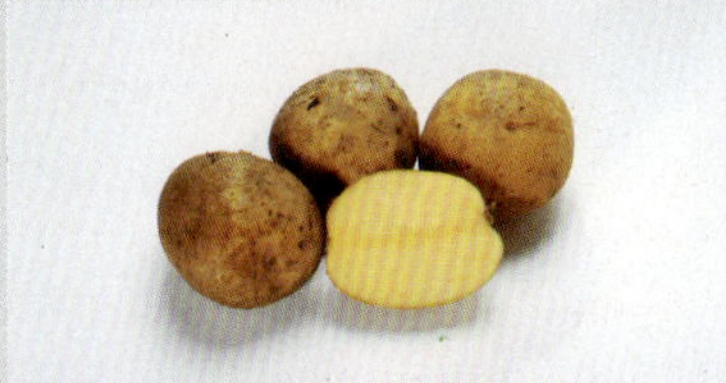

Mehlige Kartoffeln: Welsa

Welche Kartoffelsorten werden in Ihrem Wohngebiet angeboten?

Speisekartoffeln kommen unter den genannten Sortennamen oder unter dem Namen der Verwendungsgruppe in den Handel.

- **Salatkartoffeln:** für Kartoffelsalat, Salz-, Bratkartoffeln und Gratins.
- **Püreekartoffeln:** für Teige, Knödel, Pommes frites, Suppen, Eintöpfe.
- **Gemüsekartoffeln:** für alle Beilagen.

2 Kartoffelerzeugnisse

Als **Fertigerzeugnisse,** wie Pommes frites, Kroketten, Rösti, Kartoffelpuffer, Knödel, und **Halbfertigerzeugnisse,** wie Püree und Teige, kommen Kartoffeln in den unterschiedlichsten Formen in den Handel. Geschmackliche Vielseitigkeit, einfache Lagerung, problemlose und zeitsparende Zubereitung sind der Grund für den stark steigenden Verbrauch dieser Produkte. Ebenso erfreuen sich **Knabberartikel** wie Chips und Sticks großer Beliebtheit. **Kartoffelstärke** wird im Haushalt hauptsächlich zum Andicken von Saucen verwendet.

3 Kartoffelähnliche Pflanzen

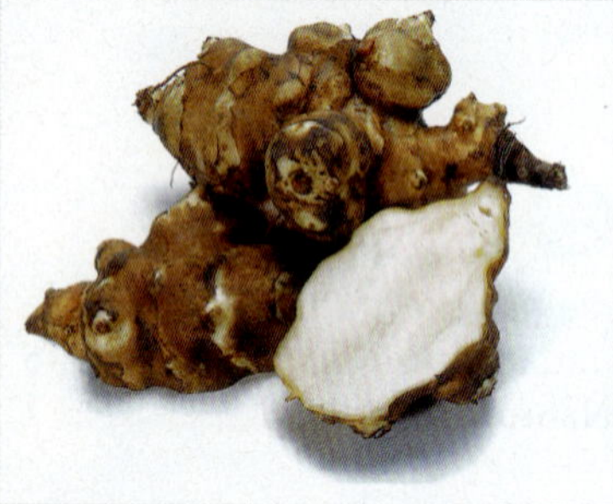

Topinambur

Kartoffelähnliche Pflanzen werden wie Kartoffeln verwendet.

Arten	Beschreibung
Süßkartoffel oder Batate	Wächst in den Tropen und Subtropen, hat gelbliche bis rote Wurzelknollen und wird bis 3,5 kg schwer. Sie schmeckt süßlich und ist etwas schleimig. Süßkartoffeln müssen gekocht werden.
Yamswurzel	Bis zu 20 kg schwer, roh genießbar.
Erdbirne, Topinambur	Das Fruchtfleisch ist weiß bis violett. Es besteht hauptsächlich aus Inulin (Kohlenhydrat). Diabetikern wird sie anstelle von Kartoffeln empfohlen. Sie ist eisenreich, süßlich schmeckend und auch roh genießbar.

4 Ernährungsphysiologische Aspekte

Fragen Sie Ihre Großeltern oder andere ältere Personen, warum Kartoffeln als Arme-Leute-Essen bezeichnet werden.

Hauptnährstoffe und Energie

Die Hauptbestandteile der Kartoffeln sind **Wasser** und Kohlenhydrate in Form von **Stärke** und Zellulose. **Eiweiß** ist nur in geringen Mengen enthalten, hat aber von allen heimischen pflanzlichen Eiweißstoffen die höchste biologische Wertigkeit. Die Kombination von Kartoffeln mit Ei oder Milch ergibt ein besonders hochwertiges Eiweißgemisch (siehe biologische Wertigkeit von Eiweiß, S. 55).

Kartoffeln sind **energie- und fettarm.** Sie werden irrtümlich als Dickmacher angesehen. 100 g gekochte Kartoffeln liefern nur 330 kJ. Außerdem werden immer stärkeärmere Sorten gezüchtet. Der Energiegehalt kann aber durch bestimmte Zubereitungsarten, wie Frittieren, stark erhöht werden und liegt dann etwa beim vierfachen Wert von frischen Kartoffeln.

Vitamine und Mineralstoffe

Bei richtiger Zubereitung decken Kartoffeln einen **hohen Anteil** unseres **Vitamin-C- und Vitamin-B-Bedarfs.**

Einige Regeln zur Erhaltung der Vitamine

- Kurz und gründlich waschen, nie wässern.
- Möglichst mit der Schale garen. Ansonsten dünn und unmittelbar vor dem Garen schälen.
- In wenig Wasser garen oder im Siebeinsatz dämpfen.
- Möglichst sofort nach dem Garen verzehren.

Wertvoll ist auch der hohe Gehalt an **Kalium, Magnesium** und **Phosphor.** Durch den Kaliumgehalt haben Kartoffeln eine entwässernde Wirkung, außer man salzt sie stark.

Verdaulichkeit und Sättigung

Gegarte Kartoffeln sind **leicht verdaulich,** denn die Stärke ist gequollen, verkleistert und die Zellwände sind zerstört. Rohe Kartoffelstärke kann von den menschlichen Verdauungsenzymen nicht abgebaut werden. **Frittierte Kartoffelerzeugnisse** enthalten ca. 12 % Fett. Sie sind dadurch **schwerer verdaulich** und haben einen höheren Sättigungswert.

Solanin

Solanin ist ein Giftstoff. Er ist in den Kartoffelaugen, grünen Schalenteilen und ausgekeimten Kartoffeln enthalten. Haben Kartoffeln Keime, die mehr als 5 mm lang sind, ist der Solaningehalt bereits so hoch, dass empfindliche Menschen mit Durchfall und Erbrechen reagieren. Keime, Augen und grüne Schalenteile müssen daher sorgfältig entfernt werden.

Nitratgehalt

Kartoffeln aus kontrolliert biologischem Anbau enthalten im Allgemeinen weniger Nitrat als die mit Mineraldünger und Pflanzenschutzmitteln behandelten Arten.

Sind Pommes frites wirklich so schlecht für die Gesundheit wie ihr Ruf?

Wussten Sie, dass ...
Solanin durch Kochen nicht zerstört wird? Das Kochwasser von ungeschälten Kartoffeln soll daher immer weggeschüttet werden.

5 Tipps für Einkauf und Lagerung

Im Handel sind zahlreiche Kartoffelsorten erhältlich. Sie unterscheiden sich in ihren Kocheigenschaften und damit in den Verwendungsmöglichkeiten. Kartoffeln können in zwei **Qualitätsklassen – Klasse I und Klasse II** – verkauft werden. Sie müssen sortenrein, unbeschädigt, sauber, frei von Erde und Keimlingen sein. Die Lagerung von Kartoffeln hat in den letzten Jahren stark an Bedeutung verloren. Die notwendigen Lagerbedingungen können in den modernen Betonkellern kaum erfüllt werden. Es eignen sich auch nicht alle Sorten. Gute Lagererdäpfel sind die mittelfrühen und die späten Sorten.

Lagerbedingungen

- Nur **trockene, saubere, reife Kartoffeln** einlagern.
- **Temperatur 4–6 °C:** Bei höheren Temperaturen werden die Kartoffeln rasch runzelig und beginnen zu keimen. Sinkt die Temperatur unter 2 °C, werden die Kartoffeln süß, weil Stärke zu Zucker abgebaut wird.
- **Dunkel:** Durch Licht können sich grüne Stellen bilden, Solanin entsteht.
- **Gut belüften:** Kartoffeln auf Lattenrost oder in Horden lagern, nicht höher als 40 cm aufschichten, für laufende Frischluftzufuhr sorgen.

6 Volkswirtschaftliche Bedeutung

In Notzeiten war der Verbrauch an Kartoffeln, da sie relativ leicht verfügbar waren, immer sehr hoch. Knapp nach dem Zweiten Weltkrieg lag der Verbrauch bei 112 kg pro Person und Jahr. Mit dem steigenden Wohlstand in den letzten Jahren ist der Konsum ständig zurückgegangen und liegt heute bei 60 kg pro Kopf und Jahr. Etwa die Hälfte

Überlegen Sie, warum der Kartoffelverbrauch in den letzten 50 Jahren um die Hälfte zurückgegangen ist.

Spiritus = gewerblich hergestellter Branntwein mit hohem Alkoholgehalt.

der Kartoffelernte wird als Speisefrischkartoffeln verzehrt. Der Rest dient als Rohstoff für die Herstellung von Kartoffelerzeugnissen, Kartoffelstärke, Dextrinen, Spiritus und als Viehfutter. Während der Verbrauch an Speisefrischkartoffeln sinkt, steigt der Konsum von Kartoffelerzeugnissen ständig. Der Bedarf an Kartoffeln kann im Inland gedeckt werden. Die frühesten Sorten, die in Österreich aus klimatischen Gründen nicht angebaut werden können, werden importiert. 70 % der heimischen Ernte kommen aus Niederösterreich.

Notizen zu den Arbeitsaufgaben:

Arbeitsaufgaben

1. Was ist der Unterschied zwischen Heurigen und Speisekartoffeln?
2. Wofür kaufen Sie fest kochende, wofür mehlige Kartoffelsorten?
3. Warum sind Kartoffeln ernährungsphysiologisch wertvoll?
4. „Kartoffeln gehören in den Keller, aber nicht auf den Teller." Wie beurteilen Sie diesen geringschätzigen Ausspruch?
5. Wie viel Prozent des Tagesbedarfes an Vitamin C, Vitamin B_1 und Kalium werden durch eine Portion geschälte Kartoffeln (150 g) gedeckt? Benützen Sie zur Berechnung den BLS.
6. Was ist Solanin?
7. Zeichnen Sie mithilfe der Daten des BLS den Nährwertstreifen von Kartoffeln und Chips in die Vorlage ein. Wählen Sie dazu die Werte der Kohlenhydrate, den Gesamtfettgehalt und das Eiweiß aus. Beachten Sie beim Zeichnen des Balkens: 1000 mg entsprechen 1 mm.

   Kartoffeln

   Chips

ZUSAMMENFASSUNG

Kartoffeln zählen zu den **Grundnahrungsmitteln.** Sie sind die stärkereichen Knollen der Kartoffelpflanze.

Kartoffeln sind fettarm, wasserreich, vitamin- und mineralstoffreich. Sie enthalten wenig, aber biologisch hochwertiges Eiweiß.

Entscheidend für den tatsächlichen Energie- und Nährstoffgehalt sind jedoch die Lagerung sowie die Vorbereitungs- und Gartechniken.

Gute Speisekartoffeln sind fest, trocken, frei von Erde und Keimlingen und leicht zu schälen. Es gibt fest kochende, vorwiegend fest kochende und mehlig kochende Sorten.

Hülsenfrüchte

Ziel

- Sie können erklären, warum Hülsenfrüchte einen höheren Stellenwert in unserer Ernährung haben sollten.

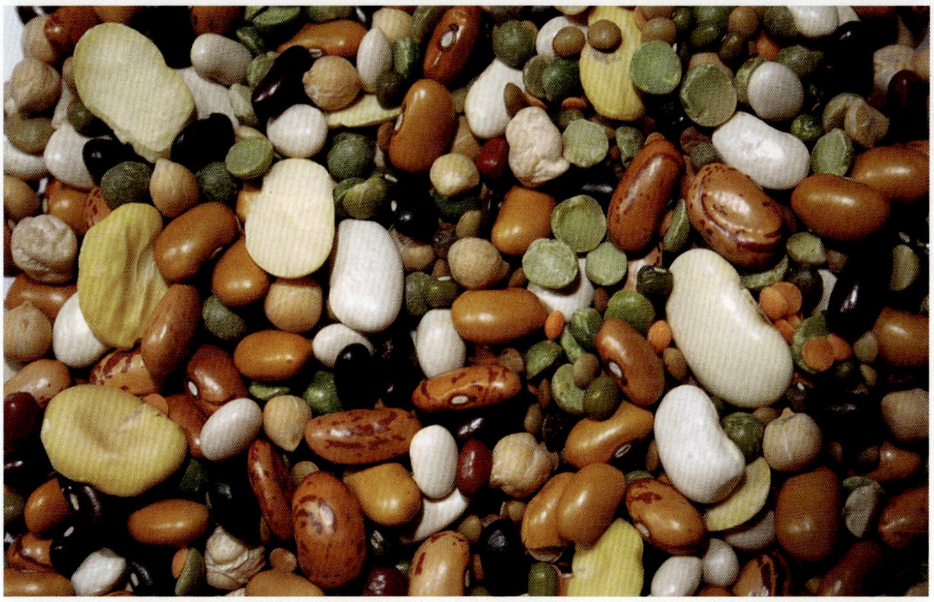

Als Hülsenfrüchte oder Leguminosen bezeichnet man die reifen, getrockneten Samen aus den Hülsen verschiedener Schmetterlingsblütler. Dies sind **Erbsen, Bohnen, Linsen, Sojabohnen und Erdnüsse.** Im Lebensmittelhandel zählt man die getrockneten Erbsen, Bohnen und Linsen zu den Hülsenfrüchten, Sojabohnen und Erdnüsse zu den Ölsaaten, frische Erbsen und Bohnen (Fisolen) zum Gemüse. Hülsenfrüchte, vor allem Bohnen, gehören zu den ältesten Kulturpflanzen der Menschheit. Sie stammen aus Asien und aus Mittel- und Südamerika. Heute noch zählen die Hülsenfrüchte in diesen Gebieten zu den Grundnahrungsmitteln. Als gut sättigende und preisgünstige Lebensmittel standen Erbsen, Bohnen und Linsen früher auch bei uns häufig auf dem Tisch. Dann sank der Verbrauch. Sie galten als zu schwer verdaulich und ihre Zubereitung galt als zeitraubend.

Vergleichen Sie anhand des BLS die unterschiedliche Zusammensetzung von Bohnen und Sojabohnen. Welcher Gruppe von Lebensmitteln müssten Bohnen, Sojabohnen, Erdnüsse zugeordnet werden:
- den kohlenhydratreichen Lebensmitteln,
- den fettreichen Lebensmitteln oder
- den eiweißreichen Lebensmitteln?

1 Arten der Hülsenfrüchte

Erbsen	Bohnen	Linsen	Erdnüsse	Sojabohnen
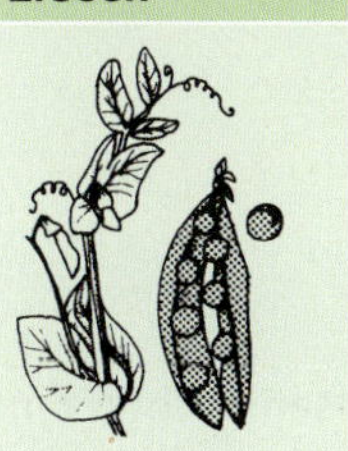	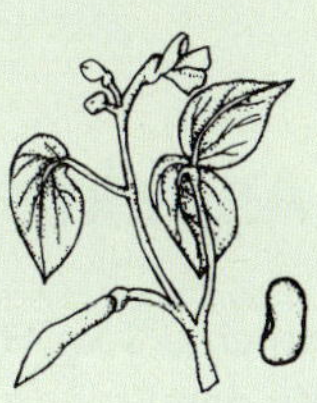	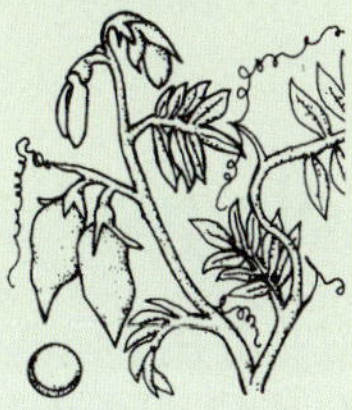	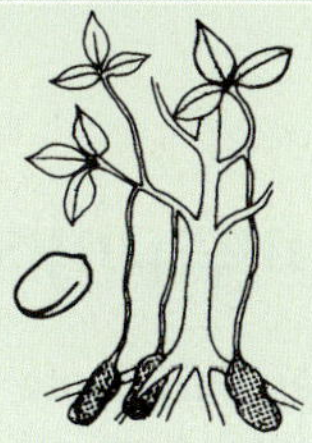	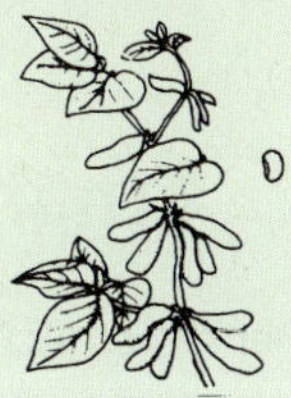

Erbsen, Bohnen und Linsen

Die Sorten- und Farbenvielfalt (von Weiß bis Schwarz) ist groß. Je größer die Früchte sind, desto stärkereicher sind sie. Sie werden für Suppen, Eintöpfe und Salate verwendet.

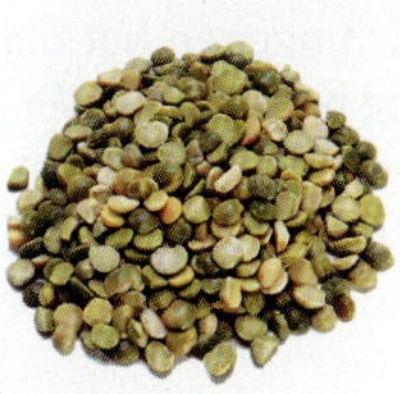

Spalterbsen

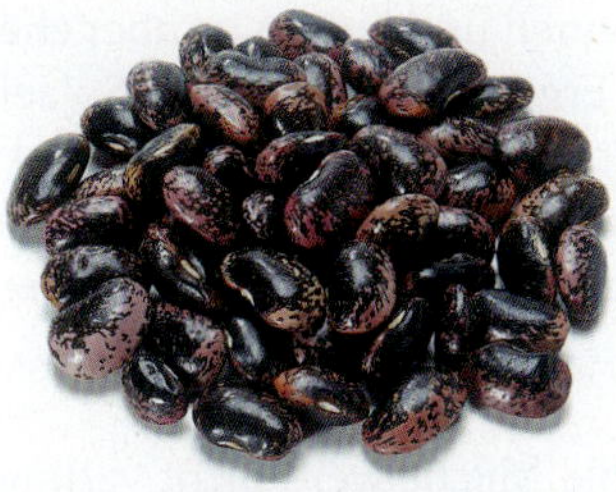

Käferbohnen

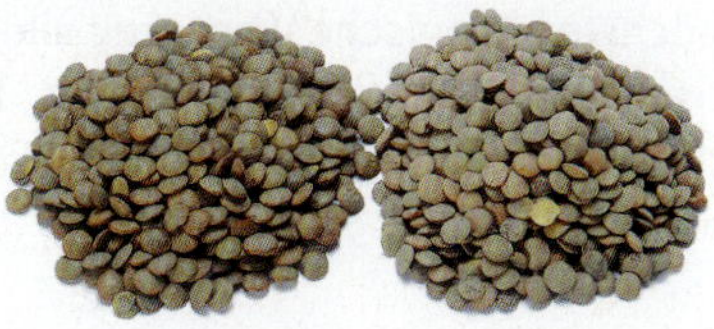

Linsen

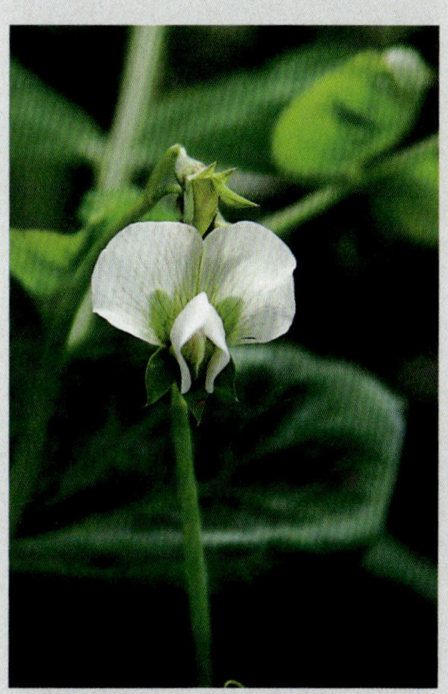

Erbsenblüte

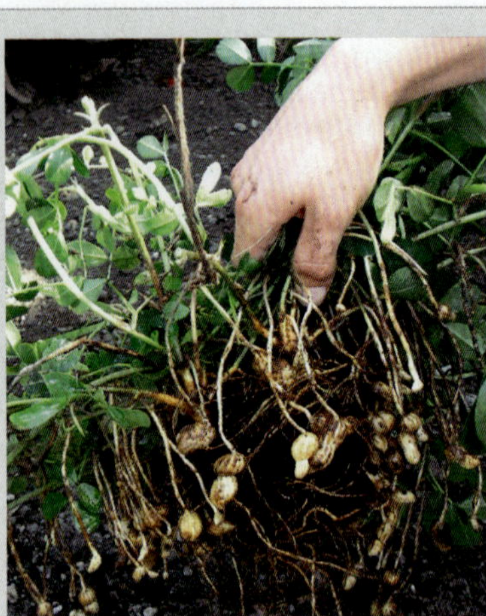

Erdnüsse

Erdnüsse

Die Erdnuss ist eine der bedeutendsten Ölpflanzen(siehe Speiseöle und Speisefette, S. 165). Die Samen kommen geröstet in den Handel und werden auch zu Erdnussbutter verarbeitet.

Sojabohnen

Die Sojabohne ist neben Reis die wichtigste Nahrungsgrundlage in Ostasien. Reis und Sojabohnen sind biologisch hochwertig. Die Hauptanbaugebiete sind in Nord- und Südamerika. Sojabohnen bieten zahlreiche Verarbeitungsmöglichkeiten:

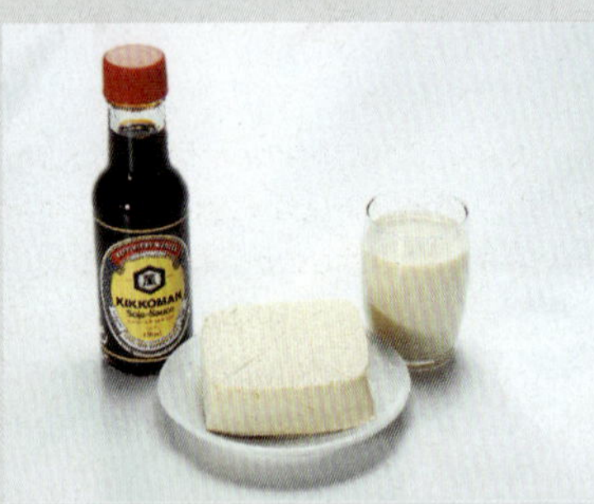

Sojasoße, Tofu, Sojamilch

Sojaprodukte	Beschreibung
Miso	Sojapaste aus Sojabohnen, Reis oder Gerste und Salz, enzymatisch gewonnen; für Suppen.
Sojabohnensprossen und -keimlinge	Vitamin- und Mineralstoffanreicherung durch Keimen; für Salate, als Brotbelag.
Sojafleisch	Fettarmer Sojaschrot wird in mehreren Verarbeitungsschritten in Granulat-, Würfel- oder Schnitzelform gebracht; niedriger Fettgehalt, preisgünstig, gut lagerfähig.
Sojamehl	Sehr eiweißreich; es wird als Zusatz zur Eiweißanreicherung von Mehlen und Speisen verwendet.
Sojamilch	Wässriger Sojabohnenextrakt, der als Ersatzmilchpräparat eingesetzt wird; wichtig bei Laktoseunverträglichkeit.
Sojanudeln	Verwendung wie bei herkömmlichen Teigwaren.
Sojaöl	Speiseöl, hoher Linol- und Ölsäuregehalt.
Sojasauce	Sojabohnen und gerösteter Weizen werden mit Schimmelpilzkulturen, Salzlake, Milchsäurebakterien und Hefen versetzt, fermentiert (bis zu zwölf Monate) und pasteurisiert; Würzsauce für Getreidegerichte, Suppen, Saucen und Salate.
Tempeh	Feste Masse aus weich gekochten gelben Sojabohnen, die von einem Pilzgeflecht durchwachsen ist; Pilzgeruch, milder Geschmack; für Suppen oder in Scheiben geschnitten und gebraten als Hauptgericht.
Tofu	Das Eiweiß der Sojamilch wird durch Erhitzen und Zugabe von Kalziumsulfat langsam ausgeflockt; für Mixgetränke, Brotaufstriche, Cremen und zum Braten.

Sulfat = Salz der Schwefelsäure.

2 Ernährungsphysiologische Aspekte

Der Österreicher verzehrt heute im Jahr durchschnittlich 0,8 kg Hülsenfrüchte. Eine Steigerung wäre empfehlenswert, da die Hülsenfrüchte den Ernährungsempfehlungen optimal entsprechen.

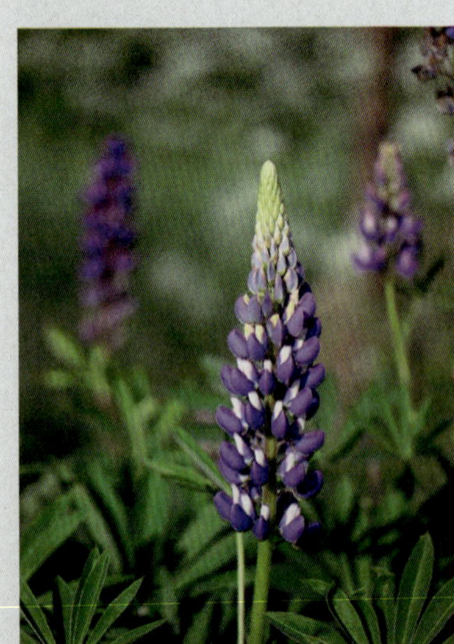

In Österreich angebaute Süßlupinien (gehören zur Familie der Hülsenfrüchte) werden als Ersatz für Sojaprodukte verwendet

Hauptnährstoffe und Energie

Hülsenfrüchte sind die **eiweißreichsten pflanzlichen Lebensmittel.** Die biologische Wertigkeit des Eiweißes von Erbsen, Bohnen und Linsen ist aber eher niedrig. Mit Getreide, Milch und Ei ergibt sich ein guter Ergänzungswert. Das Sojaeiweiß hingegen hat die höchste biologische Wertigkeit aller pflanzlichen Nahrungsmittel (siehe biologische Wertigkeit von Eiweiß, S. 55). Erbsen, Bohnen und Linsen sind stärke- und ballaststoffreich, dafür fettarm. Sojabohnen und Erdnüsse haben einen geringeren Kohlenhydratanteil, aber einen höheren Fettgehalt.

Sojaprodukte sind für Menschen, die Milcheiweiß nicht vertragen, unentbehrlich. Die Sojamilch muss in der Säuglingsernährung aber mit Kalzium und Vitaminen angereichert werden. In der Vegetarierernährung spielt Sojaeiweiß als Fleischersatz eine Rolle. Auch greifen Menschen, die die tägliche Gluten- oder Cholesterinzufuhr kontrollieren müssen, auf Sojaprodukte zurück. Ernährungsphysiologisch nachteilig wirken sich jedoch die gründliche Verarbeitung der Rohstoffe, der dadurch geringere Mineralstoff- und Vitamingehalt und der hohe Gehalt an Zusatzstoffen aus.

Vitamine und Mineralstoffe

Hülsenfrüchte sind reich an **Vitaminen der B-Gruppe** und an **Vitamin E.** Von den Mineralstoffen sind **Kalzium, Kalium, Magnesium, Phosphor und Eisen** reichlich enthalten.

Verdaulichkeit und Sättigung

Aufgrund des hohen Ballaststoffanteils haben die Hülsenfrüchte einen **hohen Sättigungswert** und sind **schwer verdaulich.** Sie führen bei vielen Menschen zu Blähungen.

Hülsenfrüchte sollen vor dem Garen – am besten über Nacht – in reichlich Wasser eingeweicht werden. Dadurch quillt die Zellulose. Durch abgekochtes Wasser wird die lange Garzeit zusätzlich verkürzt. Das Einweichwasser soll zum Kochen mitverwendet werden. Wird nach dem Kochen Essig oder Zitronensaft zugesetzt, quillt das Eiweiß und es wird leichter verdaulich.

Es werden auch geschälte Hülsenfrüchte angeboten. Sie müssen nicht mehr eingeweicht werden. Neben der leichteren Verdaulichkeit haben sie auch den Vorteil einer kürzeren Garzeit. Sie enthalten aber weniger Ballaststoffe, Mineralstoffe und Vitamine.

Alle Hülsenfrüchte sollten vor dem Genuss erhitzt werden. Dadurch werden jene Proteine zerstört, die toxisch wirken.

3 Tipps für die Lagerung

Hülsenfrüchte können **kühl und trocken** aufbewahrt ungefähr ein Jahr gelagert werden. Überlagerte Früchte verlieren ihre Quellfähigkeit und bleiben beim Kochen hart. Feuchtigkeit begünstigt die Schimmelbildung.

4 Volkswirtschaftliche Bedeutung

Der Verbrauch an Hülsenfrüchten in Österreich ist gering. Hülsenfrüchte werden nahezu auf der ganzen Welt angebaut. In Österreich werden sie vorwiegend aus anderen EU-Ländern und den USA importiert. Erbsen, die auch in kälteren Zonen wie in Österreich ausgezeichnet gedeihen, werden bei uns hauptsächlich als Frischgemüse verkauft.

Die Landwirtschaft in den USA zeigt großes Interesse an neuen Absatzmärkten für die Sojabohne. Sie wird in Monokulturen unter intensivem Pestizid- und Kunstdüngereinsatz angebaut. Eine Zunahme des Verbrauchs von Sojaprodukten bzw. ein Zusatz von Soja in Milch, Käse, Butter und Wurst würde in Österreich den Milchsee sowie den Butter- und Fleischberg zusätzlich anwachsen lassen.

Finden Sie Argumente für und gegen die Sojabohne. Setzen Sie sich mit der Sojabohne und ihren Produkten als Bestandteil der menschlichen Ernährung auseinander.

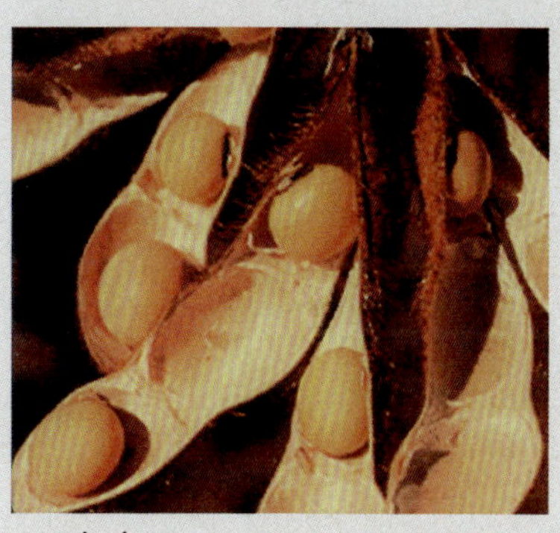

Sojabohnen

Die Phytosterine in der Sojabohne senken den Cholesterinspiegel und schützen vor Krebs.

Notizen zu den Arbeitsaufgaben:

Arbeitsaufgaben

1. Wann zählt man Erbsen zu den Hülsenfrüchten, wann zum Gemüse?
2. Warum sind Hülsenfrüchte ernährungsphysiologisch wertvoll?
3. Warum ist der Verbrauch an Hülsenfrüchten in Österreich so niedrig? Versuchen Sie Gründe aufzuzeigen.
4. Linsengemüse:

   Zutaten für eine Person: 0,03 kg Linsen, Lorbeerblatt, verdünnter Essig, 0,05 kg Karotten, 0,05 kg Zucchini, 0,02 kg Zwiebel, Kräutersalz, Knoblauchzehe, grüne Petersilie.

   Wie viel Prozent des täglichen Ballaststoffbedarfes werden durch dieses Gericht gedeckt? Benützen Sie den BLS.
5. Zeichnen Sie mithilfe der Daten des BLS den Nährwertstreifen von Bohnen, Sojabohnen, Zuckererbsen und Erdnüssen in die Vorlage ein. Wählen Sie dazu die Werte der Kohlenhydrate, den Gesamtfettgehalt und das Eiweiß aus. Beachten Sie beim Zeichnen des Balkens: 1 000 mg entsprechen 1 mm.

   Bohnen

   Sojabohnen

   Zuckererbsen

   Erdnüsse

ZUSAMMENFASSUNG

Hülsenfrüchte sind die getrockneten Samen der Schmetterlingsblütler. Dazu gehören **Bohnen, Erbsen, Linsen, Sojabohnen und Erdnüsse.**

Sie sind **wichtige pflanzliche Eiweißlieferanten.** Durch den hohen Ballaststoffanteil sind sie sättigend und schwer verdaulich. Sojabohnen und Erdnüsse haben einen hohen Fettgehalt. Das Eiweiß der Sojabohne hat die höchste biologische Wertigkeit aller pflanzlichen Nahrungsmittel.

Die Inhaltsstoffe der Hülsenfrüchte entsprechen in ihrer Zusammensetzung optimal den heutigen Ernährungsempfehlungen.

Speiseöle und Speisefette

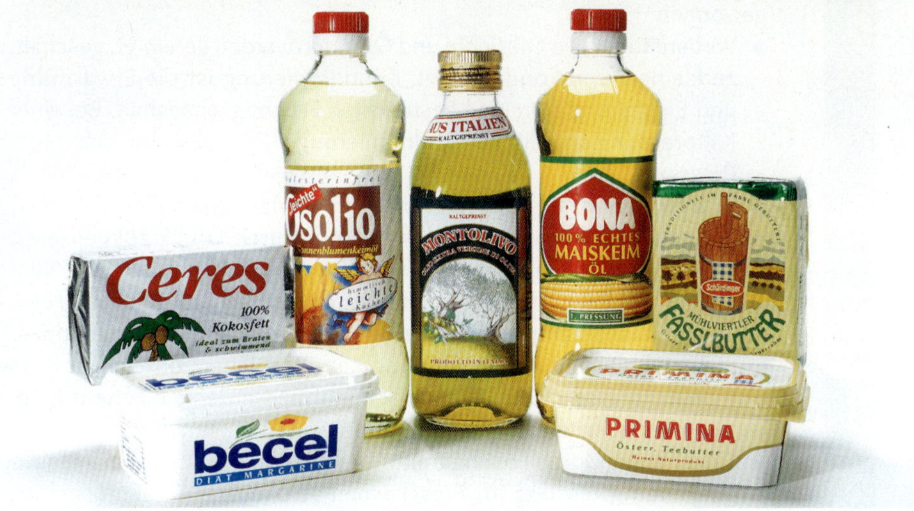

Ziele

- Sie kennen die wichtigsten Speiseöle und Speisefette und wissen über ihre Herstellung Bescheid.
- Sie können die Bedeutung von Speisölen und -fetten in unserer Ernährung beschreiben.
- Sie wissen über die unterschiedlichen Qualitäten von Speiseölen und -fetten Bescheid.

Pflanzen und Tiere enthalten Fett, das als Reservestoff, Energiespeicher, Wärme- und Kälteschutz dient. Diese Fette werden vom Menschen als Speiseöle und Speisefette genützt.

Arten/Auswahl	Tierisch	Pflanzlich
Speiseöle	Fischöl	Sonnenblumenöl, Maiskeimöl, Olivenöl, Kürbiskernöl, Distelöl, Rapsöl, Walnussöl, Weizenkeimöl, Sojaöl
Speisefette	Butter, Schmalz	Kokosfett

Speiseöle sind bei Temperaturen über 15 °C flüssig.
Speisefette sind bei einer Temperatur von 15 °C streichfähig oder fest.

Auch für den Menschen ist Fett lebensnotwendig. Allerdings wäre es für unsere Gesundheit wichtig, eine größere Menge an pflanzlichen Speiseölen aufzunehmen und weniger tierische Fette zu essen.

? Überlegen Sie, welche Fettsäuren besonders wertvoll sind. In welchen Lebensmitteln sind sie enthalten?

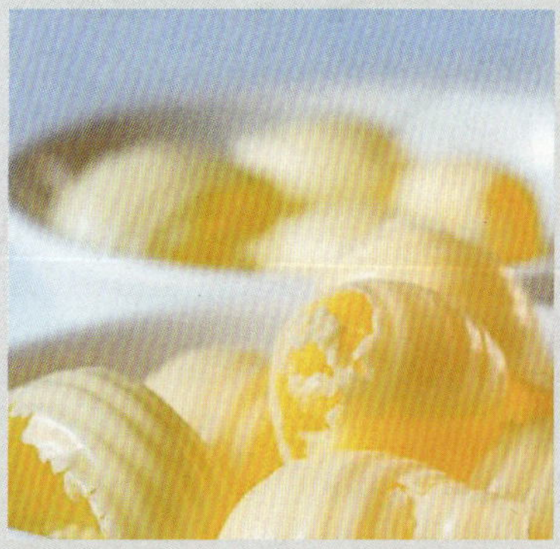

? Butter kann durch nichts ersetzt werden. Was halten Sie von dieser Aussage?

1 Speiseöle

Ölhaltige Pflanzen gedeihen in warmen und sonnenbeständigen Gebieten besonders gut. Je intensiver die Sonnenbestrahlung ist, desto mehr Fett kann die Pflanze bilden. Es gibt ca. 40 Pflanzenarten, deren Öle für die menschliche Ernährung geeignet sind.

Die sieben wichtigsten Ölpflanzen

Sojabohne	Kokospalme	Sonnenblume	Raps	Erdnuss	Baumwolle	Ölpalme

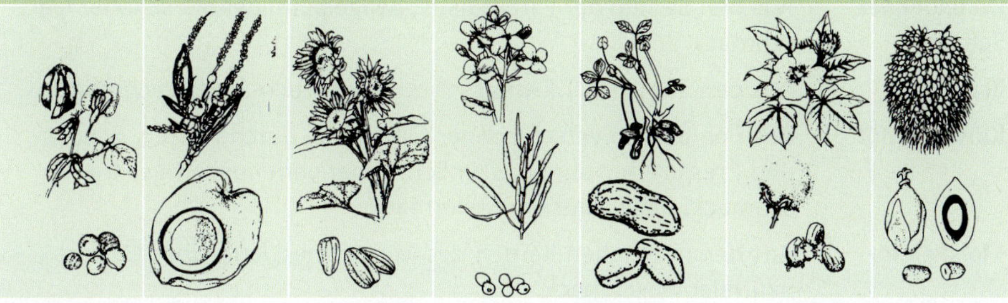

80 % des Pflanzenöls werden aus diesen Pflanzen gewonnen.

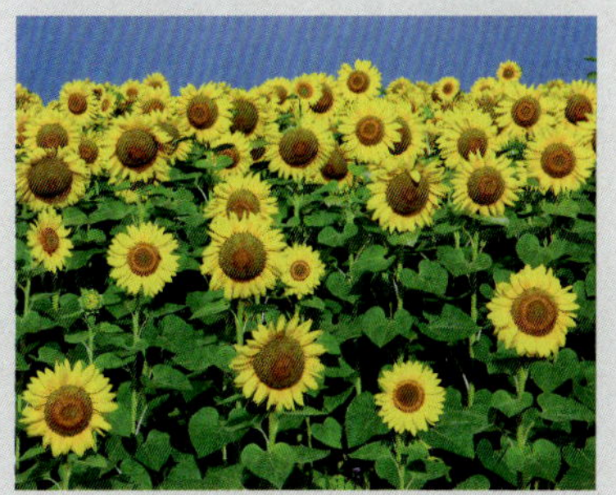

Das Sonnenblumenöl wird aus den Kernen der Sonnenblume gewonnen

Von der Ölfrucht zum Speiseöl

Die pflanzlichen Öle werden in Ölmühlen aus Ölfrüchten oder Ölsaaten gewonnen.

- **Vorbereitung:** Die Ölfrüchte und Ölsaaten werden gereinigt, geschält, zerkleinert und konditioniert. Konditionierung ist die Erwärmung und Einstellung auf einen bestimmten Feuchtigkeitsgehalt. Bei einer Kaltpressung entfällt die Konditionierung.
- **Pressen**
  - **Kaltpressen:** In Schneckenpressen (Prinzip eines Fleischwolfes) werden Ölfrüchte und Ölsaaten nur durch Druck ausgepresst. Damit das Öl nicht zu heiß wird, ist in manchen Fällen eine Kühlung der Presse nötig. Anschließend wird das Öl gefiltert und evtl. mit Wasserdampf bis zu einer Temperatur von 120 °C behandelt. Dieses Öl wird als kaltgepresst (kalt geschlagen) bezeichnet.
  - **Warmpressen:** Durch Druck und Wärme werden die Fette mit höherem Schmelzpunkt ausgepresst.
- **Extrahieren:** Durch Lösungsmittel (z. B. Hexan) wird das bei der Kalt- oder Warmpressung im Presskuchen verbliebene Öl herausgelöst. Durch Pressen und Extrahieren erhält man **Rohöl.**
- **Raffinieren:** Das Rohöl wird entsäuert, gebleicht, gefiltert, destilliert und gedämpft. Dadurch werden freie Fettsäuren, Farbstoffe, feinste Verunreinigungen und Geschmacks- und Geruchsstoffe entfernt. Durch diese Verarbeitungsschritte entsteht **Speiseöl.**
- **Abfüllen.**

Speiseölgewinnung

Speiseöle werden für Salate, zum Braten und Backen und in der Industrie zur Margarineerzeugung verwendet. Zur Gewinnung von Speisefetten werden Öle gehärtet. Bei diesem Vorgang werden ungesättigte Fettsäuren durch Wasserstoffanlagerung gesättigt (siehe Fette, Eigenschaften, S. 41).

Speiseölgewinnung

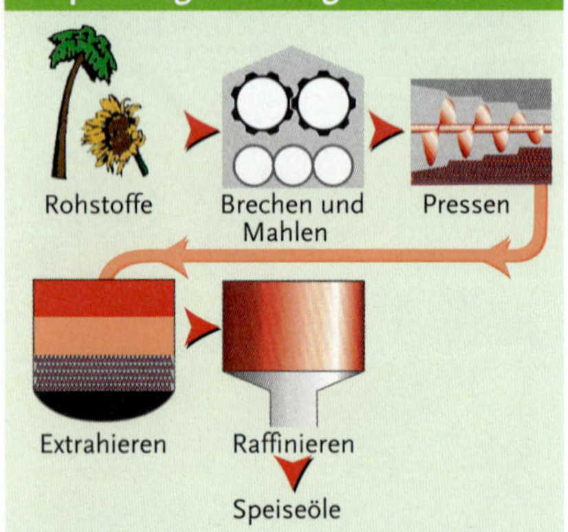

Ölsorten

Die im Handel angebotenen Speiseöle entstammen entweder einer Pflanzenart oder werden aus mehreren Pflanzenölen zusammengemischt. Werden **Öle mit einem bestimmten Pflanzennamen** benannt, so müssen sie aus dem reinen, unvermischten Öl dieser Pflanze sein, z. B. Distelöl, Erdnussöl, Kürbiskernöl, Maiskeimöl, Olivenöl, Rapsöl, Sesamöl, Sojaöl, Sonnenblumenöl. Sie werden häufig auch kaltgepresst angeboten.

Gemischte Öle werden als Tafelöl, Speiseöl oder Pflanzenöl bezeichnet. Meist werden sie unter einem Markennamen verkauft. Tafelöle werden immer extrahiert, dadurch werden sie auch geschmacksneutral. Tafelöle schmecken für den Konsumenten immer gleich, obwohl sich die verschiedenen Ölanteile ständig ändern. Für Tafelöle werden die auf dem Weltmarkt günstigsten Öle verwendet, sie sind daher auch preisgünstiger.

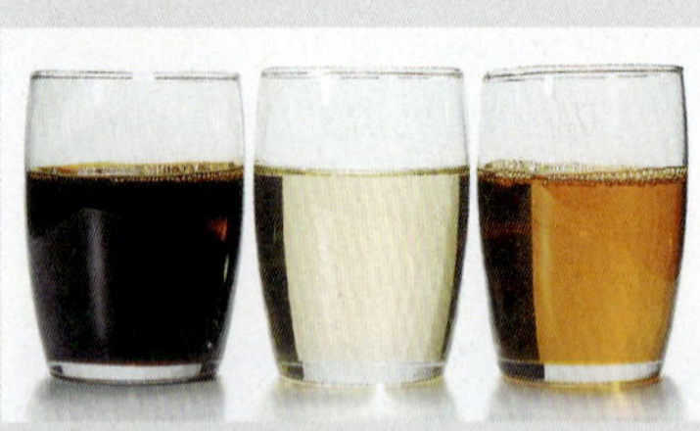

Kürbiskernöl, Distelöl, Weizenkeimöl

Diätspeiseöl ist die Bezeichnung für hochwertige Speiseöle mit höchstem Anteil an lebensnotwendigen Fettsäuren und Vitaminen. Diätspeiseöl kann aus mehreren Pflanzenölen bestehen. Der Anteil an Linolsäure muss allerdings mindestens 70 % betragen.

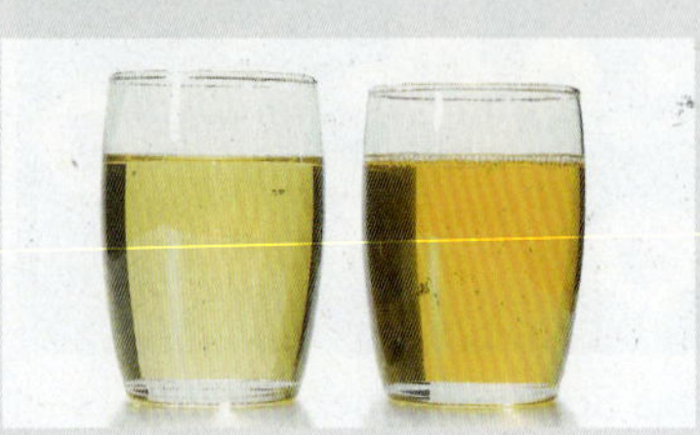

Maiskeimöl, Sonnenblumenöl

Arten	Beschreibung
Distelöl oder Safloröl	Aus den Samen der Färberdistel; hellgelb; milder bis scharfer Geschmack.
Erdnussöl	Aus den Samen der Erdnuss; hellgelb; geruch- und geschmacklos.
Kürbiskernöl	Aus den Samen verschiedener Ölkürbisse durch Rösten, Schälen und Pressen gewonnen; grünlich; angenehm nussartiger Geschmack; Spezialität der Steiermark.
Maiskeimöl	Aus den fettreichen Kernen des Maiskornes; hellgelbes Öl; fast neutraler Geschmack.

Olivenöl	Aus dem Fruchtfleisch der Oliven; natives Olivenöl Extra oder Extra Vergine wird aus besten Oliven ohne Wärmebehandlung oder Extraktion gewonnen: kaltgepresst; „Olivenöl" bzw. „reines Olivenöl" ist eine Mischung aus nativem und warmgepresstem, raffiniertem Öl; zartgrün bis intensiv grün (Chlorophyll); kräftiger Geschmack.
Rapsöl	Aus den Samen von Raps; hellgelb und geschmacksneutral.
Sesamöl	Aus schwarzen und weißen (gerösteten) Sesamsamen; hell bis bernsteinfarben; kräftiges Aroma; Würzmittel in der asiatischen Küche.
Sojaöl	Aus den Samen der Sojabohne; typisches Öl der asiatischen Küche; hoch erhitzbar.
Sonnenblumenöl	Aus den ölhaltigen Samen der Sonnenblumen; naturrein oder raffiniert angeboten; hellgelb; milder Geschmack. Seit einigen Jahren werden hoch ölsäurehaltige Sonnenblumen gezüchtet, deren Öl sich hervorragend als Brat- und Frittieröl eignet.
Traubenkernöl	Aus dem Samenfett der Weintrauben; aromatisch.
Walnussöl	Aus Nusskernen; teuer, geschmackvoll; kurze Haltbarkeit.
Weizenkeimöl	Aus den Keimen des Weizenkornes; goldgelb; typischer feiner Geschmack nach Getreide.
Fisch- und Leberöle	Aus dem Körperfett beziehungsweise der Leber von Fischen, Walen, Robben; zur Herstellung von Margarine und Fischkonserven.

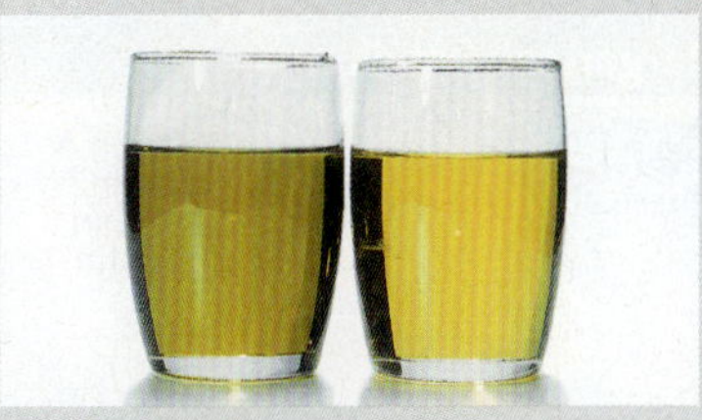
Olivenöl, kaltgepresst und normal

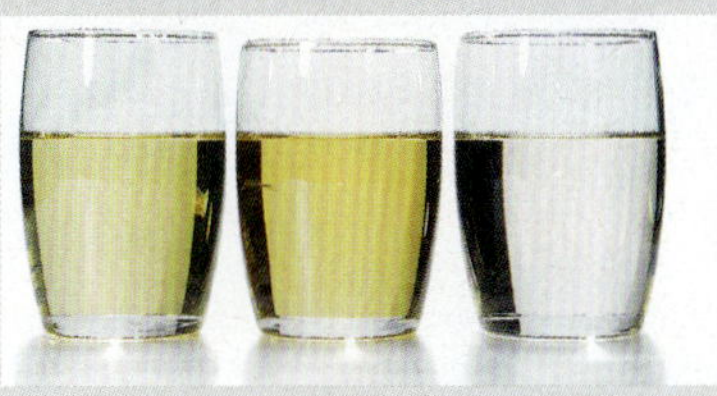
Rapsöl, Sojaöl, Erdnussöl

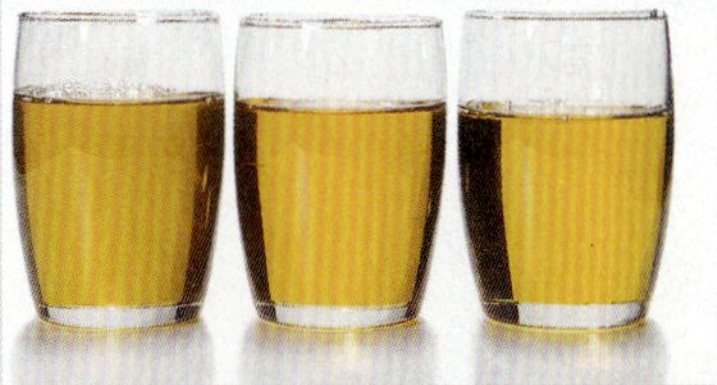
Sesamöl, Walnussöl, Traubenkernöl

Hoch ölsäurehaltig = hochwertige Öle werden als HO-Öle bzw. „high oleic" bezeichnet.

2 Speisefette und Speisefettmischungen

Speisefette können rein tierisch, rein pflanzlich oder ein Gemisch sein. Sie werden vor allem als Streichfette, aber auch zum Backen, zum Braten und Verfeinern von Speisen verwendet. Als Streichfette dienen hauptsächlich Butter und Margarine, jeweils mit verschiedenen Fettgehalten, aber auch Schweine- und Gänseschmalz. Zum Backen und Braten bei niedrigen Temperaturen werden Butter und Margarine eingesetzt. Zum Herausbacken und Frittieren gibt es hitzebeständige Fette, Softfette, Butter- und Margarineschmalz.

Butter

Butter ist das beliebteste Streichfett der Österreicher.

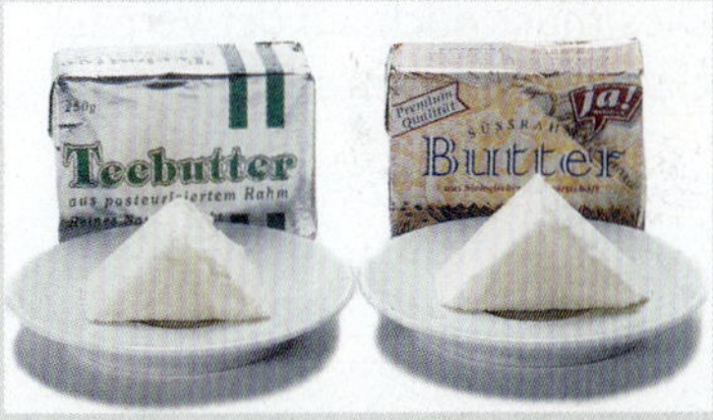

Sauerrahmbutter, Süßrahmbutter

Von der Milch zur Butter

Zur Herstellung von 1 kg Butter werden 25 Liter Vollmilch benötigt.

- **Reinigen der Rohmilch.**
- **Zentrifugieren:** Der Rahm wird von der Magermilch getrennt.
- **Pasteurisieren:** Der Rahm wird bei 91–94 °C pasteurisiert und rasch auf 4 °C abgekühlt.
- **Vorbereiten des Rahms:** Süßrahm wird 10–15 Stunden kühl gelagert. Sauerrahm: Der Rahm wird mit Milchsäurebakterien gesäuert. Die Reifung erfolgt unter Rühren sieben bis zehn Stunden lang bei 16–18 °C. Dabei entsteht das typische Butteraroma.
- **Verbuttern:** Rahm wird im Butterfertiger verbuttert. Dabei werden Fett und Eiweiß getrennt. Das Fett klumpt, Butter entsteht. Das Eiweiß bleibt in der Buttermilch.
- **Waschen, Kneten, Formen und Verpacken.**

Butterherstellung

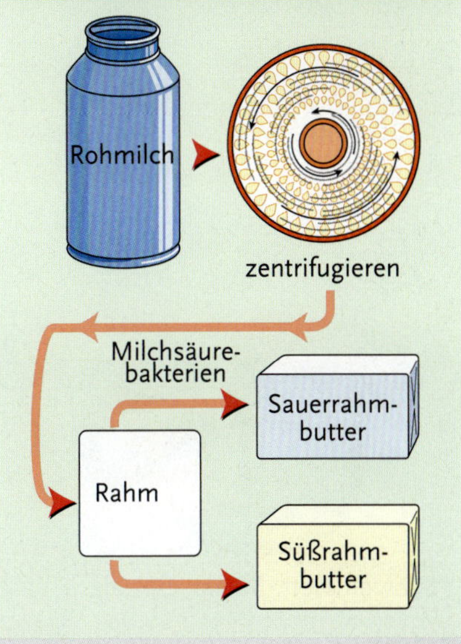

Butter gibt es in **drei Qualitätsstufen.** Die erste Qualität eignet sich als Streichfett. Sie ist mit unterschiedlicher Streichfähigkeit, gesalzen, ungesalzen und mit Kräutern erhältlich. Die zweite und dritte Qualität sind zum Garen geeignet.

I. Qualität: Teebutter, Primina, Sommerbutter, Kräuterbutter.
II. Qualität: Tafel- oder Tischbutter.
III. Qualität: Kochbutter.

Margarineherstellung

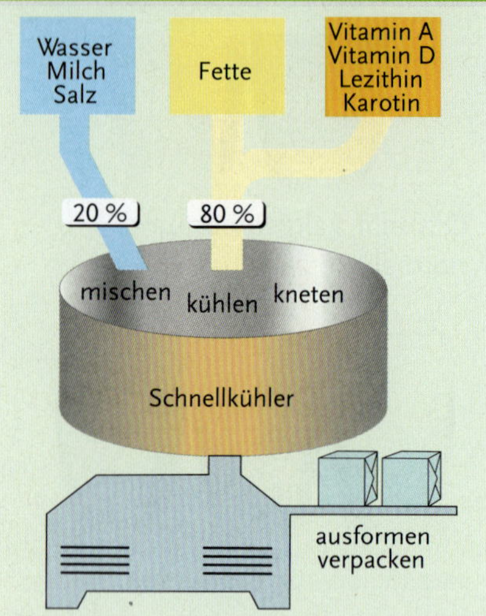

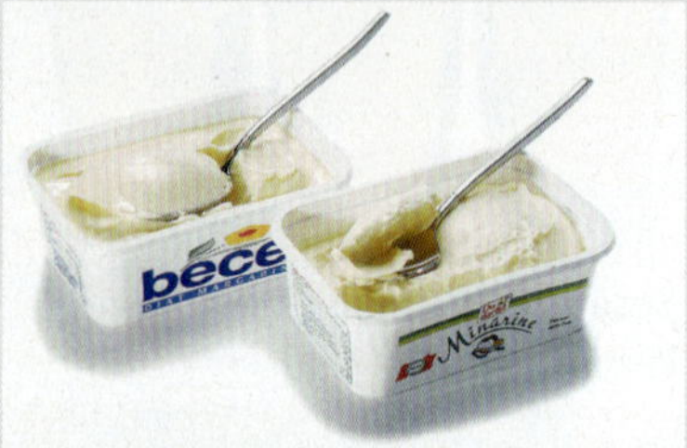
Diätmargarine

Wussten Sie, dass …
Margarine mit Pflanzenestern für Schwangere, Stillende und Kinder bis fünf Jahre nicht geeignet ist? Dies muss auch auf der Verpackung angegeben sein.

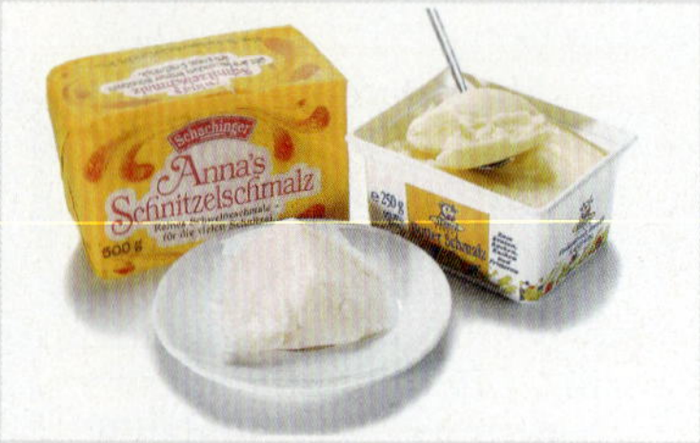
Schweinefett, Butterschmalz

Margarine

Margarine wurde ursprünglich als preiswerter Buttererersatz entwickelt. Dieses Streichfett wurde aus Rindertalgbestandteilen und Magermilch hergestellt. Heute werden vor allem pflanzliche Öle und Fette, bei einigen Sorten auch hochwertiges Fischöl und Rindertalg verwendet.

Von Ölen und Fetten zur Margarine

- **Mischen:** Verschiedene Fette und Öle werden mit fettlöslichen Vitaminen, mit Karotin als Farbstoff und mit Lezithin als Emulgator gerührt: **Fettphase.** Entrahmte Milch, Wasser und Salz werden gemischt: **wässrige Phase.** Diese beiden Phasen werden in einer automatischen Dosieranlage im Verhältnis 4 : 1 (80 % Öl/Fett, 20 % Flüssigkeit) in den Schnellkühler geleitet.
- **Rühren, Kühlen, Kneten:** Im Schnellkühler wird unter Luftabschluss Margarine hergestellt.
- **Verpacken:** in Bechern oder Würfel in Papier.

Margarine wird in verschiedenen Qualitäten angeboten.

Standardmargarine (Haushaltsmargarine)
Besteht aus pflanzlichen und/oder tierischen Fetten; der Anteil an ungesättigten Fettsäuren ist gering; ist zum Kochen, Braten und Backen geeignet; **Tafelmargarine, Milchmargarine** (mindestens 5 % Milch).

Pflanzenmargarine
Mehr als die Hälfte der im Rohstoff enthaltenen Fettsäuren muss unverändert, darf also nicht gehärtet sein. Dieser Anteil muss zu mindestens 15 % aus Linolsäure bestehen. Stammt das Fett nur aus dem Öl einer einzigen Pflanzenart, so darf die Margarine den Namen dieser Pflanzenart tragen, z. B. Sonnenblumenmargarine. **Delikatessmargarine** ist eine Milchmargarine mit nur pflanzlichem Fettansatz. **Diätmargarine** enthält mindestens 40 % mehrfach ungesättigte Fettsäuren. Mindestens 50 % mehrfach ungesättigte Fettsäuren sind enthalten, wenn ein Hinweis auf blutfettsenkende Wirkung angeführt ist. Diätmargarine soll nicht erhitzt werden.

Margarine mit Pflanzenestern
Sie enthält pflanzliche Sterine, die die Aufnahme von Cholesterin aus dem Darm hemmen (siehe bioaktive Substanzen, S. 91). Sie zählt zu den Nahrungsmitteln mit Zusatznutzen (siehe funktionelle Lebensmittel, S. 230). Da sie gezielt für therapeutische Zwecke angeboten wird, muss die Verpackung verschiedene Zusatzhinweise aufweisen. Es darf auch mit gesundheitsbezogenen Angaben für diese Margarine geworben werden.

Mischfette

Mischfette werden aus pflanzlichen und tierischen Fetten hergestellt. Während Margarine nur einen geringen Milchfettanteil haben darf, besteht der Fettanteil von Mischfetten zu 10–80 % aus Milchfett.

Hitzebeständige feste Fette

Kokosfett, Palmkernfett und Frittierfette sind Fette, deren Rauchpunkt über 200 °C liegt. Frittierfette sind Mischungen aus unterschiedlichen Pflanzenölen, die gehärtet werden. Sie enthalten Antischaummittel und spritzen durch den Zusatz von Emulgatoren nicht.

Schmalz

Schweineschmalz wird aus dem Fettgewebe von Schweinen ausgeschmolzen und findet vorwiegend in der bäuerlichen Regionalküche Verwendung.

Gänseschmalz wird aus dem Fettgewebe von Gänsen ausgeschmolzen und gilt als Delikatesse.

Butterschmalz ist eine geklärte, d. h. eiweiß- und wasserfreie Butter, die hoch erhitzbar und lange haltbar ist.

Margarineschmalz und **Mischfettschmalz** enthalten mindestens 99 % Fett und können hoch erhitzt werden.

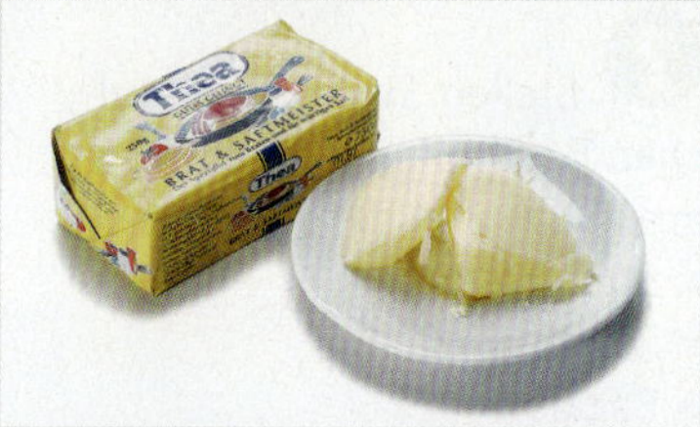

Bratmargarine

Shortenings
Das sind Speisefettzubereitungen mit speziellen Zutaten wie Eigelb, Milchpulver, Kochsalz, Lezithin, Zucker und Emulgatoren. Diese Zutaten bewirken eine bessere Bräunung des Bratgutes und verhindern das Spritzen.

Softfette
Das sind geschmeidige Pflanzenfette, die sich wie feste Fette gut erhitzen lassen und wie Streichfette auch bei Kühlschranktemperatur gut streichbar sind.

Streichfette mit reduziertem Fettgehalt
Das Fett der Butter und der Margarine wird bis zur Hälfte durch Wasser, Milch oder Joghurt ersetzt, was häufig den Einsatz von Verdickungsmitteln (Gelatine) notwendig macht. Dazu gehören **Milchleichtfett, Butterzubereitungen mit Joghurt** und **Minarine.** Diese Fette sollen nicht erhitzt werden, da sich dabei die Fettphase- und die Wasserphase trennen und es aus der Pfanne spritzt.

Milchleichtfett = Halbfettbutter, 40 % Fettanteil.
Minarine = Halbfettmargarine, 40 % Fettanteil.

Talg
Talg wird aus dem Depotfett von Rindern und Hammeln ausgeschmolzen. Er ist als Feintalg Bestandteil der Ziehmargarine für Blätterteige. Zu Speisezwecken wird Talg aus Rindernierenfett verwendet.

3 Ernährungsphysiologische Aspekte

Hauptnährstoffe und Energie
Speiseöle und -fette sind die konzentriertesten Energielieferanten. Sie bestehen fast zu 100 % aus Fett. 100 g Öl liefern 3 682 kJ. Pflanzliche Öle sind Träger essenzieller Fettsäuren. Kaltgepresste Öle sind besonders reich an Vitaminen und sekundären Pflanzenstoffen und haben einen ausgeprägten Geschmack.

Butter hat den höchsten Gehalt an kurzkettigen Fettsäuren und ist leicht verdaulich. Butter enthält 240 mg Cholesterin pro 100 g.

Margarine höherer Qualitätsstufen und Diätmargarine haben einen hohen Gehalt an essenziellen Fettsäuren. Pflanzliche Öle und Diätmargarine enthalten Cholesterin in Spuren.

Fischöle haben einen hohen Anteil an ungesättigten Fettsäuren, besonders an Omega-3-Fettsäure (siehe Fette, S. 39, 40 bzw. 44).

Vitamine
Butter hat je nach dem Futter der Tiere einen unterschiedlichen Vitamingehalt. Er ist im Sommer bei Grünfütterung höher als im Winter. Margarine enthält die zugesetzten Vitamine A, D und Karotin. Das Vitamin E schützt die Margarine vor dem Ranzigwerden.

Verdaulichkeit
Sie ist abhängig vom Schmelzpunkt. Pflanzliche Öle, Butter und Margarine haben einen niedrigen Schmelzpunkt, sind daher leichter verdaulich als bei höheren Temperaturen schmelzende Fette. Der Emulsionszustand beeinflusst die Verdaulichkeit ebenfalls. Bereits emulgierte Fette, wie Butter und Margarine, sind leichter verdaulich.

Schadstoffe
Fettlösliche Schadstoffe, wie Pflanzenschutzmittel, werden bei der Verarbeitung so weit wie möglich entfernt.

Ölarten und ihre Verwendung

Ölart	Salatöl	Brat- und Backfett
Sonnenblumenöl	✔	✔
Maiskeimöl	✔	✔
Olivenöl, nativ	✔	–
Olivenöl, raffin.	✔	✔
Kürbiskernöl	✔	–
Distelöl	✔	–
Rapsöl, nativ	✔	–
Rapsöl, raffiniert	✔	✔
Erdnussöl	–	✔
Weizenkeimöl	✔	–
Sojaöl	–	✔
Sesamöl	✔	✔
Walnussöl	✔	–
Traubenkernöl	✔	–

Wussten Sie, dass ...
Sommerbutter eine kräftigere Farbe und einen höheren Gehalt an ungesättigten Fettsäuren hat als Winterbutter? Sie ist daher auch weicher.

?

Stellen Sie fest, aus welchen Rohstoffen das von Ihnen am häufigsten gegessene
- Streichfett,
- Salatöl und
- Backfett

besteht. Gibt es eventuell sinnvolle Alternativen?

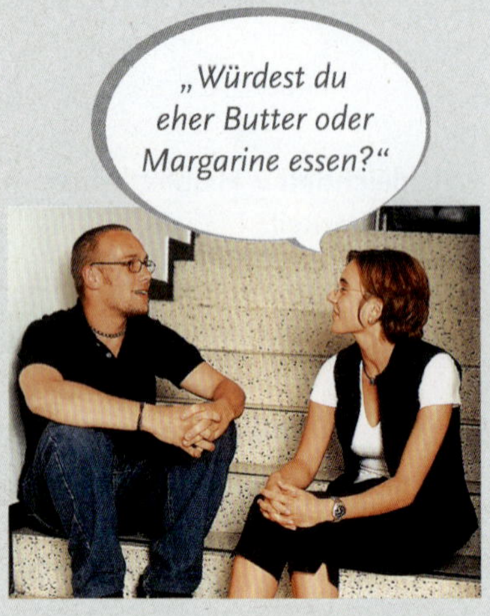

ZUSAMMENFASSUNG

Speiseöle und Speisefette werden aus tierischen und pflanzlichen Rohstoffen hergestellt. Wichtige Pflanzenöle sind Sonnenblumenöl, Maiskeimöl, Olivenöl, Rapsöl, Kürbiskernöl und Distelöl. **Raffinierte Speiseöle** werden als Salatöl, zum Braten, Backen und Frittieren verwendet. **Kaltgepresste Öle** sind besonders reich an Vitaminen und sekundären Pflanzenstoffen und finden in der kalten Küche Verwendung.

Butter ist das wichtigste tierische Streichfett. Sie ist leicht verdaulich und enthält reichlich fettlösliche Vitamine, aber auch Cholesterin.

Margarine ist eine Mischung aus verschiedenen Ölen und Fetten mit Wasser. Sie wird als cholesterinarmes Streich-, Back- und Bratfett verwendet.

Softfette, Frittierfette, Kokosfett und Butterschmalz sind besonders hitzebeständig. Alle Fette und Öle müssen luft-, licht- und geruchsgeschützt und kühl gelagert werden.

4 Tipps für Einkauf und Lagerung

Als **Salatöle** können kaltgepresste oder raffinierte Öle verwendet werden. Kaltgepresste Öle eignen sich besonders gut als Salatöle. Sie enthalten Geschmacksstoffe, die dem Salat eine würzige Note geben. Bei höheren Temperaturen beeinträchtigen diese Begleitstoffe aber den Geschmack. Raffinierte Salatöle sind im Gegensatz zu kaltgepressten Ölen geschmacks- und geruchsneutral und auch länger haltbar als diese. Trägt das Öl im Handel einen bestimmten Pflanzennamen (Maiskeimöl), muss es aus dem reinen, unverfälschten Öl dieser Pflanze hergestellt sein. Steht auf dem Etikett Speiseöl, Tafelöl oder Pflanzenöl, handelt es sich um eine Mischung verschiedener Pflanzenöle.

Brat-, Back- und Frittieröle bzw. -fette sind für Gartechniken geeignet, bei denen hohe Erhitzbarkeit und Hitzebeständigkeit nötig sind. Sie sollen beim Erhitzen nicht spritzen und schäumen.

Fette und Öle sollen **kühl bzw. gekühlt, dunkel, geruchs- und luftgeschützt** in der Originalverpackung lagern. Kaltgepresste Öle sollten zusätzlich in dunklen Flaschen gelagert werden. Öle und Speisefettmischungen sind ein Jahr haltbar. Angebrochene Ölflaschen sollten aber innerhalb von vier bis acht Wochen verbraucht werden. Butter ist bis fünf Wochen, Margarine zwölf Wochen und Butterschmalz bis zu zwei Jahre haltbar.

5 Volkswirtschaftliche Bedeutung

Der durchschnittliche Jahresverbrauch an pflanzlichen Ölen liegt bei ca. 18 Litern pro Kopf. Die Ölsaaten und Ölfrüchte wurden früher hauptsächlich importiert. Der Anbau von Raps, Sonnenblumen, Ölkürbissen und Sojabohnen wird in Österreich forciert. Der Selbstversorgungsgrad steigt. Der durchschnittliche Butterverbrauch in Österreich pro Person und Jahr beträgt 5 kg. Die Jahresproduktion von Butter und Margarine ist nahezu gleich. Wegen der Preissenkung der Butter im Rahmen der EU stagniert der Margarineverbrauch leicht.

? Arbeitsaufgaben

1. Wie wird Speiseöl hergestellt?
2. Welche Ölpflanzen werden in Österreich angebaut? Warum steigt der Anbau?
3. Wie sind kaltgepresste Öle zu bewerten?
4. Vergleichen Sie die Butter- mit der Margarineerzeugung.
5. Was ist der Unterschied zwischen Sauerrahm- und Süßrahmbutter?
6. Vergleichen Sie die unterschiedlichen Verwendungsmöglichkeiten von Margarine.
7. Welches Fett bzw. Öl würden Sie für Brotaufstriche, für einen Rohkostsalat, für ein frittiertes Gericht und für Mayonnaise verwenden? Begründen Sie Ihre Wahl!
8. Zeichnen Sie mithilfe der Daten des BLS den Nährwertstreifen von Butter und Sonnenblumenöl in die Vorlage ein. Wählen Sie dazu die Werte der Kohlenhydrate, den Gesamtfettgehalt und das Eiweiß aus. Beachten Sie beim Zeichnen des Balkens: 1 000 mg entsprechen 1 mm.

Butter

Sonnenblumenöl

Milch

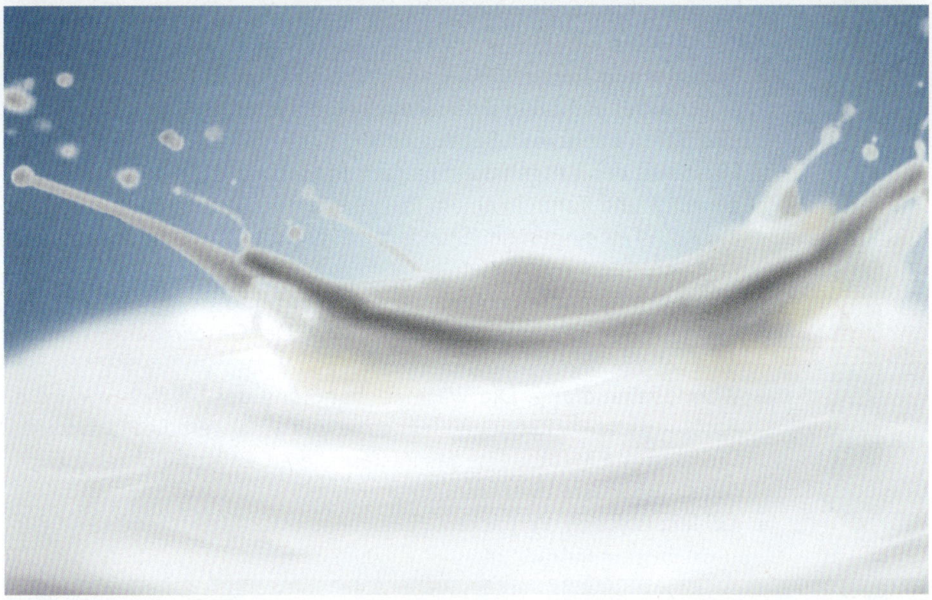

Unsere Vorfahren haben schon sehr früh den Wert der Milch erkannt. Im Alten Testament wird das Gelobte Land als das Land, in dem Milch und Honig fließen, beschrieben. Die früheste Abbildung, auf der zu sehen ist, wie Milch verarbeitet wird, stammt aus einem Tempel der Sumerer. Sie ist über 5 000 Jahre alt.

Milch ist für den Menschen und alle Säugetiere in der ersten Zeit nach der Geburt das einzige Lebensmittel. Sie enthält alle lebensnotwendigen Nährstoffe, damit der Körper aufgebaut und mit Energie versorgt werden kann.

Ziele

- Sie kennen die wichtigsten Milchprodukte.
- Sie können den Stellenwert und die Bedeutung der Milchprodukte für die Ernährung erklären.
- Sie können die Erzeugung von Milch und Käse erklären.

Sumerer = ältestes Volk in Südbabylonien.

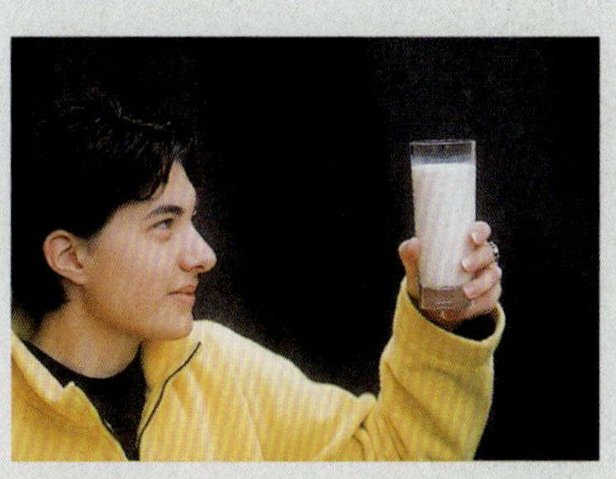

Milchtrinker/-innen sind im Finish vorn!

1 Milcharten

Unter Milch als Handelsware versteht man nur die Kuhmilch. Die Milch anderer Tiere darf nur mit deutlicher Kennzeichnung der Tierart, z. B. Ziegenmilch, Schafmilch, Stutenmilch, verkauft werden.

Die Kühe werden zweimal täglich mit Melkmaschinen gemolken. Die Milch wird sofort gefiltert, gekühlt und regelmäßig von Milchsammelwägen in die Molkereien gebracht.

In der Milch können sich Mikroorganismen durch den hohen Nährstoff- und Wassergehalt rasch vermehren. Deshalb ist Hygiene im Umgang mit der Milch von großer Bedeutung.

Rohmilch

Rohmilch ist eine gekühlte, gefilterte, ansonsten aber unbehandelte Milch. Der Landwirt darf geringe Mengen direkt an den Verbraucher abgeben. Für höhere Abgaben tritt die Ab-Hof-Verkaufsbestimmung in Kraft. Rohmilch muss besonders keimarm und mit einem Schild versehen sein, auf dem zum Abkochen der Milch aufgefordert wird. Sie muss innerhalb von zwei Tagen verbraucht werden.

Vorzugsmilch

Ist eine Rohmilch, die im Erzeugerbetrieb unter strengen Hygienebestimmungen abgefüllt und so in den Handel gebracht wird; sie muss innerhalb von zwei Tagen verkauft werden. Für Säuglinge sollte Vorzugsmilch abgekocht werden.

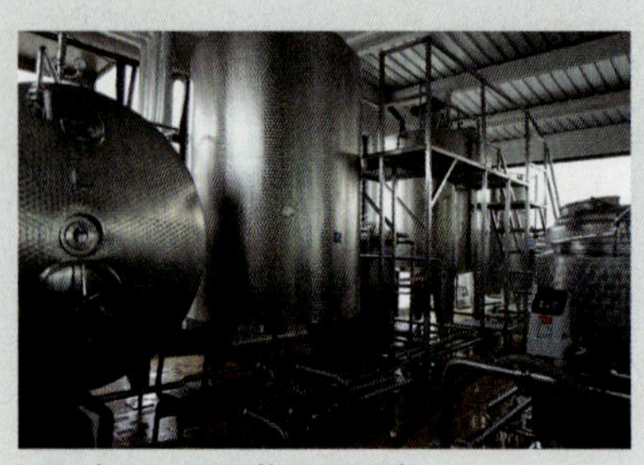

Moderne Molkereianlage

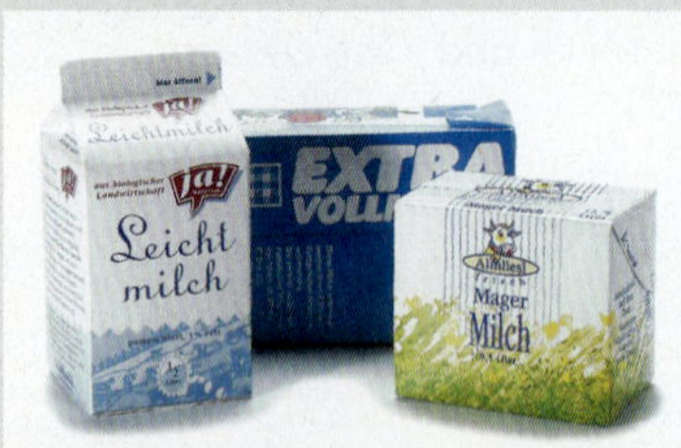

Leichtmilch, Extravollmilch, Magermilch

Von der Rohmilch zur Trinkmilch

- **Prüfung der Qualität:** Die Qualität der Rohmilch wird mit Punkten bewertet. Sie ist ausschlaggebend für den Preis, den der Bauer von der Molkerei erhält.
- **Reinigen und Trennen von Magermilch und Rahm:** Dies geschieht in einem Arbeitsschritt in einer Zentrifuge. Das Trennen von Magermilch und Rahm nennt man Separieren.
- **Einstellen des Fettgehaltes**: Je nach Milchprodukt mischt man Magermilch und Rahm in einem festgelegten Verhältnis. Vollmilch wird auf 3,5% Fett eingestellt (Standardisieren). Der überschüssige Rahm wird gesondert verarbeitet.
- **Homogenisieren:** Die Fettkügelchen in der Milch werden zerkleinert. Dadurch wird das Aufrahmen verhindert. Der Geschmack der Milch wird vollmundiger.
- **Wärmebehandlung:** Die Wärmebehandlung der Milch bewirkt die Abtötung krankheitserregender Keime und verlängert die Haltbarkeit. Die häufigste Methode ist das Pasteurisieren. Es ist gleichzeitig auch das schonendste Verfahren.
- **Kühlen, Abfüllen, Verpacken.**

Homogenisieren

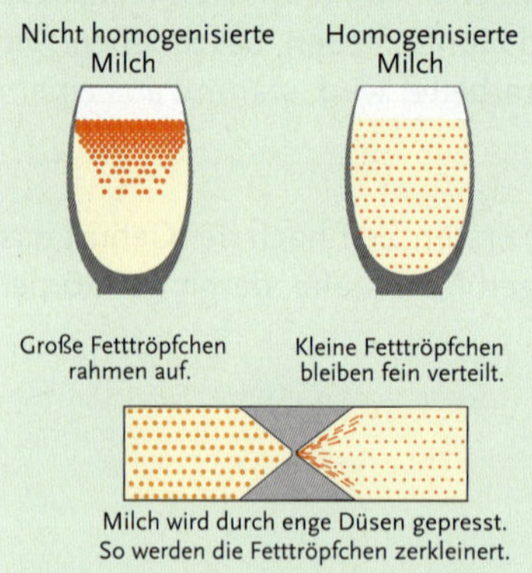

Wärmebehandlung der Milch

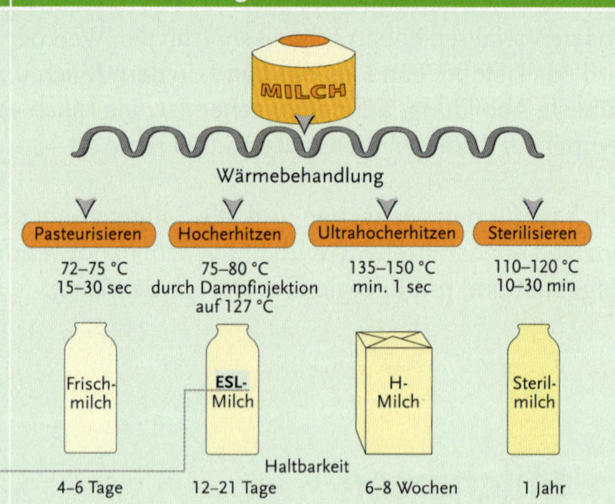

ESL siehe S. 138.

Trinkmilcharten	Fettgehalt
Vollmilch	mind. 3,5 %
Extravollmilch	4,5 %
Leichtmilch	1,0 %
Magermilch	0,3 %

Wärmebehandlung	Erzeugnis/Auswahl	Haltbarkeit
Pasteurisieren	Vollmilch, Magermilch, Extravollmilch, Leichtmilch	4–6 Tage
Hocherhitzen	Vollmilch, Magermilch, Extravollmilch, Leichtmilch	12–21 Tage
Ultrahocherhitzen	Haltbarmilch	6–8 Wochen
Sterilisieren	Kondensmilch	1 Jahr

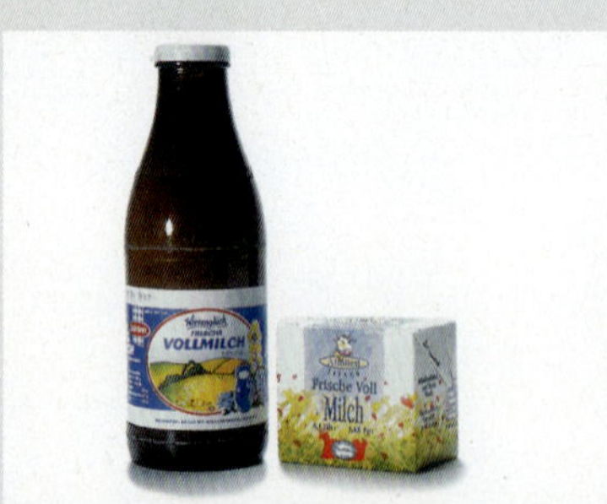

Vollmilch

Trinkmilch

Pasteurisierte Trinkmilch ist in unterschiedlichen Arten erhältlich: Vollmilch, Kinderfrischmilch (natürlicher Fettgehalt, kommt innerhalb von 24 Stunden in den Handel, wird an diesem Tag als Kinderfrischmilch, anschließend als frische Vollmilch verkauft), Vollmilch aus biologischer Landwirtschaft (natürlicher Fettgehalt), Extravollmilch, Leichtmilch, Magermilch, Milch mit Zusätzen wie Kakao, Malzkaffee, Vanilleschotenextrakt, Früchten.

2 Käse

Käse wird zum größten Teil aus Kuhmilch hergestellt. Es gibt aber auch Schaf-, Ziegen- und Büffelmilchkäse. Die Käsevielfalt ist riesig, weltweit gibt es etwa 4 000 Käsesorten.

Von der Milch zum Käse

Für ein Kilogramm Käse werden zwischen 8 und 13 Liter Milch benötigt.

- **Vorbereitung der Milch:** Die Qualität der Rohmilch wird geprüft und die Milch gereinigt. Der erwünschte Fettgehalt wird je nach Käseart eingestellt. Dann wird die Milch pasteurisiert. Nur für wenige österreichische Käsesorten, wie z. B. Emmentaler und Bergkäse, wird Rohmilch verwendet.
- **Dicklegen der Milch:** Durch Zusatz von Lab oder Milchsäurebakterien gerinnt das Milcheiweiß (Kasein) und fällt aus. Gibt man Lab zur Milch, erhält man Labkäse. Wird die Milch durch Milchsäurebakterien zum Gerinnen gebracht, erhält man zunächst **Topfen**. Lässt man ihn reifen, entsteht Sauermilchkäse.
- **Vorkäsen:** Um die eigentliche Käsemasse von der Molke zu trennen, zerschneidet man die Gallerte. Es entsteht der **Käsebruch.** Je feiner zerschnitten wird, desto mehr Molke tritt aus. Durch Anwärmen des Bruches kann dieser Vorgang noch verstärkt werden. Je kleiner die Korngröße und je trockener der Bruch, desto fester der Käse.
- **Formen, Pressen, Salzen:** Die Art des Pressens bestimmt die Löcherbildung. Das Salz ist für die Rinden- und Geschmacksbildung nötig.
- **Reifen:** Je nach Käseart dauert das Reifen einige Tage bis mehrere Monate. Dabei bauen Bakterien, Hefen und Kulturschimmelpilze die Käsemasse um. Die Beschaffenheit ändert sich. Das Aroma entwickelt sich. Werden der Milch neben den Milchsäurebakterien auch weiße, blaue oder grüne unschädliche Schimmelpilzkulturen zugesetzt, so bildet sich jetzt an der Oberfläche ein Schimmelrasen, oder es zieht der Schimmel als Aderung durch den Käse.

Käsezusammensetzung

Käse setzt sich aus der **Trockenmasse** (Nährstoffen) und **Wasser** zusammen. Je mehr Trockenmasse ein Käse enthält, desto härter ist er. Je weniger Trockenmasse enthalten ist, desto weicher ist er.

Fett in der Trockenmasse – F. i. T.

Während der Käsereifung verdunstet laufend Wasser. Das Gewicht des Käses ändert sich. Die Trockenmasse bleibt annähernd konstant. Aus diesem Grund wird der Fettgehalt des Käses in Prozent der Trockenmasse angegeben.

Fettgehaltsstufen	Fett in der Trockenmasse (mindestens)
Überfettstufe (Rahmstufe)	55 % F. i. T.
Vollfettstufe	45 % F. i. T.
Dreiviertelfettstufe	35 % F. i. T.
Halbfettstufe	25 % F. i. T.
Viertelfettstufe	15 % F. i. T.
Magerstufe	4 % F. i. T.

Viele Käsesorten werden in mehreren Fettgehaltsstufen angeboten.

Käsearten nach der Erzeugung	Käsesorten/Auswahl
Frischkäse	Topfen, Gervais, Cottagecheese
Sauermilchkäse	Quargel, Kochkäse, Graukäse

Berechnung des Fettanteils im Käse
Beispiel Emmentaler: 100 g Emmentaler enthalten 45 % F. i. T. Der Trockenmassegehalt laut Gesetz beträgt 62 %. In 100 g Emmentaler sind also 62 g Trockenmasse enthalten. 45 % von 62 g Trockenmasse sind 28 g (62 x 45 : 100 = 28). In 100 g Emmentaler sind 28 g Fett enthalten.

Gallerte = halbfeste Masse.

Käseherstellung

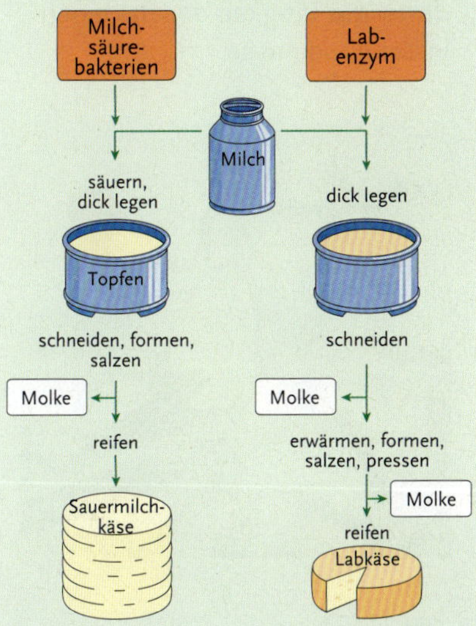

Faustregel zur Berechnung des Fettgehaltes
Frischkäse: F.-i.-T.-Angabe x 0,3.
Weichkäse: F.-i.-T.-Angabe x 0,4.
Schnittkäse: F.-i.-T.-Angabe x 0,5.
Hartkäse: F.-i.-T.-Angabe x 0,6.

Käseart	Mindestanteil der Trockenmasse
Frischkäse	18 %
Weichkäse	35 %
Halbfeste Schnittkäse	44 %
Schnittkäse	49 %
Hartkäse	60 %

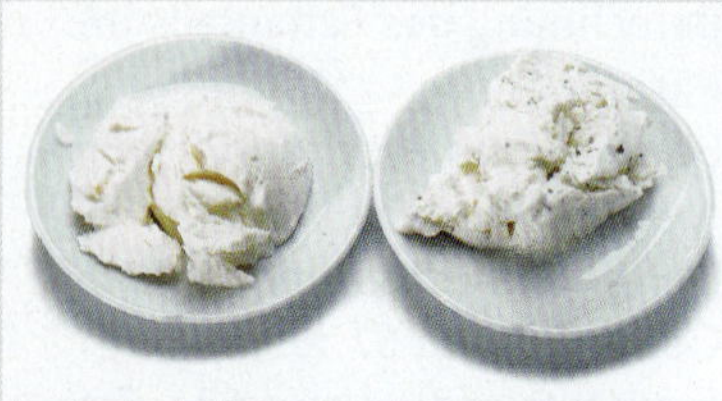

Magerer Topfen, Kräutertopfen

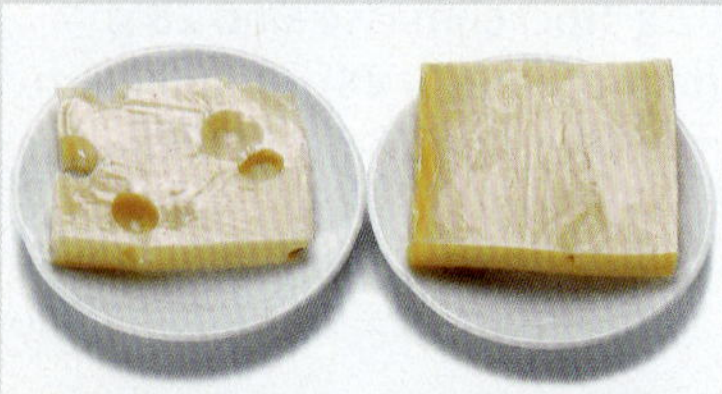

Hartkäse: Emmentaler, Bergkäse

Wussten Sie, dass ...
die Löcher im Käse durch Gase entstehen? Die Gase bilden sich durch die Tätigkeit der Bakterien in der Käsemasse.

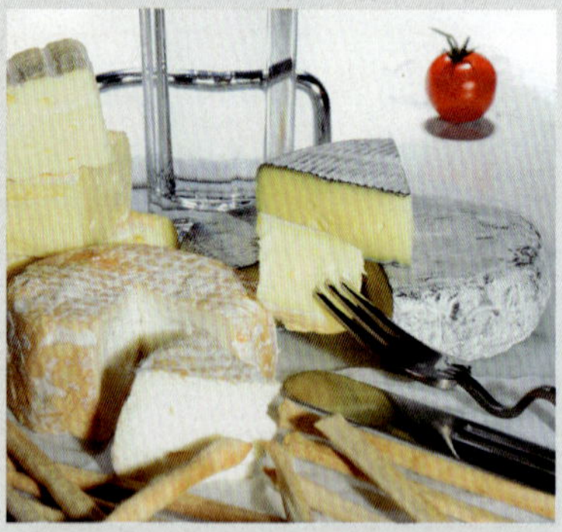

Wählen Sie fünf Käsesorten aus, die Sie gerne essen. Ordnen Sie sie nach der Erzeugung in Frischkäse, Weichkäse, Schnittkäse, Hartkäse, Sauermilchkäse, Schmelzkäse. Berechnen Sie den tatsächlichen Fettgehalt dieser Käsesorten.

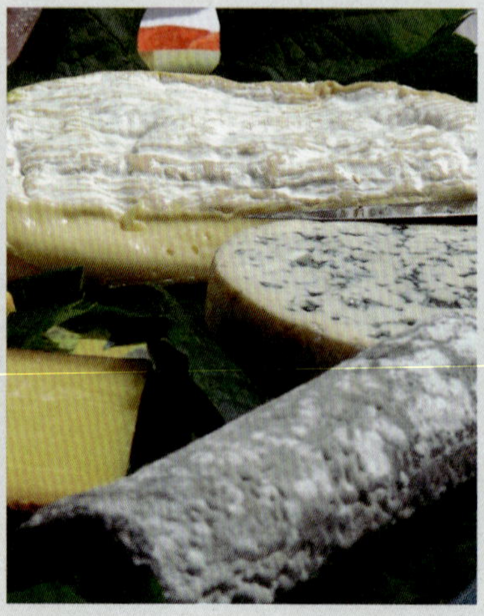

Labkäse	
Hartkäse	Emmentaler, Bergkäse, Parmesan
Schnittkäse	Gouda, Edamer, Tilsiter, Butterkäse, Käse nach Holländer Art, Mondseer, Bierkäse, halbfeste Blau- und Grünschimmelkäse
Weichkäse	Camembert, Brie; Limburger, Schlosskäse, Klosterkäse
Schmelzkäse	Aus verschiedenen Käsesorten

Frischkäse

Dazu zählen alle Käsesorten, die nicht reifen müssen. Der Topfenbruch wird von der Molke getrennt und je nach gewünschtem Fettgehalt mit Rahm angereichert, passiert (außer Cottage Cheese) und verpackt; Natur oder mit verschiedenen Kräutern und Gewürzen erhältlich. Frischkäse sind die wasserreichste Käseart. Sie sollen möglichst aus dem Kühlschrank serviert und bald nach dem Kauf verbraucht werden.

- **Topfen:** einer der ältesten Käse der Welt; mager bis 40 % F. i. T.
- **Gervais:** meist ungesalzen; 65–70 % F. i. T.
- **Cottagecheese:** 10 % und 20 % F. i. T.
- **Frischkäse nach italienischer Art (Mascarpone):** 85 % F. i. T.
- **Frischkäse aus Schaf- oder Ziegenmilch:** mind. 50 % F. i. T.

Sauermilchkäse

Die einfachste, ursprünglichste Form der Käsegewinnung ist die aus saurer Milch. Durch Säuerung gewonnener Magertopfen wird bei einer bestimmten Temperatur vorgereift und in Formen gepresst. Sauermilchkäse ist fast fettfrei, Geruch und Geschmack sind intensiv.

Labkäse

Die meisten Käsesorten werden durch Labgerinnung erzeugt.

Hartkäse: Herstellung überwiegend aus Rohmilch, 1 010 Liter sind für acht Kilogramm Käse erforderlich. Durch lange Reifungszeit hoher Trockenmassegehalt und geschmackliche Fülle; mild aromatisch bis nussartig, pikant, würzig; raffinierter, variationsreicher Geschmack durch komplizierte Reifevorgänge, die umso günstiger verlaufen, je langsamer sie vor sich gehen; meist 45 % F. i. T.

- **Hartkäse mit Lochbildung:** Emmentaler, Alp- und Bergkäse.
- **Hartkäse ohne Bruchlochbildung:** pikanter, extraharter Teig, mürbe, bröckelige Struktur; eignet sich besonders zum Reiben, z. B. Parmesan.

Schnittkäse: ein- bis zweimonatige Reifezeit; Fettgehalt häufig 45 % F. i. T., es gibt aber auch sehr fettarme Sorten, höherer Wassergehalt als bei Hartkäse, Geschmack mild süßlich bis kräftig pikant. Schnittkäse sind zwar fest, lassen sich aber ohne größere Anstrengung schneiden – daher ihr Name. Die bekanntesten Schnittkäse sind die Käse der Holländer Type: österreichischer Edamer und Gouda, Geheimratskäse und Käse nach Holländer Art.

Weichkäse: Reifung von außen nach innen; er ist reif, wenn der Kern nicht mehr topfig ist; Schimmel außen oder auch innen; Edelschimmelkulturen werden der Milch vor der Gerinnung beigesetzt, Weißschimmel wird nach dem Ausformen aufgesprüht; Schimmelrasen entsteht während der Reifung; rötlich gelbe Naturrinde durch Rokulturbakterien.

- **Weißschimmel:** Weißschimmelrasen auf Käse; Brie, Camembert, Weißschimmelkäse aus Schaf- und Ziegenmilch.
- **Rotkultur:** Einreiben mit Salz und Rotkulturbakterien; Klosterkäse, Limburger, Romadour, Bachensteiner (aus Rohmilch), Schlosskäse.
- **Grün- und Blauschimmel (Edelschimmel):** Beim Pikieren werden Käse mit feinen Nadeln angestochen (von oben oder seitlich), damit die Edelschimmelkulturen mit Sauerstoff versorgt werden; Gorgonzola, Österkron.
- **Doppelschimmelreifung:** innen Edelschimmel, außen Weißschimmel, dadurch pikantes Aroma; Dolce Bianca.

Schmelzkäse

Fein vermahlene Käsemasse wird mit Schmelzsalzen unter Erwärmung verflüssigt; Käse aus zweiter Wahl (mit Rissen, Fehllochungen) kann verwendet werden; Sortenvielfalt durch geschmacksbildende Zutaten wie Gewürze, Schinken, Kräuter oder Räucherung.

Molke

Die Molke scheidet sich während des Vorkäsens ab. Sie enthält einen Teil der Milchinhaltsstoffe, nämlich 25 % Eiweiß (Albumin) und reichlich wasserlösliche Vitamine, Mineralstoffe und Milchzucker. Sie ist nahezu fettfrei. Molke ist mit unterschiedlichen Fruchtzusätzen erhältlich.

3 Weitere Milcherzeugnisse

Neben den unterschiedlichen Trinkmilcharten wird in den Molkereien eine Reihe weiterer Milchprodukte hergestellt.

Art des Milchproduktes	Bearbeitung	Erzeugnisse/Auswahl
Butter	Siehe Butter, S. 167.	
Süßrahmprodukte	Milch wird in Süßrahm und Magermilch getrennt.	Schlagobers, Kaffeeobers, Haltbarobers, Sterilobers
Sauermilchprodukte	Milch wird mit Mikroorganismen geimpft und zum Gerinnen gebracht.	Buttermilch, Sauermilch, Acidophilusmilch, Joghurt, Bioghurt, Biogarde, Kefir, Sauerrahm, Crème fraîche, Crème double
Molke	Wird bei der Käseherstellung abgeschieden. Enthält einen Teil der Milchinhaltsstoffe, nämlich 25 % Eiweiß (Albumin) und reichlich wasserlösliche Vitamine, Mineralstoffe und Milchzucker. Sie ist nahezu fettfrei.	Molke, Fruchtmolke
Dauermilch- und Trockenmilchprodukte	Werden durch Eindampfen eingedickt bzw. durch dampfbeheizte Walzen oder heißen Luftstrom getrocknet.	Kondensmilch, Milchpulver oder Trockenmilch
Dessertprodukte	Als Basis dienen frische Milchprodukte.	Milchreis, Pudding, Topfencreme, Tiramisu

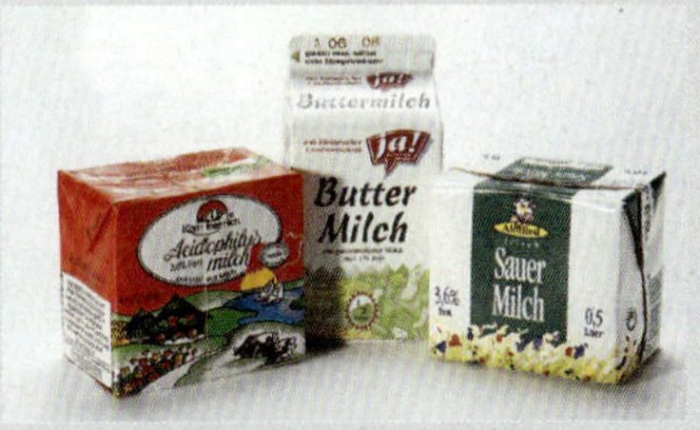

Sauermilchprodukte

? Es gibt eine Vielzahl an Milchprodukten. Verschaffen Sie sich einen Überblick! Ordnen Sie die angebotenen österreichischen Produkte nach Süßrahm-, Sauerrahm-, Molke-, Dauermilch-, Trockenmilch- und Dessertprodukten. Beachten Sie dabei die Produktkennzeichnung.

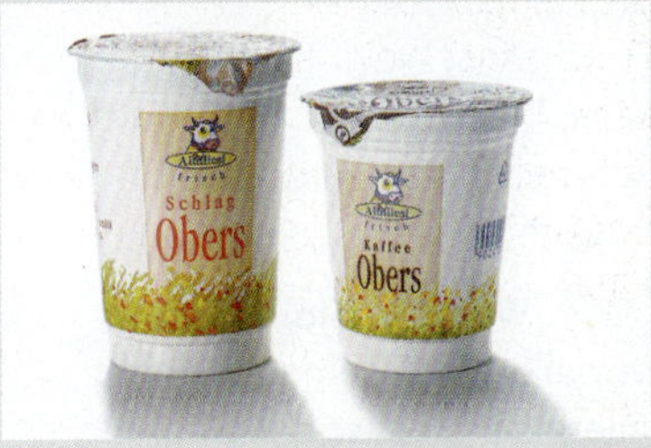

Schlagobers, Kaffeeobers

Süßrahmprodukte

Schlagobers wird aus Süßrahm gewonnen und hat 36 % Fett, Haltbarschlagobers hat 32 % Fett. Je höher der Fettgehalt, umso besser lässt sich Schlagobers aufschlagen.

Kaffeeobers wird ebenfalls aus Süßrahm hergestellt und hat mindestens 10 % Fett. Es gibt Haltbarkaffeeobers und Sterilobers.

Sauermilchprodukte

Sauermilchprodukte bieten die größte Sortenvielfalt. Sie können flüssig oder halbfest, pur oder mit verschiedenen Zusätzen angereichert und reich an bioaktiven Substanzen sein.

Acidophilusmilch wird aus Milch hergestellt und hat 3,6 % Fett. Es werden besonders mild säuernde Kulturen verwendet. Sie hat einen hohen Anteil an rechtsdrehender Milchsäure.

Biogarde, Bioghurt, Bifidus werden aus Milch durch Zusatz von speziellen Joghurtkulturen hergestellt, haben einen besonders milden Geschmack und einen hohen Gehalt an rechtsdrehender Milchsäure. Alle Produkte sind auch mit Fruchtzubereitungen erhältlich.

Besorgen Sie sich unterschiedliche Verpackungen von Sauermilchprodukten. Erstellen Sie eine Liste, welche Bakterienkulturen verwendet werden. Informieren Sie sich über diese Bakterienkulturen. Beurteilen Sie die gesundheitsbezogenen Werbeaussagen.

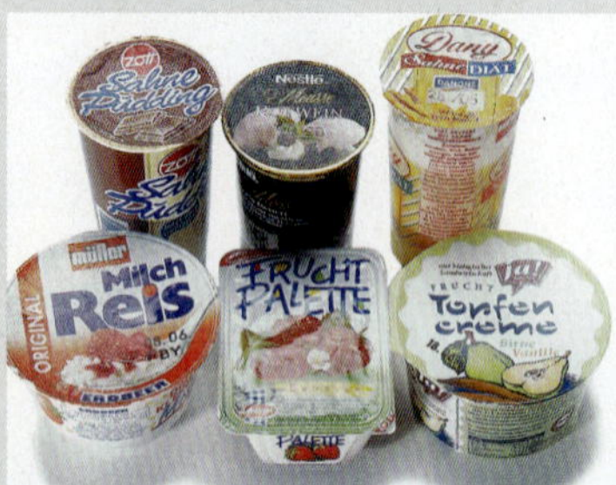

Dessertprodukte

Milch ist kein Getränk, sondern ein Nahrungsmittel. Wie beurteilen Sie diese Aussage?

Wussten Sie, dass ...
rechtsdrehende Milchsäure vom Körper rasch aufgenommen und verwertet wird, linksdrehende Milchsäure hingegen nur langsam verwertet und ausgeschieden wird?

Wussten Sie, dass ...
vor allem bei kleinen Kindern allergische Reaktionen auf Eiweißstoffe in der Milch auftreten können? Das ist der Grund, warum Kuhmilch nicht vor dem 13. Lebensmonat verabreicht werden soll.

Buttermilch wird aus Milch hergestellt und hat 1 % Fett. Die Säuerung erfolgt durch Buttereikulturen. Buttermilch kann auch Fruchtzusätze enthalten.

Crème fraîche: Rahm (36 % Fett) wird mit Milchsäurebakterien schwach gesäuert. Crème fraîche flockt in heißen Speisen nicht aus und ist mit Kräutern und Knoblauch erhältlich. Crème double hat 42 % Fett.

Joghurt wird aus Kuh- oder Schafmilch (unterschiedliche Fettstufen) durch Zusatz von Joghurtkulturen dick gelegt, es ist stichfest oder gerührt. Es gibt sie mit geschmacksgebenden Zusätzen wie Früchten, Schokolade oder Müsli. Bei Diabetikerfruchtjoghurt wird der Zucker durch zugelassene Zuckeraustauschstoffe ersetzt. Der Energiegehalt ist kaum geringer.

Kefir wird aus Milch hergestellt, der Kefirkulturen (Bakterien und Hefen) zugesetzt werden. Es ist sehr bekömmlich, die Alkoholkonzentration ist für Kinder unschädlich. Die Kohlensäure kann den Deckel der Verkaufspackung heben (Zeichen für Vollreife).

Probiotische und prebiotische Joghurts zählen zu den Nahrungsmitteln mit Zusatznutzen (siehe funktionelle Lebensmittel, S. 230).

Sauermilch wird aus Milch hergestellt und hat 3,6 % Fett. Durch mild säuernde Kulturen wird sie dick gelegt, anschließend flüssig gerührt; auch mit Frucht- und Jamzusätzen.

Sauerrahm: Rahm (15 % Fett) wird mit Sauermilchkulturen gesäuert.

Dauermilch- und Trockenmilchprodukte

Kondensmilch: Milch wird in Vakuumapparaten auf ein Drittel des Volumens eingedickt, in Dosen abgefüllt und sterilisiert; Fettgehalt mindestens 7,5 %.

Milchpulver: Milch wird getrocknet; Verwendung in der Süßwaren-, Backwaren-, Suppen- und Fleischwarenindustrie.

Dessertprodukte

Es gibt ein breites Angebot an Produkten auf Milchbasis, wie z. B. Puddings, Topfencremen und Milchreis in verschiedenen Varianten.

4 Ernährungsphysiologische Aspekte

Hauptnährstoffe und Verdaulichkeit

Das **Milcheiweiß** ist biologisch hochwertig. Die biologische Wertigkeit (siehe S. 55) kann durch Kombination mit pflanzlichen Lebensmitteln, wie Getreide, Kartoffeln und Hülsenfrüchten, zusätzlich erhöht werden. Den höchsten Eiweißgehalt haben fettarme Käsesorten, wie Topfen oder Sauermilchkäse. Die Verdaulichkeit des Milcheiweißes ist von der Gerinnung abhängig. Eine feinere Ausflockung wird durch Homogenisieren, Hitzebehandlung, Kohlenhydratzusatz und Ansäuern erreicht.

Der **Milchzucker** ist das einzige Kohlenhydrat der Milch. Seine Süßkraft ist gering. Die Milch schmeckt deshalb nur leicht süßlich. In den unteren Dünndarmabschnitten wird aus einem Teil des Milchzuckers Milchsäure gebildet. Diese vermindert das Wachstum der Fäulnisbakterien im Darm und erhöht die Kalziumaufnahme.

Das **Milchfett** ist gut verdaulich. Es hat einen relativ hohen Anteil an kurzkettigen Fettsäuren und Ölsäure. Außerdem sind die Fetttröpfchen durch das Homogenisieren sehr fein verteilt. Der Fettanteil in Milch- und Käseerzeugnissen ist je nach Verarbeitung sehr unterschiedlich. Manche Produkte sind sehr konzentrierte Energielieferanten (BLS). Eine bewusste Auswahl unter Berücksichtigung des täglichen Fettbedarfs ist notwendig.

Vitamine und Mineralstoffe

Milch und Milchprodukte sind die wichtigste Kalziumquelle für den Menschen. Auch Phosphor, Magnesium, Kalium, die Vitamine A, B_2 und B_{12} sind reichlich enthalten.

Milch für jedes Lebensalter?

Kuhmilch sollte – auch in verdünnter Form – nicht vor dem 13. Lebensmonat gegeben werden. Sauermilchprodukte werden erst im Kleinkindalter vertragen. Für Kleinkinder werden 1/4 Liter Milch und 15 g Käse pro Tag empfohlen. Für Kinder im Schulalter und für Erwachsene jeden Alters liegt die Empfehlung bei 1/4 Liter Milch und 45 g Käse pro Tag.

Wussten Sie, dass ...
die Unverträglichkeit von Milch bei Erwachsenen darauf beruht, dass die Produktion des Milchzucker spaltenden Enzyms Laktase nach der Kindheit weitgehend eingestellt wird (Laktoseintoleranz). Sauermilchprodukte, bei denen der Milchzucker weitgehend zu Milchsäure abgebaut wurde, werden meist gut vertragen.

5 Tipps für Einkauf und Lagerung

Milch und Milcherzeugnisse sind Frischprodukte und daher nur begrenzt haltbar. Sie müssen gekühlt und lichtgeschützt aufbewahrt werden. Die Lagertemperatur sollte 7 °C betragen. Angebrochene Packungen von Haltbarprodukten müssen ebenfalls gekühlt und rasch verbraucht werden. Milchprodukte nehmen sehr leicht fremden Geruch und Geschmack an und sind lichtempfindlich. Sie sollen daher gut verschlossen aufbewahrt werden.

Käse sollte möglichst im Stück eingekauft werden. Er entfaltet so sein typisches Aroma besser und trocknet auch nicht so leicht aus. Alle Käsesorten – außer Frischkäse – müssen rechtzeitig vor dem Verzehr aus dem Kühlschrank genommen und temperiert werden, damit sich der Geschmack besser entwickeln kann.

Aufbewahren von Milch und Milcherzeugnissen

Produkt	Durchschnittliche Haltbarkeit im Kühlschrank in Tagen	Haltbarkeit im Gefrierfach in Monaten	Gefriereignung	Wichtige Hinweise
Frischmilch	4	1–3	gut	–
H-Milch	Offene Packung: 4	–	–	–
Sauermilchprodukte	21	1–3	mäßig	Geschmack unbeeinflusst; werden flockig
Schlagobers	7	1–3	gut	Evtl. geschlagen einfrieren oder in angetautem Zustand schlagen.
Butter	40	6–8	sehr gut	–
Topfen	14	12	sehr gut	–
Weichkäse (im Stück)	21 1 Stunde vor dem Verzehr entnehmen.	6	gut	Im gewünschten Reifezustand einfrieren.
Schnittkäse/ Hartkäse (im Stück)	60 1 Stunde vor dem Verzehr entnehmen.	6	gut	Fettreiche Sorten und geriebener Käse sind am besten geeignet.

? Verkosten Sie je ein Stück gekühlten und ein Stück temperierten Käse. Wo liegt der Unterschied?

Tipp
Die Haltbarkeit von Milch und Milcherzeugnissen verlängert sich, wenn die Kühlkette (zwischen Geschäft und Haushalt) nicht unterbrochen wird.

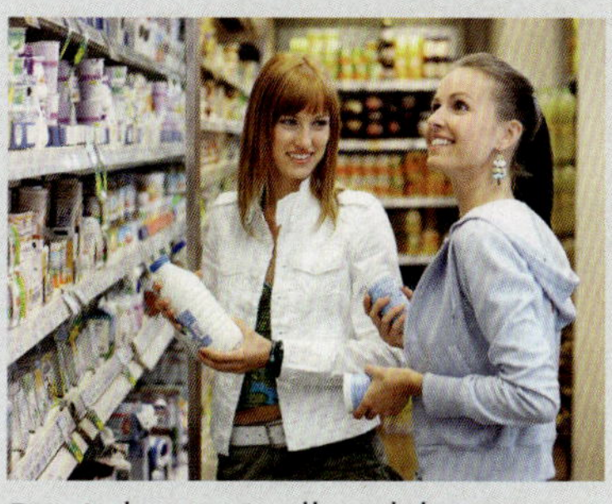

Der Lebensmittelhandel unterscheidet zwischen „weißer Palette“: Trinkmilch, Naturjoghurt, Topfen; „bunter Palette“: Fruchtjoghurt, Milchmischgetränke, Frischedesserts und „gelber Palette“: Käse

6 Volkswirtschaftliche Bedeutung

Die österreichische Milchwirtschaft ist seit dem EU-Beitritt im Umbruch. Österreichische Bauernhöfe haben im Vergleich zu anderen EU-Ländern einen geringeren Kuhbestand, eine geringere Milchproduktion und Milchlieferleistung. Trotzdem liegt die Inlandsproduktion über dem tatsächlichen Verbrauch. Zusätzlich drängen preisgünstige ausländische Produkte auf den Markt.

Zudem hat sich das Milchkonsumverhalten stark verändert. Die Nachfrage nach Trinkmilch ist in den letzten 50 Jahren von 170 Liter auf 76 Liter pro Kopf und Jahr gesunken. Der Käsekonsum dagegen ist von zwei Kilogramm auf 19 Kilogramm angestiegen.

Notizen zu den Arbeitsaufgaben:

Arbeitsaufgaben

1. Wie wird die Rohmilch molkereimäßig behandelt? Was bezweckt man damit?
2. Wo liegt der Unterschied in der Erzeugung von Labkäse, Sauermilchkäse und Schimmelkäse?
3. Welche Rolle spielt die Milch in unserer Ernährung?
4. Welche Käsesorten sind ernährungsphysiologisch besonders günstig? Begründen Sie Ihre Meinung!
5. Was ist die Laktoseintoleranz, was die Kuhmilcheiweißallergie?
6. Zeichnen Sie mithilfe der Daten des BLS den Nährwertstreifen für Vollmilch, Magerjoghurt, Sauerrahm, Gouda und Magertopfen in die Vorlage ein. Wählen Sie dazu die Werte der Kohlenhydrate, den Gesamtfettgehalt und das Eiweiß aus. Beachten Sie beim Zeichnen des Balkens: 1 000 mg entsprechen 1 mm.

   Vollmilch (Kuhmilch)

   Magerjoghurt

   Sauerrahm

   Gouda

   Magertopfen

ZUSAMMENFASSUNG

Milch enthält alle lebensnotwendigen Nährstoffe in einem optimalen Verhältnis. Die Rohmilch wird gereinigt, standardisiert und zur Verlängerung der Haltbarkeit homogenisiert und pasteurisiert.

Aus der Milch werden Butter, Süßrahm- und Sauerrahmprodukte, Molke, Dauermilch- und Trockenprodukte, Dessertprodukte und Käse hergestellt. Käse enthält die Inhaltsstoffe der Milch in konzentrierter Form.

Magere Milcherzeugnisse sind zu bevorzugen. Milch und Milcherzeugnisse sollen kühl, verschlossen und lichtgeschützt aufbewahrt werden.

Eier

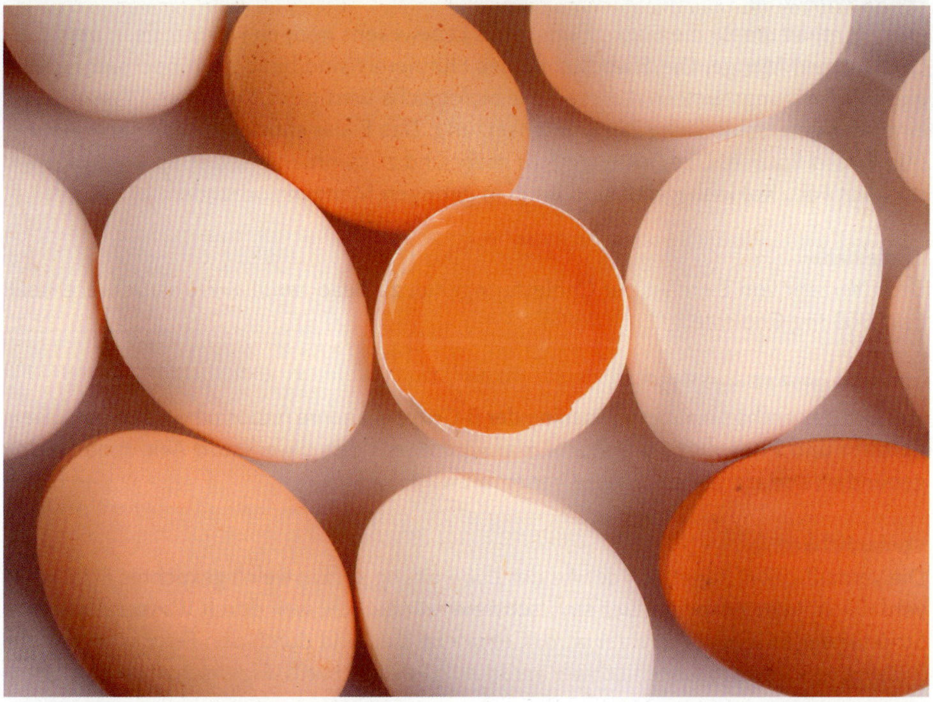

Ziele

- Sie können den Aufbau eines Hühnereies erklären.
- Sie wissen über die Bedeutung von Eiern in der Ernährung Bescheid.
- Sie können aufgrund der Kennzeichnung qualitativ hochwertige Eier auswählen.

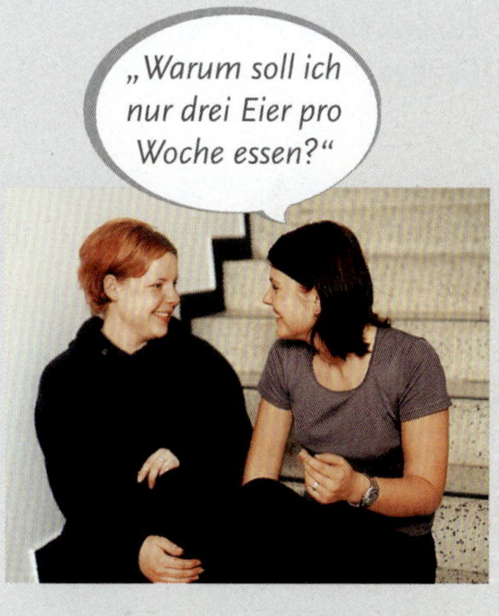

Als Eier gelten laut Lebensmittelgesetz ausschließlich Hühnereier. Eier von Gänsen, Puten, Enten, Perlhühnern, Tauben und Wachteln müssen als solche gekennzeichnet sein.

Das Ei gilt als Symbol der Schöpfung und Quelle des Lebens. Schon in sehr frühen Zeiten wurden bemalte, geweihte Eier in die Äcker gelegt, um die Götter für eine gute Ernte mild zu stimmen. Für die ersten Christen waren Eier Zeichen der Wiedergeburt. Die Eier wurden – so wie heute noch – gekocht, verziert und zu Ostern verschenkt.

Eidotter und Eiklar im Vergleich

Inhaltsstoffe	Eidotter	Eiklar	Ei gesamt
Eiweißstoffe	16,1 %	11,1%	12,9 %
Fette	31,9 %	0,2 %	11,2 %
Kohlenhydrate	0,3 %	0,7 %	0,7 %
Wasser	50 %	87,2 %	74,09 %
Mineralstoffe	Eisen, Kalzium, Phosphor		Eisen, Kalzium, Phospor
Vitamine	A, E, B_1, B_2	B_1, B_2	A, E, B_1, B_2

Aufbau des Hühnereies

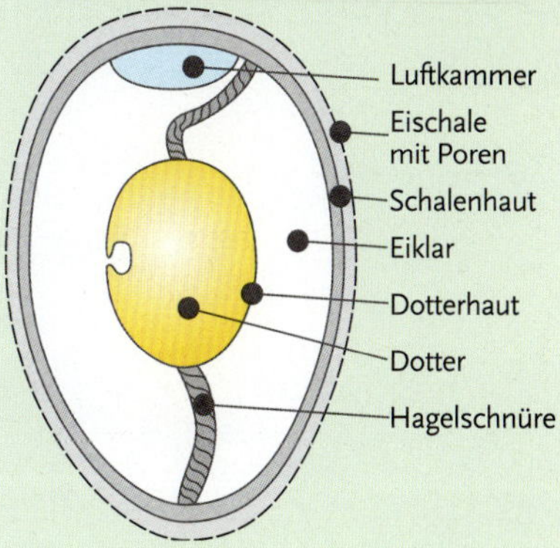

Eischale	10 %
Eiklar	58 %
Eigelb = Dotter	32 %

1 Eiprodukte

Für den Konsumenten war das Ei lange Zeit das durch Züchtung oder Verarbeitung am wenigsten veränderte Lebensmittel. Für die Gastronomie und die Lebensmittelindustrie werden heute **Eipulver, Trockeneigelb, pasteurisiertes flüssiges** sowie **tiefgefrorenes Eigelb** und **Eiklar** hergestellt. Dies ermöglicht einen einfacheren Transport und einen wesentlich geringeren Platzbedarf beim Lagern. Zum Schutz vor Salmonellen müssen Eiprodukte pasteurisiert werden. **Stangeneier** sind gekochte und anschließend tiefgefrorene Eierrollen. Sie können leicht und verlustfrei verarbeitet werden.

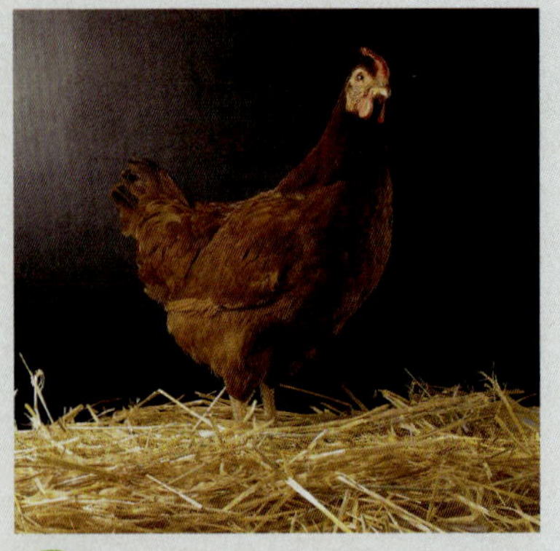

Wussten Sie, dass ...
... die Farbe der Eierschalen (Weiß oder Braun) von der Hühnerrasse abhängt?
... Omega-3-Eier fünfmal so viel mehrfach ungesättigte Fettsäuren enthalten als herkömmliche Eier? Für wie sinnvoll halten Sie Omega-3-Eier?

2 Ernährungsphysiologische Aspekte

Hauptnährstoffe

Das Ei enthält die für die Entwicklung eines Lebewesens nötigen Nährstoffe in optimaler Qualität und Menge. Die **Eiweißstoffe** des Hühnereis sind biologisch hochwertig. Kein anderes Nahrungsmittel hat diese hohe biologische Wertigkeit. Dotter und Eiklar zeigen eine sehr unterschiedliche Zusammensetzung. Das Eiklar enthält einfache Eiweißstoffe und Fett in Spuren. Der Dotter enthält mehr und zusammengesetzte Eiweißstoffe und reichlich **Fett. Kohlenhydrate** sind im Ei in geringen Mengen vorhanden.

Cholesterin

Beim Verzehr von Eiern ist der Cholesteringehalt zu beachten. Ein Frühstücksei enthält etwa 300 mg Cholesterin.

Vitamine und Mineralstoffe

Der Eidotter enthält reichlich **Vitamine der B-Gruppe, andere fettlösliche Vitamine, Eisen, Kalzium und Phosphor.** Im rohen Eiklar wird durch den Eiweißstoff Avidin das Biotin gebunden, sodass seine Wirkung gehemmt wird.

Verdaulichkeit

Die Verdaulichkeit hängt von der Art der Zubereitung ab. Ein **weich gekochtes** Ei ist **leicht verdaulich. Hart gekochte** Eier sind **schwerer verdaulich,** weil durch Wasserabgabe die Struktur der Eiweißstoffe fester wird. Gebratene Eier sind durch den Fettzusatz und die Bildung von Röstprodukten schwer verdaulich (siehe Eiweiß, Eigenschaften, S. 52).

Salmonellen

Durch Massentierhaltung und Futtermittel können in den Eiern Salmonellen (siehe Schadstoffe, S. 100, und Krankheitserreger in Lebensmitteln, S. 140) enthalten sein. Durch kühle Lagerung wird die Vermehrung eingeschränkt. Auch die natürlichen Abwehrstoffe im Eiklar schützen in den ersten 10 bis 14 Tagen vor Salmonellenwachstum. Deshalb sollten Eier möglichst frisch verwendet werden.

3 Haltungsformen für Legehennen

Legehennen werden in Käfig-, Boden- oder Freilandhaltung gehalten. EU-weit dürfen seit 2003 keine neuen Käfiganlagen mehr errichtet werden, bis 2012 müssen die bestehenden aufgelöst werden.

Eier aus biologischer Erzeugung sind immer aus Freilandhaltung. Die Hühner werden artgerecht gehalten und haben tagsüber Auslauf ins Freie.

Käfighaltung

- Vier bis fünf Hühner in einem Käfig; 450 cm^2 pro Huhn.
- Vollklimatisiertes Stallgebäude mit künstlichem Tag-und-Nacht-Rhythmus.
- Fütterung, Abtransport von Kot und Eiern erfolgen automatisch.

Bodenhaltung

- Sieben Hühner je Quadratmeter Stallbodenfläche.
- Drei Bereiche im Stall: Scharrraum, Kotkasten, Legenester.
- Kein Auslauf ins Freie.

Freilandhaltung

- 10 m^2 pro Huhn, zum größten Teil bewachsene Auslauffläche.
- Tagsüber uneingeschränkter Auslauf ins Freie.
- In der Nacht gelten die Bedingungen der Bodenhaltung.

Eier von Hühnern aus der Freiland- oder aus der Bodenhaltung sind wegen der Mehrarbeit, die sich für die Bauern ergibt, meist etwas teurer. Eier aus biologischer Erzeugung sind immer aus Freilandhaltung.

4 Tipps für Einkauf und Lagerung

Güteklassen

Eier gibt es in den Güteklassen A und B. Im Lebensmittelhandel sind lediglich Eier der Güteklasse A erhältlich. Die Eier der Klasse B werden in der Lebensmittelindustrie verarbeitet.

Bewusste Konsumenten bevorzugen Bio-Eier und unterstützen damit eine artgerechte Tierhaltung.

Qualitätsmerkmale der Güteklasse A

- Schale: normal, sauber, unverletzt. Sie darf weder vor noch nach dem Sortieren gewaschen bzw. gereinigt werden.
- Luftkammer: bis 6 mm Höhe, bei Verkauf unter der Bezeichnung „Extra" nur bis 4 mm.
- Eiklar: klar, durchsichtig, von gallertartiger Konsistenz, frei von fremden Einlagerungen.
- Dotter: beim Durchleuchten nur schattenhaft, ohne deutliche Umrisse frei sichtbar, frei von fremden Einlagerungen, ohne sichtbar entwickelten Keim.
- Geruch: kein Fremdgeruch.
- Nicht haltbar gemacht oder unter 5 °C gekühlt.

Frische von Eiern

Eier mit der zusätzlichen Deklaration „Extra" sind die frischesten. Sie müssen rascher verpackt werden und dürfen nur bis zum siebten Tag nach dem Verpacken so angeboten werden. Danach muss die Aufschrift „Extra" entfernt werden.

Schlagen Sie ein Hühnerei auf einem Teller auf. Benennen Sie die Bestandteile und stellen Sie die Frische fest.
Kennen Sie weitere Möglichkeiten der Frischeprüfung?

Frisch-Ei-Uhr

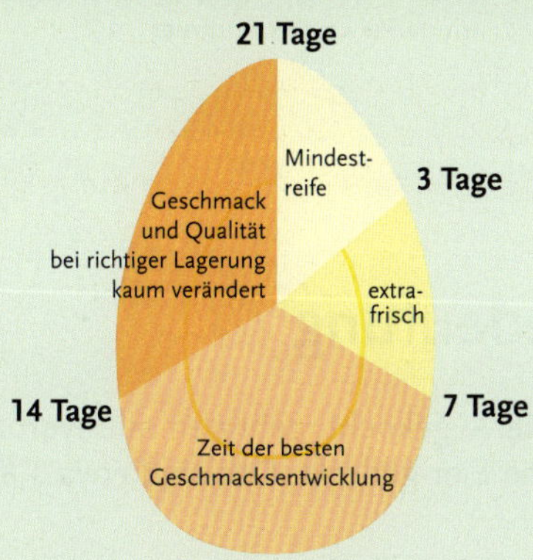

Frischekennzeichen

Frisches Ei
Zweigestuftes Eiklar, hoch gewölbter Dotter

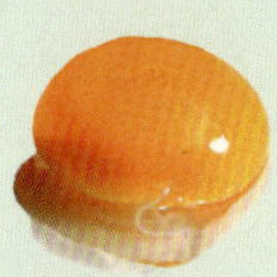

Älteres Ei
Eiklar und Dotter flach

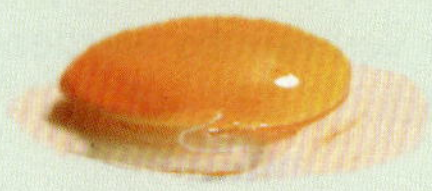

Gewichtsklassen

Eier der Güteklasse A werden nach dem Gewicht sortiert. Es gibt die Größen S, M, L und XL. Das Gewicht des Eies hängt vom Alter des Huhnes, von der Fütterung und von der Stalltemperatur ab. Ältere Hennen legen größere Eier.

Gewichtsklassen

Klasse	Größe	Gewicht
XL	sehr groß	73 g und darüber
L	groß	63–72 g
M	mittel	53–62 g
S	klein	unter 53 g

Subjektive Qualitätskriterien

Neben den genannten gesetzlichen Qualitätskriterien gibt es für den Kauf eine Reihe persönlicher Auswahlkriterien:

- **Geschmack und Dotterfarbe:** Entscheidend ist die Futterzusammenstellung und nicht die Art der Legehennenhaltung.
- **Schalenfarbe:** Die Farbe der Schale sagt nichts aus über die Qualität. Weiße Schalen sind meist aber etwas dünner und daher leichter zerbrechlich.
- **Einkauf direkt beim Bauern:** Diese Eier können frischer sein als die im Handel erhältlichen. Auch werden die Hühner anders gefüttert.
- **Herkunft aus Österreich:** Wegen der kurzen Transportwege können die Eier frischer sein. Auch die mögliche bessere Kontrolle österreichischer Produkte kann ein Vorteil sein.

Wussten Sie, dass ...
die Dotterfarbe dunkler ist, wenn dem Futter Vitamin A zugesetzt wird oder frei laufende Hennen in ihrem Futter Pflanzen finden, die reichlich Karotinoide enthalten?

Aufbewahrung

Eier sollen zwischen 5 und 8 °C mit der Luftkammer (stumpfen Seite) nach oben aufbewahrt werden. Sie sollen nicht neben stark riechenden Nahrungsmitteln gelagert werden.

Tiefgekühlt bleiben Eier etwa vier Monate frisch. Sie werden ohne Schale – im Ganzen oder Eiklar und Dotter getrennt – eingefroren. Eischnee ist zum Einfrieren ungeeignet.

„0“ steht für beste Qualität, artgerechte Tierhaltung und garantiert, dass keine gentechnisch veränderten Futtermittel verabreicht wurden.

Kennzeichnung von Eiern und Eierpackungen

Neben den für alle Lebensmittel gültigen Kennzeichnungsvorschriften findet man auf Eierschachteln zusätzlich Informationen über

- die Stückzahl,
- die Güteklasse und die Gewichtsklasse,
- den letzten Verkaufstag: „Verkauf bis ...“,
- die Aufbewahrung: „Bei Kühlschranktemperatur aufbewahren. Nach Ablauf des Mindesthaltbarkeitsdatums durcherhitzen“,
- die Art der Legehennenhaltung.

Die Eier selbst sind mit einem Stempel versehen, der einen Code für das Haltungssystem und den Erzeugerstaat sowie die Betriebs- und Stallnummer enthält.

Eierstempel

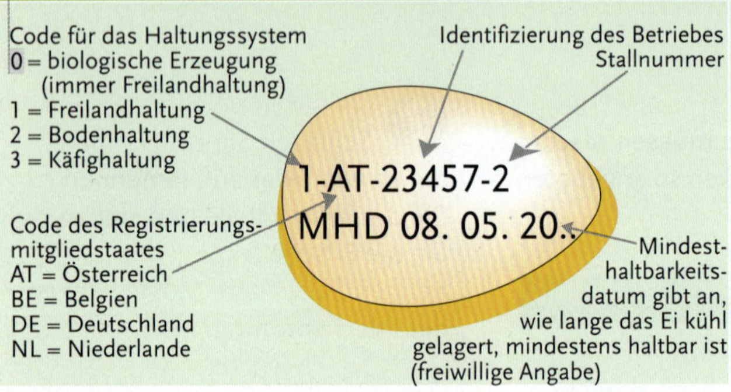

Eierpackung

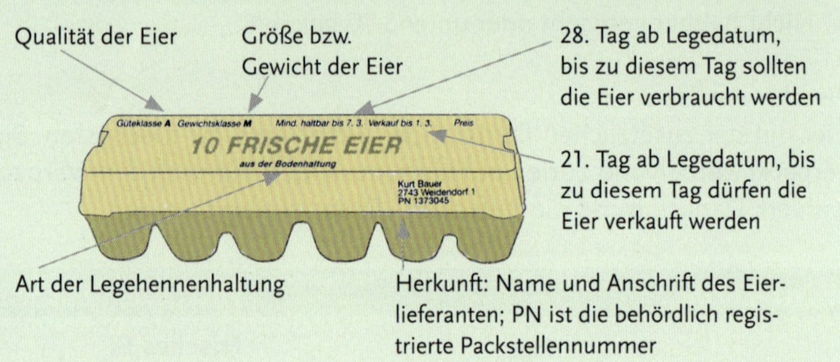

5 Volkswirtschaftliche Bedeutung

Wussten Sie, dass ...
jede/-r Österreicher/-in im Jahr ungefähr jene Menge Eier verzehrt, die eine Henne pro Jahr legt?

Der Österreicher verzehrt jährlich etwa 240 Eier – gekocht, gebraten oder verbacken. 90 % des Verbrauchs werden durch inländische Eier gedeckt. Das sind etwa 1,8 Milliarden Stück.

Ein großer Teil der Eier stammt von Hennen, die in Legebatterien gehalten werden. Die Legehennen werden durch Züchtung, Intensivhaltung und Fütterung zu Höchstleistungen gebracht. Waren es 1950 jährlich noch 120 Eier pro Henne, so sind es heute etwa 280 Eier. Der Anteil an Eiern, die von artgerecht gehaltenen Hühnern stammen, ist im Steigen begriffen.

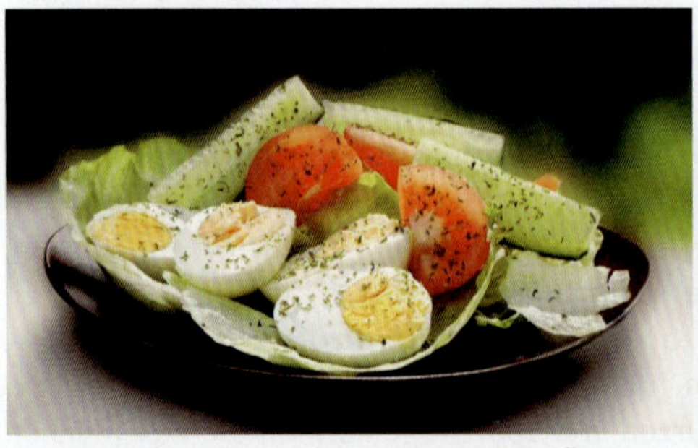

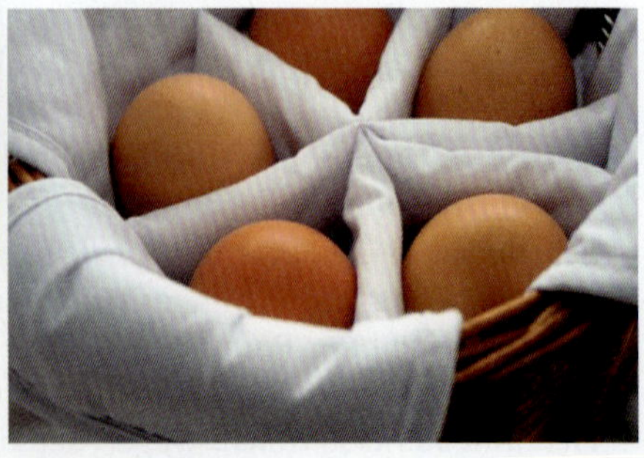

Das Ei ist als Nahrungsmittel bei den Österreichern sehr beliebt

Arbeitsaufgaben

1. Beschreiben Sie den Aufbau eines Hühnereies.
2. Beurteilen Sie die Bedeutung der Hühnereier für unsere Ernährung.
3. Wie schwer ist ein Ei der Gewichtsklasse L?
4. Wodurch werden die Eierschalenfarbe und die Farbe des Eidotters beeinflusst?
5. Wie erkennen Sie frische Eier?
6. Warum müssen Eier nach Ablauf des Mindesthaltbarkeitsdatums durcherhitzt werden?
7. Beschreiben Sie die unterschiedlichen Möglichkeiten der Legehennenhaltung.
8. Sammeln Sie verschiedene Eierschachteln. Vergleichen Sie die Angaben und finden Sie jene heraus, die nur auf Eierverpackungen angegeben werden müssen.
9. Welche Informationen erhalten Sie durch den Eierstempel?
10. Zeichnen Sie mithilfe der Daten des BLS den Nährwertstreifen des Eies in die Vorlage ein. Wählen Sie dazu die Werte der Kohlenhydrate, den Gesamtfettgehalt und das Eiweiß aus. Beachten Sie beim Zeichnen des Balkens: 1 000 mg entsprechen 1 mm.

    Ei

Notizen zu den Arbeitsaufgaben:

ZUSAMMENFASSUNG

Das **Ei** enthält alle **Nährstoffe in optimaler Qualität und Menge.** Der hohe Cholesteringehalt ist allerdings zu beachten.

Eier sind in verschiedenen Güteklassen (A, Extra) und Gewichtsklassen (S, M, L, XL) im Handel erhältlich.

Eier werden von Legehennen, die in Käfig-, Boden- oder Freilandhaltung leben, gelegt.

Fleisch

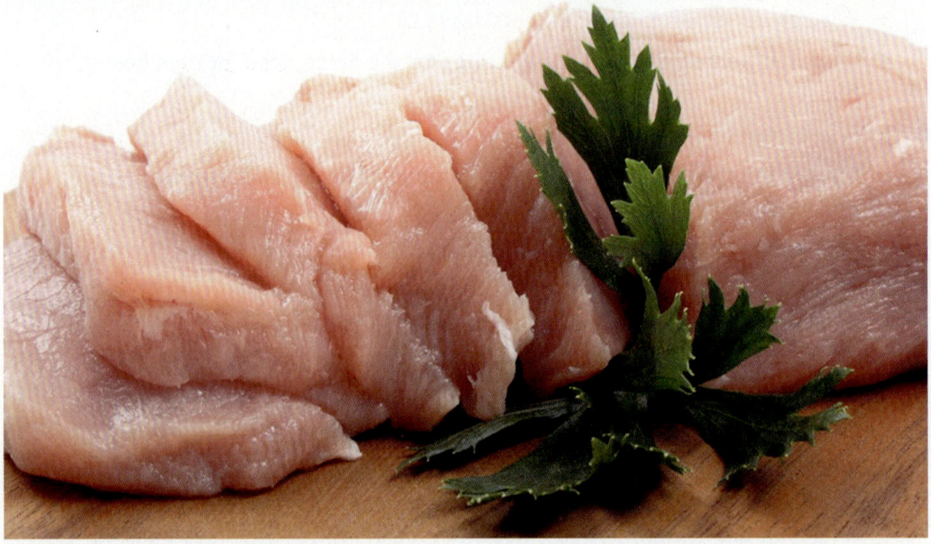

Ziele

- Sie kennen die wichtigsten Arten des Fleisches der Schlachttiere, der Fleischwaren, des Geflügels und des Wildes.
- Sie können die richtigen Fleischteile für die unterschiedlichen Zubereitungsarten einkaufen.
- Sie kennen die Vor- und Nachteile des Konsums von Fleisch und Fleischwaren in Ihrer Ernährung.
- Sie sind sich der Probleme der Massentierhaltung und der Schadstoffbelastung bewusst.

Unter dem Begriff Fleisch versteht man alle verwendbaren Teile geschlachteter oder erlegter warmblütiger Tiere, die sich für den menschlichen Genuss eignen. Innereien, Würste, Pökelwaren und Fleischkonserven zählen ebenfalls zur Lebensmittelgruppe Fleisch. Nicht alle Tiere, die zum Genuss geeignet wären, werden in Österreich gegessen. Aus ethischen Gründen wurde das Fleisch von Katzen und Hunden sehr früh tabuisiert. Pferde, Rinder, Schafe, Schweine, Ziegen und Gänse hingegen dienen seit der Germanenzeit der Viehhaltung. Das bei der Jagd erlegte Wild und Wildgeflügel genoss immer eine hohe Wertschätzung.

Fleischarten	Tierart/ Auswahl
Fleisch der Schlachttiere	Schwein, Rind, Kalb, Schaf
Fleisch des Schlachtgeflügels	Huhn, Pute, Gans, Ente, Wachtel, Perlhuhn
Fleisch erlegter Tiere	**Haarwild:** Reh, Hirsch, Wildschwein, Hase, Wildkaninchen **Wildgeflügel:** Rebhuhn, Fasan, Wildente, Wildgans

Fleisch wurde in den vergangenen Jahrhunderten wenig gegessen. Es war wegen des hohen Preises eine Festtagsspeise und den sozial besser gestellten Schichten vorbehalten. Erst in den letzten 50 Jahren ermöglichten die gesteigerte landwirtschaftliche Produktion sowie die verbesserten Bearbeitungs-, Transport- und Lagermöglichkeiten ein deutlich vergrößertes Angebot. Fleisch kann heute preisgünstig gekauft werden. Der Fleischverbrauch stieg besonders bei Schweinefleisch, Geflügel und Wurstwaren kontinuierlich. Seit einigen Jahren erschüttern Skandale in der Tierhaltung wegen Hormongaben und der Verabreichung von Medikamenten das Vertrauen der Konsumenten. Es kommt wieder zu massiven Verbrauchseinbrüchen.

1 Fleisch der Schlachttiere

Mageres und fettes Fleisch wurden früher gleich hoch geschätzt. In Krisenzeiten wurde Fett sogar höher bewertet. Seit einigen Jahrzehnten ziehen die Verbraucher das magere Muskelfleisch zunehmend dem energiereichen Fettgewebe vor. Daher werden Tiere mit fettarmem Fleisch gezüchtet.

? Warum ist in manchen Ländern der Genuss bestimmter Tiere, wie Schweine, Rinder, Katzen usw., ein Tabu?

? Jüngere Österreicher/-innen essen deutlich weniger Fleisch als 40- bis 60-Jährige. Worin sehen Sie die Gründe?

Vom Schlachttier zum küchenmäßig vorbereiteten Fleischstück

Für alle Frischfleischbetriebe gelten seit dem EU-Beitritt neue gesetzliche Bestimmungen. Das Gesetz sieht für die Fleischverarbeitung strenge Hygienevorschriften vor. Konsequente Reinigung und Desinfektion sind Pflicht. Zudem gibt es Regelungen über die räumliche Trennung der einzelnen Verarbeitungsschritte sowie die Verpackung und Lagerung. Die gesetzlich vorgeschriebene Schlachttier- und Fleischuntersuchung wird von Tierärzten vorgenommen.

- **Schlachttieruntersuchung:** Das noch lebende Tier wird untersucht. Anschließend wird die Schlachterlaubnis erteilt.
- **Betäuben, Schlachten, Entbluten.**
- **Enthäuten bzw. Brühen und Entborsten:** Die Tiere werden abgehäutet. Nur die Haut der Schweine wird gebrüht und entborstet.
- **Ausnehmen, Spalten in Längsrichtung.**
- **Fleischuntersuchung:** Das Fleisch wird besichtigt, betastet und angeschnitten. Bei einem Verdacht auf Mängel werden der pH-Wert, die Anzahl der Bakterien, der Gehalt an Rückständen von Arzneimitteln und Hormonen kontrolliert. Das Fleisch erhält anschließend einen Stempelaufdruck. Ein runder oder ovaler Stempel bedeutet, dass das Fleisch vollkommen einwandfrei, also **genusstauglich** ist. Schweine und Pferde müssen auf Trichinenbefall untersucht werden.
- **Kühlen, Abhängen:** Das schlachtwarme Fleisch wird gekühlt. Der pH-Wert des Fleisches sinkt, da der Gehalt an Milchsäure im Muskel steigt. Die Totenstarre tritt ein. Das Fleisch wird zäh und hart. Man lässt es abhängen. Nach einigen Stunden bzw. Tagen ändert sich der pH-Wert wieder. Die Totenstarre löst sich. Das Fleisch wird mürbe. Dieser Vorgang heißt **Fleischreifung.** Gut abgehangenes, durchgereiftes Fleisch ist besonders zart und hat kürzere Garzeiten. Fleischstücke, die kurz gebraten werden sollen, müssen am längsten abhängen.
- **Zuschneiden:** Das Fleisch kommt in Hälften oder großen Teilstücken in den Handel. Hier wird das Fleisch küchenmäßig zugeschnitten. Es wird dem Konsumenten frisch, verpackt oder tiefgefroren angeboten.

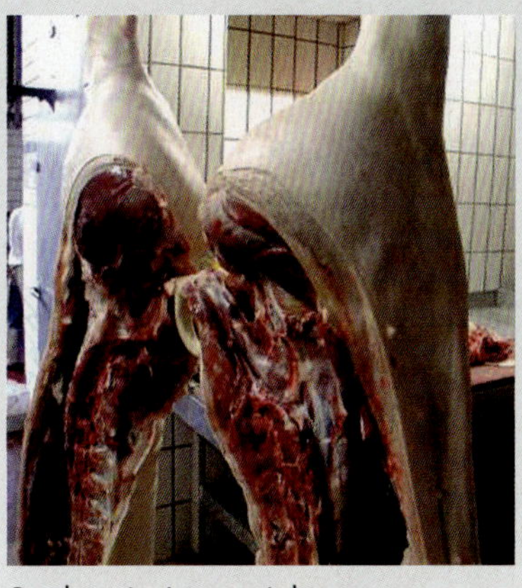

Spalten in Längsrichtung

Trichinen = schmarotzende Fadenwürmer, die durch infiziertes Fleisch auf den Menschen übertragen werden.

Bei der Schlachtung fallen eine Reihe von Nebenprodukten an.

Die **Innereien** werden roh verkauft oder zu Brüh- und Kochwürsten verarbeitet.

Zu den essbaren Innereien gehören Zunge, Lunge, Leber, Herz, Bries, Nieren, Milz, Euter und Magen. **Därme** und **Blase** dienen als natürliche Wursthüllen.

Schweinsblut wird für Kochwürste verwendet, **Knochen** werden als Grundlage für Suppen verkauft.

? Warum verlangt der Konsument hauptsächlich mageres Fleisch?

Merkmale der Fleischsorten

Sorte	Merkmal
Schweinefleisch	Hellrot, Fett weiß, gute Qualität ist feinfasrig und leicht durchwachsen, mittlere Garzeiten
Rindfleisch	Abhängig vom Alter ziegelrot bis dunkelrot, Fett hell- bis dunkelgelb, kräftige Fasern, längere Garzeiten
Kalbfleisch	Blassrot, Fett weiß, wasserreich, feinfasrig, kürzere Garzeiten
Schaffleisch	■ **Lammfleisch** (Fleisch junger Tiere bis ca. neun Monate): lachsfarben, zartfasrig, gelblich weißes Fett, kurze Garzeiten ■ **Schöpsenfleisch** (das Fleisch ausgewachsener, verschnittener männlicher Tiere): dunkelrot, grobfasrig, gelbes Fett, längere Garzeiten

Bestandteile des Fleisches

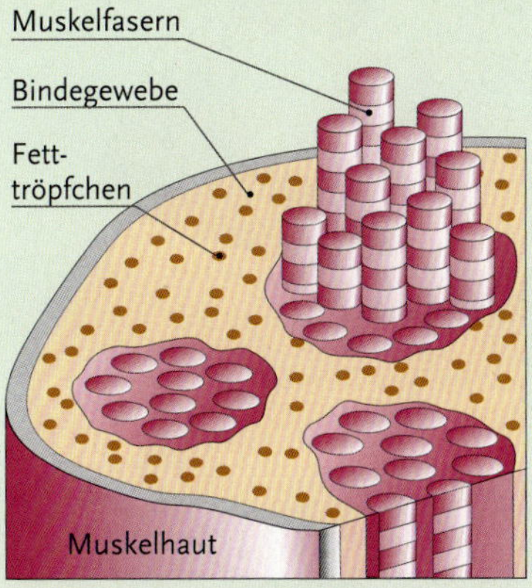

Verschnitten = kastriert.

Die einzelnen Fleischstücke der Schlachttiere enthalten verschieden viel Fett, Muskelfasern und Bindegewebe (Sehnen). Von dieser Zusammensetzung hängt die Verwendung des Fleischstückes ab.

- Fleisch zum **Braten und Grillen:** sehnenarm, saftig, zart.
- Fleisch zum **Dünsten:** etwas sehnenreicher, zart.
- Fleisch zum **Kochen:** sehnenarm bis sehnenreich.
- Fleisch für **Gulasch und Suppen:** sehnenreich, teilweise auch fettreich.

Die Fleischteile erster Qualität werden als **Gustostücke** bezeichnet.

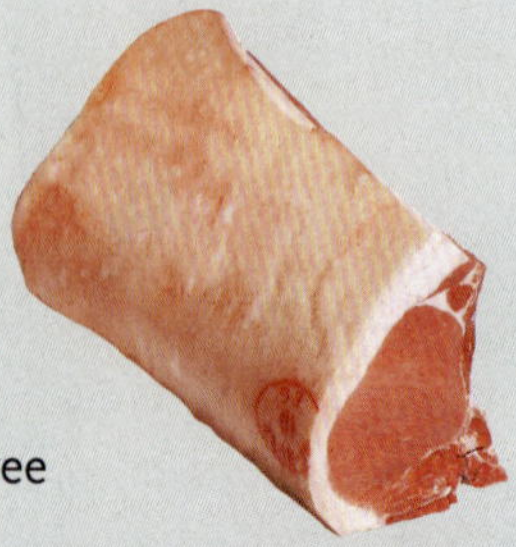

Karree

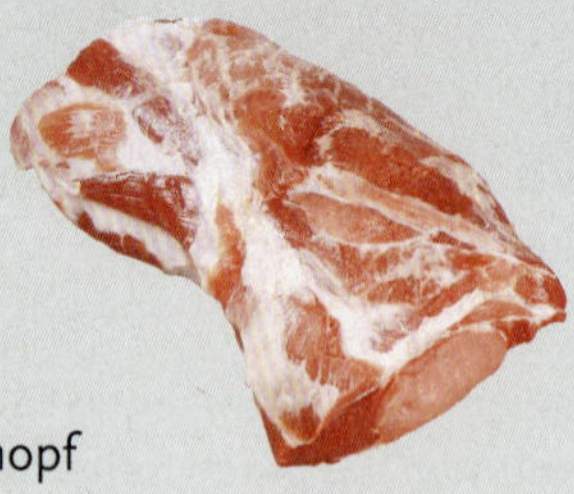

Schopf

? Wissen Sie, wozu Kopf, Göderl und Füße verwendet werden?

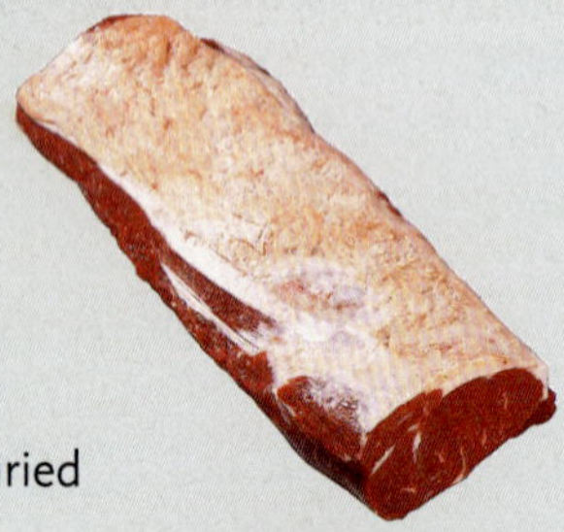

Beiried

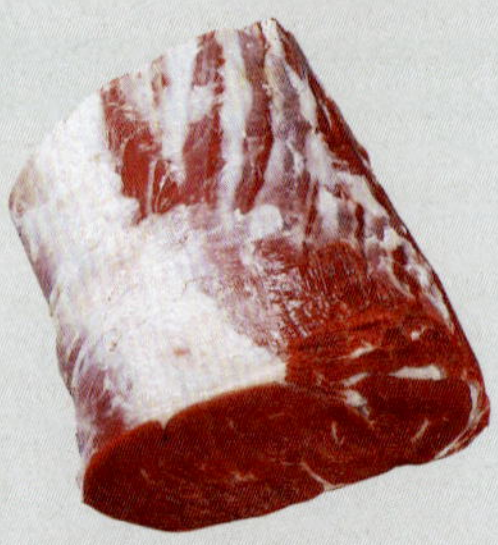

Rostbraten

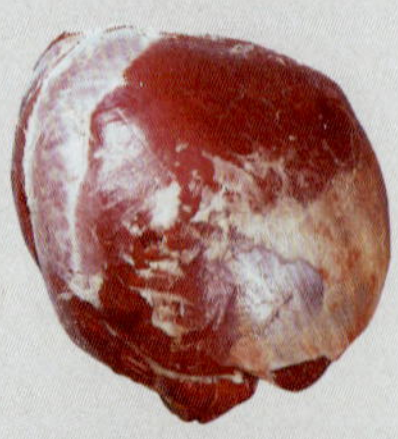

Nuss

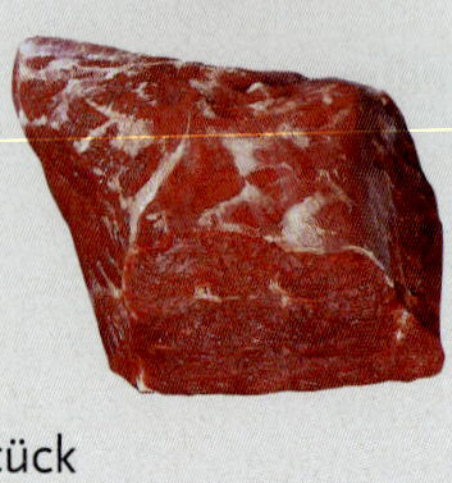

Tafelstück

Schweinefleisch

Rücken zum Kurzbraten, Grillen, Braten, Backen.

- Filet oder Schweinslungenbraten: zart, saftig, mager.
- Karree, kurz und lang: Fleischstück mit Knochen im Ganzen, in Scheiben geschnitten: Kotelett.
- Schopfbraten: marmoriert, saftig.

Schlögel: mageres, feinfasriges Fleisch zum Kurzbraten, Grillen, Braten, Backen, Dünsten. Kaiserteil (Schale), Nuss, Frikandeau, Schlussbraten.

Hintere Stelze zum Grillen, Braten, Braundünsten und Sieden.

Schulter: saftiges, kräftiges Fleisch zum Braten, Dünsten und Sieden. Dicke und Dünne Schulter, vordere Stelze (auch zum Grillen).

Brust und Bauch: saftiges, mageres bis fettreiches Fleisch; zum Braten, Dünsten, Sieden.

Aufteilung des Schweines

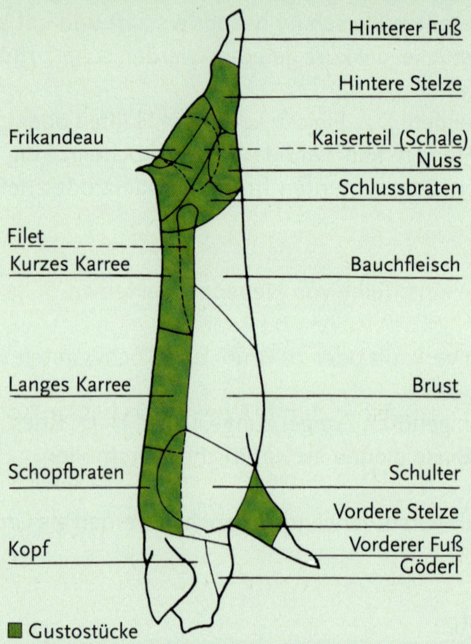

Rindfleisch

Englischer zum Kurzbraten, Grillen, Dünsten.

- Lungenbraten: besonders mager, feinfasrig, mürb und saftig.
- Beiried: wohlschmeckend, marmoriert, mit Fett abgedeckt.
- Rostbraten: sehr saftig, aromatisch, marmoriert, Fettabdeckung.

Gustostücke vom Knöpfel zum Braten, Braundünsten, Kochen.

- Schale: besteht aus Beinscherzel und Schwarzem Scherzel; saftig, mager, kurzfasrig; zum Braten und Braundünsten.
- Nuss: fast fettfrei; zum Kurzbraten, Grillen, Braundünsten.
- Tafelstück: etwas grobfasrig; zum Braundünsten und Sieden.
- Tafelspitz: sehr gutes Siedefleisch mit leichter Fettabdeckung.
- Hüferscherzel: saftig, mager, leicht marmoriert; zum Kurzbraten, Braten, Braundünsten, Sieden.
- Hüferschwanzel: lockere Struktur; zum Braundünsten, Dünsten, Sieden.

Gustostücke vom Vorderviertel zum Dünsten und Kochen: Hinteres Ausgelöstes, Dicke Schulter, Schulterscherzel, Mageres Meisel.

Hinteres: saftig, grobfasrig, meist mit Fett durchzogen; zum Kochen. Kruspelspitz, Kavalierspitz, Dicker Spitz, Rieddeckel, Brustkern.

Gulaschfleisch zum Braundünsten und Dünsten; Vorderer und Hinterer Wadschinken, Hals.

Vorderes: fettes, kräftiges, saftiges Suppenfleisch; Kügerl.

Aufteilung des Rindes

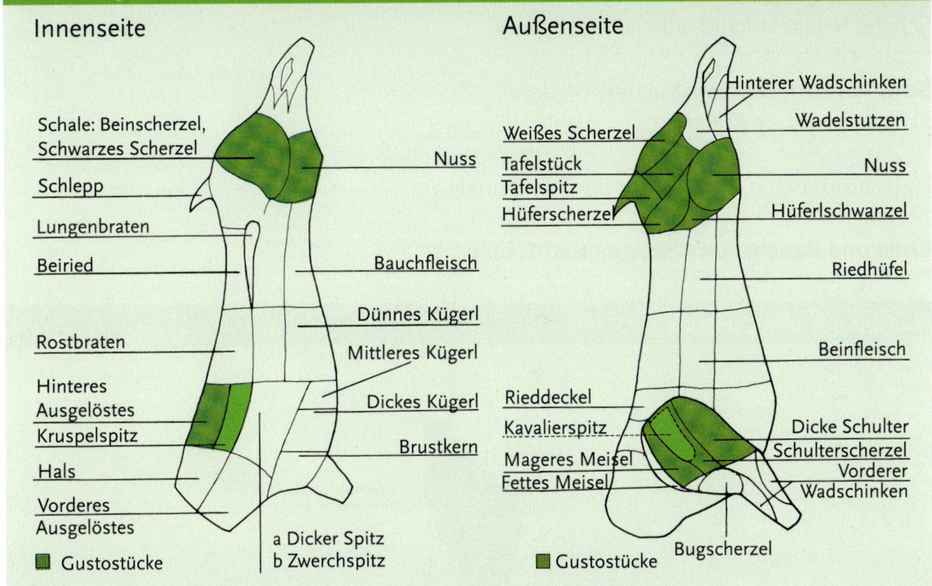

Kalbfleisch

Rücken: zart, mager; zum Kurzbraten, Grillen, Braten.

- Filet oder Kalbslungenbraten: Nierenbraten ist Filet und eingewachsener Nierenstock.
- Karree: im Ganzen oder ausgelöst zum Braten; portioniert zu Koteletts.

Schlegel: mager, zart, saftig; zum Kurzbraten, Grillen, Braten, Backen, Dünsten. Kaiserteil (Schale), Nuss, Frikandeau, Schlussbraten, hintere Stelze.

Schulter: kräftig, saftig; zum Braten, Dünsten, Sieden. Dicke und Dünne Schulter, vordere Stelze (auch zum Grillen).

Hals: saftig; zum Braten, Dünsten, Sieden.

Brust und Bauch: zum Braten, Dünsten, Sieden.

Aufteilung des Kalbes

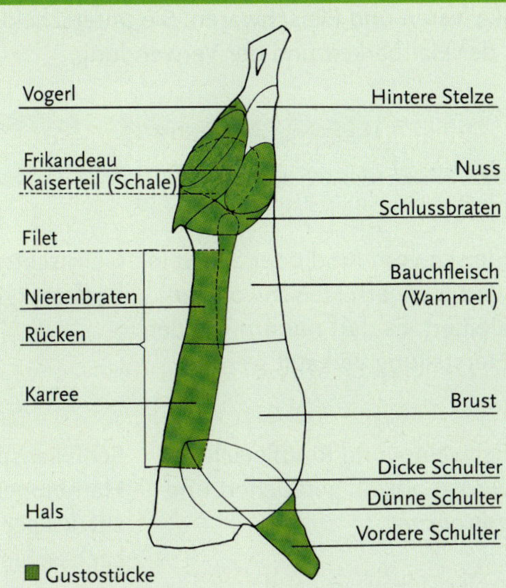

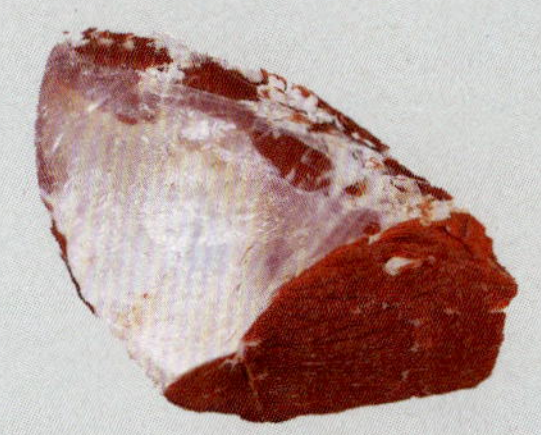

Tafelspitz

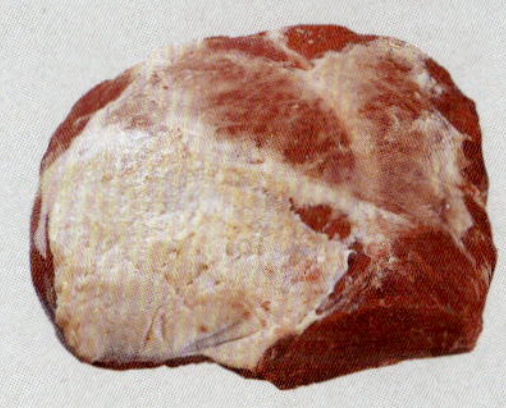

Hüferscherzel

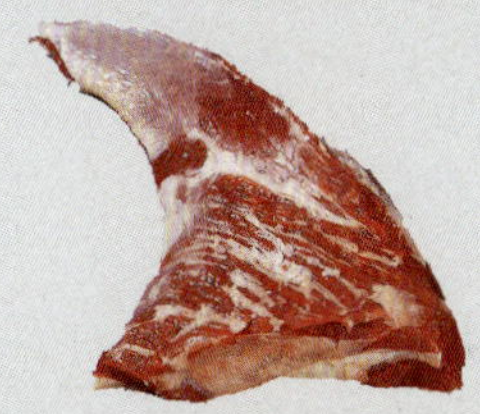

Hüferschwanzel

? Welche Fleischstücke sind Ihnen am besten bekannt? Wofür werden sie verwendet?

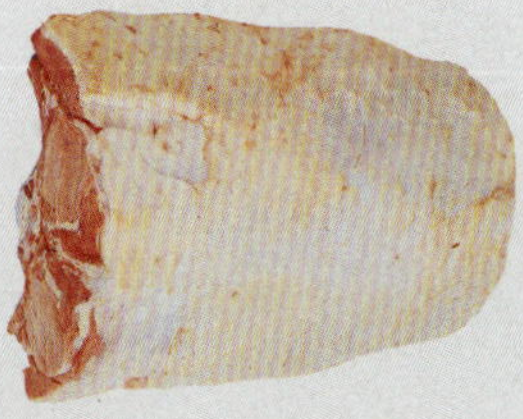

Kalbsrücken

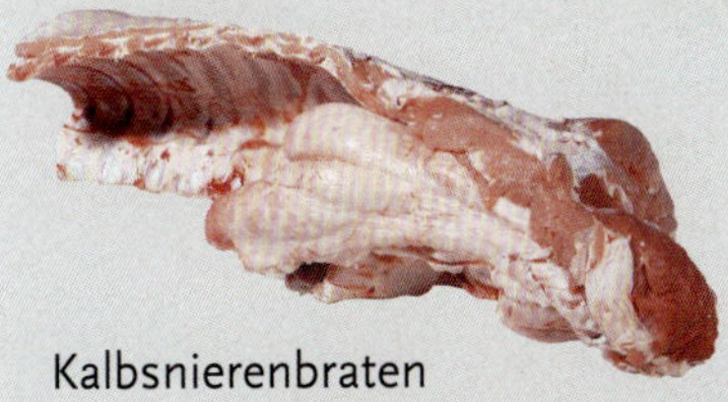

Kalbsnierenbraten

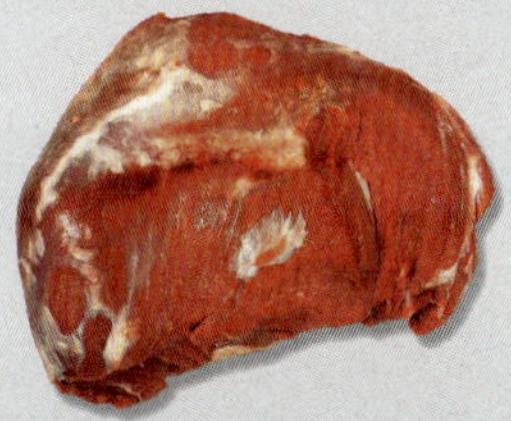

Kalb: Schale

Wussten Sie, dass ... der Kalbsbauch auch als Wammerl bezeichnet wird?

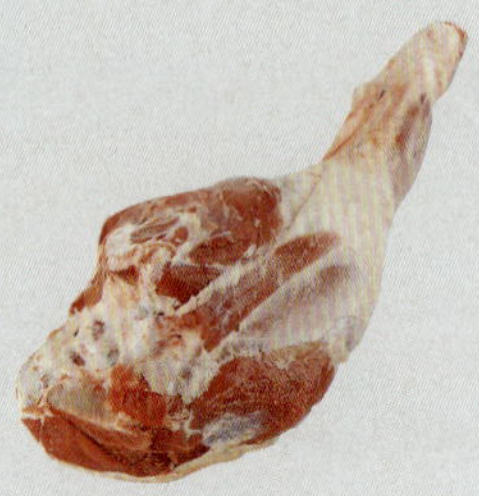

Lammschlögel

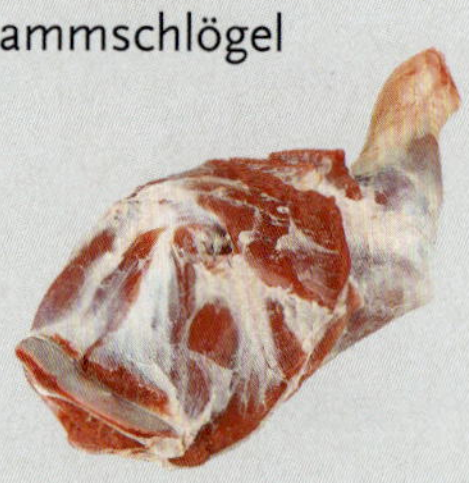

Lammschulter

Lammfleisch

Rücken: mager, zart, mürb; zum Kurzbraten, Grillen, Braten, Backen.
Filet. Karree, in Scheiben geschnitten, ergibt die Koteletts.

Schlögel oder Keule: saftig, kräftiger Geschmack, zum Kurzbraten, Grillen, Braten, Backen, Dünsten.
Schale, Nuss, Frikandeau, Schlussbraten.

Schulter: zum Braten, Dünsten, Sieden.
Schulter, vordere Stelze.

Hals: aromatisch, saftig, zum Sieden, Dünsten.

Brust und Bauch: zum Dünsten und Sieden.

Aufteilung des Lammes

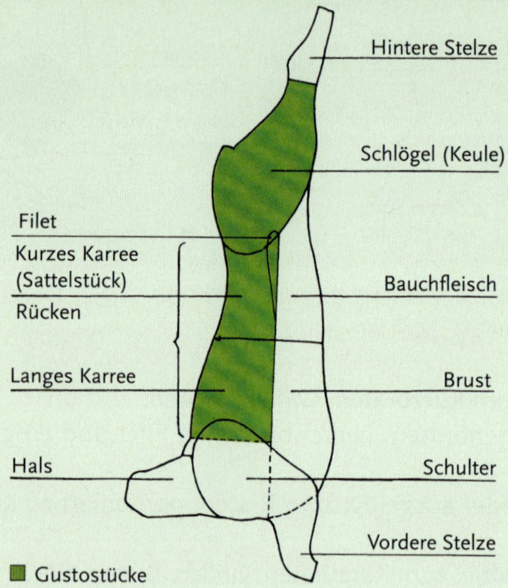

2 Fleischerzeugnisse

Etwa 50 % des Fleisches der Schlachttiere, vor allem des Schweine- und Rindfleisches, gelangt in verarbeiteter Form zum Verbraucher. Aus dem Fleisch wird durch Zerkleinern, Salzen, Pökeln, Kochen, Braten und Räuchern (siehe Haltbarmachung von Lebensmitteln, S. 132) eine Vielfalt von Fleischerzeugnissen hergestellt. Zu den Fleischerzeugnissen zählen Faschiertes, Pökelwaren und Fleischwaren. Sie unterscheiden sich stark im Fettgehalt, Geschmack, in der Haltbarkeit und der Verwendung.

Fleischerzeugnisse	Produktion	Sorten/Auswahl
Faschiertes		
	Fleisch vom Rind oder Schwein wird in einem Fleischwolf zerkleinert. Es darf nur am Tag der Herstellung verkauft werden.	Gemischtes Faschiertes, Tatarbeefsteak, Hamburger
Pökelwaren		
Rohpökelware	Schweine- und Rindfleisch wird gepökelt, geräuchert und getrocknet.	Schinkenspeck, Bauchspeck, Hamburger Speck, Frühstücksspeck, Bündner Fleisch, Lachsschinken

? Erinnern Sie sich noch? Was bedeutet Pökeln und Räuchern?

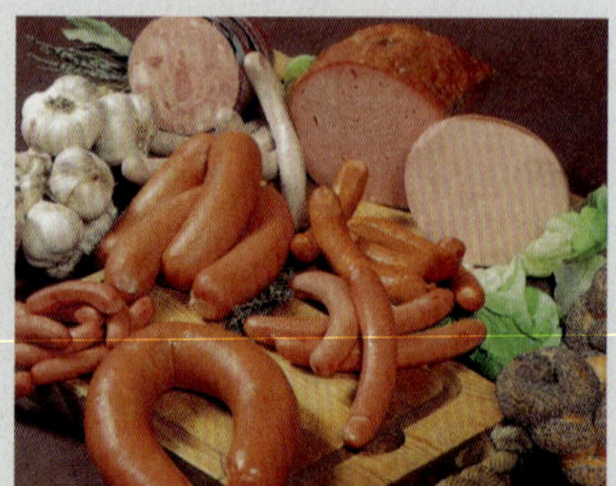

Verschiedene Wurst- und Schinkensorten

Kochpökelware	Schinken vom Schwein oder Rind wird gepökelt und erhitzt.	Pressschinken, Beinschinken, Toastschinken, Rindersaftschinken
Fleischwaren		
Rohwürste	Qualitativ hochwertiges, rohes, zerkleinertes Fleisch wird durch Reifung, Trocknung und Kalträuchern haltbar gemacht.	Salami, Teewurst, Mettwurst
Brühwürste und gebratene Würste	■ **Brätwürste:** Brät und Speck werden zu einer homogenen Masse verarbeitet. ■ **Fleischwürste:** werden aus Brät, Fleisch und Speck hergestellt. Sie kommen frisch, getrocknet oder als Dauerwurst in den Verkauf.	Pariser, Extrawurst, Frankfurter, Weißwürste, Augsburger, Leberkäse, Knackwürste Schinkenwurst, Krakauer, Göttinger, Polnische, Tiroler, Käsewurst, Braunschweiger, Dürre, Jausenwurst, Bratwurst, Debreziner
Kochwürste	Das Ausgangsmaterial wird teilweise oder ganz durchgekocht.	Streichwurst, Blutwurst, Sulz, Presskopf
Fleischkonserven	Fleischwaren und -gerichte werden durch Hitze in luftdicht verschlossenen Behältern haltbar gemacht. Je nach Höhe und Dauer der Erhitzung erhält man Halb- oder Vollkonserven.	Cornedbeef, Fleischschmalz, Selchfleischaufstrich, Leberbrotaufstrich, Schinken in Dosen, Gulasch in Dosen, Schweine- und Rindfleisch im eigenen Saft

Brät = zerkleinertes Gemisch aus verschiedenen Fleischqualitäten mit Wasser und Eis.

Ermitteln Sie, aus welchen Grundbestandteilen die folgenden Fleischerzeugnisse bestehen:

Hamburger Speck:

Mettwurst:

Pariser:

Sulz:

Leberbrotaufstrich:

Halbkonserve = Präserve; durch Erhitzung auf eine Kerntemperatur von 65 bis 70 °C unter Luftabschluss vorübergehend haltbar gemachte Lebensmittel.

Vollkonserve = durch Hitzebehandlung langfristig haltbar gemachte Lebensmittel.

3 Geflügel

Geflügel ist das im Handel befindliche Haus- und Mastgeflügel. **Hausgeflügel** wurde bereits vor 5 000 Jahren gehalten. Hühnerfleisch galt lange Zeit als sehr kostbar. Bauern hielten ihre Hennen vorwiegend als Eierleger. Erst alte Tiere wurden als Festtagsschmaus verzehrt. Das änderte sich erst nach dem Zweiten Weltkrieg, als Hühner in immer größerem Ausmaß gemästet wurden. Für **Mastgeflügel** werden heute fast ausschließlich speziell für diesen Zweck gezüchtete Hybriden verwendet.

Hybriden = Tiere oder Pflanzen als Ergebnis einer Kreuzung.

Die Küken erhalten ein spezielles Futter, das den Fleischansatz beschleunigt. Die Mastzeit wird dadurch verkürzt. Die Küken leben in Bodenhaltung. Durch Desinfektion der Ställe und Schutzimpfung der Elterntiere werden Krankheiten weitgehend vermieden. Der Einsatz von Medikamenten kann dadurch reduziert werden.

Biohühner sind eine eigene Rasse, die im Freiland leben (hauptsächlich auf Wiesen; der Stall dient als Schutz- und Rückzugsgebiet) und mit Biofutter ernährt werden. Sie sind teurer, weil sie eine längere Wachstumszeit als andere Hühner haben. Das Fleisch ist dadurch aber saftiger und schmackhafter.

Geflügelfleisch ist bisher das einzige Fleisch, für das es eine in allen Ländern der EU einheitliche Marktordnung gibt. Diese regelt bei Hähnchen-, Puten-, Enten- und Gänsefleisch die Vermarktungsnormen, wie die Verkehrsbezeichnung, Angebotszustände, Handelsklassen und Kennzeichnung. Freiwillige Angaben zu den Kühlverfahren, zur Fütterung und zur Art der Geflügelhaltung sind erlaubt.

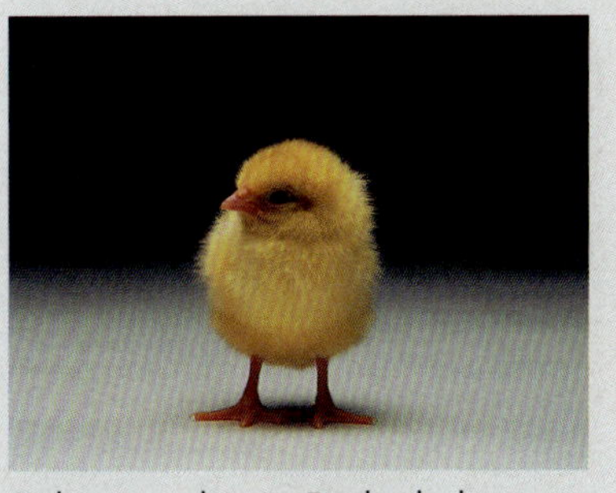

Küken werden in Bodenhaltung gemästet

Vom Mastgeflügel zum küchenfertigen Hähnchen

Die Küken erhalten ein spezielles Futter, das zu raschem Fleischansatz führt. Die Mastzeit wird dadurch verkürzt. Die Küken leben in Bodenhaltung.

Durch Desinfektion der Ställe und Schutzimpfung der Elterntiere werden Krankheiten weitgehend vermieden. Der Einsatz von Medikamenten kann dadurch reduziert werden.

- **Lebenduntersuchungen:** Das Geflügel wird vor dem Schlachten vom Tierarzt im Herkunftsbestand und in der Schlachterei untersucht.
- **Schlachten, Kühlen:** Unmittelbar nach dem Schlachten wird das ganze oder in Stücke geteilte Geflügel gekühlt. Durch neue Kühlverfahren werden Salmonellen (siehe Schadstoffe, S. 100) nicht mehr von einem Tier auf das andere übertragen.

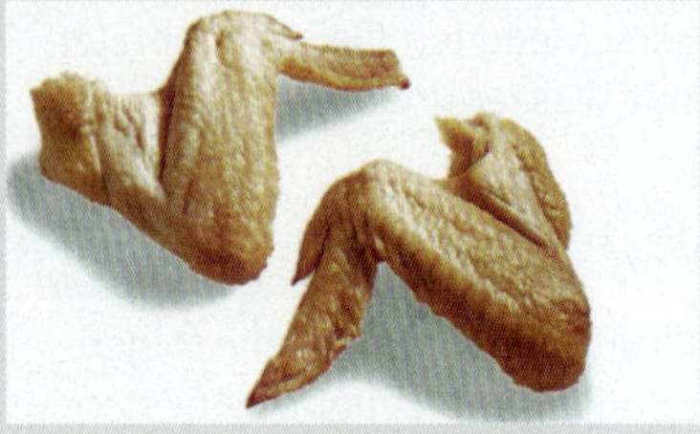
Huhn: Flügel

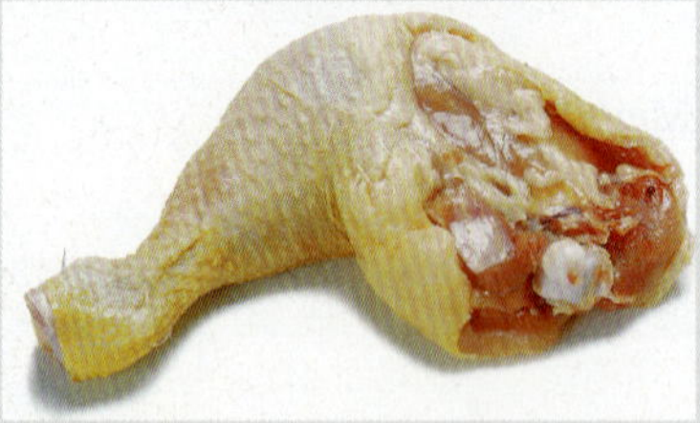
Huhn: Keule

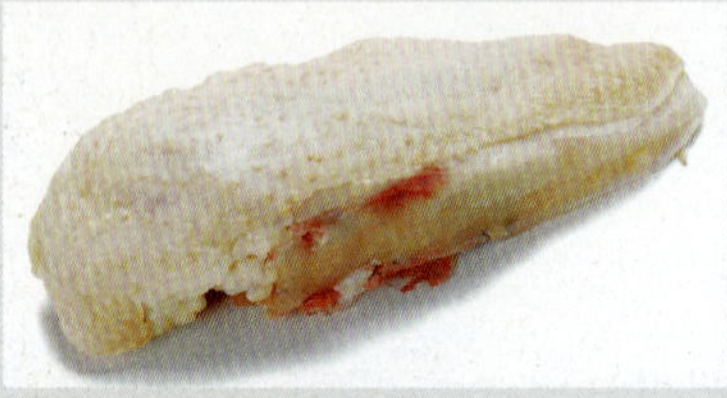
Huhn: Brust

Geflügel wird frisch oder tiefgefroren in den Handel gebracht. In den letzten Jahren verlagerte sich ein wachsender Teil der Nachfrage vom ganzen Tier auf Geflügelteile und von tiefgefrorener auf frisch geschlachtete Ware.

Handelsklassen

A (vollfleischige Tiere) und B (fleischige Tiere mit kleinen Verletzungen, Verkauf meist als Sonderangebot).

Herrichtungsformen

- **OD-Ware:** ganzes Huhn ohne Darm, mit Kopf und Füßen, die Innereien sind in der Bauchhöhle. OD-Ware darf nicht tiefgekühlt werden.
- **Bratfertig:** ohne Kopf, mit Innereien (= „Hühnerjunges"), in einem Kunststoffbeutel beigeschlossen.
- **Grillfertig:** ohne Kopf und Innereien.

Verkehrsbezeichnungen ganzer Tiere

Art	Beschreibung
Jung- oder Masthuhn	Schlachtung vor der Geschlechtsreife mit fünf bis sieben Wochen; zum Braten, Grillen, Backen. Ein Masthuhn ab 1,5 kg heißt **Poularde.**
Suppenhuhn	Legehenne, 13–15 Monate alt; zum Kochen, Dünsten, für Salate.
Kapaun	Kastrierter Hahn, langsam gewachsen, 15–20 Wochen alt; zartes Fleisch mit kräftigem Geschmack.
Stubenküken	Vier Wochen alt, Schlachtgewicht unter 750 g.
Freilandhuhn	Langsam wachsendes Huhn, natürliche Fütterung. Alter ca. drei Monate.
Junge Pute (Truthahn)	2–5 kg, Brustfleisch weiß (kalbfleischähnlich), Keulen dunkel (rindfleischähnlich).
Pute	Bis 25 kg, Verkauf in Teilstücken.
Frühmastente, Jungente, Ente	1,5–2,5 kg, hoher Fettanteil.
Frühmastgans, junge Gans, Gans	2–7 kg, hoher Fettanteil; das Stopfen der Gans mit Mais, um bei einem Schlachtgewicht von 8 kg 1 kg Gänseleber zu erhalten, ist in Österreich verboten.
Junges Perlhuhn, Perlhuhn	1–1,3 kg, feines, zartes trockenes Fleisch, leichter Wildgeschmack.

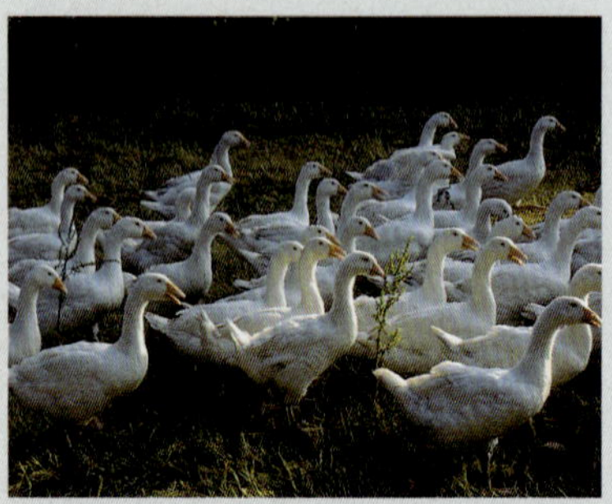
Gänse

Geteiltes Geflügel wird zusätzlich gekennzeichnet:

- Hälfte, Viertel, Hinterviertel am Stück, Brust, Schenkel (Keule), Schenkel mit Rückenstück, Oberschenkel, Unterschenkel, Flügel, Brustfilet, Filet, Brustfilet mit Schlüsselbein.
- Leber, Herz, Hals, Muskelmagen.

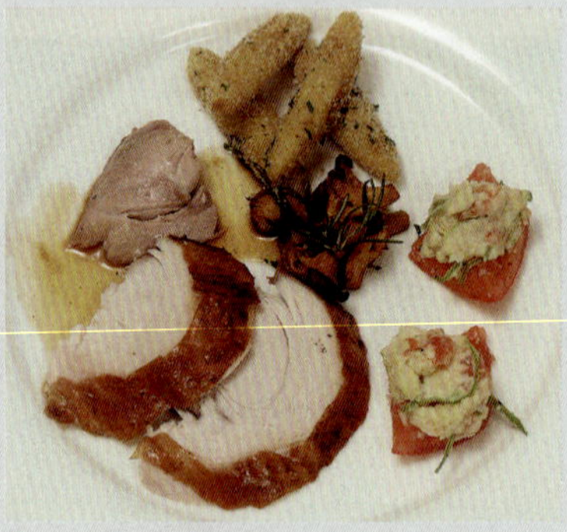
Putenfleisch

Geflügelfleischwaren

Für Geflügelfleischwaren wird vorwiegend Hühner- und Putenfleisch verwendet. Es werden Kochwürste, Schinken, Pasteten, Aufstriche angeboten. Der Fettgehalt ist niedriger als der der meisten Wurstwaren der Schlachttiere.

4 Wild

Als Wild bezeichnet man alle jagdbaren und zum Verzehr geeigneten Tiere. Lange bevor der Mensch Haustiere züchtete, jagte er nach Wild. Viele Jahrhunderte lang war die Jagd Vorrecht des Adels. Heute ist sie durch das Jagdrecht geregelt. Die Jagd dient auch dem Natur- und Wildschutz. Das Wild wird in **Haar- und Federwild** unterteilt. Das Fleisch des Haarwildes nennt man **Wildbret.** Das Erlegen von Wild darf nur in gesetzlich festgelegten Zeiten erfolgen. Um die Nachfrage nach Wildbret zu decken, wird verstärkt in Gattern gezüchtet. Nur das in Zuchtgattern gehaltene Wild unterliegt dem Fleischuntersuchungsgesetz. Wildschweine werden auf Trichinenbefall untersucht.

Gatter = Zaun; Wildgatter sind Gehege, in denen Wild gezüchtet wird.

Trichinen = Fadenwürmer, die durch infiziertes Fleisch auf den Menschen übertragen werden.

Haarwildarten

Art	Beschreibung
Damwild	Rotbraunes, wohlschmeckendes Fleisch; mit Rehfleisch vergleichbar; Fleisch aus Gatterhaltung ist saftiger.
Hase	Braunrotes Fleisch, qualitativ hochwertig, besonders von jungen Tieren. Das anhaftende Fett verändert sich geschmacklich relativ rasch, daher vor der Lagerung oder vor der Zubereitung entfernen.
Reh	Rotbraunes, wohlschmeckendes Fleisch, kurzfasrig, saftig.
Rothirsch	Dunkelbraunes Fleisch, kernige Struktur; junge Tiere zum Braten und Grillen, ältere Tiere zum Schmoren.
Sikahirsch	Rotbraunes Fleisch, kurzfasrig, sehr saftig.
Wildkaninchen	Weißes bis zartrosafarbenes Fleisch, kernige Struktur.
Wildschwein	Saftiges, aromatisches, dunkelrotes Fleisch.

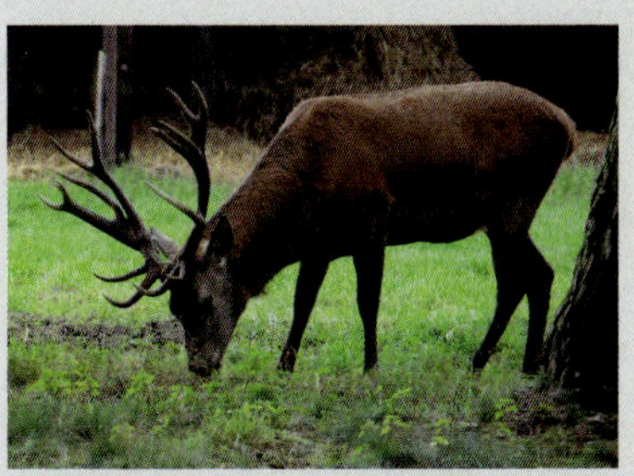
Rothirsch

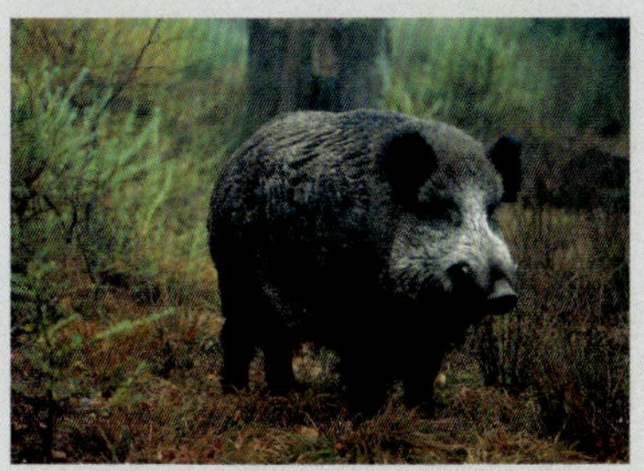
Wildschwein

Federwildarten

Art	Beschreibung
Fasan	Helles, relativ langfasriges, trockenes Fleisch.
Rebhuhn	Selten im Handel; sehr gutes, aromatisches Fleisch.
Wachtel	Kleinstes Wildgeflügel, fast nur aus Zuchtbetrieben; wohlschmeckend.
Wildente	Wichtigster Vertreter ist die Stockente; das Fleisch ist magerer und kerniger als das der Hausente.
Wildgans	Wichtigster Vertreter ist die Graugans; das Fleisch ist mager, kernig, aromatisch.
Wildtaube	Junge Tiere sind zart und wohlschmeckend.

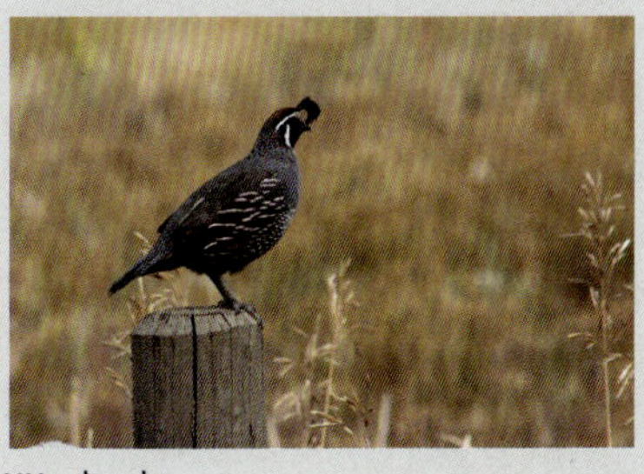
Wachtel

Vom Wild zum küchenmäßig vorbereiteten Wildbret

- **Erlegen und Aufbrechen:** Wild wird nach dem Abschuss sofort aufgebrochen, sonst kühlt das Tier nicht rasch genug aus und die Eingeweide verderben.
- **Abhängen und Reifen:** Die Tiere lässt man bis zu zehn Tage abhängen. Das Fleisch reift und durch die fleischeigenen Enzyme bildet sich der typische Wildgeschmack **(Hautgout).** Durch Überlagerung entsteht ein ausgeprägter Verwesungsgeschmack und -geruch, der zu starker Würzung zwingt. Dies ist heute unerwünscht.
- **Abziehen und Zerlegen:** Nach dem Abziehen des Felles oder dem Rupfen des Geflügels wird das Tier zerteilt.

Aufbrechen = Ausweiden, entfernen der Eingeweide.

Handelsformen

- **Ganze Tiere:** Hasen, Wildkaninchen, Wildgeflügel; zum Braten und Schmoren.
- **Rücken:** im Ganzen gebraten oder ausgelöst und portioniert als Medaillons oder Koteletts zum Kurzbraten. Der Rücken älterer Wildschweine ist nur zum Schmoren geeignet.

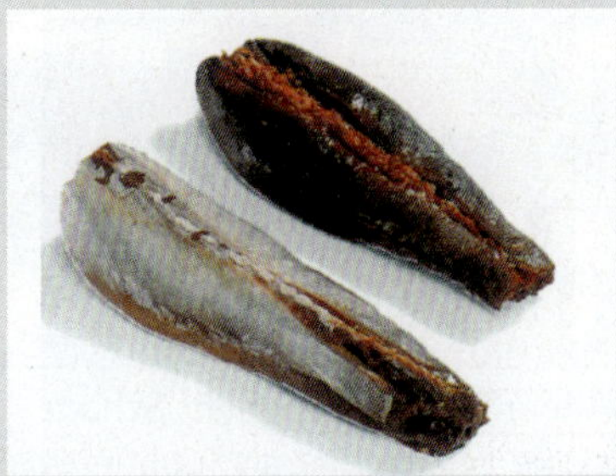
Hasenrücken

- **Keule:** als Ganzes zum Braten, von älteren Tieren zum Schmoren. Hirschkeule auch als Schnitzel.
- **Schulter (Blatt):** zum Braten, Schmoren, Dünsten.
- **Hals, Brust, Bauch:** zum Schmoren, Dünsten.

5 Ernährungsphysiologische Aspekte

Fleisch als tägliches Hauptgericht ist den meisten Österreicher/-innen in den letzten Jahren selbstverständlich geworden. Wie beurteilen Sie diese Entwicklung?

Die Bedeutung von Fleisch für die menschliche Ernährung steht in Diskussionen im Kreuzfeuer der Kritik. Fleisch ist einerseits ein wichtiger Eiweißträger und liefert Vitamine und Mineralstoffe. Anderseits sind Fleisch und Fleischwaren eine der Ursachen für die zu hohe Fett-, Cholesterin- und Purinaufnahme der Österreicher/-innen. Tatsache ist, dass der Fleischkonsum zu hoch ist. Die Empfehlung lautet: zwei- bis viermal in der Woche maximal 150 g Fleisch oder Fleischwaren, das sind in Summe 300–600 g.

Hauptnährstoffe und Energie

Neben **Wasser,** das 70–75 % von Magerfleisch ausmacht, ist mit 21–23 % **Eiweiß** Hauptbestandteil von Magerfleisch. Das Fleischeiweiß (Myosin, Actin und Myoglobin) ist biologisch hochwertig. Der **Fettgehalt** im Fleisch ist sehr unterschiedlich. Er liegt zwischen 2 und 46 %. Größere Fettmengen sind im Bindegewebe oder als Reservefett im Bauch und Rücken eingelagert. Durch intensive Züchtung enthält das Fleisch immer weniger Fett. Wurstwaren, Speck und Gänsefleisch sind die hauptsächlichen Fett- und Energielieferanten. Das Fleischfett enthält hauptsächlich gesättigte und einfach ungesättigte Fettsäuren. **Kohlenhydrate** kommen im Muskelgewebe als Glykogen vor, der Gehalt beträgt maximal 1 %.

Fleisch ist ein Stück Lebenskraft. Diskutieren Sie diese Aussage aus der Sicht eines körperlich schwer arbeitenden männlichen Erwachsenen und eines Vegetariers.

Vitamine und Mineralstoffe

Fleisch ist reich an den Mineralstoffen **Kalium** und **Phosphor.** Es enthält wenig Natrium und Kalzium. Wurst und Pökelwaren weisen aber mehr als zehnmal so viel Natrium als das Ausgangsprodukt Fleisch auf. Fleisch liefert einen wichtigen Beitrag zur Versorgung mit den essenziellen Spurenelementen **Eisen, Zink** und **Selen.** Es enthält auch reichlich **Vitamin A** und die **Vitamine der B-Gruppe.** Schweinefleisch ist neben den Vollkornprodukten der wichtigste Thiaminlieferant. Beim Garen und Pökeln wird Thiamin jedoch in erheblichem Umfang zerstört.

Wussten Sie, dass ...
Formfleisch aus Fleischstücken zu einer größeren Einheit zusammengefügt (geklebt) wird?

Cholesterin und Purine

Die Innereien sind **cholesterinreich. Purine** sind ebenfalls verstärkt in Innereien enthalten. Ein Überangebot an Purinen kann bei entsprechender Veranlagung zu Gicht (siehe S. 265) führen. Die Zahl der Gichterkrankungen ist in den letzten Jahren parallel zum Fleischkonsum angestiegen.

siehe auch Schadstoffe, S. 100.

Schadstoffe

- **Schwermetalle:** Das Muskelfleisch weist kaum Rückstände auf. In den Nieren und der Leber der Schlachttiere und des Wildes werden manchmal erhöhte Schwermetallwerte festgestellt. Je älter das Tier ist, desto mehr Schadstoffe werden gespeichert. Die Innereien von Rind und Schwein sollten daher nur in einem Abstand von zwei bis drei Wochen gegessen werden. Die Nieren von Wild sollen nicht verzehrt werden.
- **Antibiotika:** Den Tieren verabreichte Antibiotika entfalten ihre Wirkung nur im Magen-Darm-Trakt des Tieres und werden nicht in das Muskelfleisch aufgenommen.
- **Präparate mit Hormonwirkung:** sind in Europa verboten.
- **Nitrosamine:** Manche Fleischwaren werden gepökelt. Dadurch wird die Haltbarkeit erhöht. Der Zusatz von Nitritpökelsalz hemmt die Bildung von Mikroorganismen und schützt vor dem Ranzigwerden. Es färbt zusätzlich rot und bildet ein spezielles Aroma. Nitrit wirkt in höheren Konzentrationen giftig. Beim Erhitzen von Pökelwaren über 150 °C entstehen in Spuren krebserregende Nitrosamine. Intensiv gebratene oder gegrillte Pökelwaren sollten nicht oder nur selten gegessen werden.
- **Benzpyren:** Schmierige, stark rußende, schwarz geräucherte Fleischwaren enthalten Benzpyren. Es ist ebenfalls ein krebserregender Stoff.

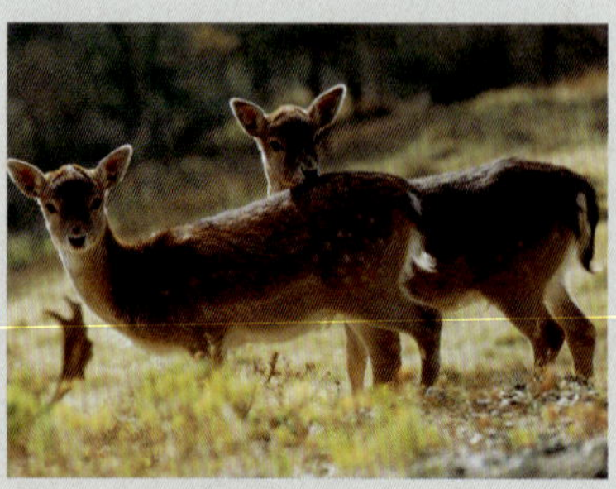

Ältere Tiere haben mehr Schadstoffe gespeichert als Jungtiere

- **Salmonellen:** Sie sind hauptsächlich im Geflügel enthalten. Geflügel darf nicht direkt neben Fleisch gelagert werden. Es darf auch nicht mit Lebensmitteln in Berührung kommen, die vor dem Verzehr nicht mehr durcherhitzt werden. Eine ununterbrochene Kühlkette hemmt die Vermehrung der Salmonellen. Durch gründliche Durcherhitzung des Fleisches kann man die Keime abtöten.

Massentierhaltung – das Thema geht uns alle an

Durch die Massentierhaltung treten für Tiere, Menschen und Umwelt eine Reihe von Problemen auf:

- Tiere müssen, damit sie Fleisch ansetzen können, mit Getreide gefüttert werden. Bei einer geringeren Fleischproduktion würde weniger Futtergetreide benötigt. Es könnten vermehrt pflanzliche Lebensmittel zur Ernährung der Weltbevölkerung angebaut werden (siehe Vegetarismus, S. 250, und Welternährung, S. 278).
- Getreide und Soja für die Tierfütterung werden verstärkt billig in Ländern der Dritten Welt gekauft. Gleichzeitig sind Millionen Tonnen – in der EU erzeugtes – Getreide und Fleisch unverkäuflich. Für die Beseitigung der Überschüsse werden Steuermittel verwendet.
- Durch die Tiermast entstehen Unmengen an Jauche. Jauche enthält Nitrat und dient zunächst als Dünger. Übermäßig aufgebrachte Jauche erstickt die Pflanzen aber und belastet das Grundwasser.
- Die Massentierhaltung fördert auch die Entstehung von Seuchen und ihre rasche Verbreitung. Bei Seuchenverdacht werden oft zehntausende Tiere aus Sicherheitsgründen getötet und entsorgt.
- Durch Züchtung sind die Tiere heute schneller schlachtreif und haben einen höheren Anteil an magerer Muskelmasse. Die Robustheit der Tiere ist aber verloren gegangen. Verstärkter Tierarzneimitteleinsatz und Qualitätsmängel des Fleisches sind die Folgen.

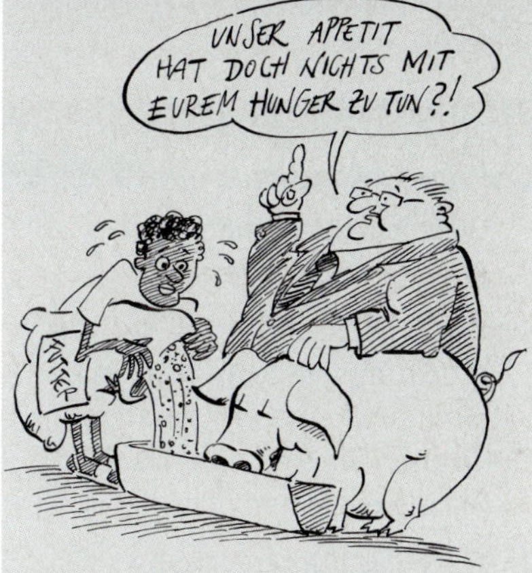
UNSER APPETIT HAT DOCH NICHTS MIT EUREM HUNGER ZU TUN?!

Diskutieren Sie die Massentierhaltung und Ihr Konsumverhalten. Können Sie einen Beitrag zu einer langfristigen Verbesserung der Situation leisten?

PSE-Fleisch von Schweinen

Fehler bei Zucht, Haltung und Fütterung können zur Folge haben, dass das Fleisch hochgezüchteter Schweine, die vor und bei der Schlachtung Stress ausgesetzt waren, nach dem Schlachten bleich, weich und wässrig ist. Beim Garen verliert es etwa ein Drittel des Gewichts in Form von Wasser, schrumpft und wird zäh.

PSE = pale (blass), soft (weich), exudative (wässrig).

DFD-Fleisch von Rindern und Schweinen

Durch Fehler vor und bei der Schlachtung von stressanfälligen Rindern und Schweinen kann dunkles, festes, trockenes Fleisch entstehen. Das Fleisch verdirbt sehr schnell und darf nicht für die Rohwurstherstellung verwendet werden.

DFD = dark (dunkel), firm (fest), dry (trocken).

PSE- und DFD-Fleisch sind zwar im Wert gemindert, aber gesundheitlich unbedenklich.

BSE bei Rindern und Schafen

BSE = bovine spongiforme Enzephalopathie, umgangsprachlich als „Rinderwahnsinn" bezeichnet.

Von weitaus größerer Bedeutung für Erzeuger, Handel und Konsumenten ist jedoch die gesundheitliche Bedrohung durch BSE. Dies ist eine Hirnerkrankung des Rindes, die in ähnlicher Form auch bei anderen Tierarten auftritt. Ausgelöst und verbreitet wurde BSE offenbar durch die Verarbeitung der Kadaver erkrankter Tiere zu Tiermehl und dessen Verfütterung an die – eigentlich Pflanzen fressenden – Rinder.

Es scheint erwiesen, dass auch beim Menschen der Verzehr von Hirn und Nervengewebe erkrankter Tiere zu einer BSE-ähnlichen Hirnerkrankung, einer Form der Creutzfeldt-Jakob-Krankheit, führen kann.

Vorsichtshalber wurde die Verfütterung von Tiermehl verboten, ebenso die Verwendung von BSE-Risikomaterial in Fleischerzeugnissen. Als besonders riskant gelten Hirn, Rückenmark, Markknochen, Bries, Milz, Magen und Darm.

Für viele Verbraucher ist seit dem BSE-Skandal eine Rückverfolgbarkeit von Lebensmitteln – Herkunft, Haltung – sehr wichtig. In Österreich ist es seit mehr als zehn Jahren verboten, Tiermehl an Wiederkäuer zu verfüttern. Dieses Verbot wurde nun auf alle übrigen Tierarten ausgeweitet.

Wussten Sie, dass ...
sich aufgrund von EU-weiten Kennzeichnungsvorschriften der Lebenslauf jedes einzelnen Rindes lückenlos nachvollziehen lässt? Jedes Rind ist in einem zentralen Meldeamt registriert.

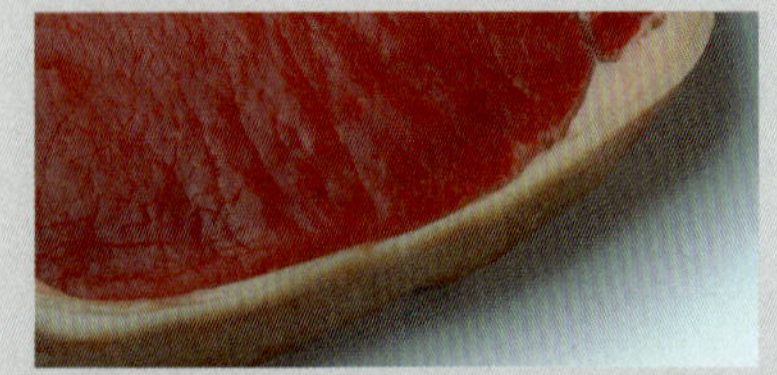

Einzelstücke sind rasch zu verarbeiten

Arbeitsaufgaben

1. Welche Schlachttiere werden in Österreich gegessen?
2. Die Arbeitsschritte bei der Verarbeitung von Schlachtfleisch sind durcheinander geraten. Ordnen Sie sie und erklären Sie die einzelnen Schritte:
   - ☐ Fleischuntersuchung
   - ☐ Betäuben
   - ☐ Kühlen, Abhängen
   - ☐ Schlachten
   - ☐ Enthäuten, Entborsten
   - ☐ Zerteilen
   - ☐ Ausnehmen, Spalten in Längsrichtung
   - ☐ Schlachttieruntersuchung
3. Welche Fleischteile sind zum Braten, Kochen, Dünsten oder Grillen geeignet? Begründen Sie Ihre Entscheidungen.
4. Warum verdirbt Faschiertes so rasch?
5. Gutes Fleisch erkennt man an der Farbe. Beschreiben Sie das Aussehen von gutem Rind-, Kalb-, Schweine- und Lammfleisch.
6. Nennen Sie Vorsichtsmaßnahmen, um bei der Geflügelzubereitung eine Salmonelleninfektion zu verhindern.
7. Beurteilen Sie den Stellenwert von Fleisch und Fleischwaren in unserer Ernährung.
8. Erarbeiten Sie Vorschläge für die Praxis, den Konsum von Fleisch, besonders von Fleischwaren (Wurst) zu reduzieren.
9. Beschreiben Sie Vor- und Nachteile des Fleischkonsums für unsere Ernährung.
10. Erklären Sie die Probleme, die durch die Massentierhaltung auftreten.

6 Tipps für Einkauf und Lagerung

Für die gewünschte Zubereitungsart soll das richtige Fleischteil ausgewählt werden. Kurzbratstücke sind wesentlich teurer als Koch- und Bratenstücke. Es ist besser, Fleisch als **ganzes Portionsstück** zu kaufen. In Einzelstücke geschnittenes Fleisch soll rasch verarbeitet werden. Durch die Lagerung tritt Fleischsaft aus. Es wird zäh und trocken.

Faschiertes verdirbt wegen der großen Angriffsfläche für Bakterien sehr rasch. Es muss am Tag des Einkaufes verarbeitet werden.

Fleisch ist immer im Kühlschrank aufzubewahren. Es soll nicht neben stark riechenden Waren lagern. Fleisch hält roh zwei Tage, zubereitet drei Tage. Tiefgefrorenes Fleisch ist je nach Fettanteil 9–15 Monate haltbar.

Frischwurst ist bei einer Lagertemperatur von 0 bis 4 °C zwei bis fünf Tage haltbar. **Rohwurst** ist einige Tage bis mehrere Wochen haltbar. Alle Wurstarten sind zum Einfrieren geeignet.

Je fetter und salzreicher das Einfriergut, desto kürzer ist die Haltbarkeit. **Geflügel** sollte wegen der Gefahr der Übertragung von Salmonellen getrennt von anderen Lebensmitteln gelagert werden. Für eine ununterbrochene Kühlkette ist zu sorgen. Bei tiefgefrorenem Geflügel ist auf eine einwandfreie Verpackung ohne Löcher und Risse zu achten.

Gefrierbrand entsteht, wenn zu viel Luft an das Fleisch gelangt. Die weißlichen Stellen im Fleisch sind zwar nicht schädlich, sie sind aber zäh und trocken. Ware mit **Schneebildung** oder ausgetretenem und eingefrorenem Fleischsaft soll nicht gekauft werden, da sie bereits angetaut war.

7 Volkswirtschaftliche Bedeutung

Österreich weist einen positiven Selbstversorgungsgrad bei Rindfleisch, Schweinefleisch und Innereien auf. Bei Schaf- und Lammfleisch sowie bei Geflügel hingegen ist der Markt auf Importe angewiesen.

Die Fleischbranche ist in den vergangenen Jahren einem starken Strukturwandel unterlegen. Sowohl die Zahl der großen Fleischproduzenten als auch die der kleinen Fleischerbetriebe hat stark abgenommen, zudem drängen ausländische Anbieter auf den österreichischen Markt. Die Branche ist aber bemüht, ihre Position durch gesteigerte Qualität und Produktvielfalt zu behaupten. Rückverfolgbarkeit und Markenprogramme mit Herkunftssicherung zählen zu den unternehmerischen Strategien.

Der Verbrauch bei Fleisch ist leicht rückläufig, eine Ausnahme gibt es nur beim Putenfleisch. Mengenmäßig wird in Österreich am meisten Schweinefleisch konsumiert, 50 % des Fleisches wird als Fleischerzeugnis (besonders Würste und Schinken) verkauft. Durchschnittlich kommen jeden zweiten Tag Schweinefleisch, einmal wöchentlich Rindfleisch, zweimal im Monat Kalbfleisch und nahezu täglich Fleischwaren auf den Tisch.

ZUSAMMENFASSUNG

Mit dem Begriff Fleisch fasst man das **Fleisch der Schlachttiere** (inklusive Innereien, Faschiertem, Würsten, Pökelwaren, Fleischkonserven), das **Geflügel** und das **Wild** zusammen.

Fleisch ist ein wichtiger Eiweißträger. Es liefert außerdem einen wichtigen Beitrag zur Versorgung des menschlichen Körpers mit Kalium, Phosphor, Eisen, Zink, Selen und den Vitaminen der B-Gruppe. Gleichzeitig verursacht zu großer Fleischkonsum die zu hohe Fett-, Cholesterin- und Purinaufnahme der Österreicher/-innen. Die Fleischzufuhr sollte reduziert werden. Die Empfehlung lautet: zwei- bis viermal pro Woche maximal 150 g Fleisch (inkl. Fleischwaren).

Fische

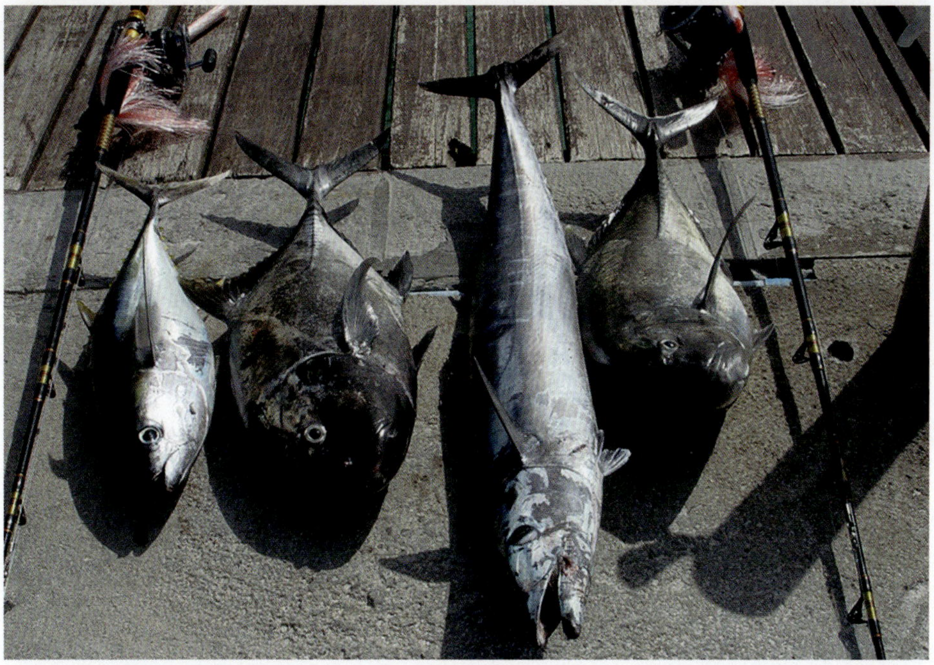

Ziele

- Sie können den Stellenwert und die Bedeutung von Fisch für die Ernährung erklären.
- Sie sind sich der Problematik der Überfischung der Meere bewusst.
- Sie kennen einen Weg, wie Sie einerseits der Forderung nach einmal Fisch pro Woche, andererseits der Verantwortung als Konsument, der Ausbeutung der Meere entgegenzuwirken, gerecht werden können.

Fische sind im Wasser lebende **Wirbeltiere,** die durch **Kiemen** atmen. Fisch ist in vielen Ländern, die am Meer liegen, Hauptnahrungsmittel. In Österreich ist die Akzeptanz von Fisch unterschiedlich. Vielen ist bewusst, dass Fisch in einer gesunden Ernährung eine wichtige Rolle spielt. Es erschrecken aber Meldungen, dass die Meeresfische viele Umweltschadstoffe enthalten. Manche Menschen finden das Essen von frischem Fisch wegen der Gräten unangenehm. Der **Fischkonsum steigt** in Österreich ständig leicht an, spielt aber insgesamt in der Ernährung eine untergeordnete Rolle.

1 Fischarten

Fische leben in Meeren, Seen und Flüssen. Je nach Lebensraum unterscheidet man zwischen **Seefischen** oder Meeresfischen und **Süßwasserfischen.** Wanderfische, wie Lachs, Aal und Stör, leben sowohl im Meer als auch im Süßwasser. Im Lebensmittelhandel zählen sie zu den Süßwasserfischen. Nach dem Fettgehalt teilt man Fische in **Mager- und Fettfische.** Magerfische haben einen Fettgehalt von 0,2 bis 5 %, bei Fettfischen liegt der Fettgehalt zwischen 10 und 20 %. Weltweit gibt es viele tausend Fischarten. Nachfolgend werden die am meisten geschätzten und am häufigsten konsumierten Speisefische beschrieben.

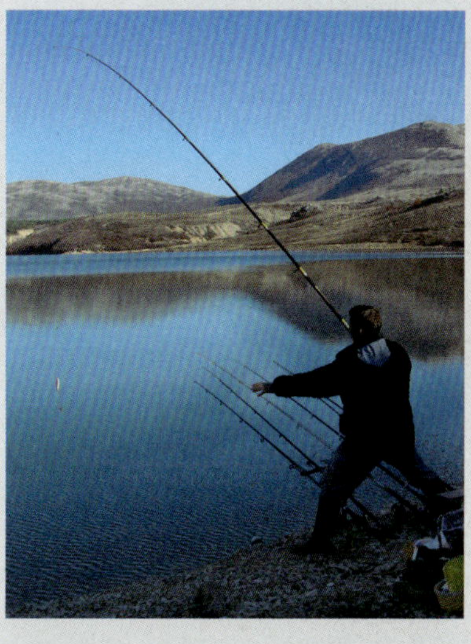

Fischarten	Magerfische, Beispiele	Fettfische, Beispiele
Seefische Meeresfische	Kabeljau, Rotbarsch, Scholle, Seezunge, Seelachs, Sardine	Hering, Makrele
Süßwasserfische	Forelle, Hecht, Zander	Karpfen, Aal, Lachs

Seefische

Barsche

Es gibt ca. 6 000 Arten.

- **Zackenbarsch:** festes, weißes Fleisch, sehr gute Qualität, wohlschmeckend.
- **Rotbarsch:** beliebter Speisefisch; aus der Leber gewinnt man wertvolles Öl.
- **Sägebarsch.**

Rogen = Eier in den Eierstöcken der weiblichen Fische.

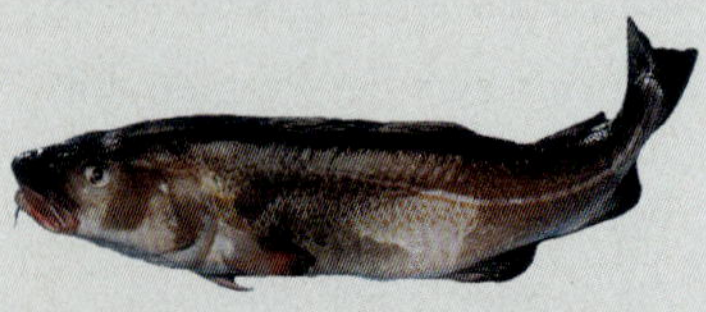

Dorsch

Wussten Sie, dass ...
Haie und Rochen Knorpelfische, alle anderen Fischarten Knochenfische sind?

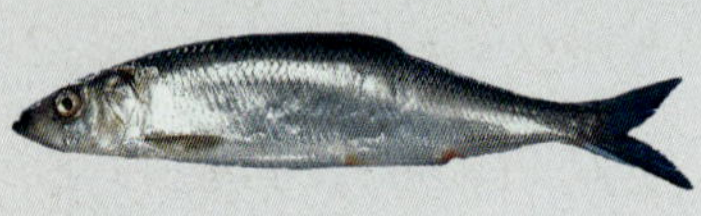

Hering

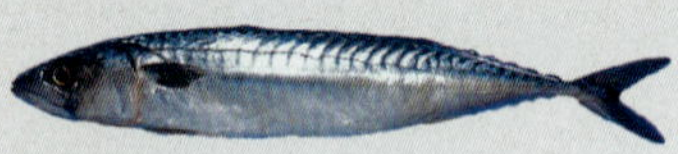

Makrele

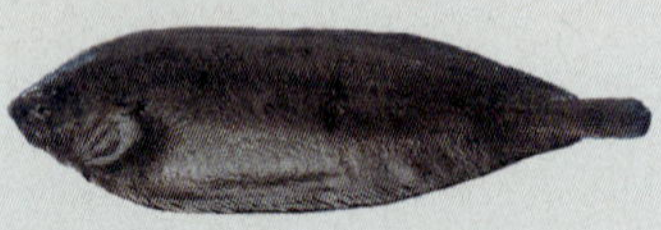

Seezunge

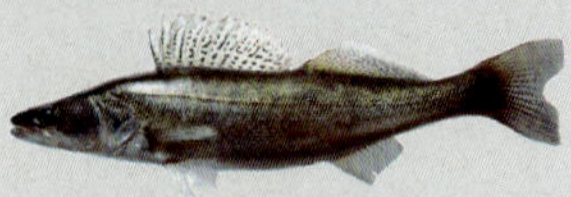

Zander

Brassen

- **Goldbrasse:** weißes Fleisch, sehr schmackhaft.
- **Schafskopf:** weißes, trockenes, aromatisches Fleisch, begehrter Speisefisch.
- **Rotbrasse.**

Dorschartige Fische

Es gibt ca. 200 Arten; frisch, getrocknet: Stockfisch; gesalzen und getrocknet: Klippfisch; Rogen als Kaviarersatz; junger Fisch: Dorsch; geschlechtsreifer Fisch: **Kabeljau; Polardorsch, Alaskapollack, Schellfisch, Seelachs, Seehecht.**

Haie

- **Heringshai (Seestör):** festes Fleisch, kalbfleischähnlicher Geschmack.
- **Katzenhai:** schmackhaftes, festes Fleisch.
- **Dornhai:** frisch: Königsaal; in Gelee mariniert: Seeaal; geräucherter Bauchlappen: Schillerlocke.

Heringsartige Fische

Wirtschaftlich wichtigste Speise- und Industriefische; 13 Millionen Tonnen Jahresfangmenge.

- **Hering:** wohlschmeckendes Fleisch, im Frühjahr fetter als im Herbst; frisch: grüner Hering; gesäuert: Bismarckhering; geräuchert: Bückling; mariniert: Russen oder Rollmops; junger Hering: Matjes.
- **Sardinen:** würzig, zum Grillen.
- **Sprotten:** 17 % Fett, zum Räuchern.
- **Sardellen:** intensiver Geschmack; in Öl: Sardellen; in Gewürzsauce: Anchovis.

Makrelenartige Fische

- **Makrele:** beliebter Speisefisch, 12 % Fett, häufig geräuchert.
- **Stöcker:** gemeinsam mit Sardinen für Fischkonserven.
- **Bernsteinmakrele:** weißes, festes Fleisch, wenig Gräten, sehr gute Qualität, intensive Zucht.
- **Goldmakrele:** begehrter Speisefisch.
- **Lachsmakrele (Snapper):** trockenes, weißes Fleisch, sehr gute Qualität.

Peters- und Eberfische

Festes, weißes, wohlschmeckendes Fleisch, ausgezeichnete Speisefische, geringes Vorkommen, daher teuer.

Plattfische

Platte Körperform, große wirtschaftliche Bedeutung, beste Fischarten. Zu den Plattfischen zählen **Steinbutt, Heilbutt, Seezunge, Scholle, Rotzunge und Flunder.**

Rochen

Mageres Fleisch, Konsumfische.

Schwertfische

Muskulöses, zartes, sehr schmackhaftes Fleisch.

Thunfische

Sie gehören weltweit zu den wichtigsten Nutzfischen. Feines, helles bis dunkelrotes, schmackhaftes Fleisch.

Süßwasserfische

Aale

Lang gestreckte, schlangenförmige Körper. Der Flussaal lebt in Flüssen, laicht im Meer; begehrter Speisefisch; 25 % Fett; häufig geräuchert.

Echte Barsche

- **Flussbarsch:** gute Qualität.
- **Zander (Schill, Fogosch):** zartes, weißes, festes Fleisch, sehr guter Geschmack.

Hechte
Festes, mageres, weißes, aromatisches Fleisch.

Karpfen und Weißfische
Plötze (Rotauge), Schleie, Barbe, Spiegelkarpfen, Lederkarpfen, Schuppenkarpfen; 5 % Fett.

Lachse
Lachse leben im Meer, laichen in Flüssen. Gezüchtete Formen und einige Forellen- und Saiblingsarten leben nur im Süßwasser.

- **Königslachs:** feinster und beliebtester Lachs.
- **Silberlachs, Ketalachs:** Rogen: Ketakaviar; grobkörnig und rosa.
- **Forelle:** begehrter Speisefisch, intensive Züchtung; Lachsforelle, Seeforelle, Bachforelle, Regenbogenforelle. Der Rogen wird als Forellenkaviar bezeichnet und ist mittelkörnig und meist gelborange.
- **Saibling:** begehrter Speisefisch, festes, zartes Fleisch.
- **Huchen** (Donaulachs).
- **Renken.**
- **Felchen.**

Störe
Sehr gutes Fleisch, Rogen ergibt hochwertigen Kaviar. **Hausen:** liefert den teuersten Kaviar (Beluga), grobkörnig, hell- bis dunkelgrau.

Welse
Donauwaller: guter Geschmack, 11 % Fett.

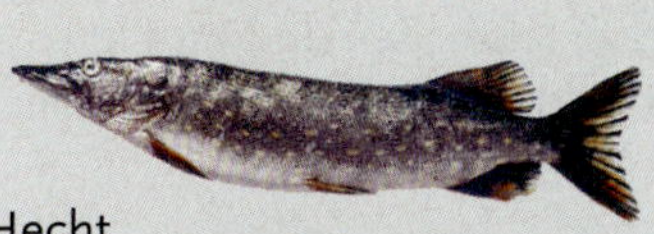
Hecht

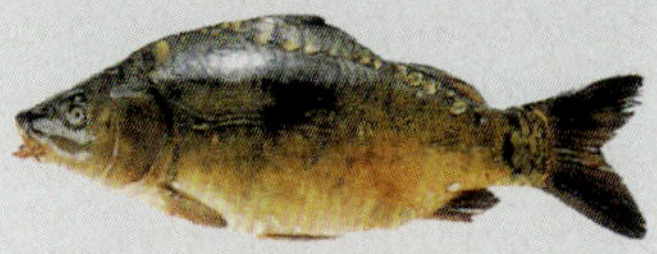
Karpfen

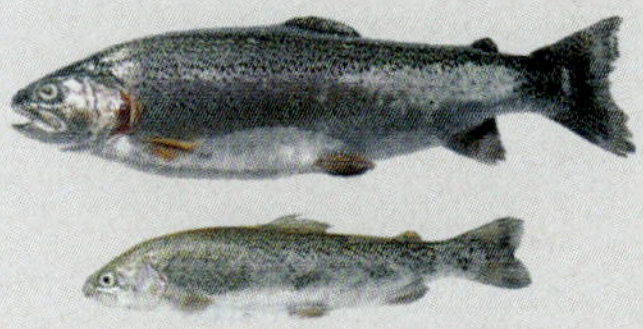
Lachs- und Regenbogenforelle

Wussten Sie, dass ...
echter Kaviar vom Stör, Ketakaviar vom Lachs und deutscher Kaviar vom Seehasen stammt? Deutscher Kaviar ist am billigsten. Der Rogen ist kleinkörnig und schwarz.

2 Fischerzeugnisse

Fische werden frisch oder tiefgekühlt angeboten. Für die Verarbeitung von Fisch zu Fischerzeugnissen wird sowohl frischer Fisch als auch tiefgefrorener Fisch verwendet.

Bearbeitung	Erzeugnisse/Auswahl
Trocknen	Stockfisch, Klippfisch
Salzen	Salzhering, Matjes, Anchovis
Säuern	Marinierter Hering, Bismarckhering, Rollmops
Räuchern	Räucherlachs, Bückling, Schillerlocke, Räucheraal, geräucherte Sprotte, Makrele, Forelle
Braten	Brathering, Bratrollmops
Gelieren	Hering, Rollmops, Seeaal in Aspik
Konservieren	Ölsardinen, Thunfisch in Öl, Hering in verschiedenen Saucen

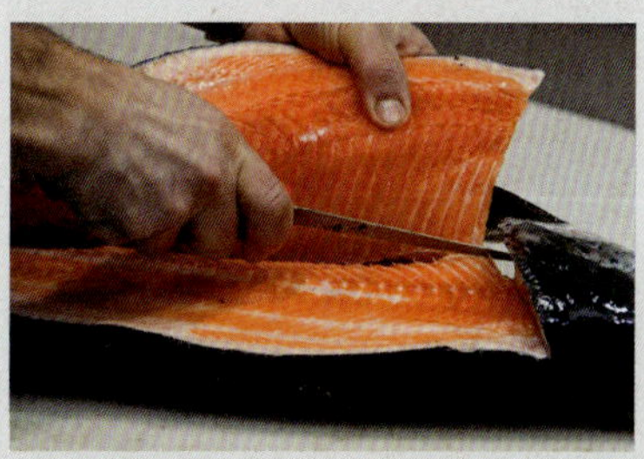
Lachs liefert nicht nur gutes Fischfleisch, sondern auch wertvollen Rogen

? Welche Fischarten haben Sie schon gegessen? Wie waren sie zubereitet?

3 Ernährungsphysiologische Aspekte

Hauptnährstoffe und Energie
Fische haben einen hohen **Eiweiß- und Wassergehalt.** Das Eiweiß ist biologisch hochwertig. In der lockeren Eiweißstruktur können sich Mikroorganismen sehr schnell verbreiten und giftige Stoffwechselprodukte bilden. Fische sind daher leicht verderblich. **Kohlenhydrate** sind als Glykogen nur in Spuren enthalten.

Fettfisch: Der Fettvorrat ist im Fleisch enthalten und wird mitverzehrt, z. B. bei Lachs und Aal.

Magerfisch: Der Fettvorrat ist in der Leber enthalten und wird vor der Zubereitung entfernt, z. B. beim Dorsch.

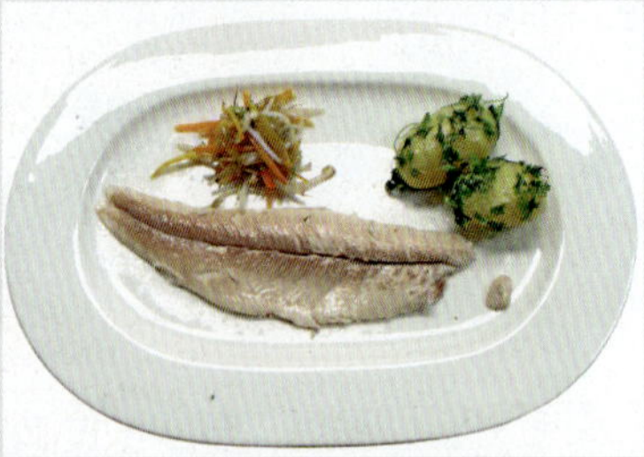

Einmal pro Woche Fisch auf den Tisch

Der **Fettgehalt** ist unterschiedlich. Fettarme Fische enthalten rund 1 %, Fettfische hingegen um die 15 % Fett. Fische enthalten reichlich hoch ungesättigte Fettsäuren: Omega-3-Fettsäuren. Sie haben eine günstige Wirkung auf den Blutfettspiegel. Fischfleisch ist wegen des hohen Wasser- und Eiweißgehalts und des geringen Bindegewebsanteils leicht verdaulich. Daher und wegen der günstigen Nährstoffzusammensetzung wird Magerfisch in der Krankenkost und für viele Diäten empfohlen. In Fett gebackene Fische und Fischkonserven haben einen viel höheren Energiegehalt.

Vitamine und Mineralstoffe

Eine Fischmahlzeit deckt fast den ganzen Tagesbedarf an **Vitaminen der B-Gruppe.** Fettreiche Fische enthalten reichlich **Vitamin A und D.** Seefische sind die wichtigsten **Jodlieferanten.** 100 g Seelachs oder Scholle decken den Tagesbedarf. Österreich zählt zu den Jodmangelgebieten. Eine Erhöhung des Fischkonsums wäre sinnvoll. Frische Fische enthalten wenig Natrium. 100 g getrocknete und gesalzene Fischprodukte liefern jedoch mehr als den Tagesbedarf an Kochsalz. Fisch enthält reichlich Kalzium, Magnesium, Phosphor, Eisen, Kupfer und Kalium.

Schadstoffe

Der Schadstoffeintrag in die Meere, vor allem durch Industrieabwässer, nimmt ständig zu. Besonders die küstennahen Zonen sind stark belastet. Seefische und andere Meeresbewohner zeigen seit einiger Zeit sehr hohe Schadstoffkonzentrationen. **Schwermetalle, Pestizide und Salmonellen** bewirken Fischvergiftungen. Je älter die Fische werden, desto höher ist ihr Gehalt an Schadstoffen, z. B. Thunfisch. Hochseefische, wie Seelachs, Seehecht, Scholle, Hering und Makrele, sind am wenigsten belastet. Seefische können von Nematodenlarven befallen sein. Sie müssen daher ohne Innereien und Bauchlappen in den Handel kommen.

Nematoden = Fadenwürmer. Die Nematodenlarven können im menschlichen Darm Geschwüre verursachen.

Der Fisch schwimmt uns davon ... Die Ausbeutung der Meere

Die industrielle Fischerei mit ihrer grenzenlosen Ausbeutung der Meere hat dazu geführt, dass das Ökosystem Meer durch Überfischung zusammenzubrechen droht.

Außerdem richten die für die Fischerei eingesetzten Fanggeräte zum Teil große Schäden an der Meereswelt an. An die 39 Millionen Tonnen Fisch gehen jährlich als Beifang in die Netze und werden tot über Bord geworfen. Zudem sterben Schildkröten, Robben, Wale, Seevögel und Delphine.

Massenfischproduktion in Aqua-Farming – eine gute Alternative?

Mehr als ein Viertel der Fischereierträge stammt aus Zuchtfarmen. Aqua-Farmen haben einen sehr hohen Platzbedarf und gefährden daher die Mangrovenwälder in Küstenzonen. Durch die hohe Dichte in den Becken sind die Fische sehr krankheits- und parasitenanfällig; dies wird mit Unmengen an Antibiotika bekämpft. Die Exkremente der Zuchtfische überdüngen das Wasser.

Die Aqua-Kultur ist nicht nachhaltig und muss art- und umweltgerecht gestaltet werden (Bio-Aqua-Kultur).

Umfangreiche Informationen zu Überfischung; Nachhaltigkeit beim Fischeinkauf, Fangmethoden und Piratenfischerei erhalten Sie unter www.greenpeace.at.

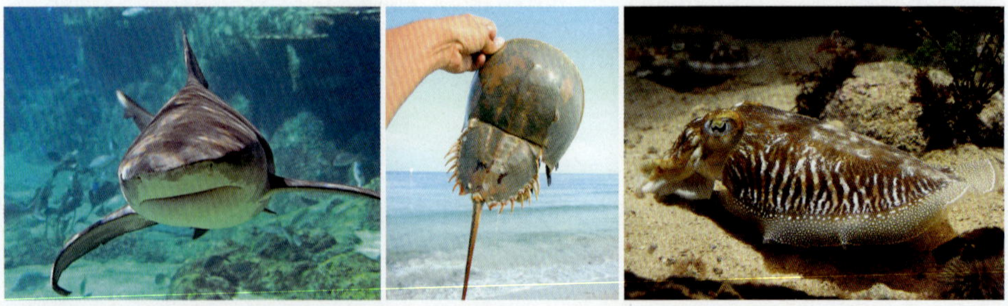

Wie lange noch dürfen wir uns an einer vielfältigen Meeresfauna erfreuen?

Steigerung des Fischkonsums

Fisch ist ein so wertvolles Nahrungsmittel, dass er trotz Schadstoffbelastung und Überfischung der Meere einmal pro Woche gegessen werden sollte.

4 Tipps für Einkauf und Lagerung

Fisch gehört zu den besonders leicht verderblichen Nahrungsmitteln. Seefische werden daher entweder sofort auf Eis gelegt oder gleich auf dem Fangschiff filetiert und tiefgefroren.

Kauft man frischen Fisch, so muss er hellrote Kiemen, klare Augen und eine straffe Haut haben. Bei Fingerdruck dürfen keine Dellen zurückbleiben. Intensiver Fischgeruch ist ein Zeichen für beginnenden Verderb. Frischer Fisch muss nach dem Einkauf sofort in der kältesten Zone des Kühlschranks gelagert und noch am gleichen Tag verbraucht werden.

Seit 2002 müssen alle frischen, gefrorenen, geräucherten Fische, Matjes und rohe Garnelen laut Gesetz gekennzeichnet sein. Die Kennzeichnung muss Auskunft über die Handelsbezeichnung, das Fanggebiet und die Art der Aufzucht geben. Diese Kennzeichnung gilt nicht für Konserven.

Durch gezieltes Kaufverhalten können Konsumenten/-innen positiven Einfluss auf die Fischerei nehmen. Das **Gütesiegel der Marine Stewardship Council (MSC)** beurteilt Fischbestand, Fangmethode und Sozialkriterien für die Fischerei. Unbedingt meiden sollte man den Kauf von Fischarten, die auf der „Roten Liste" stehen und deren Bestand als „katastrophal" eingestuft wird. Als „akzeptabel" gelten: Alpenlachs, Karpfen, Hering, Seelachs und Makrele.

Bevorzugen Sie Fisch aus biologischer Teichwirtschaft. Regional gezüchteter Fisch, frisch auf Eis gelagert, ist deutlich umweltfreundlicher als tiefgekühlter Hochseefisch. Bio-Qualität gibt es bei heimischen Forellen, Saiblingen, Karpfen und importiertem Lachs.

5 Volkswirtschaftliche Bedeutung

Das Fischereiwesen ist aufgrund einer starken Überfischung und durch die Umweltverschmutzung auf wenige ertragreiche Fanggebiete zurückgegangen. 76 % der kommerziell genutzten wichtigsten Fischbestände sind geschädigt. Daher werden Fische in flachen Meeresbuchten in Gitternetzkäfigen gezüchtet.

Der Fischereiertrag liegt weltweit bei 70 Mio. Tonnen jährlich. In Österreich, das ein Binnenland ist, wird relativ wenig Fisch gegessen. Der Fischkonsum ist in den letzten 50 Jahren von 2,4 kg auf 5,3 kg pro Kopf und Jahr gestiegen. Der durchschnittliche Pro-Kopf-Jahresverbrauch Japans liegt bei 86 kg.

Die in Österreich angebotenen Süßwasserfische, hauptsächlich Forellen und Karpfen, stammen zum größten Teil aus Teichwirtschaften.

Österreich setzt seit Jahren Maßstäbe für die biologische Fischzucht in Europa. Ein Drittel der Karpfenteiche im Waldviertel wird bereits nach biologischen Richtlinien bewirtschaftet.

Tipp

So erkennt man frischen Fisch:

- Die Augen sind klar, glänzend und leicht nach außen gewölbt.
- Die Schuppen sind fest anliegend und glatt.
- Die Kiemen sind glänzend und von hellroter oder dunkelroter Farbe.
- Das Fischfleisch ist fest und elastisch: ein Fingerdruck hinterlässt im Fischkörper keine Delle.

Das MSC-Gütesiegel wird von den Produzenten freiwillig verwendet und ist nicht immer aussagekräftig. Der Bestand von Hoki, der mit MSC gefischt wurde, ist z. B. komplett zusammengebrochen.

Nähere Informationen zu Bio-Fisch gibt es unter: www. biofisch.at.

Greenpeace rät vom Kauf folgender Fischarten ab:

- Atlantischer Lachs
- Dornhai und andere Haie
- Heilbutt
- Hoki
- Kabeljau/Dorsch
- Schellfisch
- Neuseeländischer Sankt Petersfisch
- Rotbarsch
- Scholle
- Seezunge
- Seehecht
- Shrimps/Kaisergranaten
- Thunfisch/Bonito
- Schwertfisch
- Viktoriabarsch

Notizen zu den Arbeitsaufgaben:

Arbeitsaufgaben

1. Meeresfisch, Süßwasserfisch oder Wanderfisch – das ist die Frage.

	M	S	W
Kabeljau	☐	☐	☐
Zander	☐	☐	☐
Saibling	☐	☐	☐
Rotbarsch	☐	☐	☐
Stör	☐	☐	☐
Scholle	☐	☐	☐
Lachs	☐	☐	☐
Aal	☐	☐	☐

2. Vergleichen Sie den Energie- und Nährstoffgehalt von 100 g Seelachs, Schweinskotelett, Fischstäbchen und Thunfisch in Öl. Welcher Speise sollte vom gesundheitlichen Standpunkt der Vorzug gegeben werden?
3. Wieso ist Fisch ernährungsphysiologisch so wertvoll?
4. Wie erkennen Sie frischen Fisch?
5. Aus der Küche kennen Sie die Drei-S-Regel bei der Zubereitung von Fisch: Säubern, Säuern, Salzen. Warum sollte darauf geachtet werden?
6. Wieso verderben frische Fische so rasch?
7. Zeichnen Sie mithilfe der Daten des BLS den Nährwertstreifen von einer Forelle und von einem Thunfisch in Öl (Konserve) in die Vorlage ein. Wählen Sie dazu die Werte der Kohlenhydrate, den Gesamtfettgehalt und das Eiweiß aus. Beachten Sie beim Zeichnen des Balkens: 1 000 mg entsprechen 1 mm.

   Forelle

   Thunfisch in Öl (Konserve)

8. Was bedeuten MSC und Aqua-Farming?
9. Was können Sie tun, um der Empfehlung: „Einmal pro Woche Fisch auf den Tisch" nachzukommen, ohne gleichzeitig die Gefährdung der Fischbestände zu unterstützen?

ZUSAMMENFASSUNG

Fische sind wichtige **Eiweiß-, Vitamin- und Mineralstofflieferanten.** Sie sind wegen des hohen Eiweiß- und Wassergehaltes leicht verdaulich, aber auch leicht verderblich.

Der Fettgehalt liegt zwischen 1 % bei Magerfischen und etwa 15 % bei Fettfischen. Der Gehalt an hoch ungesättigten Fettsäuren wirkt sich günstig auf den Blutfettspiegel aus.

Wegen der Schadstoffbelastung der Meere zeigen Fische, die in Küstennähe leben, hohe Schadstoffkonzentrationen.

Getränke

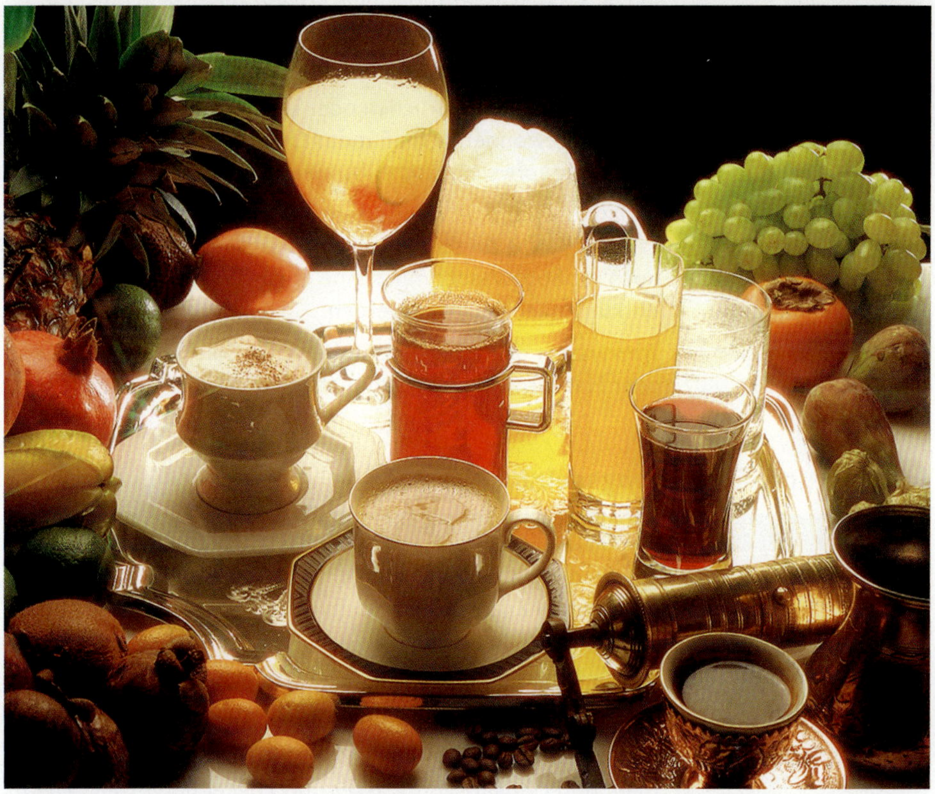

Flüssigkeit in Form von Getränken ist für den menschlichen Körper lebensnotwendig. Um nachteilige Wirkungen auf den Organismus zu vermeiden, ist die richtige Getränkeauswahl entscheidend. Zu den Getränken zählen **alkoholfreie Getränke, alkoholische Getränke und alkaloidhaltige Getränke.**

Kaffee, Tee, Colagetränke und Alkohol werden auch als Genussmittel bezeichnet, da sie wegen ihres Geschmackes und ihrer anregenden Wirkung getrunken werden. Genussmittel dienen nicht der Ernährung. Die Milch wird wegen ihres hohen Nährstoff- und Energiegehaltes nicht als Getränk, sondern als Lebensmittel bewertet.

Ziele

- Sie können die wichtigsten Wässer, Säfte und funktionellen Getränke voneinander unterscheiden und ihre Bedeutung für unsere Ernährung erklären.
- Sie können die Auswirkungen des Alkohols auf den menschlichen Körper beschreiben und wissen über die Problematik erhöhten Alkoholkonsums Bescheid.
- Sie kennen die wichtigsten alkaloidhaltigen Getränke und können ihren gesundheitlichen Wert beurteilen.

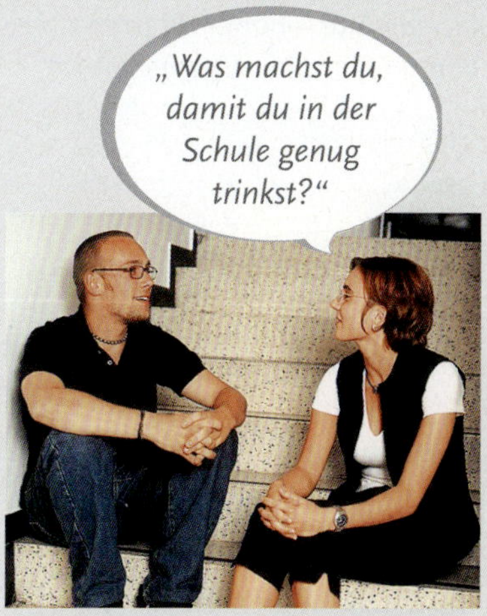
„Was machst du, damit du in der Schule genug trinkst?"

1 Alkoholfreie Getränke

Alkoholfreie Getränke sind klare oder trübe, flüssige Lebensmittel mit einem Alkoholgehalt unter 0,5 Vol.-%. Dazu zählen Wässer, Fruchtsäfte, Erfrischungsgetränke, Sirupe und funktionelle Getränke.

Vol-% = Volumprozent; der Volumenanteil eines Stoffes, der in 100 cm^3 einer Lösung enthalten ist.

Wässer

Als Heil- bzw. Mineralwasser darf nur Wasser bezeichnet werden, dem eine ernährungsphysiologische Wirkung nachgewiesen wurde. Im Ausland abgefüllte Tafel- und Mineralwässer haben oft einen niedrigeren Mineralstoffgehalt als österreichisches Trinkwasser.

Arten	Beschreibung
Heilwasser	Wasser, das eine heilende Wirkung hat und zu Kurzwecken verwendet wird.

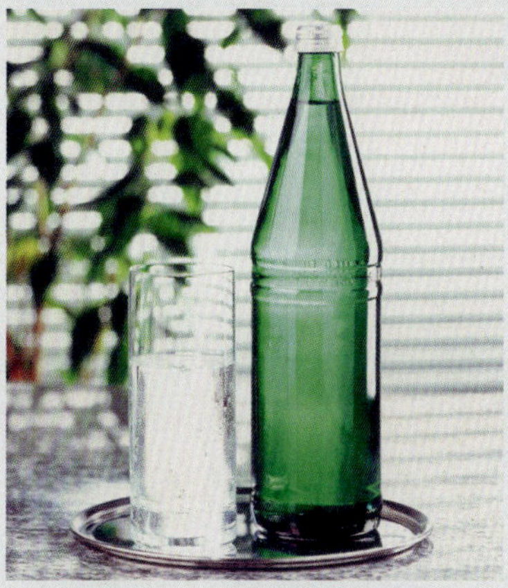

Mineralwasser hat eine ernährungsphysiologische Wirkung

Vergleichen Sie den Mineralstoffgehalt (Na, Mg, Ca) österreichischer Mineralwässer.

Magnesiumhaltige Mineralwässer enthalten mindestens 50 mg Magnesium pro Liter. Kalziumhaltige Mineralwässer enthalten mindestens 150 mg Kalzium pro Liter.

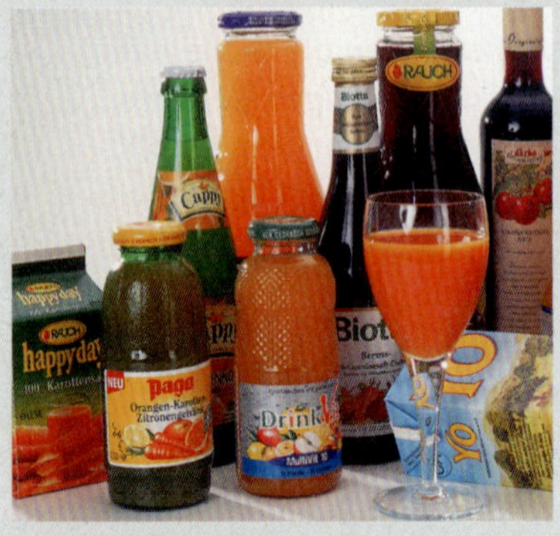

Fruchtsäfte – hoher Vitamin-, aber auch hoher Energiegehalt

Errechnen Sie den Energiegehalt von einem halben Liter eines Multivitamingetränks. Wie viel Prozent Ihres täglichen Gesamtenergiebedarfs decken Sie dadurch?

Diskutieren Sie die Bedeutung der Warnhinweise auf Energydrinks:
„Für Kinder, Diabetiker und koffeinempfindliche Personen nicht geeignet."
„Nur in begrenzten Mengen konsumieren."
„Gleichzeitige Alkoholaufnahme dringend vermeiden."

Isotone Lösungen = Lösungen, die den gleichen osmotischen Druck wie das menschliche Blut haben.

Elektrolyte = Mineralstoffe bzw. organische Verbindungen, die im Körper im wässrigen Milieu positiv oder negativ geladen vorkommen.

Mineralwasser	Mineralwasser muss pro Liter mindestens 1 000 mg gelöste Mineralsalze und mindestens 250 mg Kohlensäure enthalten. Für das Wasser muss eine ernährungsphysiologische Wirkung nachgewiesen werden. Aromatisierte Mineralwässer enthalten Zusätze von Fruchtdestillaten oder Säften.
Quellwasser	Wasser, das aus natürlichen oder künstlich erschlossenen Quellen gewonnen wird. Für das Quellwasser muss keine ernährungsphysiologische Wirkung nachgewiesen werden.
Sodawasser	Sodawasser enthält mindestens 570 mg Natriumhydrogencarbonat pro Liter sowie Kohlensäure. Weder für Tafelwasser noch für Sodawasser muss eine ernährungsphysiologische Wirkung nachgewiesen werden.
Tafelwasser	Trinkwasser oder Quellwasser wird mit Sole, Kochsalz, Soda oder Natriumhydrogencarbonat versetzt.

Säfte, Sirupe, Erfrischungsgetränke

Arten	Beschreibung
Fruchtsäfte	Sie werden zu 100 % aus Früchten oder Fruchtsaftkonzentraten **ohne** Zusätze hergestellt und durch Pasteurisierung haltbar gemacht.
Gemüsesäfte	Sie werden entweder aus Gemüse, Gemüsesaftkonzentrat oder konzentriertem Gemüsemark hergestellt.
Fruchtnektare	Sie werden aus Fruchtsaft, Fruchtsaftkonzentrat oder Fruchtmark unter Zusatz von Wasser und Zucker hergestellt. Der Saftanteil ist gesetzlich geregelt und beträgt je nach Fruchtart zwischen 25 und 50 %.
Fruchtsaftgetränke	Sie müssen mindestens 6 % Fruchtsaft enthalten. Zugesetzt werden Wasser und Zucker oder Süßstoffe.
Fruchtsirupe	Sie sind dickflüssige Säfte aus Fruchtsaft, Fruchtsaftkonzentrat oder Fruchtmark mit hohem Zuckeranteil.
Limonaden	Sie werden aus Wasser, Frucht- oder Pflanzenauszügen, Zucker oder Süßstoff und Genusssäuren hergestellt. Erlaubt sind auch Zusätze wie Farbstoffe, Antioxidantien, Gelier- und Verdickungsmittel und Koffein, z. B. bei Colagetränken.
Brausen	Sie sind eine Mischung aus Wasser, Zucker oder Süßstoff, Aromen, Farbstoffen, Wein- und Zitronensäure oder anderen Genusssäuren.

Funktionelle Getränke

Funktionelle Getränke sind Getränke, die einen Zusatznutzen versprechen. **Sportdrinks** sollen die bei sportlichen Aktivitäten auftretenden Nährstoffverluste ersetzen, **Energydrinks** kurzfristig die Leistungsfähigkeit verbessern, **Wellnessdrinks** das Wohlbefinden erhöhen, **Gesundheitsgetränke** gegen Krankheiten wirken.

Arten/Auswahl	Beschreibung
Sportdrinks (isotonische Getränke, Elektrolytgetränke)	Sie werden speziell für Sportler hergestellt und enthalten Kohlenhydrate, Elektrolyte und Vitamine. Die Konzentration an gelösten Stoffen ist ähnlich wie im menschlichen Blut und sie können daher vom menschlichen Magen-Darm-Trakt sehr schnell aufgenommen werden.
Energydrinks	Sie enthalten Wasser, Zucker, Koffein, Vitamine und Mineralstoffe, Zitronensäure, Geschmacksverstärker und Zusatzstoffe. Ein viertel Liter hat den Koffeingehalt einer Tasse Kaffee.

2 Alkoholische Getränke

Alkohol entsteht bei der Vergärung von Kohlenhydraten. So werden Bier und Wein erzeugt. Höherprozentige Alkoholika (Spirituosen), wie z. B. Schnaps, werden durch Destillation (Brennen) gewonnen.

Alcopops sind Mischgetränke aus Limonade und vergorenem und/oder destilliertem Alkohol. Sie richten sich durch ihre poppige Verpackung und den süßen, stark limonadeähnlichen Geschmack vorrangig an ein sehr junges Publikum.

Volksdroge Alkohol

Alkohol hat in unserer Gesellschaft eine jahrtausendealte Tradition. Der Alkoholkonsum ist durchwegs gesellschaftsfähig, doch sobald jemand tatsächlich krank und abhängig ist, setzt unmittelbar ein Prozess der Verurteilung ein und die/der Betroffene wird aus der Gesellschaft ausgeschlossen. Rund sieben Prozent der Männer und 2,5 % der Frauen in Österreich – das sind rund 330 000 Menschen – sind alkoholabhängig. International gesehen liegt Österreich beim Alkoholkonsum an siebenter Stelle. Besonders gefährdet sind junge Menschen und Frauen.

Harmlosigkeit, Gefährdung, Abhängigkeit

Die Grenze der Harmlosigkeit wird für Erwachsene mit einer Halben Bier oder einem Viertel Wein angegeben. Wird diese Menge aber täglich getrunken bzw. als Beruhigungsmittel eingesetzt, so ist auch hier schon die Grenze zum problematischen Gebrauch erreicht. Die Gefährdungsgrenze liegt bei Männern bei 60 Gramm reinem Alkohol pro Tag, das entspricht drei halben Litern Bier oder drei Vierteln Wein. Bei Frauen liegt die Gefährdungsgrenze bei 40 Gramm reinem Alkohol pro Tag.

Abhängigkeit ist charakterisiert

- durch den besonders starken Wunsch, Alkohol zu trinken,
- dadurch, dass die Trinkmenge nicht mehr kontrolliert werden kann,
- durch den Beginn von Entzugserscheinungen beim Absetzen von Alkohol,
- dadurch, dass der Körper nach immer mehr Alkohol verlangt, um die gleiche Wirkung zu erreichen.

Stoffwechsel des Alkohols

Die Aufnahme von Alkohol ins Blut erfolgt über die Mundschleimhaut, den Magen und den Darm. Wie schnell Alkohol ins Blut aufgenommen wird, hängt von vielen Faktoren ab. Beschleunigt wird die Alkoholaufnahme z. B. durch einen leeren Magen, durch Wärme (Glühwein), durch Kohlensäure (Sekt), verlangsamt durch einen vollen Magen oder durch gleichzeitiges Rauchen. Für den Abbau des Alkohols ist in erster Linie die **Leber** verantwortlich.

Der Körper baut pro Stunde und Kilogramm Körpergewicht ca. 0,1 g Alkohol ab. Es gibt keine Möglichkeit, das Ausnüchtern zu beschleunigen, auch nicht durch Essen, Medikamente oder Kaffee. Wer übermäßig viel Alkohol trinkt, bezieht seine Kalorien in flüssiger Form und isst in der Folge unausgewogen. Dadurch werden dem Körper nicht genügend lebensnotwendige Nährstoffe zugeführt. Überdies verzögert Alkohol die Fettverbrennung im Körper.

Körperliche und psychische Auswirkungen

Alkoholkonsum verursacht körperliche und psychische Veränderungen.

Promille	Veränderungen
ab 0,2 ‰	▪ Widerstand gegen Alkohol lässt nach ▪ Risikobereitschaft steigt ▪ Konzentrationsfähigkeit nimmt ab ▪ Wärmegefühl ▪ Zwanglosigkeit ▪ Fröhlichkeit

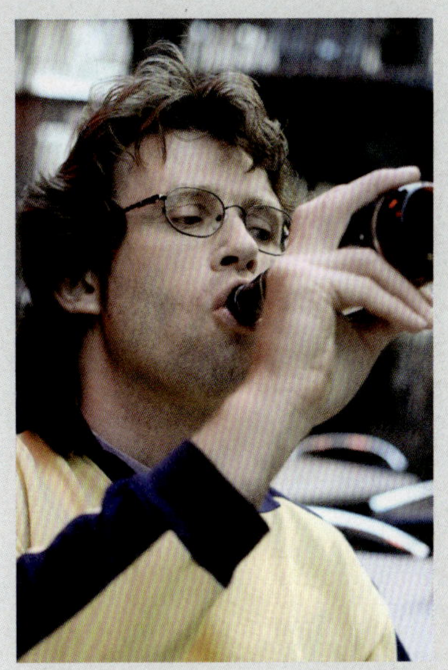

Warum trinken bereits Jugendliche so viel Alkohol?

Jugendliche können schon nach 6–18 Monaten exzessiven Trinkens abhängig sein.

Ein 50 kg schweres Mädchen und ein 100 kg schwerer Mann haben je eine Halbe Bier getrunken. Wie lange dauert es bei beiden, bis der gesamte Alkohol abgebaut ist?
Hilfestellung: Eine Halbe Bier enthält 20 g Alkohol.

1 g Alkohol liefert 29 kJ bzw. 7 kcal Energie.

Jugendliche trinken meist unregelmäßig, dafür eher große Mengen Alkohol. Dieses „Rauschtrinken" ist besonders gefährlich. Die Gewaltbereitschaft und das Unfallrisiko sind sehr hoch. Bei jedem zweiten tödlichen Verkehrsunfall von Jugendlichen wird Alkoholisierung festgestellt.

ab 0,4 ‰	■ Rededrang ■ Selbstkritik und Urteilsvermögen sinken ■ Reizbarkeit steigt ■ Entfernungen und Geschwindigkeit werden falsch eingeschätzt, Bewegungskoordination wird schlechter, Hell-Dunkel-Anpassung lässt nach; dadurch ist man bereits fahruntüchtig (vor allem als Zweiradfahrer)
ab ca. 0,5 ‰	■ Enthemmung, Selbstüberschätzung ■ Kurze, intensive Gefühlsausbrüche ■ Kritische Grenze für Aufmerksamkeit und Konzentration; Verkehrssignale werden übersehen
ab 0,6–0,7 ‰	■ Deutlich verminderte Sehleistung, eingeschränkte Hör- und Konzentrationsfähigkeit ■ Selbstüberschätzung ■ Verschlechterung des Zusammenspiels zwischen Muskeln und Nerven
ab 0,8 ‰	■ Weitere Verminderung der Sehfähigkeit ■ Reaktionszeit ist um 35 % verlängert ■ Schwierigkeiten beim Fixieren von Umgebungsvorgängen
um 1 ‰	■ Rauschstadium ■ Unsicheres Gehen und Stehen, Gleichgewichtsstörungen ■ Sprachstörungen ■ Enthemmung, Verlust der Selbstkontrolle
um 2 ‰	■ Verwirrtheit, Gedächtnisstörungen, Bewusstseinsstörungen ■ Erbrechen
ab ca. 3 ‰	■ Tiefe Lähmung, flache Atmung ■ Unterkühlung ■ Übergang in tiefe Bewusstlosigkeit (Koma) ■ Reflexlosigkeit ■ Atemlähmung und Tod

Was sagt das Gesetz?

- Kein Alkohol an unter 16-Jährige.
- Keine Spirituosen und Mixgetränke mit mehr als 14 Volumprozent an unter 18-Jährige.
- Bis zum 20. Lebensjahr gilt im Straßenverkehr die 0,1-‰-Grenze.
- Jugendliche, die bei einem alkoholisierten Lenker mitfahren, trifft bei einem Unfall ein Mitverschulden an ihrer eigenen Verletzung.

Kinder und Jugendliche reagieren empfindlicher auf Alkohol als Erwachsene, weil ihre körperliche Entwicklung noch nicht abgeschlossen ist. Durch das geringere Körpergewicht werden sie rascher betrunken.

Durchschnittlicher Alkoholgehalt	
Alcopops	5 Vol.-%
Bier	5 Vol.-%
Most	6 Vol.-%
Wein	12 Vol.-%
Spirituosen	40 Vol.-%

Promilleberechnung

Der Alkoholgehalt in Getränken wird in **Volumprozent** angegeben. Für die Umrechnung in Gramm Alkohol muss die Dichte des Alkohols berücksichtigt werden. Alkohol hat eine Dichte von 0,79 (790 g pro 1 000 ml). Durch Multiplikation der Volumprozente mit der Dichte lässt sich der Alkoholgehalt in Gramm errechnen. Für eine einfachere Umrechnung multipliziert man mit 8.

Alkohol wird nicht von jedem Gewebe gleich aufgenommen. Muskulatur und Gehirn nehmen mehr, Fett und Knochen weniger Alkohol auf. Da Frauen rund 10 % mehr Fettgewebe besitzen, ist das Verteilungsvolumen von Alkohol geringer als bei Männern. Es ist bei Frauen mit einem Wert von 0,6, bei Männern mit 0,7 festgesetzt.

1 Promille (1 ‰) bedeutet, dass in 1 000 cm³ Blut 1 cm³ Alkohol enthalten ist.

Beispiel Promilleberechnung

Ein 80 kg schwerer Mann und eine 60 kg schwere Frau trinken jeweils zwei Halbe Bier (5 Vol.-%).

1. Berechnung des Alkoholgehaltes

Vol.-% x Dichte = g Alkohol in 1 Liter

Ergebnis: 5 x 8 = 40 g
Zwei Halbe Bier enthalten 40 g Alkohol.

2. Berechnung des Promilleanteils an Alkohol im Blut

Mann: konsumierte Menge an reinem Alkohol in Gramm, dividiert durch das Körpergewicht in Kilogramm mal 0,7.

$$\frac{40}{80 \times 0{,}7} = 0{,}7\ ‰$$

Frau: konsumierte Menge an reinem Alkohol in Gramm, dividiert durch das Körpergewicht in Kilogramm mal 0,6.

$\frac{40}{60 \times 0{,}6} = 1{,}1\ ‰$

Ergebnis: Beim Mann sind 0,7 ‰, bei der Frau 1,1 ‰ Alkohol im Blut.

Berechnen Sie die Höhe des Alkoholgehaltes im Blut, wenn Sie ebenfalls zwei Halbe Bier trinken würden.

Erkrankungen durch regelmäßigen überhöhten Alkoholkonsum

Alkohol in größeren Mengen **schädigt nahezu jedes menschliche Organ.** Betroffen sind vor allem die Mundhöhle und die Speiseröhre, der Magen-Darm-Trakt, die Leber, die Bauchspeicheldrüse und das Nervensystem. Alkohol verursacht Erkrankungen des Herz-Kreislauf-Systems und erhöht das Krebsrisiko für bestimmte Organe. Das Risiko ist besonders groß, wenn gleichzeitig geraucht wird. Überhöhter Alkoholkonsum während der Schwangerschaft kann geistige und körperliche Missbildungen des Kindes verursachen.

Überlegen Sie, für welche Organe sich das Krebsrisiko durch Alkoholkonsum erhöht.

Alkoholkonsum hat **neben den körperlichen auch soziale Auswirkungen:** Vernachlässigung der Familie, Auflösung sozialer Kontakte, Verlust des Arbeitsplatzes, Streitigkeiten, Gewalttätigkeiten und Geldmangel. Der volkswirtschaftliche Schaden und die Kosten durch Folgeerkrankungen von Alkoholmissbrauch, durch Arbeitsausfall und Verkehrsunfälle sind enorm.

Bier

Bereits die Babylonier und Ägypter waren mit der Biererzeugung vertraut. Bier wird aus Gerstenmalz, Hopfen und Wasser durch Vergärung mit Hefe zubereitet.

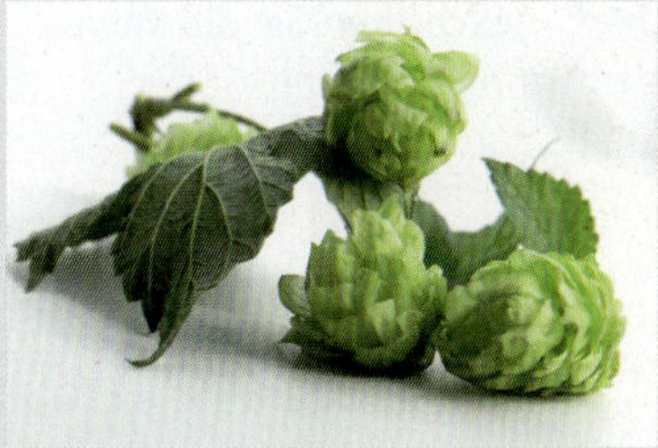

Hopfen für die Biererzeugung

Von Gerste und Hopfen zum Bier

- **Mälzen:** Die Braugerste wird in Wasser eingeweicht und zum Keimen gebracht. Es entsteht Grünmalz, das anschließend heißluftgetrocknet wird: **Darrmalz.**
  Die Stärke der Gerste wird in Malz, also in vergärbaren Zucker, umgewandelt. Das Malz für helle Biere wird bei niedrigerer Temperatur gedarrt als das für dunkle. Dunklen Bieren wird außerdem Farbmalz zugesetzt.
- **Maischen und Läutern:** Das Malz wird zerkleinert und mit Wasser versetzt. Das Brauwasser ist für die Qualität des Bieres entscheidend und wird speziell aufbereitet. In der Maischpfanne wird das Malz erhitzt und von den Trebern abgefiltert, das ergibt die Stammwürze.
- **Brauen:** Zur Stammwürze wird in der Sudpfanne Hopfen oder Hopfenextrakt gegeben und alles gekocht. Hauptaufgabe ist die Geschmacksgebung.
- **Gären:** Der Zucker wird durch Hefe in Alkohol und Kohlensäure umgewandelt.
  Untergärung: 5 °C, acht bis zehn Tage, untergärige Hefe setzt sich am Boden des Gärbottichs ab. Untergärige Biere sind länger haltbar und werden vor allem in Österreich und Bayern hergestellt.
  Obergärung: 11–15 °C, drei bis sechs Tage, obergärige Hefe setzt sich durch starke Kohlensäureentwicklung an der Oberfläche ab.
- **Lagern:** zur geschmacklichen Abrundung und Reifung. Einfache Biere lagern sechs bis acht Wochen, Stark- und Spezialbiere bis zu vier Monate und darüber.
- **Abfüllen:** Vor dem Abfüllen wird das Bier filtriert.

Darren = in heißer Luft trocknen.

Treber = ein ballaststoff- und eiweißreicher Rückstand.

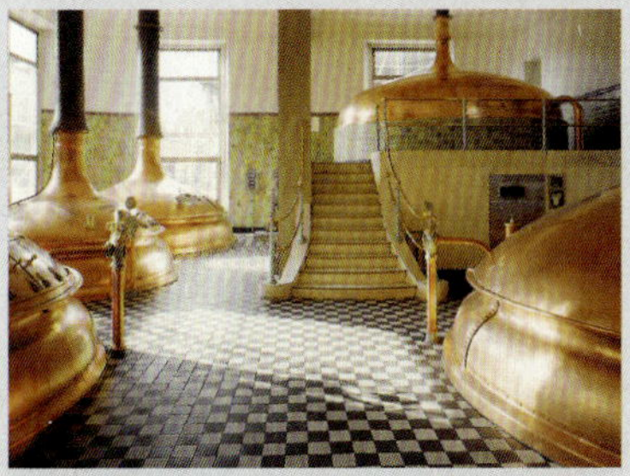

Sudpfannen

Wein

Wein wird durch alkoholische Gärung aus dem Saft von frischen Weintrauben hergestellt. In Österreich liegen die Weinbaugebiete in Niederösterreich, Wien, dem Burgenland und in der südlichen Steiermark.

KMW = Klosterneuburger Mostwaage. Mit ihr wird der Zuckergehalt der Weintrauben gemessen.

Von der Traube zum Wein

In Österreich beginnt die Hauptlese (laut Weingesetz), wenn der Traubensaft einen Zuckergehalt von mindestens 13 Gewichtsprozent (13° KMW) aufweist.

- **Lese.**
- **Kelterung:** Die Trauben werden zu Maische zerquetscht.
  Weißweinmaische: Aus der Maische weißer Trauben wird der Traubensaft (Most) sofort abgepresst.
  Rotweinmaische: Die Maische roter Trauben wird vergoren, wobei aus den Stielen Gerbstoff und aus den Beerenhäuten der rote Farbstoff gelöst wird.
- **Mostbehandlung:** evtl. Aufbessern des Mostes mit Zucker und Entsäuern.
- **Mostgärung:** Unter CO_2- Entwicklung wandelt sich der Most zunächst in Sturm und nach Absetzen der Trubstoffe in Jungwein um.
- **Kellerbehandlung des Weines:** Laut Weingesetzgebung sind Schwefelung (Abfangen des gelösten Sauerstoffs, um Fremdgärungen zu vermeiden), Schönung durch Filtration (zum Entfernen von trübenden Stoffen und schlechtem Geruch) und Verschnitt (Mischen verschiedener Sorten) erlaubt.
  In dieser Zeit bildet sich das Lagerbukett, das neben dem Traubenbukett für die Weinqualität von entscheidender Bedeutung ist. Nach dem Absetzen der Hefe und anderer Trubstoffe (Geläger) wird der Wein in ein anderes Fass umgeleitet (= Abstechen vom Geläger). Je nach Rebsorte werden die jungen Weine mehrere Monate bis mehrere Jahre im Fass zum Reifen gelagert.
- **Flaschenabfüllung und Lagerung.**

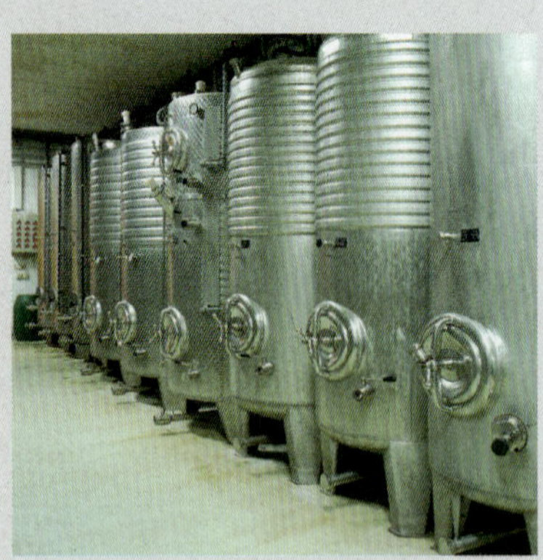

Stahltanks zum Ausbau des Weines

Beschriften Sie die Kennzeichnungselemente.

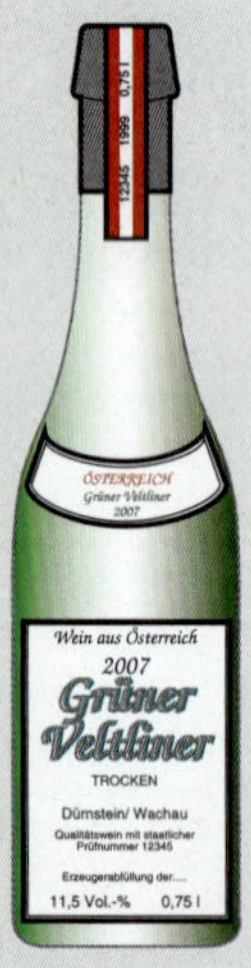

Nach der Qualität unterscheidet man:

- **Tafelweine:** einfache Tischweine, 13–15° KMW.
- **Qualitätsweine:** aus genehmigten Qualitätsrebsorten aus einem Weinbaugebiet, 17–19° KMW.
- **Prädikatsweine:** aus überreifen Trauben, 19–30° KMW, Spätlesen, Auslesen, Eisweine, Beerenauslesen, Trockenbeerenauslesen.

Aus der Weintraube werden nicht nur Weine (Weiß-, Rosé-, Rot-, versetzte Weine), sondern auch schäumende Weine (Champagner, Sekt, Perlweine), Traubensäfte (Most, Süßmost, Fruchtsäfte) und Weindestillate (Cognac, Weinbrand, Tresterbrand) hergestellt.

Versetzte Weine = Dessert-, Süd- und Süßweine.

Trestern (Weintrestern) = Pressrückstände der Weinmaische.

Spirituosen

Spirituosen ist ein Sammelbegriff für **alle destillierten Getränke.** Sie lassen sich aus jedem Material brennen, das vergoren werden kann und genügend Zucker enthält, der sich in Alkohol umwandeln lässt.

Durch Destillation erhält man hochprozentigen Alkohol, indem die Flüssigkeit (z. B. Wein, Maische) verdampft wird und die Alkoholdämpfe aufgefangen und durch Kühlung wieder verflüssigt werden.

Der Alkoholgehalt von Spirituosen liegt zwischen 25 und 80 %. Je öfter destilliert wird, desto höher ist der Alkoholgehalt.

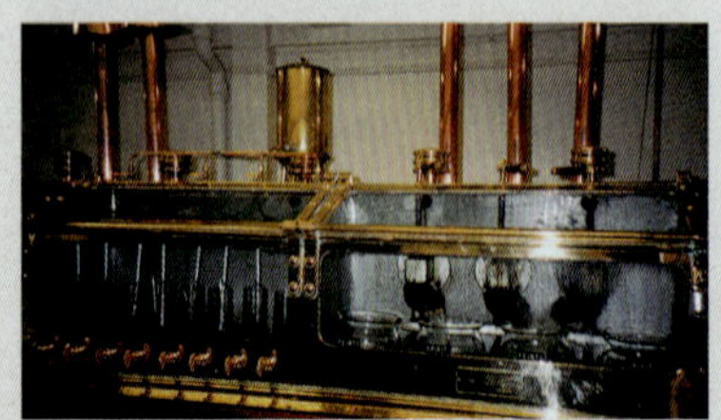

Destillierie

Vom Rohstoff (Getreide, Obst, Beeren, Wurzeln, Zuckerrohr, Reis) zur Spirituose

- **Maische.**
- **Gärung.**
- **Erste und zweite Destillation.**
- **Lagern und Reifen.**
- **Verschneiden.**
- **Abfüllen.**

3 Alkaloidhaltige Getränke

Alkaloidhaltige Getränke sind **Kaffee, Tee und Kakao.** Sie enthalten die Alkaloide Koffein, Theobromin und Theophyllin. Alkaloide sind kompliziert gebaute stickstoffhaltige Verbindungen, die im Pflanzenreich vorkommen. Sie sind in der Regel giftig. In geringen Mengen haben sie jedoch eine anregende Wirkung.

Alkaloide = Stoffe in Nahrungs- und Genusspflanzen, die Stickstoff enthalten. Sie entstehen als Endprodukt im Stoffwechsel.

Früchte- und Kräutertees sind im Gegensatz zu echtem Tee teeähnliche Getränke. Sie enthalten kein Koffein.

Kaffee

Der Anbau von Kaffee und das Kaffeetrinken sind auf die Araber zurückzuführen. Der Name wird vom türkischen Wort „Kahweh" hergeleitet. Es bedeutet so viel wie Stärke, Lebenskraft. Es gibt über 60 Arten von Kaffeebäumen, wobei Arabica und Canephora (Robusta) wirtschaftlich die größte Rolle spielen. Arabicas sind von ausgezeichneter Qualität und haben relativ wenig Koffein. Etwa drei Viertel der Weltproduktion ist Arabicakaffee. Canephora ist widerstandsfähiger, ertragreicher und koffeinhaltiger, aber von geringerer Qualität. Er macht 25 % der Weltproduktion aus.

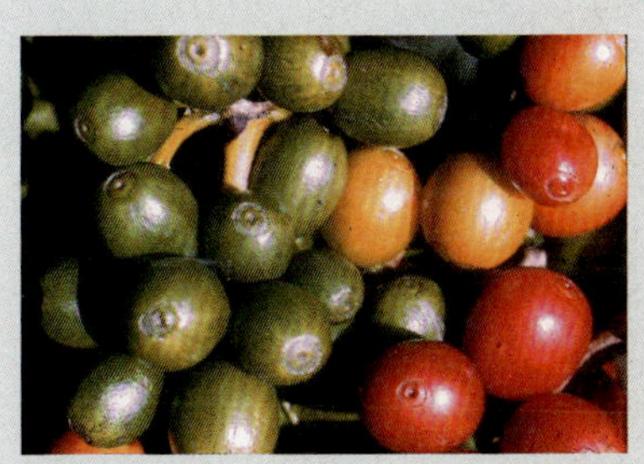

Kaffeekirsche

Von der Kaffeekirsche zum Bohnenkaffee

- **Aufbereitung der Kaffeebohnen.**
- **Nassmethode:** teurer, nur in Gebieten mit genügend Wasser. Die Kaffees sind feiner und aromatischer. Die Kaffeekirschen werden gewaschen, man lässt sie quellen, quetscht und fermentiert sie. Dabei werden die Samen (Kaffeebohnen) von der Fruchtschale und vom Fruchtfleisch getrennt. Anschließend werden sie getrocknet, geschält, gereinigt und sortiert.
- **Trockenmethode:** ohne Waschen und Fermentation.
- **Mischen und Rösten:** Im Verbraucherland werden verschiedene Rohkaffeebohnen zu Mischungen zusammengestellt und geröstet. Der Röstvorgang ist für die Aromabildung wichtig. Der Koffein- und Gerbsäuregehalt wird teilweise verringert.

Aufbau der Kaffeekirsche

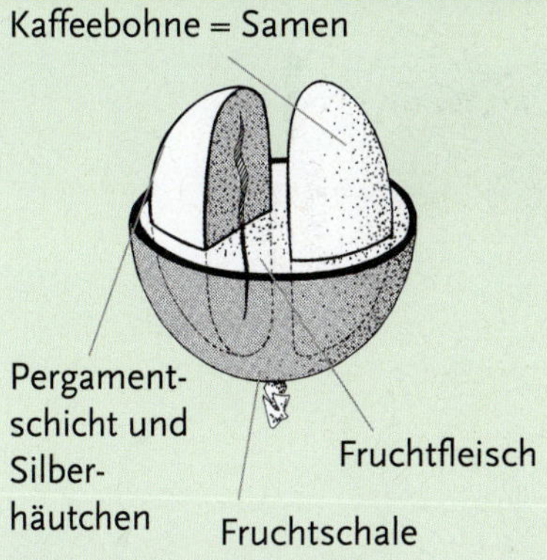

Bohnenkaffee wird auch **koffeinarm, koffeinfrei, säurearm** und als **getrockneter Kaffeeextrakt** (löslicher Kaffee) angeboten.

Tee

Tee ist eines der ältesten Getränke und stammt aus der indischen Provinz Assam in Südchina. Tee ist neben Wasser das am meisten konsumierte Getränk der Welt.

Vom Teestrauch zum Schwarztee

- **Welken.**
- **Rollen:** Die Blätter werden durch rotierende Reibung gerollt; Blattzellen werden aufgebrochen.
- **Fermentieren:** entscheidend für die Qualität des Tees. Der beim Rollen austretende Zellsaft wird oxidiert und vergoren, dabei wird Gerbsäure abgebaut und das Aroma bildet sich.
- **Trocknen:** wichtig für die Haltbarkeit, das Teeblatt färbt sich langsam schwarz.
- **Reinigen und Sortieren:** Über Stufensiebe wird der Tee in verschiedene Größen getrennt: Blatttee, Brokentea, Fannings, Dust. Junge, wenig gebrochene Teeblätter haben die höchste Qualität und das beste Aroma. Für Teebeutel wird Teebruch (fein zerbrochene Blätter) verwendet.

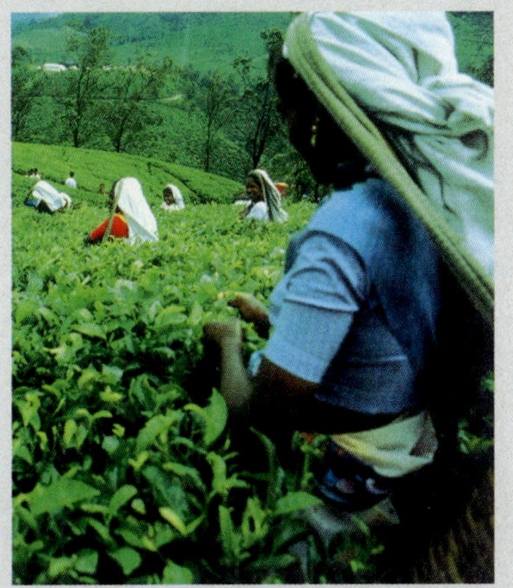

Teepflückerinnen bei der Arbeit – häufig sind aber Kinder und Zwangsarbeiter/-innen im Einsatz. Kaufen Sie daher Tee aus fairem Handel.

Weißer Tee wird nur leicht anfermentiert. Beim **grünen Tee** werden die Blätter vor der Trocknung nur mit heißem Dampf behandelt. **Oolongtee** ist ein halb fermentierter Tee. In

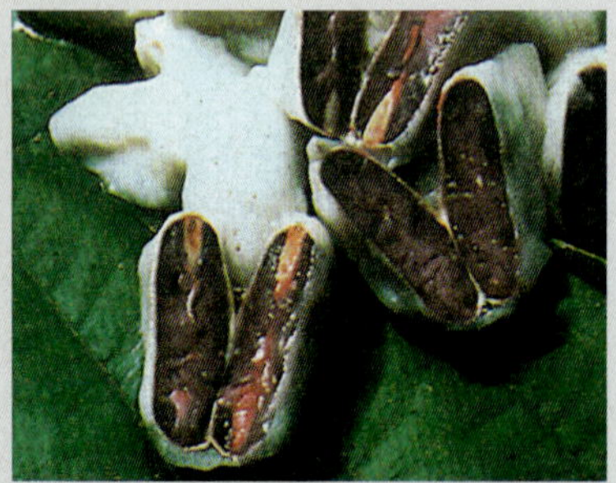
Kakaobohnen mit Fruchtfleisch

Österreich kommen hauptsächlich **Teemischungen** in den Handel. Zusätzlich werden die Tees häufig aromatisiert. **Früchte- und Kräutertees** sind keine echten Tees, sie enthalten getrocknete, teils aromatisierte Pflanzenteile, wie Früchte, Blüten, Blätter und Wurzeln. Sie werden häufig als Hausmittel eingesetzt.

Kakao

Der Kakaobaum hat seine Heimat im tropischen Amerika. Zur Zeit der Azteken diente Kakao als Zahlungsmittel. Im 16. Jahrhundert gelangte das sogenannte „braune Gold" nach Europa.

Aufbau der Kakaobohne

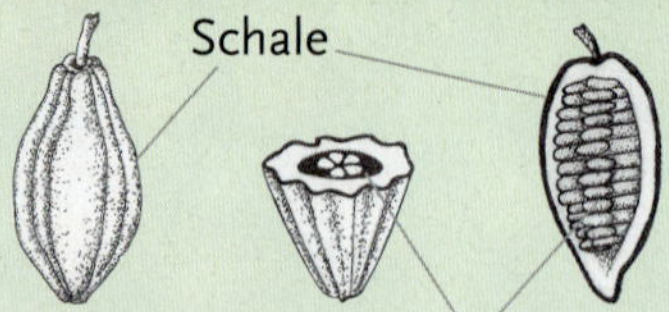

Von der Kakaobohne zum Kakaopulver

- **Fermentieren.**
- **Waschen, Trocknen.**
- **Rösten.**
- **Vermahlen:** Es entsteht die fette Kakaomasse.
- **Pressen, Vermahlen:** Zur Herstellung von Kakaopulver wird ein Teil der Kakaobutter abgepresst.
  Magerkakao ist weitgehend entfettet. **Trinkkakaomischungen** sind schnell lösliche Produkte mit mindestens 25 % Kakaobestandteilen in der Trockenmasse. **Schokolade** wird aus Kakaomasse, Kakaobutter und Zucker hergestellt.

4 Ernährungsphysiologische Aspekte

Nährstoffe, Energie und Wirkung

Mineralwasser, Quellwasser, Tafelwasser, Heilwasser und Sodawasser sind ideale und kalorienfreie Durstlöscher. Stille Wässer sind wegen des geringen Kohlensäureanteils für Menschen mit empfindlichem Magen besser verträglich. Mineralwässer sind gute Lieferanten von Mineralstoffen und Spurenelementen, die vom Körper gut absorbiert werden können.

Fruchtsäfte sollen mit Wasser verdünnt werden, da sie einen hohen fruchteigenen Zuckeranteil haben.

Fruchtsäfte liefern einen hohen Anteil an Vitaminen, Mineralstoffen sowie sekundären Pflanzenstoffen. Der Gehalt an fruchteigenem Zucker ist hoch.

Gemüsesäfte sind sehr energiearm. Der Vitamingehalt ist geringer, der Mineralstoffgehalt höher als bei den Fruchtsäften. Gemüsesäfte haben ein sehr günstiges Verhältnis von Kalium zu Natrium, was die Entwässerung fördert.

Bei **Fruchtnektaren** ist die Menge an Vitaminen und Mineralstoffen wegen des geringeren Fruchtsaftanteils niedriger, der Zuckergehalt durch den zugesetzten Zucker hoch.

Fruchtsaftgetränke haben einen hohen Zuckeranteil. Viele Fruchtsaftgetränke werden mit Vitaminen angereichert.

Fruchtsirupe enthalten bis zu 68 % Zucker.

Limonaden und Brausen sind wegen des hohen Zuckeranteils sehr energiereich, enthalten aber keine wertvollen Inhaltsstoffe.

Wussten Sie, dass ...
Energydrinks für Kinder und Jugendliche zur Überbrückung von Leistungstiefs bzw. bei Konzentrationsschwäche nicht geeignet sind?

Funktionelle Getränke weisen die versprochene gesundheitsfördernde Wirkung häufig nicht auf und können sehr gut durch andere preisgünstige, alkoholfreie Getränke ersetzt werden, z. B. gespritzten Apfelsaft (siehe Ernährung der Sportler, S. 244).

Der Energiegehalt von **Energydrinks** ist wegen des hohen Zuckergehaltes mit dem von Limonade vergleichbar.

Das **Koffein** des **Kaffees** regt den Kreislauf an und wirkt leicht abführend. Wegen der harntreibenden Wirkung sollte zu jeder Tasse Kaffee ein Glas Wasser getrunken werden. Der Genuss von größeren Mengen Kaffee bewirkt Unruhe, Nervosität, Schlafstörungen, Herzklopfen und eine kurzfristige leichte Erhöhung des Blutdruckes. Die im Kaffee enthaltenen organischen Säuren können die Salzsäureproduktion im Magen erhöhen, was zu Sodbrennen führen kann. Kaffee steigert die Ausscheidung von Kalzium im Harn, wodurch das Osteoporoserisiko ansteigen könnte.

Die **Gerbstoffe des Tees** wirken beruhigend auf den Magen-Darm-Trakt. Außerdem üben sie eine leicht stopfende Wirkung auf den Darm aus. Gerbstoffe beeinträchtigen die Aufnahme von Nahrungseisen. Sie bilden mit Eisen schwer lösliche Verbindungen, die vom Körper nicht resorbiert werden können. Deshalb sollte Tee nicht zu den Mahlzeiten getrunken werden. **Weißer und grüner Tee** sind reich an sekundären Pflanzenstoffen (siehe S. 92). Regelmäßiger Genuss von grünem Tee soll vor Krebs, Herz-Kreislauf-Erkrankungen und aufgrund der antibakteriellen Wirkung vor Karies schützen. Schwarzer und grüner Tee sind wegen des Koffeingehaltes keine geeigneten Getränke für Kinder.

Früchte- und Kräutertees werden häufig als Hausmittel anstelle von Medikamenten eingesetzt.

- Pfefferminz-, Fenchel- und Kümmeltee wirken krampflösend und blähungslindernd.
- Baldriantee wirkt nervenberuhigend und schlaffördernd.
- Salbei-, Huflattich-, Eibisch- und Spitzwegerichtee wirken bei Husten und Verschleimung.
- Flieder-, Lindenblüten-, Arnika- und Johannisbeertee wirken schweißtreibend.
- Heidelbeertee wirkt stopfend.

Das **Theobromin** des **Kakaos** hat eine wesentlich schwächer anregende Wirkung als Koffein. Kakao kann deshalb unbedenklich auch von Kindern genossen werden. Kakao weist einen relativ hohen Nickelgehalt auf und kann daher bei empfindlichen Personen allergische Reaktionen auslösen. Fertige Kakaomischungen und -getränke haben häufig einen sehr hohen Zuckergehalt.

Alkoholische Getränke enthalten neben Alkohol und Zucker kaum nennenswerte Mengen an Nährstoffen. Geringe Alkoholmengen wirken appetitanregend und fördern die Verdauungstätigkeit. Alkohol hat in kleinen Mengen eine belebende und entspannende Wirkung. Alkoholische Getränke heben die Stimmung, fördern die Geselligkeit und den Genuss von Mahlzeiten. Ein moderater Alkoholkonsum hat gesundheitsfördernden Einfluss auf das Herz-Kreislauf-System. Einen schützenden Effekt hat Alkohol aber nur dann, wenn keine anderen Risikofaktoren, wie z. B. Bluthochdruck, vorliegen.

Aufgrund der negativen Wirkungen auf andere Organe des menschlichen Organismus werden keine allgemeinen Empfehlungen ausgesprochen, sondern nur Richtwerte. Für Männer werden nicht mehr als 20 g Alkohol und für Frauen nicht mehr als 10 g Alkohol pro Tag als gesundheitlich verträglich angesehen.

5 Tipps für Einkauf und Lagerung

Durch die große Menge an Getränken, die täglich konsumiert wird, fallen Unmengen an Flaschen, Dosen, Tetrapacks an. Eine bewusste, umweltgerechte Auswahl der Getränkeverpackung ist gefragt.

Alkoholfreie Getränke kühl und lichtgeschützt, alkaloidhaltige Getränke zudem trocken, luftdicht und aromageschützt aufbewahren. Bier bei 6–8 °C lagern, Wein in kühlen Kellern und Spirituosen kühl und trocken aufbewahren. Weinflaschen mit Naturkorken müssen liegend gelagert werden. Bereits geöffnete Flaschen und Packungen möglichst bald verbrauchen.

In den ersten beiden Minuten der Aufbrühzeit hat das Koffein im Tee eine anregende Wirkung auf das zentrale Nervensystem. Lässt man den Tee länger ziehen, werden die Gerbstoffe gelöst und bilden mit dem Koffein eine unlösliche Verbindung. Dieser Koffein-Gerbstoff-Komplex kann vom Körper nicht mehr aufgenommen werden. Die Wirkung des Koffeins fällt daher wesentlich schwächer aus.

Eistee ist eine Kalorienbombe. In einem Liter Eistee sind 100 g Zucker enthalten.

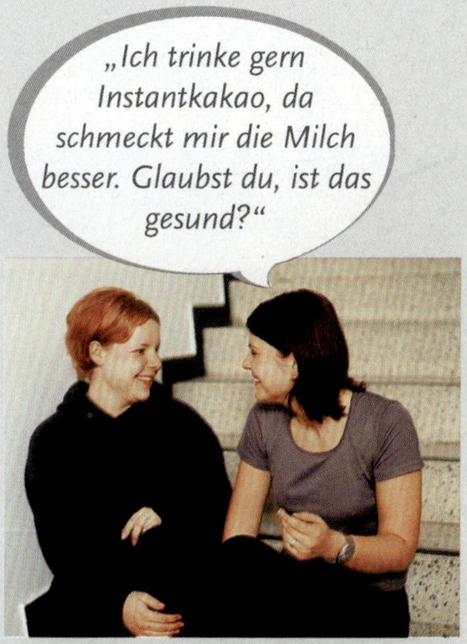
„Ich trinke gern Instantkakao, da schmeckt mir die Milch besser. Glaubst du, ist das gesund?“

Richtwerte für die Alkoholzufuhr pro Tag
Männer: 20 g Alkohol
Frauen: 10 g Alkohol

20 g Alkohol entsprechen ca.

- 0,5 l Bier
- 0,25 l Wein
- 0,06 l Weinbrand, Schnaps

„Fair“-führerisch gut? Finden Sie fair gehandelte Säfte, Kaffee, Kakao und Schokolade.

6 Volkswirtschaftliche Bedeutung

Jährlich werden in Österreich pro Kopf etwa 85 Liter **Mineralwasser** und ca. 140 Liter andere **alkoholfreie Getränke** getrunken. Ein Haupttrend zeigt sich in der Nachfrage nach Produkten mit Zusatznutzen. Zu beachten ist, dass im Ausland abgefüllte Tafel- und Mineralwässer oft einen niedrigeren Mineralstoffgehalt als österreichisches Trinkwasser haben.

Die Weltjahresernte von **Kaffee** ist seit dem Beginn des 19. Jahrhunderts von 100 000 Tonnen auf durchschnittlich vier Millionen Tonnen angestiegen. Der Kaffee ist heute eines der wichtigsten landwirtschaftlichen Exportprodukte der Welt. Man schätzt, dass Anbau, Verarbeitung und Handel mehr als 20 Millionen Menschen Arbeit geben. Der Warenwert des Kaffees steht nach Erdöl an zweiter Stelle im Welthandel. Österreich bezieht Rohkaffee hauptsächlich aus Brasilien, Kolumbien und El Salvador. Der Pro-Kopf-Verbrauch von Kaffee ist seit 1950 von 0,6 kg auf 8,2 kg pro Jahr gestiegen.

Die Welternte von **Tee** hat sich seit 1950 verdoppelt. An der Spitze der Ausfuhrländer stehen Indien, Sri Lanka und China. Mehr als 50 Prozent des Exportes geht nach Europa. Österreich mit einem Pro-Kopf-Verbrauch von 180 g im Jahr ist kein typisches Teetrinkerland. Es zeigt sich allerdings ein Trend in Richtung grüner Tee. Kräuter- und Früchtetees spielen neben den echten Tees eine wichtige Rolle.

Österreich importiert die **Kakao**bohnen aus Afrika und dem tropischen Amerika. Kakao wird am häufigsten in Form von Schokolade, Kakaogetränken und in Süßwaren konsumiert.

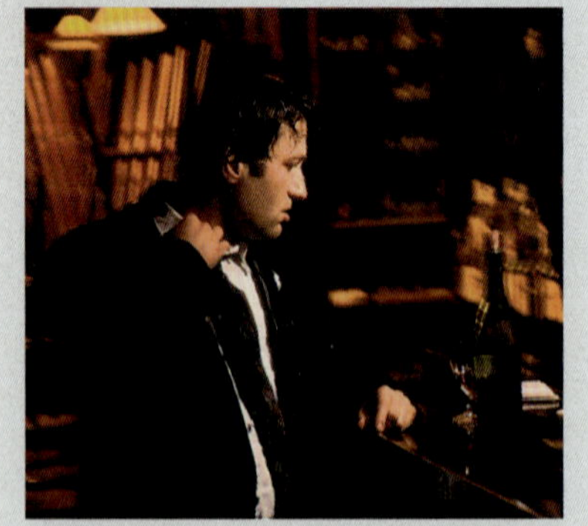

Alkohol ist ein legales Suchtmittel, das bei Dauerkonsum abhängig macht

Die **Bier**brauereien verarbeiten die gesamte heimische Hopfenernte. Der Pro-Kopf-Jahresverbrauch von Bier liegt bei 115 Litern.

Weinbau ist eine sehr arbeitsaufwendige landwirtschaftliche Kultur. Er erfordert fünf- bis achtmal so viel Arbeitsaufwand wie der Ackerbau. In Österreich hat der Weinbau in den Bundesländern Wien, Niederösterreich, Burgenland und Steiermark Bedeutung. 82 % der in Österreich hergestellten Weine sind Weißweine. Der Pro-Kopf-Verbrauch von Wein liegt bei 31 Litern pro Jahr.

Spirituosen sind hoch besteuerte Genussmittel mit einem Pro-Kopf-Verbrauch von ca. 1,5 Litern pro Jahr.

Der volkswirtschaftliche Schaden und die Kosten durch Folgeerkrankungen von Alkoholmissbrauch, durch Arbeitsausfall und Verkehrsunfälle sind enorm.

Arbeitsaufgaben

1. Erklären Sie den Unterschied zwischen Mineralwasser, Quellwasser, Tafelwasser und Heilwasser.
2. Beschreiben Sie die Unterschiede des Fruchtanteils und des Zuckergehalts von Fruchtsäften und Fruchtnektaren.
3. Warum sind Energydrinks für Kinder und Jugendliche nicht geeignet?
4. Berechnen Sie mit dem BLS, wie viel Prozent Ihres täglichen Energiebedarfs Sie mit je einem halben Liter Fruchtsaft, Limonade und Energydrink decken können.
5. Welche Faktoren beschleunigen die Aufnahme von Alkohol ins Blut, welche verlangsamen sie?
6. Welche gesundheitlichen Schäden können bei übermäßigem Alkoholkonsum entstehen?
7. Welche Alkaloide sind in Kaffee, Tee und Kakao enthalten und wie wirken sie?
8. Beschreiben Sie die Wirkung von Kaffee auf den menschlichen Organismus.
9. Warum kann Kaffeetrinken Sodbrennen auslösen?
10. Erklären Sie den Unterschied zwischen schwarzem Tee, grünem Tee und Oolongtee.
11. Erklären Sie die unterschiedliche Wirkung von kurz und länger gebrühtem Tee auf unseren Organismus.
12. Worin liegt der Unterschied zwischen schwarzem Tee, Früchte- und Kräutertee?
13. Welche Möglichkeiten fallen Ihnen ein, Verpackungsmüll von Getränken zu vermeiden?
14. Zeichnen Sie mithilfe der Daten des BLS den Nährwertstreifen von Kakao, Kaffee, Bier, Wein in die Vorlage ein. Wählen Sie dazu die Werte der Kohlenhydrate, den Gesamtfettgehalt und das Eiweiß aus. Beachten Sie beim Zeichnen des Balkens: 1 000 mg entsprechen 1 mm.

   Kakao (als Getränk)

   Kaffee (als Getränk)

   Bier

   Wein

Notizen zu den Arbeitsaufgaben:

ZUSAMMENFASSUNG

Flüssigkeit in Form von Getränken ist für den Menschen lebensnotwendig. Wässer, verdünnte Obst- und Gemüsesäfte und ungezuckerte Kräuter- und Früchtetees sind die idealen Durstlöscher.

Alkaloidhaltige Getränke wie Kaffee und Tee haben, in Maßen genossen, eine anregende Wirkung.

Mäßiger Alkoholkonsum kann sich positiv auf das Herz-Kreislauf-System auswirken. Regelmäßiger überhöhter Alkoholkonsum schädigt fast alle menschlichen Organe. Neben den körperlichen Auswirkungen kommt es auch zu sozialen Problemen.

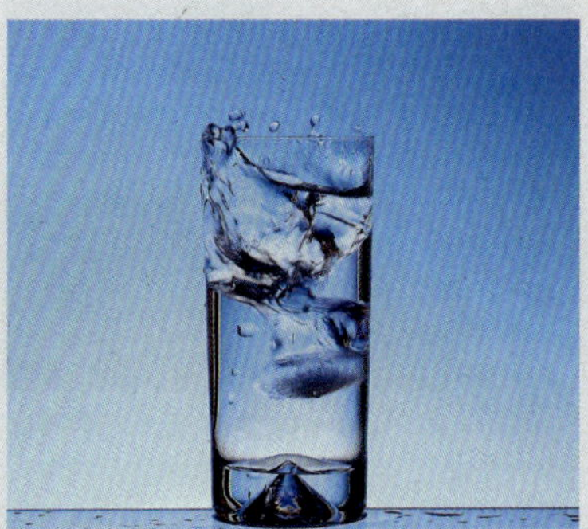

Wasser – ein idealer Durstlöscher

Ziele

- Sie kennen die wichtigsten Gruppen von Gemüse und Obst und können sie beschreiben.
- Sie können die Bedeutung von Gemüse und Obst in unserer Ernährung erklären.
- Sie können erklären, warum es so wichtig ist, fünfmal am Tag Gemüse und Obst zu essen.

Wussten Sie, dass ...
Gemüse und Obst zu den ältesten Nahrungsmitteln zählen?

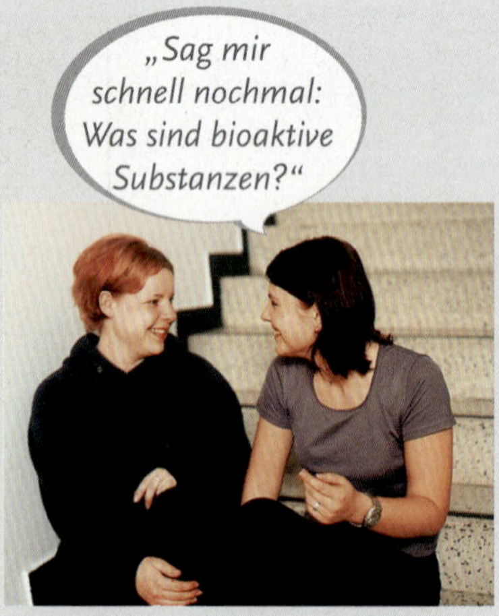

Wussten Sie, dass ...
Speisepilze im weiteren Sinne zum Gemüse zählen?

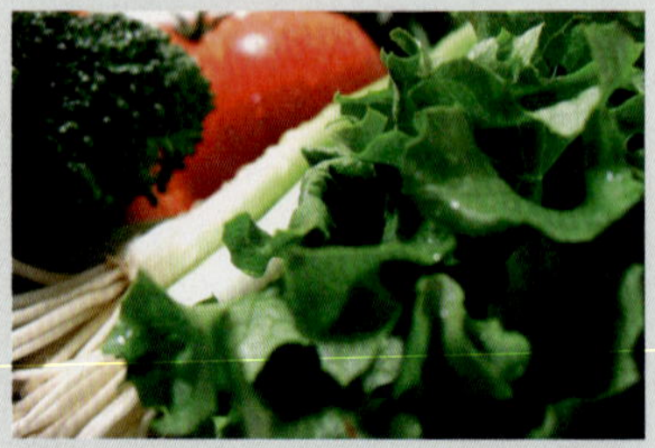
Blatt-, Frucht-, Kohl- und Zwiebelgemüse

Gemüse und Obst

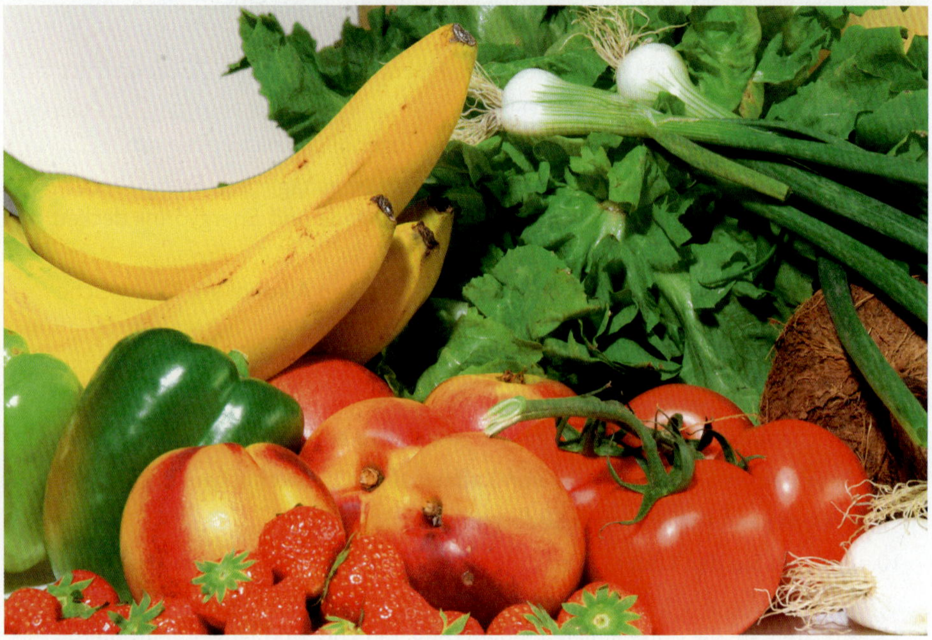

Früchte, Wurzeln, Blätter und andere essbare Pflanzenteile waren bereits bei den Urmenschen wichtige Nahrungsmittel. Im Verlauf von Jahrtausenden wurden Wildformen zu Kulturformen entwickelt. Durch Züchtung ist es gelungen, ein vielfältiges Angebot zu schaffen. Zudem wurde der Ertrag gesteigert. Es wurden größere, gleichmäßigere, teilweise kernlose, dünnschalige, länger lagerfähige Produkte geschaffen. Dabei haben sich aber auch das ursprüngliche typische Aroma und der Vitamin- und Mineralstoffgehalt verändert.

Zahlreiche Studien haben in den letzten Jahren die positiven Wirkungen von Gemüse und Obst auf unsere Gesundheit gezeigt. Eine weitere Steigerung des Gemüse- und Obstverzehrs in Österreich ist anzustreben.

1 Gemüse

Gemüse sind die essbaren Pflanzenteile von kultivierten oder wild wachsenden Pflanzen.

Handelsübliche Einteilung von Gemüse

Bezeichnung	Beispiele	Beschreibung
Blattgemüse	Verschiedene Salatsorten, Spinat, Rucola, Mangold	Oberirdisch wachsende Blätter; einzeln oder in Häupteln.
Fruchtgemüse	Tomaten, Paprika, Auberginen (Melanzane), Gurken, Zucchini, Fisolen, Erbsen, Kürbisse	Reife Früchte mit Samen.
Kohlgemüse	Kohl, Kohlrabi, Kraut, Brokkoli, Karfiol, Artischocke	Oberirdisch wachsende Früchte und Blätter.
Stängelgemüse	Fenchel, Stangensellerie, Spargel	Stiele und Triebe, die meist oberirdisch wachsen.

Wurzelgemüse	Karotten, Gelbe Rüben, Petersilwurzeln, Radieschen, Rettich, Rote Rüben, Sellerie, Kren, Schwarzwurzeln	Fleischige, stärkehaltige Speicherorgane, die in der Erde wachsen.
Zwiebelgemüse	Zwiebeln, Porree (Lauch), Knoblauch	Stärkereiche Speicherorgane und Stängel von Zwiebelpflanzen.

Blattgemüse

- **Blattsalate:** Kopfsalat, Bummerlsalat (Eissalat), Endivie, Friséesalat, Radicchio, Eichblattsalat, Vogerlsalat, Rucola; hoher Gehalt an Vitaminen, Mineralstoffen und Ballaststoffen; enthalten teilweise Bitterstoffe mit günstiger Wirkung auf Verdauung und Stoffwechsel; kurz lagerfähig, Vogerlsalat ist besonders eisenreich.
- **Mangold:** spinatähnliches Gewächs; breiter, fleischiger Stiel mit spargelähnlichem Geschmack; grüne Blätter werden wie Spinat zubereitet.
- **Spinat:** reich an Vitamin A, B_2 und C; leicht verdaulich; roh und gegart.

Fruchtgemüse

- **Aubergine:** eierförmig, violett; leichter Bittergeschmack; unreif ist sie solaninhaltig.
- **Gurke:** kalorienärmstes Gemüse; mineralstoff-, vitamin- und wasserreich.
- **Kürbis:** verschiedene Sorten und Größen.
- **Paprika:** zahlreiche Sorten von feurig scharf (Grünpaprika, Pfefferoni) bis mild und saftig (Gemüsepaprika).
- **Tomaten (Paradeiser):** verschiedene Sorten und Größen; reich an Karotin.
- **Zucchino:** gurkenähnlicher Kürbis; je nach Größe mehr oder weniger zartes, geschmacksneutrales Fruchtfleisch.

Kohlgemüse

- **Kohlrabi:** Weißer Kohlrabi ist zart und mild süß; wird beim Lagern leicht holzig; blauer Kohlrabi ist lagerfähig.
- **Kraut, Kohl:** reich an Eisen, Kalzium, Phosphor, Magnesium, Vitamin C und bioaktiven Substanzen; blähende Wirkung mit Kümmel mildern.
- **Karfiol:** fleischig verdickter, gelblich weißer, selten roter oder blauer Blütenstand; Frischezeichen: weiß, geschlossen, frei von Flecken und Druckstellen; als Koch- und Salatgemüse.
- **Brokkoli:** grüner Blütenstand; feiner Geschmack; besonders reich an Vitamin A; licht-, druck- und lagerempfindlich.

Stängelgemüse

- **Fenchel:** zwiebelähnliches Aussehen.
- **Stangensellerie:** hellgrünweiße, knackfrische Stangen; Selleriearoma; hoher Anteil an ätherischen Ölen, Magnesium, Natrium, Phosphor.
- **Spargel:** Beim **Weißspargel** wachsen die Spargelsprossen unter der Erde, sind chlorophyllfrei. **Grüner Spargel:** Spargelsprossen wachsen oberirdisch, chlorophyllhaltig; reich an Eisen, Kalzium, Phosphor.

Wurzelgemüse

- **Gelbe Rüben:** gelbes Fruchtfleisch, süßlich würziger Geschmack.
- **Karotte:** hat den höchsten Karotingehalt bei Gemüse; wegen des Fruchtzuckergehalts und wegen des saftig nussigen Bisses ausgezeichnet als Rohkost geeignet; Früh-, Sommer- und Spätkarotten.
- **Kren:** raue, bräunliche Außenhaut; weißes, festes Fleisch; pikant-intensiv durch Senföl; Vitamin-C-reich; regt die Magensaftsekretion an.
- **Petersilwurzel:** Suppengewürz.
- **Radieschen, Rettich, Eiszapfen:** unterschiedlich geformtes Wurzelgemüse; Senföle geben charakteristischen Geschmack; harntreibend; pelzige oder holzige Stellen sind Zeichen schlechter Qualität und von Überlagerung.
- **Rote Rüben:** fleischige, runde oder rübenähnliche, dunkelrote Wurzelknolle; gut lagerbar; roh oder gekocht; mineralstoffreich.

?

1. Manche Gemüsepflanzen werden vom Handel nicht zum Gemüse gezählt. Welche sind das?
2. Welche Getreideart und welche Hülsenfrüchte werden auch als Gemüse gegessen?

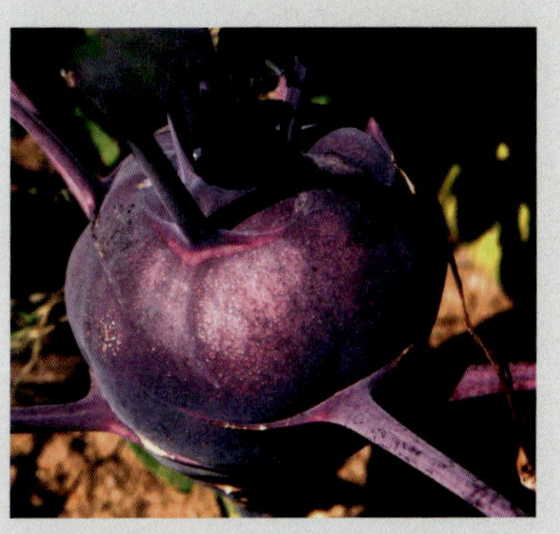

Kohlrabi

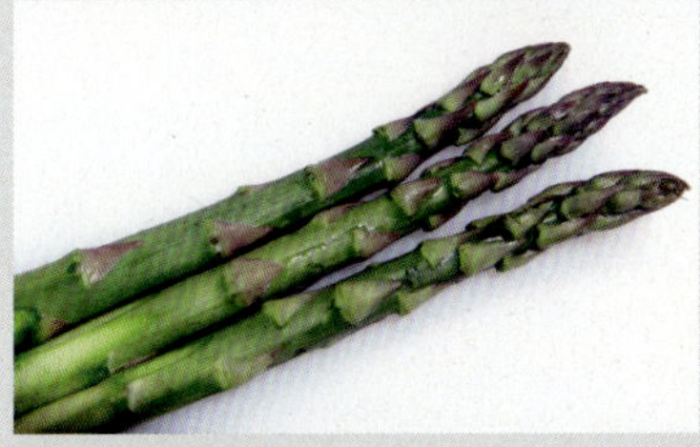

Spargel

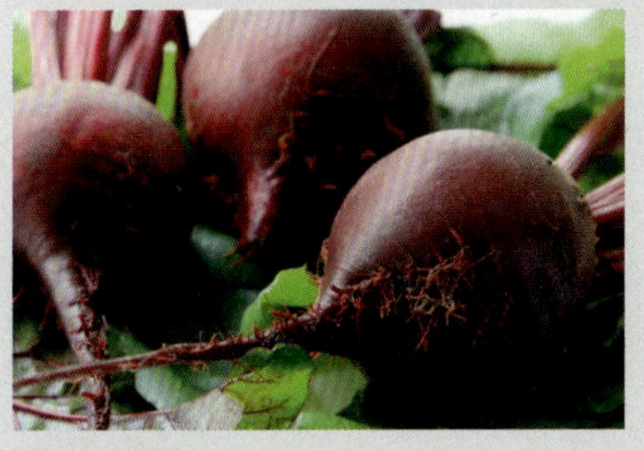

Rote Rüben

- **Schwarzwurzel (Winterspargel):** schwarzbraun gefärbte Rinde; besonders reich an Eisen und Vitamin E, inulinhaltig; leicht verdaulich; Zeichen von Frische: Beim Schneiden tritt weißer Milchsaft aus.
- **Sellerie:** Knollensellerie enthält ätherische Öle; eisenreich; Würzmittel und Gemüse.

Zwiebelgemüse

- **Zwiebeln:** Gemüsezwiebeln, Frühlingszwiebeln, Schalotten; wirken keimhemmend im Verdauungsapparat.
  Gemüsezwiebeln sind größer, milder.
  Gewürzzwiebeln enthalten mehr Senf- und Lauchöle, sind würziger.
- **Porree (Lauch):** wirkt appetitanregend; reich an Vitamin C, an Vitaminen der B-Gruppe und an Vitamin E.
- **Knoblauch:** Wirkstoff und Aroma durch ätherische, schwefelhaltige Öle; Qualitätsmerkmal: prall gefüllte Zehen unter trockener Außenhaut.

? Welcher handelsüblichen Gruppe werden die hier abgebildeten Gemüsesorten zugeordnet?

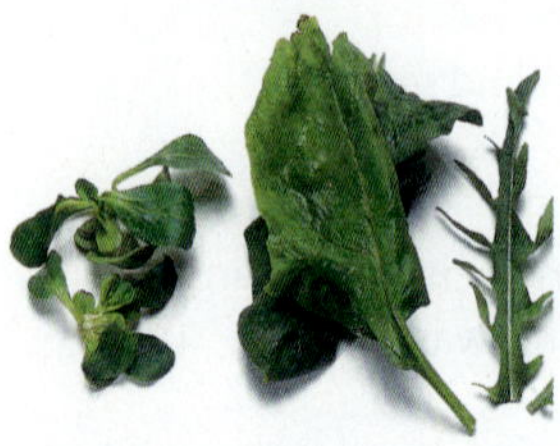

Vogerlsalat, Spinat, Rucola

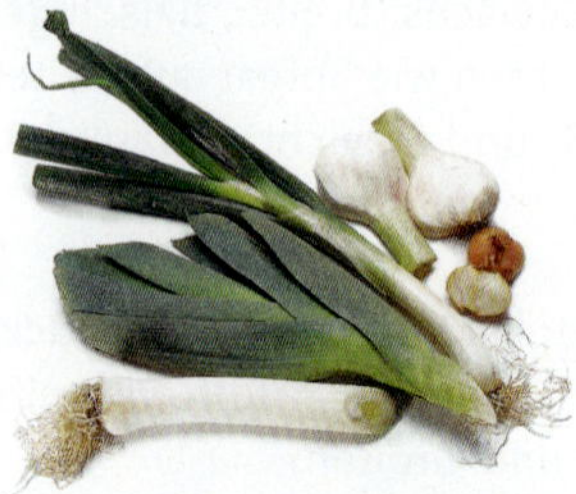

Porree, Frühlingszwiebeln, Schalotten, Knoblauch

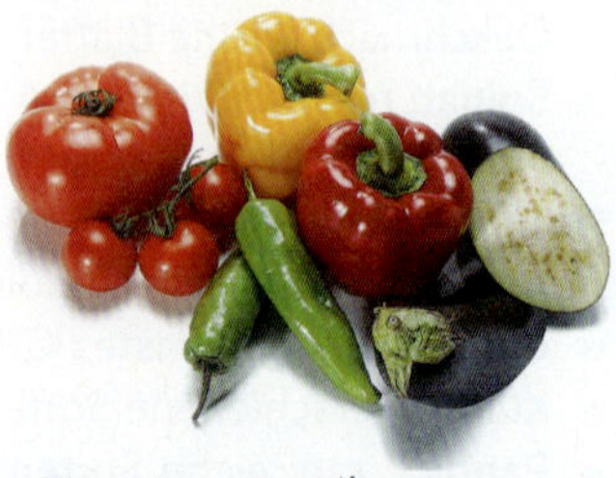

Tomaten, Paprika, Pfefferoni, Auberginen

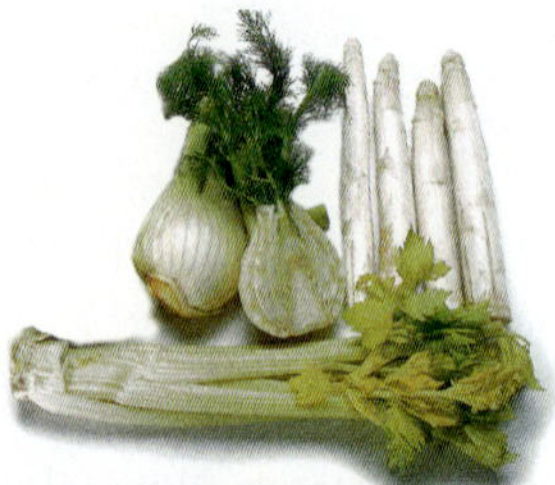

Fenchel, Stangensellerie, Spargel

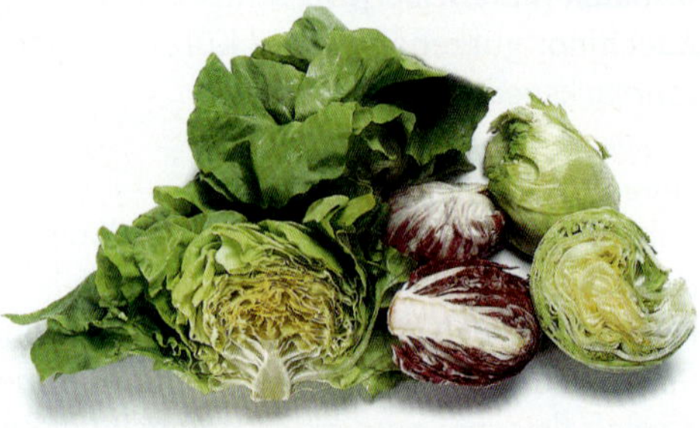

Kopfsalat, Radicchio, Bummerlsalat (Eissalat)

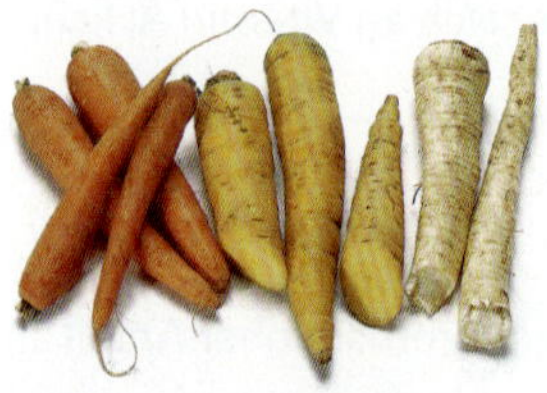

Karotten, Gelbe Rüben, Petersilwurzeln

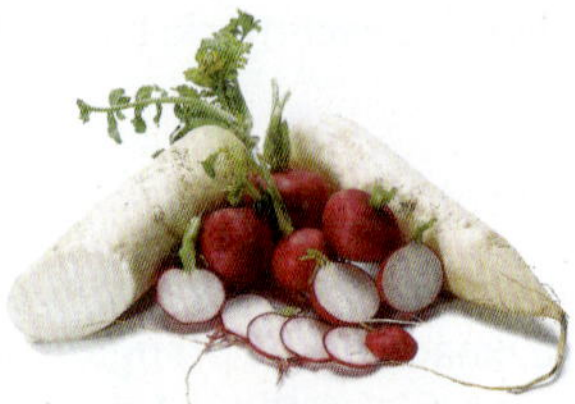

Radieschen, Rettich

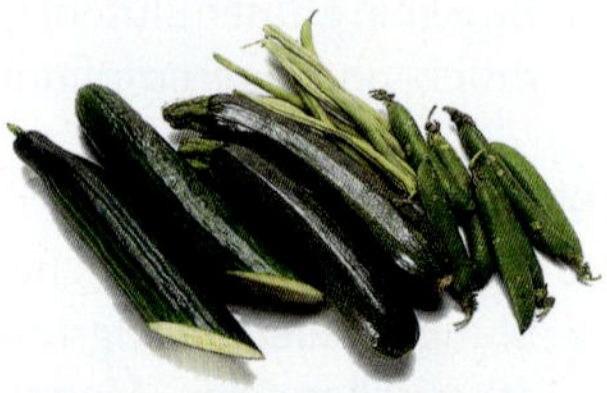

Gurken, Zucchini, Fisolen, Erbsen

Verarbeitung von Gemüse

? Überlegen Sie, zu welchen Nährstoffveränderungen es durch die unterschiedliche Verarbeitung von Gemüse kommt.

Je nach Art des Anbaues wird zwischen **Freilandgemüse** und **Treibhausgemüse** unterschieden. Freilandgemüse zeichnet sich durch sein Aroma und einen höheren Gehalt an wertvollen Inhaltsstoffen aus. Gemüse wird frisch zubereitet oder weiter verarbeitet.

Verarbeitungsprozess	Erzeugnisse/Beispiele
Tiefgefrieren	Erbsen, Spinat, Karotten
Säuern:	
▪ durch Milchsäure haltbar gemacht: Gärungsgemüse	Sauerkraut
▪ durch Zugabe von Essig haltbar gemacht: Essiggemüse	Gewürzgurken, Senfgurken, Silberzwiebeln, Rote Rüben
Pressen und Pasteurisieren	Säfte: Karotten, Tomaten, Rote Rüben
Sterilisieren	Gemüsekonserven: Spargel, Karotten, Schwarzwurzeln

Haupangebotszeiten bzw. Haupterntezeiten von Gemüse

○ geringes Angebot
● großes Angebot

	Jan.	Feb.	März	Apr.	Mai	Juni	Juli	Aug.	Sept.	Okt.	Nov.	Dez.
Artischocken	○	○	●	●	●					○	○	○
Brokkoli		○	○	○				●	●	●		
Chicorée	○	○	○	○						○	○	○
Endiviensalat	○	○	○	○				○	○	○	○	○
Erbsen				○	○	●	●	●				
Fenchel	○	○	○	○						○	○	○
Fisolen				○	○	○	●	●	●	○	○	○
Gurken	○	○	○	○	○	●	●	●	●	●	●	
Karfiol	○	○	●	●	○	○	●	●	●	●	○	○
Karotten	●	●	●	○	○	○	○	●	●	●	●	●
Kohl	●	●	●							○	○	○
Kohlrabi		○	○	○	○	●	●	○	○	○		
Kohlsprosssen	●	●	○	○						○	●	●
Kopfsalat	○	○	●	●	●	●	●	●	●	○	○	○
Kraut	●	●	●	○	○	○	●	●	●	●	●	●
Kren	●	●	○							○	●	●
Lauch	○	○	○	○	○	○	○	●	●	●	●	●
Paprika	○	○	○	○	○	○	○	●	●	●	○	○
Radieschen	○	○	○	○	●	●	●	○	○	○	○	○
Rettich	○	○	○	○	●	●	●	●	●	○	○	○
Rhabarber	○	○	○	●	●	○	○					
Rote Rüben	●	●							○	●	●	●
Schwarzwurzeln	○	○	○							○	○	○
Sellerie	●	●	●	○					○	●	●	●
Spargel		○	○	●	●	●						
Spinat	○	○	●	●	●	○	○	○	●	●	○	○
Stangensellerie	○	○	○		●	●	●	●	●	●	●	●
Tomaten	○	○	○	○	○	○	●	●	●	○	○	○
Vogerlsalat	○	○	○							●	●	○
Zucchini	○	○	○	○	●	●	●	○	○	○	○	○
Zwiebeln	○	○	○	○	○	●	●	○	○	○	○	○

2 Obst

Unter Obst versteht man genießbare Früchte und Samen verschiedener kultivierter oder wild wachsender Sträucher, Stauden und Bäume, die fast durchwegs im rohen Zustand gegessen werden.

Handelsübliche Einteilung von Obst

Bezeichnung	Beispiele	Beschreibung
Beerenobst	Erdbeeren, Brombeeren, Heidelbeeren, Himbeeren, Holunder, Rote und Schwarze Johannisbeeren, Stachelbeeren, Weintrauben	Die Früchte enthalten im Fruchtfleisch viele kleine Samen.
Kernobst	Äpfel, Birnen, Quitten	Die Früchte enthalten im Fruchtfleisch ein Kerngehäuse.
Schalenobst (Nüsse)	Walnüsse, Haselnüsse, Mandeln, Pistazien, Esskastanien, Paranüsse, Pekannüsse, Kokosnüsse	Fett- oder stärkereiche Samen, bei denen der genießbare Anteil von einer ungenießbaren, hart verholzten Schale umgeben ist.
Steinobst	Marillen, Kirschen, Pfirsiche, Zwetschken, Pflaumen	Die Früchte enthalten einen sehr harten verholzten Kern, der den Samen enthält.
Südfrüchte	Ananas, Avocados, Bananen, Feigen, Granatäpfel, Litschis, Mangos, Papayas, alle Zitrusfrüchte	Die Früchte stammen aus tropischen oder subtropischen Ländern.

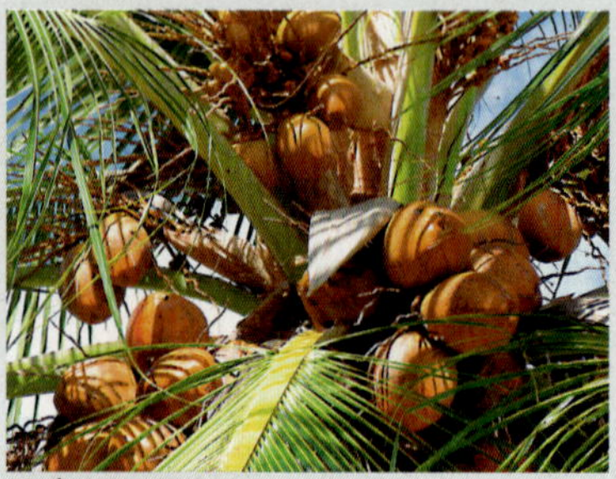

Kokosnüsse

Wussten Sie, dass ...
getrocknete Cranberries zur besseren Haltbarkeit meist mit Fett konserviert werden und daher sehr kalorienreich sind?

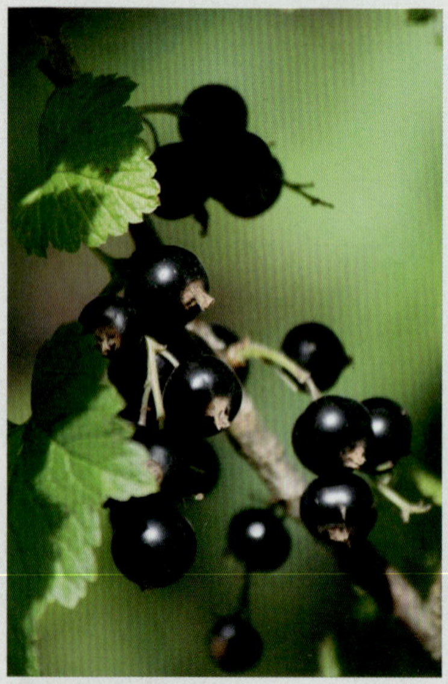

Schwarze Ribiseln

Beerenobst

Frisch nicht lange lagerbar; außerhalb der Erntezeit in verarbeiteter Form im Handel (Kompott, Konfitüre, Tiefkühlware).

- **Brombeeren:** blauschwarze Früchte; Waldbrombeeren sind kleiner und aromatischer als Kulturformen; Erntezeit: Spätsommer.
- **Cranberries** (amerikanische Preiselbeeren): kultivierte Form; größer als Preiselbeeren, geringerer Säuregehalt.
- **Erdbeeren:** Walderdbeeren sind besonders geschmackvoll; 1 000 verschiedene Kulturerdbeersorten mit unterschiedlicher Form, Farbe und Geschmack; Hauptanbaugebiete sind in Österreich das Marchfeld und das Burgenland; Erntezeit: Ende Mai bis Juli; Importerdbeeren im Winter sind zur besseren Haltbarkeit behandelt (chemisch konserviert oder bestrahlt).
- **Heidelbeeren (Schwarzbeeren):** Wildformen sind kleinbeerig, aromatisch.
- **Himbeeren:** rote, kugelförmige Früchte; ausgeprägtes Aroma; Erntezeit: Hochsommer; wilde Himbeeren sind aromatischer als Kulturformen.
- **Melonen:** Früchte von Kürbisgewächsen.
  - **Wassermelonen:** hell- bis dunkelgrüne Schale; rotes Fruchtfleisch aus ca. 95 % Wasser und 5 % Kohlenhydraten; gekühlt sehr erfrischend und energiearm.
  - **Zuckermelonen:** gelbe oder gelblich grüne Schale; grünliches, orangefarbiges oder gelbes, süßes, vitaminreiches Fruchtfleisch; 86 % Wasser- und 12 % Kohlenhydratgehalt; Arten: Honig-, Netz-, Kantaloupmelone.
- **Preiselbeeren:** rote Beeren; wild wachsend auf Heideboden, Hochmooren und sonnigen Hängen; herb-säuerlicher Geschmack; Erntezeit: August bis Oktober; Preiselbeerkompott, -konfitüre.
- **Ribiseln (Johannisbeeren):** höchster Anteil an Fruchtsäuren unter allen Beeren; schwarze Ribiseln sind besonders Vitamin-C- und kaliumreich; Erntezeit: Früh-, Hochsommer.
- **Stachelbeeren:** kugelige, weißlich grüne oder gelbe Beeren; pikant.
- **Weintrauben:** Tafeltrauben vor allem aus Italien, Spanien, Frankreich, Griechenland; blaue, gelbe und grüne, teilweise kernlose Sorten.

Kernobst

- **Äpfel:** Die Apfelsorten werden nach Reifezeit und Lagerfähigkeit in drei Gruppen eingeteilt:
  - **Sommeräpfel:** in den Sommermonaten zu ernten und sofort zu essen; Klaräpfel, Vista Bella, Jerseymac, Summerred, Gravensteiner, James Grive.
  - **Herbstäpfel:** im Herbst zu ernten; bis in den Winter lagerbar; Lobo, McIntosh, Jonathan, Elstar, Gala, Cox Orange, Jonagold, Kronprinz Rudolf.
  - **Winteräpfel:** werden im Oktober gepflückt und können bis spät im Frühjahr gelagert und gegessen werden; Jonagold, Golden Delicious, Gloster, Idared, Boskop, Berlepsch.
- **Birnen** sind wegen ihres hohen Saftgehaltes nur kurze Zeit haltbar und verderben in reifem Zustand sehr rasch; Alexander Lucas, Clapps Liebling, Conference, Gute Luise, Williams Christbirne. Einfache Birnenarten mit Form- und Farbfehlern (Wirtschaftsbirnen) werden getrocknet als Kletzen bezeichnet.
- **Mispeln:** harte, braune, apfelförmige Früchte, reich an Invertzucker, Pektinen und Fruchtsäure.
- **Quitten:** Nach der Form wird zwischen Apfelquitte mit kräftig rotem Saft und Birnenquitte mit hellrotem Saft unterschieden. Weiches, stark aromatisches Fruchtfleisch, roh ungenießbar, gegart als Gelee, Kompott, Marmelade und Quittenkäse.

Schalenobst

- **Cashewnuss, Paranuss, Pekannuss:** hoher Fett- und Energiegehalt; eiweiß- und mineralstoffreich.
- **Haselnuss, Walnuss:** kugelige, einsamige Steinfrucht; 60 % Fettgehalt mit hohem Anteil an einfach und mehrfach ungesättigten Fettsäuren; feiner Nussgeschmack; Nussöl, Back- und Süßwaren.
- **Kokosnuss:** tropische Riesennuss; holzige Schale; weißes, festes Fruchtfleisch mit Kokosmilch.
- **Mandel:** Süße Mandeln enthalten keine Blausäure; mineralstoffreich.
- **Marone (Esskastanie):** saccharose- und stärkereicher Samen; geröstet, gekocht, Maronenpüree.
- **Nussartige Südfrüchte**
  - **Pignolie (Pinienkern, Zirbelnuss):** Samen der Zirbelkieferzapfen; weiße Samenkerne; mandelartiger Geschmack.
  - **Pistazie:** gelb bis grün, dreikantige Samenkerne; typischer Geschmack: säuerlich, mandelartig, stark würzig.

Steinobst

- **Kirschen, Weichseln (Sauerkirschen):** hellgelb, dunkelrot bis schwarzrot.
- **Marillen:** orangegelbliche Früchte; fein säuerliches Aroma; Spezialität der Wachau.
- **Nektarinen:** Kreuzung aus Pfirsich und Pflaume; glatte Haut; aromatisch süß oder pikant-säuerlich; saftig.
- **Pfirsiche:** wollige Haut, gelbes Fruchtfleisch; besonders aromatisch sind die kleinen österreichischen Weingartenpfirsiche.
- **Ringlotten:** unterschiedlich gefärbt; süß-aromatisches, weiches Fruchtfleisch.
- **Zwetschken, Pflaumen:** Es gibt mehr als 2 000 verschiedene Sorten.
  - **Zwetschken:** längliche, spitze Enden; festes Fruchtfleisch; kerngängig; enthalten mehr Fruchtzucker und Wasser als Pflaumen.
  - **Pflaumen:** rundlich; schlecht zu entsteinen; aromatisch; süß.

Südfrüchte

- **Ananas:** Die reife Frucht duftet intensiv; Fruchtschale gibt auf Fingerdruck nach; gelbes, süß-säuerliches Fruchtfleisch.
- **Avocado (Alligatorbirne):** gelbliche oder grüne Schale; dickes, hellgelbes oder lichtgrünes, butterähnliches Fruchtfleisch; süßlicher, oft nussartiger Geschmack; ca. 23 % Fettgehalt mit hohem Ölsäureanteil; hoher Pantothensäuregehalt.
- **Banane:** hellgelbes Fruchtfleisch; wenig Fruchtsäuren; während des Reifeprozesses wandelt sich Stärke in Fruktose, Glukose und Galaktose um; je gelber die Schale, desto reifer und süßer; kleine braune Punkte auf der Schale bedeuten Vollreife; reich an Karotin, Vitamin E, B_1, B_2, Niacin, C, Ballaststoffen und Mineralstoffen.
- **Dattel:** braune, ovale Frucht mit hohem Zuckergehalt; frische Datteln schmecken weniger süß als getrocknete.

?

1. Wann ist der Tag des Apfels? Überlegen Sie, welche Aktionen man an diesem Tag in Ihrer Schule starten könnte.
2. Wer findet die meisten Apfelsorten, die in Österreich angebaut werden?

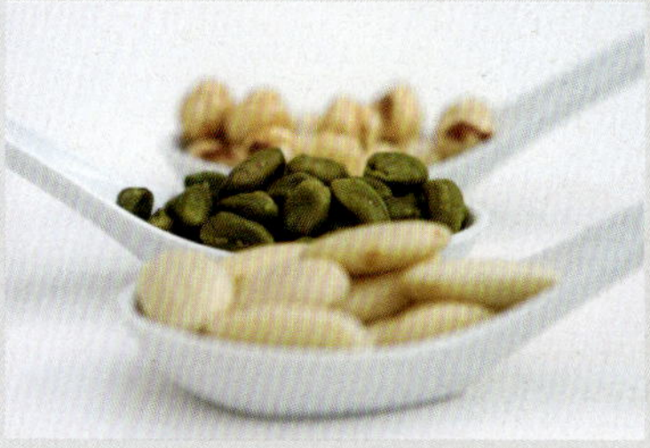

Nüsse zählen zum Schalenobst

? Warum spielen Nüsse in der vegetarischen Ernährung eine wichtige Rolle?

? Sammeln Sie möglichst viele Argumente, die für den Kauf von heimischen Obstarten sprechen.

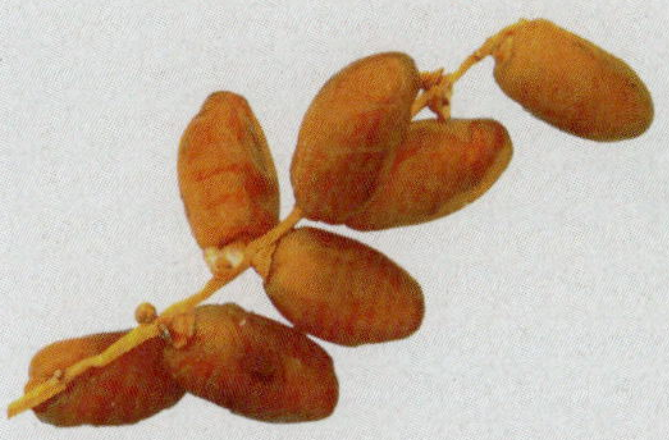

Datteln

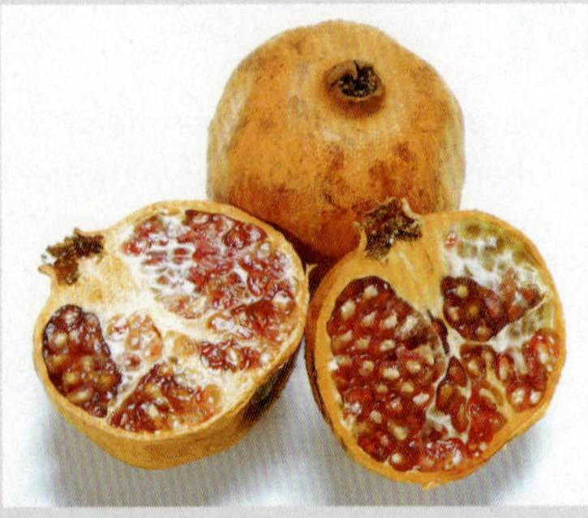

Granatapfel

- **Feigen:** violette, birnenförmige Frucht; kaliumreich, meist getrocknet im Handel.
- **Granatapfel:** apfelgroße Frucht mit vielen roten, essbaren, saftigen Kernen; frisch, Grenadinesirup.
- **Guave:** gelbgrün, birnenförmig; zartrosa Fruchtfleisch; aromatisch, pikant-säuerlich.
- **Kaki:** tomatenähnliches Aussehen; Reife Frucht ist weich und saftig; Fruchtfleisch geleeartig; zucker- und karotinreich; unreife Frucht wegen Gerbsäuregehalts herb.
- **Kiwi (chinesische Stachelbeere):** Reife Frucht gibt auf Fingerdruck nach; süß-säuerlicher Geschmack; sehr Vitamin-C-reich.
- **Litschi (chinesische Haselnuss):** schuppig gefederte, tiefrosa Haut; vollreif spröde, braun; saftiges, weißes Fruchtfleisch; weichselähnlicher Geschmack.
- **Mango:** gelbliches bis orangefarbenes Fruchtfleisch, sehr saftig, weich und würzig; sehr reich an Karotin, Vitamin C und Selen.
- **Maracuja (Passionsfrucht):** gelblich oder weinrot gepunktete Frucht; sehr viele Kerne; aromatischer Himbeergeschmack.
- **Papaya (Baummelone):** gelbe, glatte, ledrige Haut, süßliches, orangefarbiges Fruchtfleisch; saftig; leichter Himbeergeschmack; reich an Karotin und an Vitamin C.
- **Zitrusfrüchte:** Orange, Mandarine, Kumquat, Zitrone, Limette, Clementine, Grapefruit, Pomelo; haben unterschiedlichen Geschmack von säuerlich herb bis süß, weisen aber einen ähnlichen Gehalt an Vitaminen, Mineralstoffen, Fruchtsäuren und Aromastoffen auf.

? Welcher handelsüblichen Gruppe werden die unten abgebildeten Obstsorten zugeordnet?

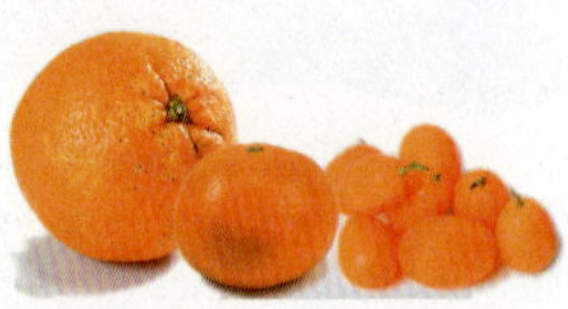

Orangen, Mandarinen, Kumquats

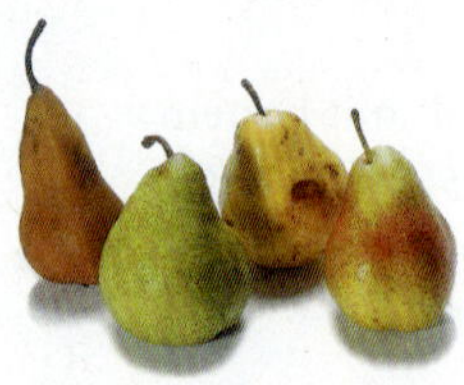

Birnen: Alexander, Packham, Williams, Forelle

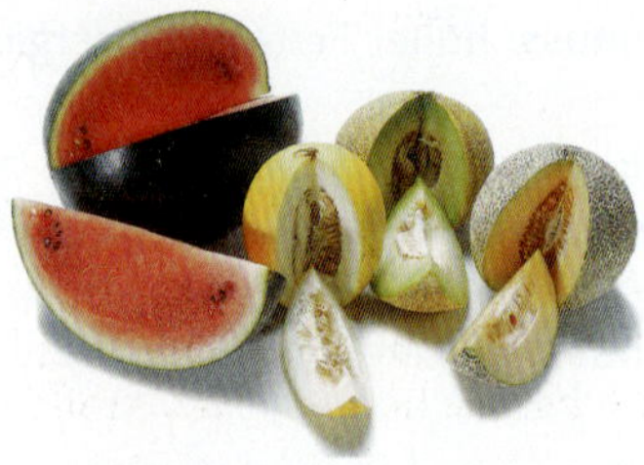

Wassermelonen, Honigmelonen, Netzmelonen, Kantaloupmelonen

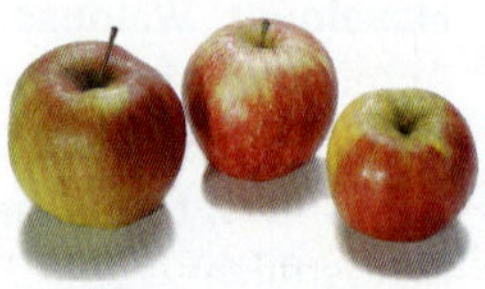

Äpfel: Jonagold, Gala, Elstar

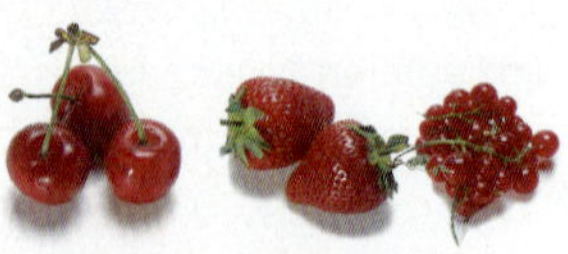

Weichseln, Erdbeeren, Rote Ribiseln

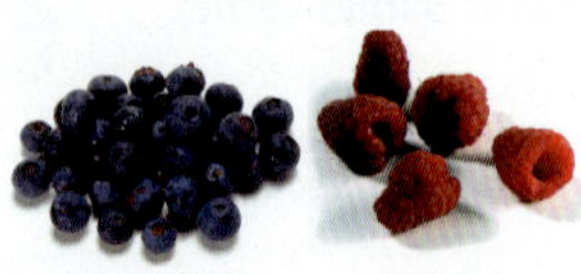

Heidelbeeren, Himbeeren

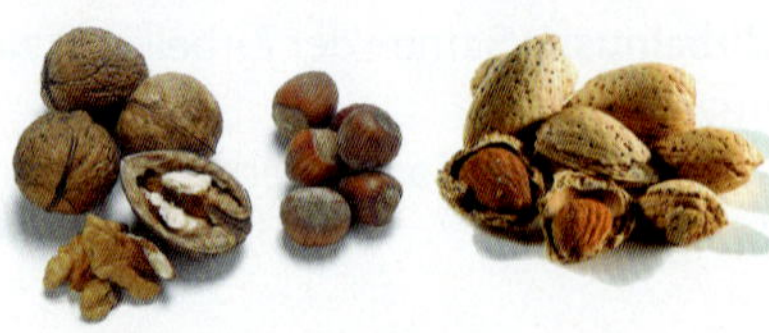

Walnüsse, Haselnüsse, Mandeln

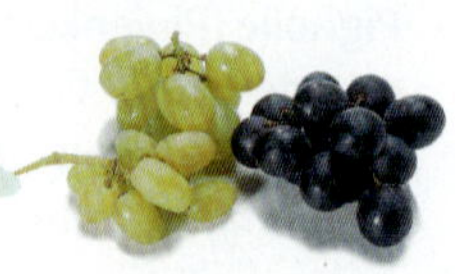

Weintrauben

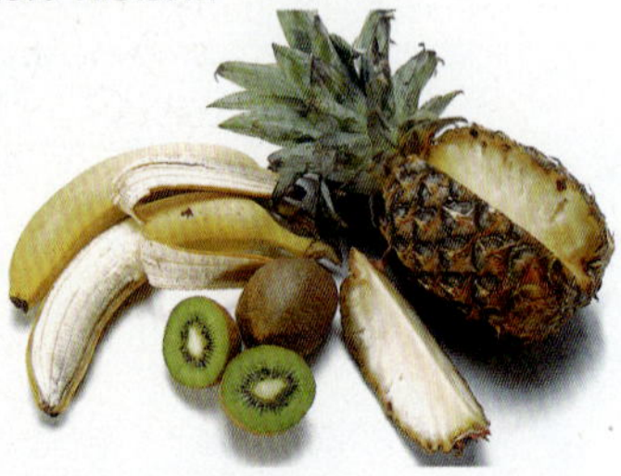

Bananen, Kiwis, Ananas

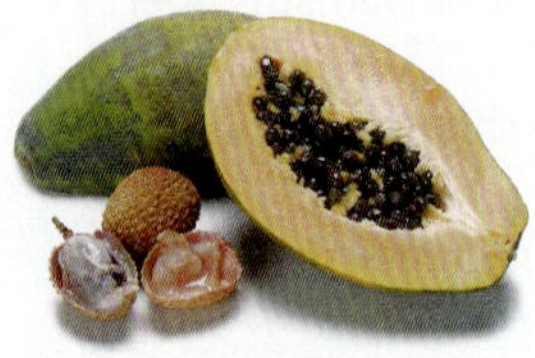

Maracujas, Litschis, Papayas

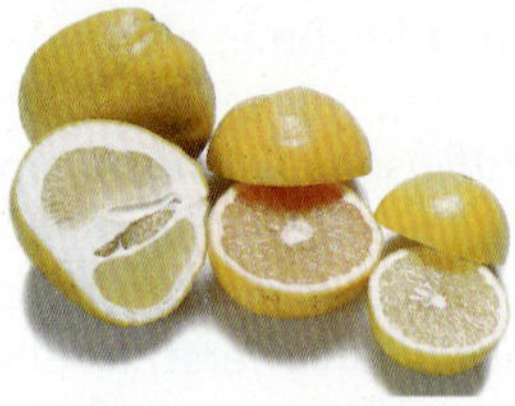

Pomelos, Grapefruits

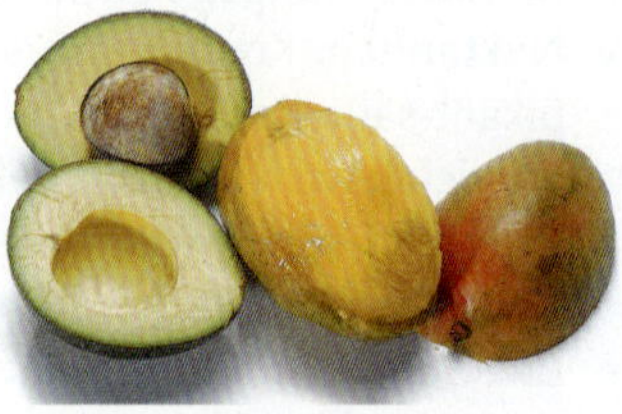

Avocados, Mangos

Verarbeitung von Obst

Ein großer Teil des Obstes – das **Tafelobst** – ist für den Frischverzehr bestimmt. **Wirtschaftsobst** wird zu Obsterzeugnissen weiterverarbeitet.

Verarbeitungsprozess	Erzeugnisse/Auswahl
Trocknen	Dörrzwetschken, Feigen, Kletzen (Birnen), Marillen, Äpfel, Bananen
Tiefgefrieren	Beeren
Pressen und Pasteurisieren	Säfte: Äpfel, Trauben, Orangen, Ribiseln

? Überlegen Sie, zu welchen Nährstoffveränderungen es durch die unterschiedliche Verarbeitung von Gemüse kommt.

Pasteurisieren/Sterilisieren	Kompott, Dunstobst, Röster, Obstkonserven, Konfitüre
Vergären/Destillieren	Most, Obstwein, Fruchtsaftlikör, Obstbrand
Kandieren	Aranzini, Zitronat

3 Ernährungsphysiologische Aspekte

Gemüse und Obst zählen wegen des hohen Gehaltes an Vitaminen, Mineralstoffen, sekundären Pflanzenstoffen und Ballaststoffen zu den wertvollsten Lebensmitteln. Viele Studien zeigen, dass ein hoher Gemüse- und Obstkonsum mit einem geringeren Risiko für das Entstehen von bestimmten Krebsarten einhergeht.

Täglich sollten mindestens 400 g Gemüse und Salat sowie mindestens 250 bis 300 g Obst gegessen werden. Die Umsetzung der Empfehlung, fünfmal am Tag Gemüse und Obst zu essen, kann erreicht werden, wenn Gemüse und Obst Bestandteil jeder Mahlzeit sind. Eine Portion kann abwechselnd durch 0,2 l hundertprozentigen Gemüse- oder Fruchtsaft, mit Wasser verdünnt, ersetzt werden.

Hauptnährstoffe und Energie

Die meisten Gemüse- und Obstsorten enthalten rund **85 % Wasser** und liefern **wenig Energie.** Der Anteil von Gemüse an der Energieversorgung beträgt rund 1 %, der von Obst rund 5 %. Aufgrund des niedrigen Energiegehaltes und des hohen Gehaltes an Nährstoffen haben Gemüse und Obst die höchste Nährstoffdichte.

Vitamine und Mineralstoffe

Obst liefert in größeren Mengen Vitamine, vor allem **Vitamin C, Betakarotin** und **Folsäure.** Die Mineralstoffe **Kalium, Magnesium** und **Eisen** kommen in Gemüse und Obst reichlich vor.

Bioaktive Substanzen und Verdaulichkeit

Durch den Gemüse- und Obstkonsum werden etwa 40 % des Ballaststoffbedarfes gedeckt. Gemüse und Obst enthalten vor allem **Zellulose** und **Pektine. Beerenfrüchte** sind besonders ballaststoffreich. Die vielen in Gemüse und Obst enthaltenen sekundären Pflanzenstoffe (ca. 10 000) vermindern das Krebsrisiko. **Fruchtsäuren** sind erfrischend, appetit- und kreislaufanregend. Sie töten Bakterien ab. **Duft- und Aromastoffe** fördern die Ausschüttung der Verdauungssäfte. **Gerbstoffe** in Äpfeln und Heidelbeeren helfen gegen Durchfallerkrankungen.

Schadstoffe

In Gemüse und Obst können Umweltgifte, wie **Pflanzenschutzmittel** und **Schwermetalle,** enthalten sein. Viele Gemüse enthalten als Folge der Überdüngung eine große Menge an Nitraten. Dazu zählen vor allem Rote Rüben, Rettich, Kohlrabi, Kohl, Spinat und Kopfsalat. Treibhausgemüse ist stärker mit Nitrat belastet als Freilandgemüse. Nitrathaltiges Gemüse soll nach der Zubereitung sofort verzehrt werden und nicht wieder aufgewärmt werden. Durch das Stehenlassen können Bakterien Nitrat in gefährliches Nitrit umwandeln.

Manche Gemüsearten wie Rote Rüben, Spinat, Mangold, Rhabarber sind oxalsäurereich (siehe Schadstoffe, S. 100).

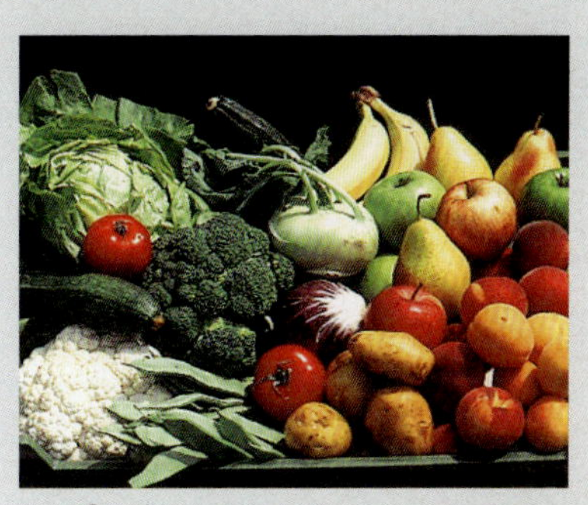

Fünfmal am Tag Gemüse und Obst genießen!

Fünf Portionen Gemüse und Obst entsprechen fünfmal einer Hand voll = drei Hand voll Gemüse + zwei Hand voll Obst.

Gewöhnen Sie sich an, täglich mindestens ein Stück Gemüse und ein Stück Obst in die Schule mitzunehmen.

?

1. Suchen Sie aus dem BLS zehn besonders energiearme, aber vitamin- und mineralstoffreiche Gemüse- und Obstarten heraus.
2. Welche Obstarten sind fettreich?

Überlegen Sie Gründe, die für den Kauf von biologisch angebautem Gemüse und Obst sprechen.

4 Tipps für Einkauf und Lagerung

Gemüse und Obst werden nach Größe, Gewicht, Aussehen und Geruch in Qualitätsklassen eingeteilt. **Klasse Extra** und **Klasse I** haben nach diesen Kriterien die höchste Qualität. Damit diese Beschaffenheit erreicht werden kann, müssen Düngemittel und Schädlingsbekämpfungsmittel eingesetzt werden. Die Produkte können einen **höheren Schadstoffgehalt** aufweisen.

Beim Kauf sollte auf Frische geachtet werden. In der Region biologisch angebautes Gemüse und Obst der Saison enthalten die meisten wertvollen Inhaltsstoffe und schmecken am besten. Früchte, die aus dem Ausland importiert werden, sind teilweise nicht vollkommen ausgereift und verlieren wegen der langen Transportwege wertvolle Inhaltsstoffe.

Weit gereist

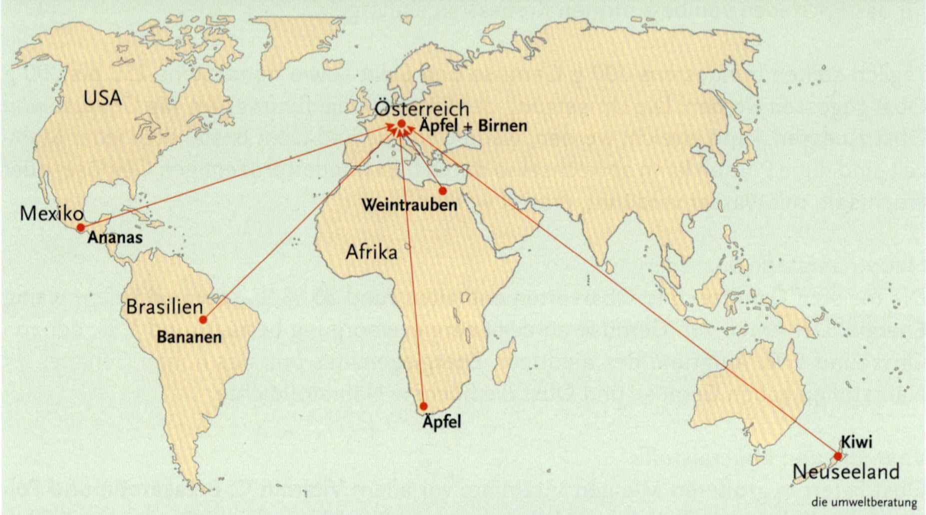

Die Ananas aus Mexiko, die Äpfel aus Südafrika, die Bananen aus Südamerika, die Kiwis aus Neuseeland sind alle mehr als 10 000 km unterwegs, bevor sie bei uns in den Geschäften landen

Gemüse ist wegen des hohen Wassergehaltes nur schlecht lagerfähig. Es soll kühl, dunkel und bei hoher Luftfeuchtigkeit gelagert werden. Der beste Platz im Kühlschrank ist das Gemüsefach. Gemüse und Obst sollten nicht zusammen in einem Fach aufbewahrt werden. Viele Obstarten scheiden Ethylen aus, das den Reifungsprozess beschleunigt. Dadurch wird die Haltbarkeit von Gemüse beeinträchtigt. Länger kann man Gemüse und Obst in kühlen Kellern mit hoher Luftfeuchtigkeit lagern.

? Wann ist die günstigste Zeit für den Einkauf von Spinat, Rettich und Kraut?

? Was hat der Transport von Lebensmitteln mit CO_2-Emmissionen und Erderwärmung zu tun?

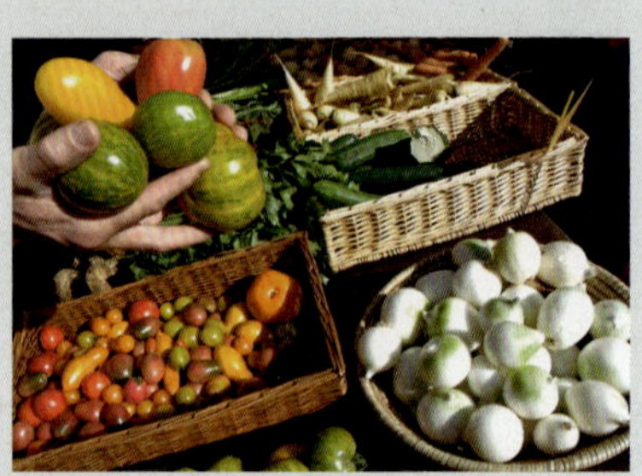

Regional, saisonal und biologisch – das ist der beste Weg, frisches, von der Sonne gereiftes Gemüse und Obst zu bekommen

Wussten Sie, dass ...
Ethylen zum Reifen von grün geernteten Bananen, Orangen und Zitronen eingesetzt wird?

Ethylen = farbloses Gas, das auch von Obst gebildet werden kann.

5 Volkswirtschaftliche Bedeutung

Die wichtigsten Obstanbaugebiete liegen in Niederösterreich: z. B. Zwetschken, Kirschen, Marillen und Walnüsse; in der Steiermark: z. B. Äpfel, Pfirsiche; und in Oberösterreich: z. B. Mostobst. In guten Erntejahren können der Eigenbedarf an frischem Obst und der Bedarf der Obstverwertungsindustrie gedeckt werden. Die Südfrüchte müssen importiert werden.

Der Pro-Kopf-Verbrauch von frischem Obst liegt bei 94 kg, der von Zitrusfrüchten bei 18 kg im Jahr. Die Gemüsehauptanbaugebiete liegen im Marchfeld, im Wiener Becken und im Eferdinger Becken. Österreich kann sich aus klimatischen Gründen nicht das ganze Jahr über selbst mit frischem Gemüse versorgen. Zwei Drittel des Bedarfes werden durch inländisches Gemüse gedeckt, ein Drittel wird importiert. Der Pro-Kopf-Verbrauch liegt bei 106 kg im Jahr. Gurken und grüner Salat sind die beliebtesten Gemüsesorten. Der Bioanteil bei Gemüse und Obst liegt bei 6 %.

Berechnen Sie, ob der durchschnittliche Jahresverbrauch der Österreicher bei Gemüse und Obst der Empfehlung, täglich 400 g Gemüse und 300 g Obst zu essen, entspricht.

Arbeitsaufgaben

1. Überlegen Sie, warum wir täglich frisches Gemüse und Obst essen sollen.
2. Wie viel Gemüse und Obst sollte täglich gegessen werden?
3. Wie können Sie erreichen, fünfmal am Tag Gemüse und Obst zu essen?
4. Wie heißen die handelsüblichen Gruppen für Gemüse? Nennen Sie in jeder Gruppe mehrere Vertreter.
5. Wie heißen die handelsüblichen Gruppen für Obst? Nennen Sie in jeder Gruppe mehrere Vertreter.
6. Warum ist der Genuss von frischem Obst wertvoller als der von Vitaminpräparaten und Traubenzucker?
7. Sie kaufen Gemüse und Obst ein. Worauf sollen Sie achten?
8. Was ist bei der Lagerung von Gemüse und Obst zu beachten?
9. Zeichnen Sie mithilfe der Daten des BLS den Nährwertstreifen von Äpfeln, Bananen, Erdnüssen, Kopfsalat und Tomaten in die Vorlage ein. Wählen Sie dazu die Werte der Kohlenhydrate, den Gesamtfettgehalt und das Eiweiß aus. Beachten Sie beim Zeichnen des Balkens: 1000 mg entsprechen 1 mm.

Äpfel

Bananen

Erdnüsse

Kopfsalat

Tomaten

Notizen zu den Arbeitsaufgaben:

ZUSAMMENFASSUNG

Gemüse sind die essbaren Pflanzenteile von kultivierten oder wild wachsenden Pflanzen. Gemüse wird in Knollen- und Wurzelgemüse, Stängelgemüse, Blattgemüse, Fruchtgemüse, Zwiebelgemüse und Kohlgemüse eingeteilt.

Unter **Obst** versteht man genießbare Früchte und Samen verschiedener kultivierter oder wild wachsender Bäume, Sträucher und Pflanzen, die fast durchwegs im rohen Zustand gegessen werden. Obst wird eingeteilt in Kernobst, Steinobst, Beerenobst, Südfrüchte und Schalenobst.

Gemüse und Obst zählen wegen des hohen Gehaltes an Vitaminen, Mineralstoffen, Ballaststoffen und bioaktiven Substanzen zu den wertvollsten Lebensmitteln. Aufgrund des geringen Energiegehaltes und des hohen Gehaltes an Nährstoffen weist Obst eine sehr hohe Nährstoffdichte auf.

Die Empfehlungen für den täglichen Konsum liegen bei mindestens 400 g Gemüse und Salat sowie mindestens 250 bis 300 g Obst.

Würzmittel

Ziele

- Sie kennen die wichtigsten Gewürze und ihre Verwendung.
- Sie wissen über die Auswirkungen der Würzmittel auf Gesundheit, Appetit und Verdauung Bescheid.

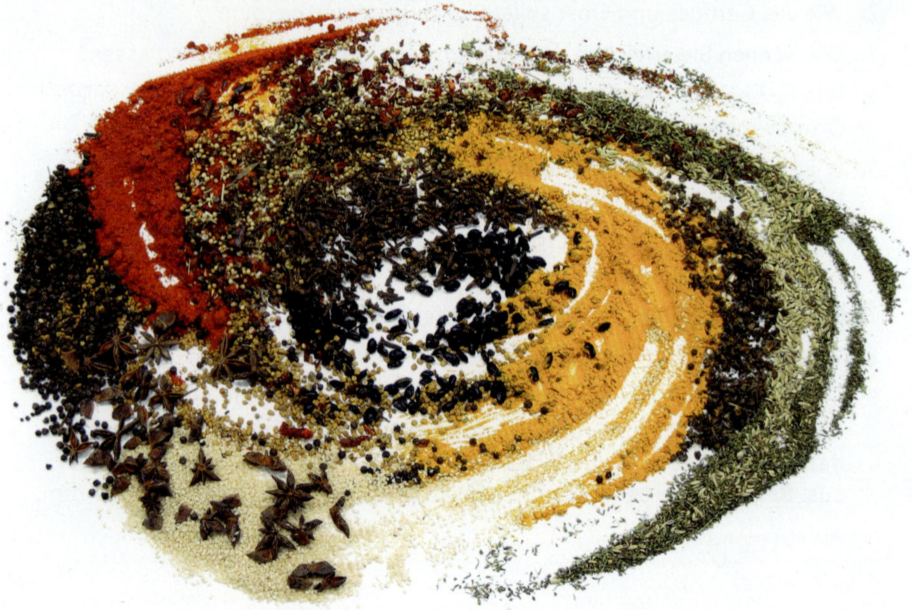

In der richtigen Dosierung liegt die Würze.

In einer abwechslungsreichen und bekömmlichen Küche kann auf Würzmittel nicht verzichtet werden. Speisen ohne Würze schmecken fad und werden auf Dauer abgelehnt. Allerdings sollen Würzmittel nur sparsam verwendet werden, um den Eigengeschmack der Speisen nicht zu überdecken. Zum Würzen werden frische **Kräuter,** getrocknete **Gewürze** und **Gewürzmischungen, Salz, Essig, Senf,** bestimmte **Gemüse, Stoffe mit Süßgeschmack** und industriell hergestellte **Würzen** und **Würzsaucen** verwendet.

Wussten Sie, dass ...
der Handel mit Gewürzen viele Jahrhunderte lang Reichtum und Macht bedeutet hat? Die Gewürzpreise waren unvorstellbar hoch. Kriege, Kirchen- und Palastbauten wurden mit Gewinnen aus dem Gewürzhandel finanziert.

1 Gewürze

Gewürze sind **frische** oder **getrocknete** Pflanzenteile. Durch ihre Aroma-, Bitter- und Scharfstoffe machen sie das Essen abwechslungsreicher, appetitlicher und bekömmlicher. Gewürze werden aus Blättern, Blüten, Früchten, Samen, Rinden und Wurzeln gewonnen. Die Gewürze aus Blättern sind unsere **Küchenkräuter.**

Verwendete Pflanzenteile	Beispiele
Blätter, Küchenkräuter	Petersilie, Schnittlauch, Majoran, Oregano, Thymian, Basilikum, Liebstöckel, Rosmarin, Salbei, Lorbeerblatt, Zitronenmelisse
Blüten und Blütenteile	Safran, Kapern, Gewürznelken
Früchte und Samen	Pfeffer, Paprika, Kümmel, Muskatnuss, Piment, Koriander, Anis, Fenchel, Vanille, Senfsamen, Wacholderbeeren
Rinden	Zimt
Wurzeln	Ingwer

Blattgewürze, Küchenkräuter

- **Basilikum:** Lippenblütler; frische Blätter haben einen leicht minzeähnlichen Geschmack, getrocknet und gerebelt schmeckt es leicht pfeffrig; besonders geeignet für Salate, Rohkost, Gemüsesuppen, Saucen, Kalb- und Lammfleisch.
- **Dill:** Doldengewächs; süßlich würziger, fenchelartiger Geschmack; frische Blätter als Dillspitzen, Verwendung für Suppen, Saucen, Salate; getrocknete Blätter und Dolden zum Einlegen von Gurken, Essiggemüse.

- **Liebstöckel (Maggikraut):** Doldengewächs; sehr kräftiger, würziger Geschmack, nach Sellerie und Suppenwürze schmeckend; frisch und getrocknet im Handel; Verwendung für Suppen, kräftige Speisen.
- **Lorbeerblatt:** grüne Blätter des immergrünen Lorbeerstrauches, meist getrocknet, aber auch frisch im Handel; würzig bitterer Geschmack; Verwendung für Sauerkraut, Suppen, Fischsud, Marinaden.
- **Majoran:** Lippenblütler; aromareicher, leicht bitterer Geschmack, frisch oder getrocknet und gerebelt im Handel; besonders geeignet für schwer verdauliche Speisen wie Hülsenfrüchte und fettes Fleisch.
- **Oregano:** Lippenblütler; majoranähnlich; aromareicher, herber, eigenwilliger Geschmack; frisch oder getrocknet und gerebelt im Handel; Verwendung wie Majoran; besonders auch für Pizzas, Spaghettisaucen und als Fischgewürz.
- **Petersilie:** Doldengewächs; oberirdische Teile: Blattpetersilie, unterirdische Teile: Wurzelpetersilie; zart scharf und leicht süßlich schmeckend; grobblättrige Petersilie ist aromatischer als Krauspetersilie (zum Garnieren); universell verwendbar, im Allgemeinen für Gerichte, die auch mit Salz abgeschmeckt werden.
- **Rosmarin:** Lippenblütler; intensiv bitterer, aromatischer Geschmack; sparsam verwenden; Verwendung für Geflügel, Lamm-, Kalbfleisch, Wild, Gemüse.
- **Salbei:** Lippenblütler; würzig bitterer, etwas strenger, kampferähnlicher Geschmack; getrocknet intensiver als frisch; sparsam verwenden; Verwendung für Tee, Kalbfleisch-, Lammgerichte, Saucen.
- **Schnittlauch:** röhrenförmige Blätter eines Lauchgewächses, zwiebelartig schmeckend, mehrmals im Jahr erntefähig; kurze Haltbarkeit; beim Trocknen geht Würzkraft verloren; vielseitig verwendbar, für Suppen, Saucen, Salate, Brotaufstriche, Gemüsegerichte.
- **Thymian:** Lippenblütler; frisch oder getrocknet; geschmacksintensiv durch hohen Gehalt an ätherischen Ölen; Verwendung für Fleischgerichte und Wurstwaren, Suppen, Kartoffelgerichte.
- **Zitronenmelisse:** Lippenblütler; erfrischender, stark an Zitrone erinnernder Geschmack; frisch und getrocknet im Handel; Verwendung für Salate, Rohkost, Saucen, Kräuterbutter, Gemüse.

? Wie erklären Sie folgenden Ausspruch: „für etwas einen gepfefferten Preis bezahlen“?

? Welche Gemüsesorten haben einen hohen Anteil an Scharfstoffen und werden daher zum Würzen verwendet?

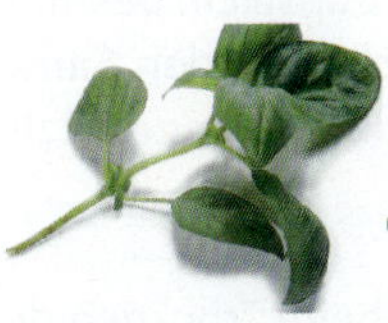
Basilikum

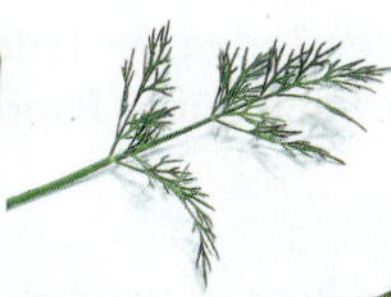
Dill

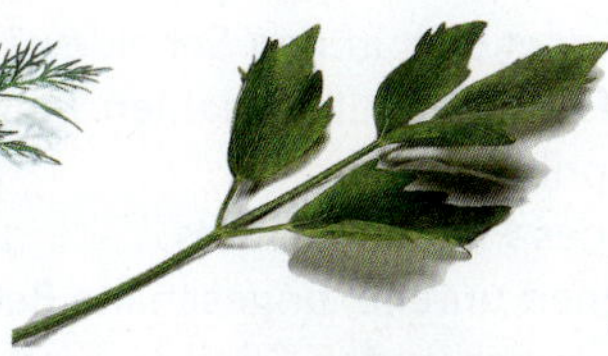
Liebstöckel

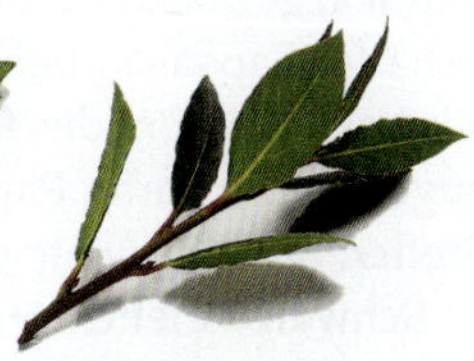
Lorbeerblatt

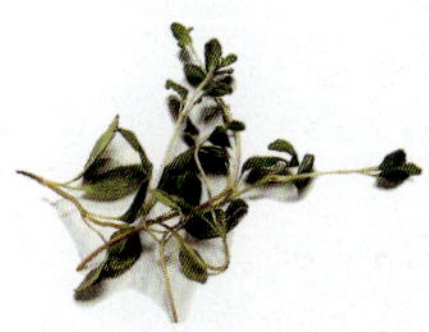
Majoran

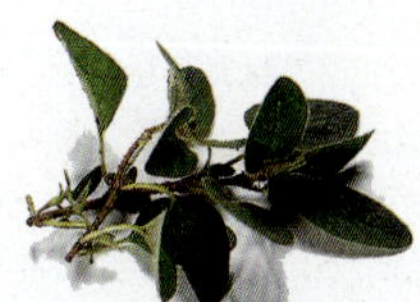
Oregano

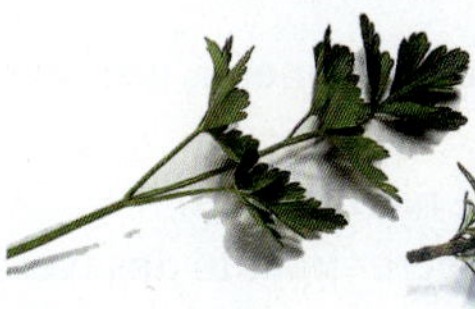
Petersilie

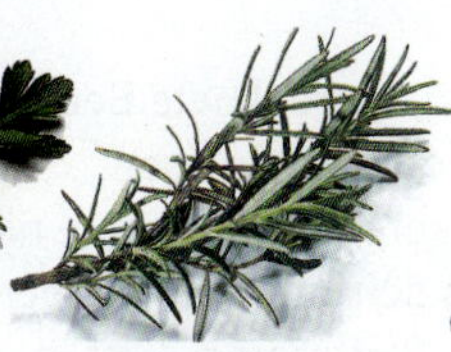
Rosmarin

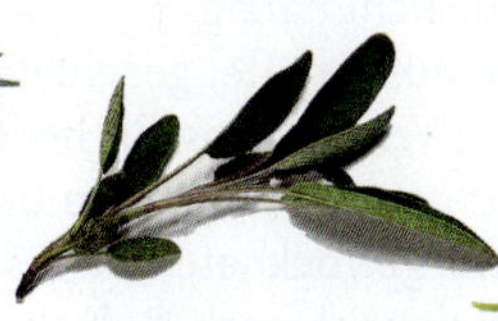
Salbei

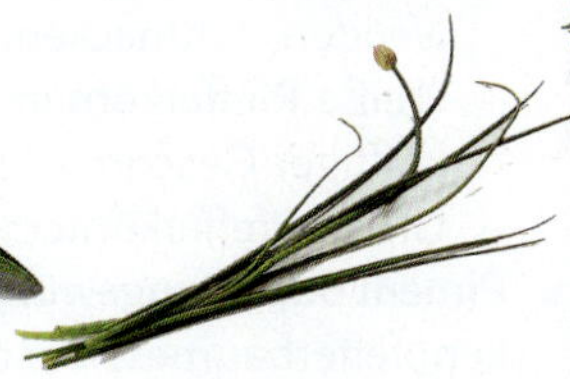
Schnittlauch

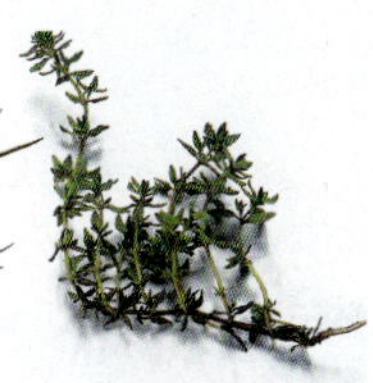
Thymian

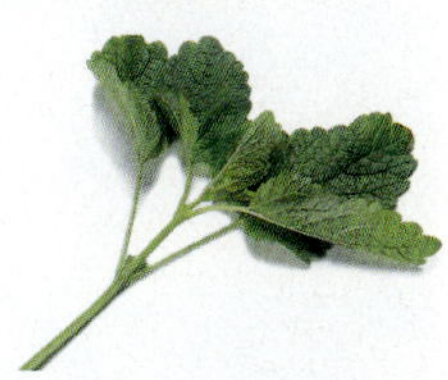
Zitronenmelisse

Blütengewürze

- **Kapern:** geschlossene Blütenknospen des Kapernstrauches, in Essig, Öl und Salz eingelegt; herb-würziger, leicht bitterer Geschmack. Geeignet zum Würzen von Fleisch- und Fischgerichten, Saucen und Eiergerichten.
- **Nelken:** getrocknete Blütenknospe des Gewürznelkenbaumes; brennend würziger Geschmack, sparsam verwenden; ganz und pulverisiert erhältlich; Verwendung für Lebkuchen, Kompotte, Essigfrüchte, Glühwein, gespickte Zwiebel zu Reis- und Fleischgerichten.
- **Safran:** getrocknete, braunrote Blütenfäden der Safrankrokusse; intensiver, leicht bitterer Geschmack; intensiv gelb färbend; teuerstes Gewürz, 80 000–100 000 Blütennarben

ergeben 1 kg Gewürz; Verwendung zum Färben von Teigwaren, Käse, Wurst, Butter, Kuchen und Likören.

Wussten Sie, dass ...
pro Safrankrokusblüte nur drei Safrannarben geerntet werden können?

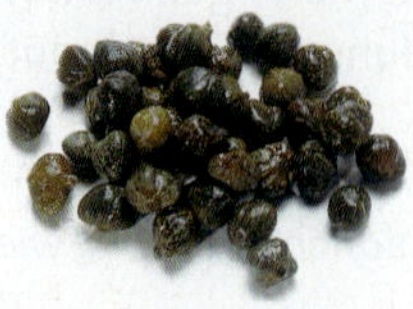

Kapern

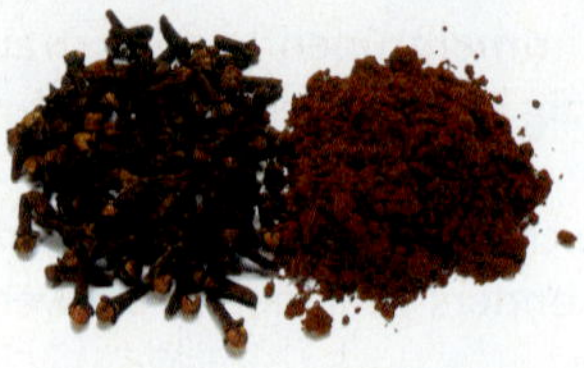

Nelken

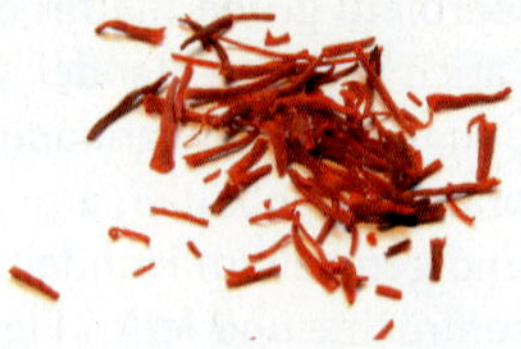

Safran

Früchte und Samen

Geruch und Geschmack der Gewürze sind auf die ätherischen Öle, den Ölanteil und den teilweise enthaltenen Zucker zurückzuführen.

- **Anis:** reife, getrocknete Spaltfrüchte eines Doldengewächses; würziger, leicht süßlicher Geschmack. Verwendung als Brotgewürz, in der Süßwaren- und Backwarenindustrie, in der asiatischen Küche.
- **Fenchel:** reife, getrocknete Spaltfrüchte eines Doldengewächses; Geschmack nach Anis und Kümmel. Verwendung als Brotgewürz, für Backwaren, eingelegte Gurken. Stängel und Fenchelgrün werden auch frisch verwendet; dillähnlicher Geschmack; besonders geeignet für Tomaten und Fischfonds.
- **Koriander:** reife, getrocknete Spaltfrüchte eines Doldengewächses; würziger, süßlicher, an Salbei und Oregano erinnernder Geschmack; ganz und pulverisiert erhältlich; Verwendung als Brotgewürz; für Lebkuchen, asiatische Küche.
- **Kümmel:** reife, getrocknete Spaltfrüchte eines Doldengewächses; intensiv würziger, leicht süßlicher Geschmack; ganz und pulverisiert erhältlich, besonders geeignet für Kartoffel- und Kohlgerichte, Brotgewürz.
- **Muskatnuss:** Der nussähnliche Samen (Muskatnuss) des Muskatbaumes wird von einer Schale (Muskatblüte) umgeben. Hoher Ölgehalt (bis 40 %); das enthaltene ätherische Öl bewirkt brennenden Geschmack. Besonders geeignet für Suppen, Spinat, Kohl, Kartoffelgerichte.

Das ätherische Öl in der Muskatnuss hat eine halluzinogene Wirkung und ist in hoher Dosierung giftig.

- **Paprika:** getrocknete, gemahlene rote Paprikaschoten; Gehalt an Capsaicin bestimmt Schärfe; Capsaicin befindet sich in den Scheidewänden der Frucht und den Samen; wird entfernt (milder Paprika), mitvermahlen (halb süßer Paprika) oder zusätzlich zugesetzt (scharfer Paprika).
- **Pfeffer:** Beerenfrüchte des Pfefferstrauches.
  - **Schwarze Pfefferkörner:** unreife, ungeschälte Beeren, werden beim Trocknen dunkelbraun bis schwarz; geben den Speisen kraftvolle Schärfe; gemahlener Pfeffer verliert sein Aroma rasch.
  - **Rote Pfefferkörner:** ausgereifte, ungeschälte Beeren; dekorativ, aber sparsam verwenden, schmecken leicht harzig.
  - **Weiße Pfefferkörner:** ausgereifte, geschälte, getrocknete Beeren; feinerer, weniger kräftiger Geschmack; Verwendung für helle, zarte Speisen.
  - **Grüne Pfefferkörner:** unreife, eingelegte Beeren, aromatisch, nicht scharf.
- **Piment oder Neugewürz:** getrocknete, rot- bis schwarzbraune Beerenfrüchte des Nelkenpfefferbaumes; Geschmack nach Nelken, Pfeffer und Zimt, geringere Würzkraft.
- **Senfkörner:** weiße oder schwarze Samen von Schotenfrüchten der Senfpflanze.
  - **Weißer Senf:** ist gelblich oder braun, schmeckt würzig scharf, leicht nussartig und nach Kren. Verwendung der ganzen Körner zum Einlegen für Marinaden; wird aber hauptsächlich zu Speisesenf verarbeitet.
  - **Schwarzer Senf:** ist wesentlich schärfer; Verwendung für exotische Gerichte.
- **Vanille:** nicht völlig ausgereifte Kapselfrucht einer Orchidee, durch Fermentation Dunkelfärbung und Aromabildung. Geschmack durch Vanillin und Piperonal.
  - **Vanillezucker:** Zucker mit mindestens 5 % feinstverriebener Vanille.
  - **Vanillinzucker:** Zucker mit Zusatz von Vanillin. Verwendung für Backwaren, Süßwaren, Eis.

Vanillin = eine der ersten synthetisch hergestellten Aromastoffe; qualitativ nicht hochwertig, jedoch billiger als echte Vanille.

- **Wacholder:** reife, getrocknete, blauschwarze Beeren des Wacholderstrauches; bitterer, harziger, leicht süßlicher Geschmack. Besonders geeignet für Wildgerichte, Rindfleisch, Saucen, Sauerkraut, Marinaden.

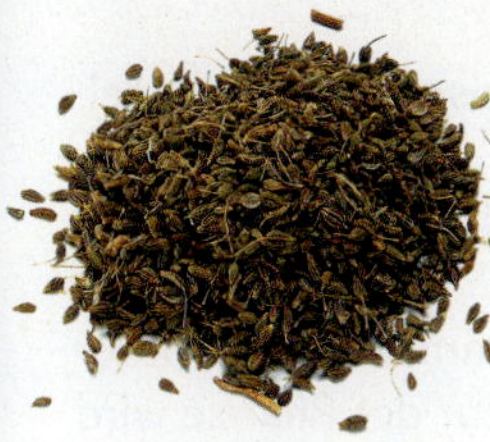
Anis

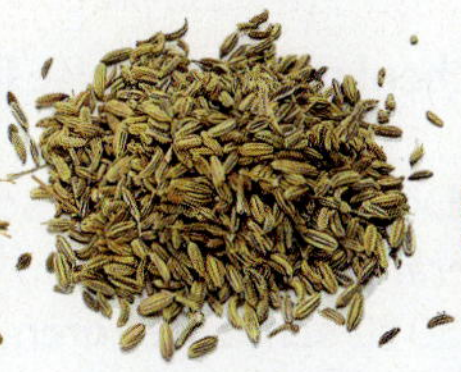
Fenchel

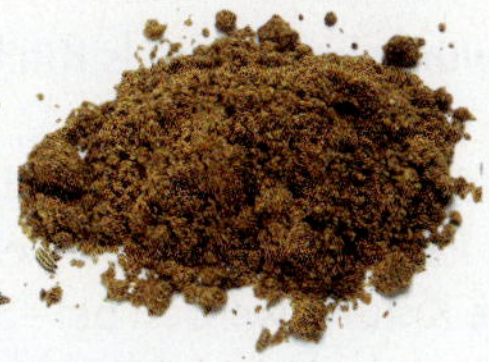
Koriander

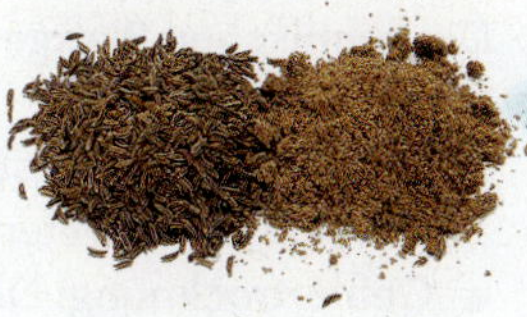
Kümmel

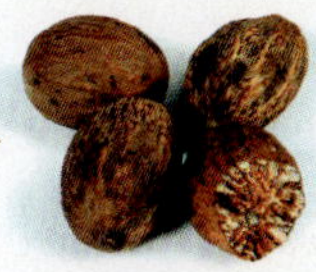
Muskatnuss

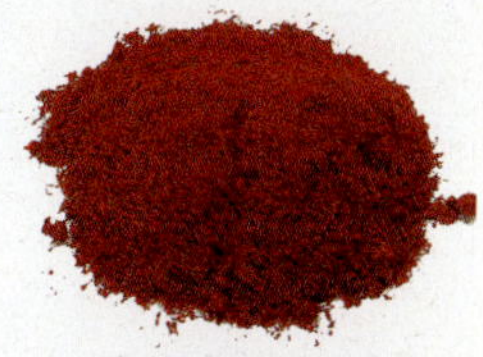
Paprika

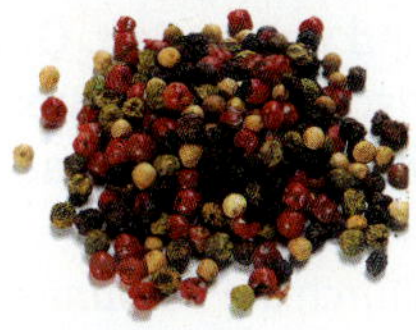
Pfeffer

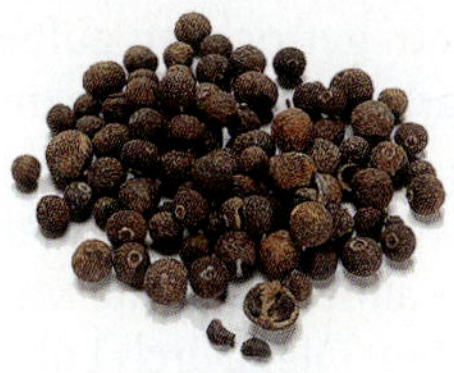
Piment (Neugewürz)

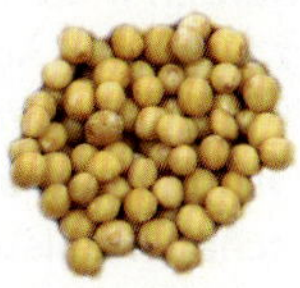
Senfkörner

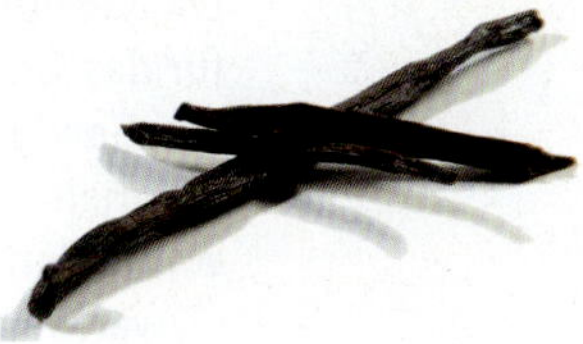
Vanille

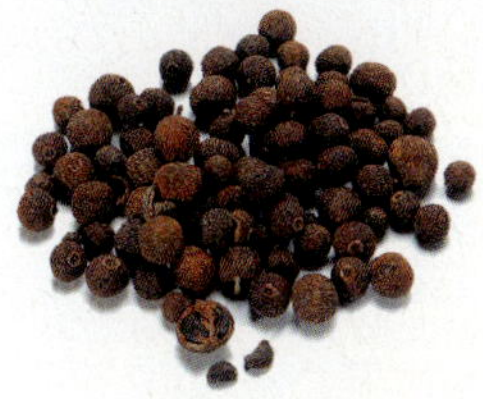
Wacholder

Rinden

- **Zimt:** getrocknete Rinde des Zimtbaumes; fein aromatischer, süßlicher Geschmack; als Stangen und pulverisiert erhältlich; Verwendung in der Süßwaren- und Backwarenindustrie, für Kompotte, Lebkuchen, Heißgetränke.

Wurzeln

- **Ingwer:** aus der Wurzel einer Lilienart; scharf brennender Geschmack; ganz und pulverisiert erhältlich; Verwendung hauptsächlich für Gewürzmischungen, aber auch für eingelegte Früchte, Lebkuchen, Geflügel- und Reisgerichte.

Gewürzmischungen

- **Currypulver:** bekannteste Gewürzmischung aus dem ostasiatischen Raum; wichtigste Bestandteile sind Kurkuma (als farbbestimmender Bestandteil), Curryblatt, Ingwer, Koriander, Kardamom, Gewürzpaprika, Gewürznelken, Pfeffer, Zimt, Piment, Kümmel, Muskatnuss, Rosmarin, Lorbeerblatt, Sternanis; scharfer Geschmack; besonders geeignet für Reis und Fischspeisen und pikante Saucen.
- **Fines Herbes:** klassische französische Kräutermischung, bestehend aus Petersilie, Estragon, Kerbel, Schnittlauch und anderen Kräutern; frisch und getrocknet erhältlich; besonders geeignet für Suppen, Saucen, Omeletts, Innereien, Lamm, Wild.
- **Kräuter der Provence:** Mischung aus Rosmarin, Lavendelblüten, Basilikum, Thymian, Lorbeerblättern, evtl. auch Fenchelsamen; Verwendung für Salate und Fleischspeisen.
- **Lebkuchengewürz:** Mischung aus Nelken, Muskat, Piment, Anis, Koriander, Zimt.
- **Essiggurkengewürz:** Mischung aus Lorbeer, Dill, weißem Pfeffer, Senfkörnern.
- **Wildgewürz:** Mischung aus Lorbeerblättern, Rosmarin, Thymian, Pfefferkörnern, Piment und Wacholder.
- **Grillgewürz:** Mischung aus Chilis, Knoblauch, Muskatnuss und Nelken.

? Welche Gewürze verwendet man für Rindsknochensuppe, Gulasch und Sugosaucen?

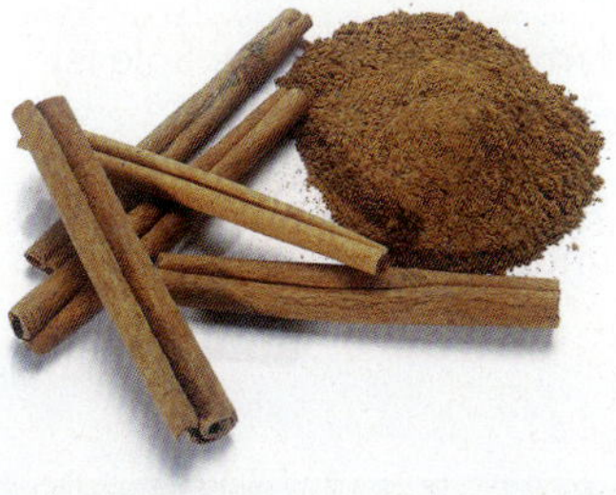
Zimt

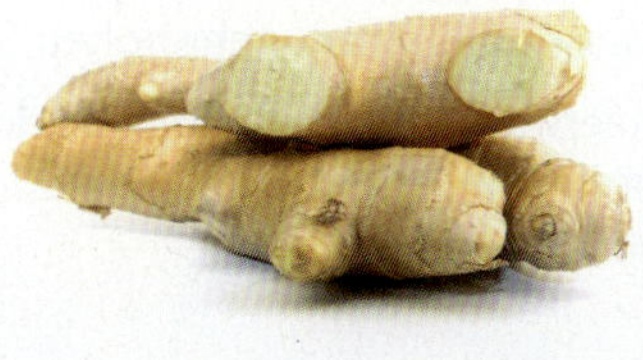
Ingwer

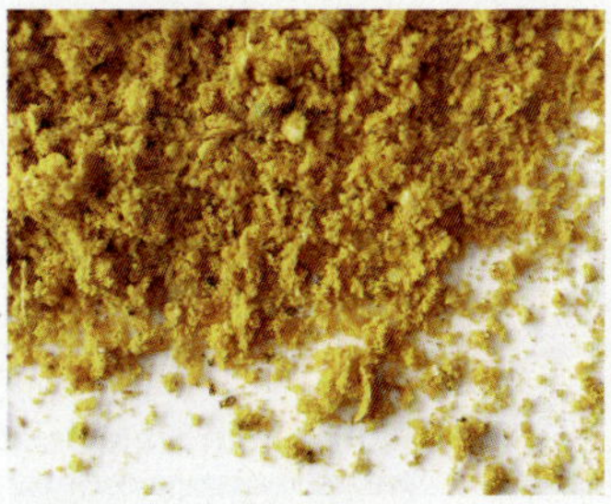
Curry

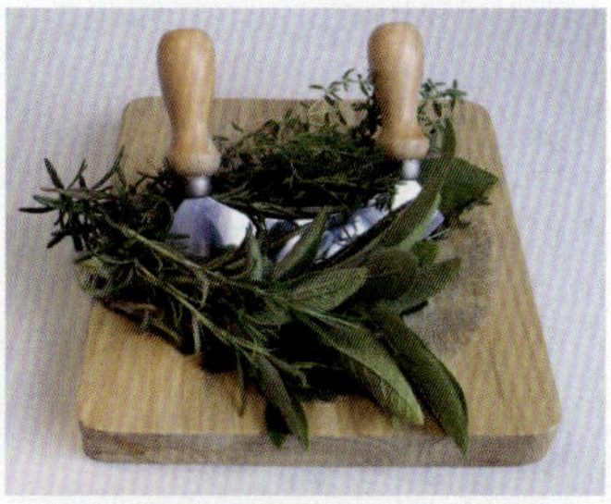
Fines Herbes

Verarbeitung
Die **heimischen Blattgewürze** kommen als **Küchenkräuter** teilweise **frisch** in den Handel, teilweise getrocknet.

- **Lufttrocknung:** Es ist das älteste Verfahren. Die Kräuter werden schnell und schonend getrocknet. Es treten Farb- und Nährstoffveränderungen auf.
- **Gefriertrocknung:** Die Kräuter werden bei –50 °C schockgefroren, anschließend unter Vakuum aufgetaut. Wasser verdunstet schlagartig. Die Zellstruktur der Pflanze wird nicht zerstört. Farb- und Aromastoffe bleiben fast zur Gänze erhalten.

Die **Gewürze** werden in den Anbauländern getrocknet, aufbereitet und fermentiert. Die für das Gewürz typischen Aroma- und Farbstoffe werden aktiviert. Anschließend werden die Gewürze in Jutesäcke gefüllt und verschifft. In den Gewürzmühlen werden sie auf Reinheit und Qualität geprüft. Viele Gewürze werden vermahlen.

- **Mahlen zwischen Mühlsteinen** ist eine althergebrachte Methode. Durch die Reibungswärme entweicht ein Teil der ätherischen Öle. Durch Luftkühlen der Mühlsteine wird der Verlust vermindert.
- **Kaltmahlverfahren:** Den Gewürzen wird flüssiger Stickstoff beigemischt. Nach kurzer Einwirkzeit werden die Gewürze gemahlen. Die ätherischen Öle bleiben erhalten.

Die Gewürze werden aromageschützt oder aromadicht verpackt.

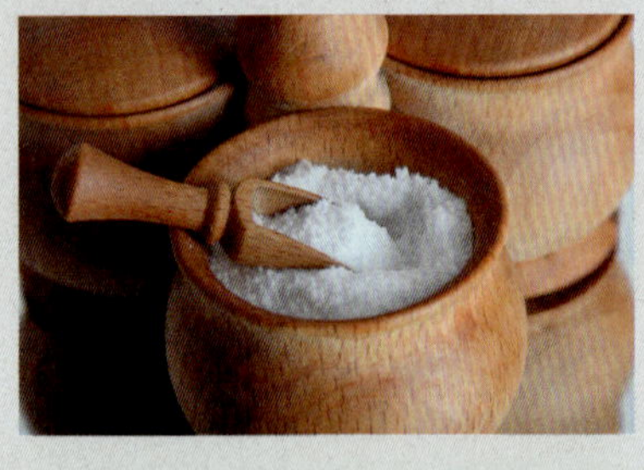

2 Speisesalz (Kochsalz)

Speisesalz besteht zu 98 % aus Natriumchlorid (NaCl). Kochsalz wird vorwiegend als Geschmacksverstärker verwendet. Ohne den Zusatz von Kochsalz wären viele Speisen reiz- und geschmacklos.

Eine wesentlich größere Geschmacksvielfalt wird jedoch durch Gewürze und Kräuter erreicht. In den Grundnahrungsmitteln ist relativ wenig Natrium und Chlorid enthalten. Hohe Gehalte an Natrium finden sich vor allem in zubereiteten Lebensmitteln, wie z. B. Fleisch- und Wurstwaren, Hartkäse, Dosengemüse, Suppen, Saucen, Brot und Fertiggerichten. Salz wird auch zum Konservieren von Nahrungsmitteln wie Käse, Fleisch und Sauerkraut eingesetzt. Bekanntestes Produkt ist das Nitritpökelsalz, das für die Fleischkonservierung eingesetzt wird.

Durchschnittlicher Kochsalzgehalt

Lebensmittel	g/100 g
Brot	1,2
Salzgurken	2,6
Salami	3,2
Speck	4,4
Salzstangen	4,7
Lachsersatz in Öl	7,5
Salzhering	15,2

Vorkommen und Gewinnung
Kochsalz kommt in den österreichischen Salzlagerstätten (Altaussee, Hallstatt, Bad Ischl, Hallein) vermischt mit unterschiedlichen Beimengungen vor.

Salzarten	Verarbeitung
Steinsalz	Steinsalz wird aus unterirdischen Salzlagern (eingetrockneten Salzseen) gewonnen. Steinsalz wird zerkleinert und gesiebt, dabei werden Verunreinigungen entfernt.
Siedesalz	Siedesalz wird aus Sole durch Verdampfen gewonnen. Sole ist Wasser mit einem sehr hohen Salzgehalt.
Meersalz	Meerwasser wird in große Becken geleitet. Das Wasser verdunstet durch die Sonneneinstrahlung und das auskristallisierte Salz wird abgeschöpft.

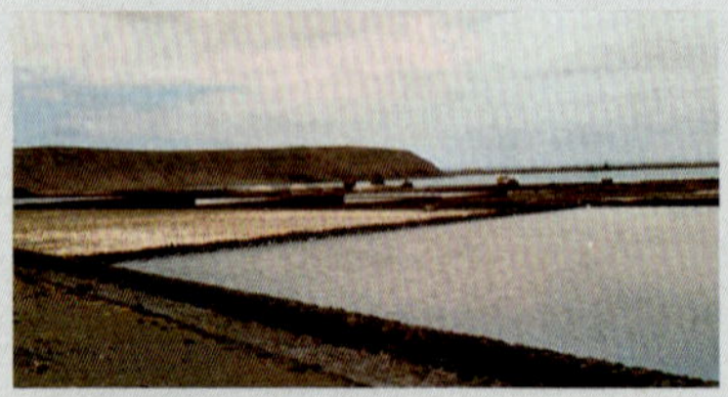

Salzgarten

Handelsformen des Speisesalzes

Handelsformen	Zusammensetzung
Vollsalz oder jodiertes Speisesalz	Enthält 15–25 mg Jod pro Kilogramm Kochsalz in Form von Natrium- oder Kaliumjodat. Mit der empfohlenen Aufnahme von 5 g NaCl/Tag können somit 100 µg Jodid aufgenommen werden.
Spezialsalze und Gewürzsalze	Jodiertem Salz werden Mineralstoffe wie Kalium, Kalzium, Magnesium, Eisen oder Gewürze zugesetzt.

Wussten Sie, dass ...
das Kochsalz in Österreich seit 1963 zur Vorbeugung von Kropfkrankheiten jodiert werden muss?

Jodiertes Speisesalz mit Fluorid	Enthält je Kilogramm Salz 250 mg Fluorid (und 15 mg Jodid). Mit Fluor angereichertes Salz dient der Kariesvorbeugung und macht die Zähne widerstandsfähiger.
Diätsalz, natriumfreies bzw. natriumarmes Salz	Anstelle von NaCl werden Kalium-, Kalzium- und Magnesiumchlorid verwendet. Diätsalze werden im Rahmen einer natriumarmen Diät eingesetzt, z. B. zur Senkung des Blutdrucks oder bei chronischem Nierenversagen. Der Geschmack von Kochsalzersatzmitteln ist häufig etwas bitter.
Meersalz oder Reformsalz	Enthält geringere Mengen an Jod. Mittlerweile gibt es auf dem Markt aber auch schon Meersalz, das mit Jod angereichert ist.

„Hall" ist das keltische Wort für Salz, das „heil", „heilig" bedeutet.

Welche Orte kennen Sie, in denen der Wortbestandteil „hall" vorkommt?

3 Weitere Würzmittel

Arten	Beschreibung
Essig	■ **Gärungsessig:** Zucker wird zuerst durch Hefen zu Alkohol und anschließend durch Essigsäurebakterien zu Essigsäure vergoren. Gärungsessig kann auch in Holzfässern gelagert werden; er wird wegen seiner charakteristischen Geruchs- und Geschmackseigenschaften geschätzt. ■ **Säureessig:** wird durch trockene Destillation von Zellulose meist aus Holz gewonnen. Man erhält hochprozentige Essigsäure, die mit Trinkwasser verdünnt wird. Essigessenz enthält mehr als 15,5 % Essigsäure.
Senf	Senf wird aus Senfpulver unter Zugabe von Essig, Wein, Salz, Zucker und Aromastoffen hergestellt.
Würzen	Würzen sind hydrolisierte, eiweißreiche Präparate mit einem Kochsalzanteil von bis zu 20 %. Der am häufigsten verwendete Geschmacksverstärker ist das Natriumglutamat. Es hat selbst keinen Geschmack, verstärkt aber das vorhandene Aroma, vor allem in salzigen Speisen. Würzen sind flüssig, als Pulver, Würfel oder Paste erhältlich und werden vorrangig für Suppen und Saucen verwendet und sind in vielen Fertiggerichten enthalten.
Würzsaucen	Verzehrfertige Saucen mit ausgeprägt würzigem Geschmack, wie Tomatenketchup, Worcestersauce, Tabascosauce, Chutneys.

Überlegen Sie, welche Obstarten zur Erzeugung von Gärungsessig verwendet werden.

Wussten Sie, dass ... Essigessenz die Aufschrift „Vorsicht ätzend, unverdünnt genossen lebensgefährlich" tragen muss?

Trockene Destillation = Feste Stoffe werden unter völligem Luftabschluss erhitzt und die flüchtigen Zersetzungsprodukte aufgefangen.

Hydrolisieren = Spalten eines Moleküls durch Reaktion mit Wasser.

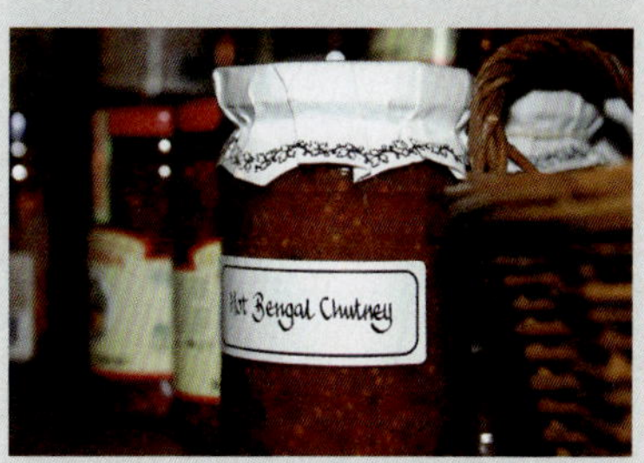

Chutney

4 Ernährungsphysiologische Aspekte

Nährstoffe

Gewürze haben einen hohen Anteil an Mineralstoffen, sekundären Pflanzenstoffen und Vitaminen. Der Gehalt an Vitaminen ist in frischen Gewürzen wie Petersilie, Schnittlauch und Dill sehr hoch.

Auswirkungen auf Appetit und Verdauung

Gewürze regen den Appetit an, fördern die Absonderung von Speichel, Magen-, Darm- und Gallensäften und wirken so **positiv auf die Verdauung.** Anis, Kümmel und Pfefferminze erleichtern die Fettverdauung. Knoblauch und Senf fördern die Darmbewegung, Kümmel hemmt sie. Appetitanregend wirken Basilikum, Dill, Estragon, Kerbel, Kapuzinerkresse, Koriander, Petersilie, Rosmarin, Salbei und Schnittlauch. Petersilie, Schnittlauch, Salbei, Liebstöckel, Estragon und Basilikum fördern die Verdauung.

Mit welcher Menge Kochsalz ist unser täglicher Bedarf gedeckt? Wiederholen Sie zur Erinnerung auch die Aufgaben von Natrium in unserem Körper.

Auswirkungen auf die Gesundheit

Gewürze können gesundheitsfördernde oder heilende Eigenschaften besitzen. Sie wirken durchblutungsfördernd, antibakteriell, antioxidativ, schmerzlindernd, immunsystemstärkend und sie helfen gegen Übelkeit.

Viele scharf schmeckende Gewürze steigern die Herztätigkeit und bewirken dadurch eine stärkere Durchblutung des Körpers.

Knoblauch verhindert arteriosklerotische Veränderungen an den Blutgefäßen.

Anis, Fenchel, Kümmel und Pfefferminze zeigen eine krampf- und schleimlösende Wirkung.

Personen, die auf erhöhte Salzaufnahme mit einer Blutdruckerhöhung reagieren, nennt man **salzsensitiv.** Personen, die keinen Blutdruckanstieg haben, nennt man **salzresistent.**

Kochsalz ist ein lebensnotwendiger Stoff (siehe Mineralstoffe, Natrium S. 72). Bei einer erhöhten Zufuhr kann sich bei Menschen mit genetischer Veranlagung Bluthochdruck (siehe S. 259) entwickeln. Folgen des Bluthochdruckes sind Schäden am Herzen und an Blutgefäßen, Schlaganfall, Herzinfarkt und Nierenversagen.

Wer salzarm essen muss oder will, sollte viel frisches Gemüse, Obst und Kartoffeln essen und wenig verarbeitete Lebensmittel konsumieren. Verwendet man jodiertes Salz, verhindert das die Entstehung eines Kropfes.

Anteil verschiedener Lebensmittel an der Salzzufuhr	
Brot und Backwaren	28 %
Fleisch und Fleischwaren	26 %
Milch und Milchprodukte	11 %
Gemüse und Gemüseerzeugnisse	14 %
Fisch und Fischwaren	17 %

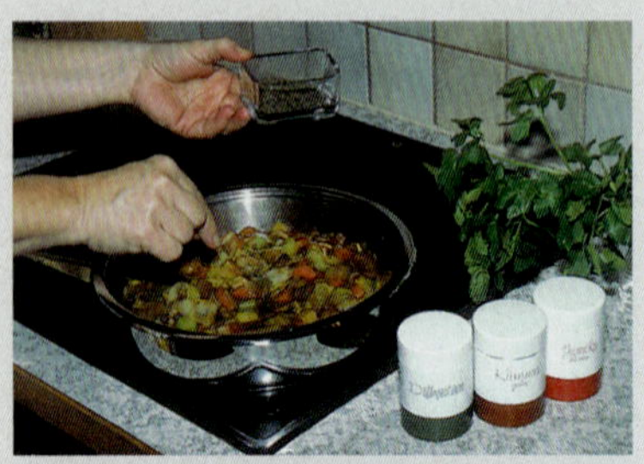

Richtiges Würzen gibt Speisen Pfiff und ist gesund

Schadstoffe

Manche Gewürze können in zu hoher Dosierung giftig sein oder allergische Reaktionen auslösen. Muskatnuss enthält Halluzinogene, Pfeffer enthält einen nervenreizenden Inhaltsstoff, Knoblauch tötet Bakterien ab.

Gewürze können auch mit Schadstoffen, wie Schimmelpilzen und Rückständen von Pflanzenschutzmitteln, belastet sein.

Häufig enthalten Gewürze eine hohe Anzahl von Keimen. Durch Begasung mit Ethylenoxid oder durch Lebensmittelbestrahlung werden Gewürze entkeimt. Die Bestrahlung von Gewürzen ist in Österreich aber nicht erlaubt.

5 Tipps für Einkauf und Lagerung

Würztipps
- Würzen Sie sparsam.
- Verwenden Sie anstelle von Speisesalz vermehrt frische Kräuter.
- Mahlen oder zerdrücken Sie Gewürze direkt vor dem Verbrauch.
- Kochen Sie frische Kräuter nicht mit.

Kräuter am besten frisch verwenden. Für kurze Zeit sollen sie feucht und kühl aufbewahrt werden, für längere Lagerzeit sollten sie am besten tiefgefroren werden.

Gewürze verlieren ihr Aroma sehr schnell. Sie nehmen auch leicht fremde Gerüche an und können von Insekten befallen werden. Daher sollten sie luftdicht verschlossen aufbewahrt werden.

Wird **Speisesalz** trocken und von stark riechenden Nahrungsmitteln getrennt aufbewahrt, ist es unbegrenzt haltbar.

6 Volkswirtschaftliche Bedeutung

Die Gewürzindustrie bezieht Küchenkräuter und einige Gewürze von einheimischen Bauern. Der Großteil der Gewürze wird jedoch eingeführt und auf Gewürzbörsen, z. B. in Hamburg und Rotterdam, gehandelt.

? Arbeitsaufgaben

1. Durch Reisen in fremde Länder werden wir mit unterschiedlichen Würzmitteln vertraut. Überlegen Sie, welche Gewürze Ihnen bekannt sind.
2. Welche Gewürze sind typisch für die österreichische Küche?
3. Welche Wirkungen haben Gewürze auf unseren Organismus?
4. Welche gesundheitlichen Auswirkungen hat eine erhöhte Salzzufuhr, welche eine zu geringe?
5. Wie müssen Gewürze aufbewahrt werden, damit sie lange haltbar bleiben?
6. Sie essen zwei Salzstangerln. Wie viel Prozent Ihres täglichen Kochsalzbedarfs haben Sie dadurch bereits gedeckt?

Notizen zu den Arbeitsaufgaben:

ZUSAMMENFASSUNG

Gewürze
Gewürze werden aus Früchten, Samen, Blüten, Rinden und Blättern gewonnen. Neben ihrer Würzkraft haben sie verdauungs- und durchblutungsfördernde sowie krampf- und schleimlösende Wirkung.

Kochsalz
Kochsalz ist für zahlreiche Funktionen im menschlichen Organismus verantwortlich. Übermäßiger Konsum kann bei salzsensitiven Personen den Blutdruck erhöhen.

Funktionelle Lebensmittel/Functional Food

Ziele

- Sie können erklären, was der Begriff Functional Food bedeutet.
- Sie wissen, womit funktionelle Lebensmittel angereichert werden.
- Sie kennen den Unterschied zwischen pro- und prebiotischen Lebensmitteln.
- Sie wissen über die ernährungsphysiologische Bedeutung funktioneller Lebensmittel Bescheid.

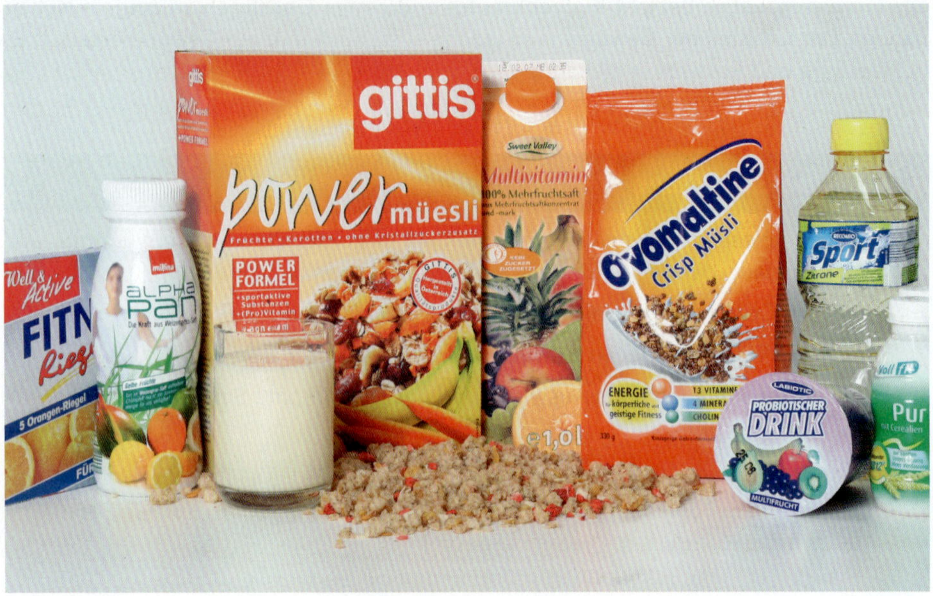

Der Markt für funktionelle Lebensmittel, sogenanntes **Functional Food,** ist heute voll im Trend und wird in Zukunft weiter an Bedeutung zunehmen. Der Trend zum schnell zubereiteten, wohlschmeckenden und gesunden Lebensmittel ist ungebrochen. Der Verbraucher geht bei seinem immer stärker wachsenden Gesundheits- und Ernährungsbewusstsein davon aus, dass angereicherte Lebensmittel zusätzlich einen wichtigen Beitrag zu einer gesunden Ernährung leisten. Lebensmittel werden je nach Zielgruppe und aktuellem Verwendungszweck maßgeschneidert hergestellt. Japan und die USA gelten als Vorreiter bei funktionellen Lebensmitteln.

Nahrungsergänzungsmittel werden in dosierter Form, d. h. als Tabletten, Kapseln oder Pastillen, angeboten, z. B. Vitamin- oder Mineralstoffpräparate, Spargelkapseln, Knoblauchdragees.

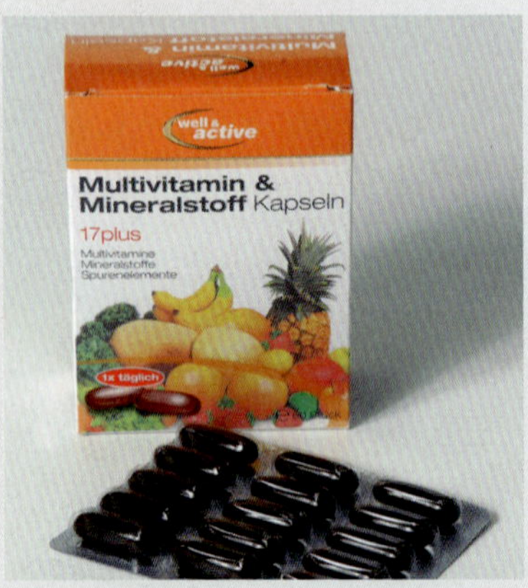

Begriff

Die Definition der funktionellen Lebensmittel ist je nach Herkunftsland unterschiedlich. Derzeit ist Functional Food weder in Europa noch in den USA einheitlich definiert. Übereinstimmung besteht aber darin, dass es sich bei Functional Food um Lebensmittel handelt, die über ihre ernährungsphysiologischen Eigenschaften hinaus, d. h. zusätzlich zu ihrem Nährwert, eine **positive Wirkung** auf die **Gesundheit,** die **Leistungsfähigkeit** oder das **Wohlbefinden** haben.

Abzugrenzen von den funktionellen Lebensmitteln sind Nahrungsergänzungsmittel. Als Functional Food werden keine Kapseln, Pulver oder Tabletten bezeichnet, sondern Lebensmittel. Diese Lebensmittel werden mit **Ballaststoffen, Aminosäuren, Vitaminen, Mineralstoffen, Omega-3-Fettsäuren, Milchsäurebakterien, sekundären Pflanzenstoffen** u. a. angereichert.

Das Interesse in unserer Gesellschaft für Lebensmittel mit Zusatznutzen ist sehr groß.

„Worin liegt der Unterschied zwischen Functional Food und Nahrungsergänzungsmitteln?"

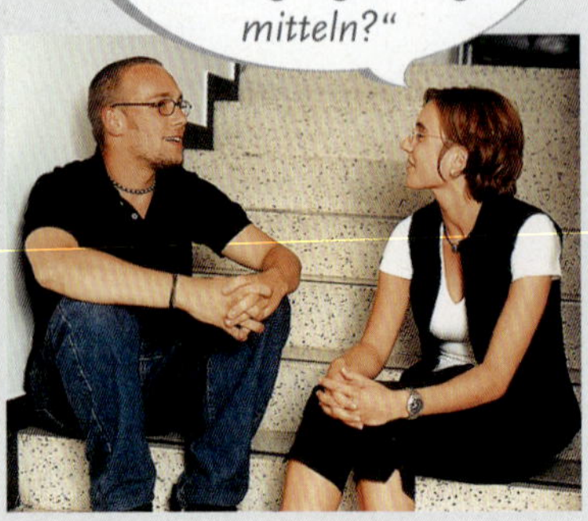

Folgende Wirkungen sollen von diesen Lebensmitteln ausgehen:

- Stärkung des Immunsystems.
- Senkung des Risikos von Herz-Kreislauf-Erkrankungen und des Krebsrisikos.
- Förderung der Knochengesundheit.
- Positive Beeinflussung des Darms.
- Steigerung der körperlichen und geistigen Leistungsfähigkeit.

Gesetzliche Regelung

Weltweit am besten geklärt ist der Begriff funktionelle Lebensmittel in **Japan.** Dort existiert eine gesetzliche Regelung. Die angereicherten Lebensmittel müssen bestimmte Kriterien erfüllen. Seit 1991 dürfen funktionelle Lebensmittel, die ein Zulassungsverfahren durchlaufen haben, die spezielle Bezeichnung FOSHU tragen. In Japan ist Functional Food inzwischen als eigene Gruppe zwischen Lebensmitteln und Arzneimitteln eingestuft. In der **Europäischen Union** unterliegen angereicherte Lebensmittel dem Lebensmittelgesetz. Aussagen, die sich auf die Beseitigung, Linderung und Verhütung von Krankheiten beziehen, sind genau geregelt (siehe Lebensmittelkennzeichnung, Health-Claims-Verordnung, S. 117).

FOSHU = food for specified health use = Lebensmittel mit speziellen gesundheitlichen Wirkungen.

Diskutieren Sie den Ausspruch von Hippokrates (460–377 v. Chr.), der den Zusammenhang zwischen Nahrung und Gesundheit betonte: „Eure Nahrungsmittel sollen eure Heilmittel und eure Heilmittel sollen eure Nahrungsmittel sein."

Beispiele für Functional Food

Lebensmittelgruppe	Zugesetzte Stoffe	Beispiele
Milch und Milchprodukte	▪ Probiotische Milchsäurebakterien ▪ Prebiotika ▪ Vitamine und Mineralstoffe ▪ Bioaktive Peptide	▪ Joghurt ▪ Margarine ▪ Käse
Getränke	▪ Vitamine und Mineralstoffe ▪ Sekundäre Pflanzenstoffe ▪ Antioxidantien ▪ Kräuterauszüge ▪ Koffein ▪ Taurin	▪ Fruchtsäfte ▪ Gemüsesäfte ▪ ACE-Frucht- und Gemüsesäfte ▪ Wellnessdrinks ▪ Erfrischungsgetränke ▪ Energydrinks
Getreide und Getreideprodukte	▪ Ballaststoffe ▪ Prebiotika ▪ Omega-3-Fettsäuren ▪ Sekundäre Pflanzenstoffe ▪ Vitamine und Mineralstoffe	▪ Frühstückszerealien ▪ Müsli ▪ Backwaren ▪ Getreide-, Müsliriegel ▪ Kekse
Eier	Omega-3-Fettsäuren	Eier
Fette	▪ Phytosterine ▪ Vitamine	Margarine
Gemüse	▪ Antioxidantien ▪ Ballaststoffe ▪ Ungesättigte Fettsäuren	ACE-Tiefkühlgemüse
Salz	Jod und Fluorid	Salz
Süßwaren	Vitamine und Mineralstoffe	Bonbons

Bioaktive Peptide = Eiweißteilchen; sollen z. B. zur Senkung des Blutdruckes beitragen.

Taurin = schwefelhaltige Aminosäure.

Diskutieren Sie die Notwendigkeit der Anreicherung von Süßigkeiten mit Vitaminen. Glauben Sie, dass angereicherte Süßigkeiten gesünder sind als nicht angereicherte?

Pro- und prebiotische Lebensmittel

Probiotische Lebensmittel sind Lebensmittel mit lebenden Mikroorganismenkulturen, z. B. Milchsäurebakterien, denen eine gesundheitsfördernde Wirkung zugesprochen wird. Die bekanntesten probiotischen Lebensmittel sind fermentierte Milchprodukte. Untersuchungen zeigen, dass Probiotika

- die Schwere und Dauer von Durchfallerkrankungen reduzieren,
- das Immunsystem positiv beeinflussen,
- die Laktoseverdauung fördern
- und die Menge an gesundheitsschädlichen Stoffwechselprodukten im Dickdarm senken.

Prebiotische Lebensmittel sind Lebensmittel mit nichtverdaulichen Kohlenhydraten, wie z. B. Inulin, Oligosaccharide. Sie kommen natürlicherweise auch in Chicorée, Zwiebeln, Spargel und Knoblauch vor. Sie stimulieren das Wachstum von bestimmten Bifidobakterien im Dickdarm, die wiederum das Wachstum gesundheitsschädigender Keime hemmen und so die Gesundheit des Menschen verbessern.

Wussten Sie, dass ...
Probiotika, um ihre positiven Wirkungen im Dickdarm entfalten zu können, die Magen- und Dünndarmpassage lebend überstehen müssen und daher eine hohe Resistenz gegen Magen- und Gallensäuren aufweisen? Außerdem ist für das Erzielen einer probiotischen Wirkung ein häufiger Verzehr dieser Lebensmittel, am besten täglich, notwendig.

Beispiele für probiotisch wirksame Milchsäurebakterien

- Lactobacillus casei
- Lactobacillus acidophilus
- Bifidobacterium bifidum

Synbiotische Lebensmittel sind Kombinationen von probiotischen und prebiotischen Lebensmitteln mit sich ergänzenden Effekten.

Zusatznutzen auf natürlichem Weg

Es gibt bereits Versuche, Lebensmittel auf natürlichem Weg anzureichern, z. B. durch spezielle Fütterung der Tiere. Erhalten Kühe z. B. linolensäurereiches Futter, enthält die Milch mehr Omega-3-Fettsäuren. Eine Optimierung des Fettsäuremusters wird auch bei heimischen Süßwasserfischen angestrebt. Sie sollen durch Spezialfütterung einen so hohen Omega-3-Fettsäuregehalt wie Hering, Makrele oder Lachs erreichen.

? Versuchen Sie, angereicherte Lebensmittel zu finden, die derzeit auf dem österreichischen Markt erhältlich sind. Untersuchen Sie, welche Vitamine und Mineralstoffe am häufigsten zugesetzt werden.
Welche Zielgruppen werden angesprochen? Diskutieren Sie, ob überhaupt ein zusätzlicher Bedarf an diesen Nährstoffen besteht.

Ernährungsphysiologische Beurteilung

Eine vollwertige Ernährung mit den üblichen Grundlebensmitteln sollte immer die Basis für gesundheitsförderndes Essen und Trinken sein. Nicht ein einzelnes Lebensmittel, sondern eine bewusste und abwechslungsreiche Ernährung ist für unsere Gesundheit und für unser Wohlbefinden wichtig. Eine einseitige Auswahl an angereicherten Lebensmitteln kann bei extremen Konsumgewohnheiten unter Umständen zu einer Überdosierung einzelner Nährstoffe führen und möglicherweise ein Risiko für den menschlichen Organismus darstellen, z. B. bei den fettlöslichen Vitaminen A und D sowie bei Omega-3-Fettsäuren.

Functional Food sollte **als Ergänzung und nicht als Ersatz für eine vollwertige Ernährung** verwendet werden. Angereicherte Lebensmittel können ein grundsätzlich falsches Ernährungsverhalten nicht kompensieren.

Arbeitsaufgaben

1. Was versteht man unter Functional Food?
2. Zählen Sie Stoffe auf, mit denen Lebensmittel angereichert werden.
3. Was sind probiotische und was prebiotische Milchprodukte?
4. Was sind Synbiotika?

Notizen zu den Arbeitsaufgaben:

ZUSAMMENFASSUNG

Unter Functional Food versteht man Lebensmittel, die über ihre ernährungsphysiologischen Eigenschaften hinaus eine positive Wirkung auf die Gesundheit, die Leistungsfähigkeit oder das Wohlbefinden haben.

Angereichert werden diese Lebensmittel meist mit Ballaststoffen, Aminosäuren, Vitaminen, Mineralstoffen, Omega-3-Fettsäuren, Milchsäurebakterien, sekundären Pflanzenstoffen.

Functional Food sollte nicht als Ersatz für eine vollwertige Ernährung verwendet werden und kann ein falsches Ernährungsverhalten nicht kompensieren.

Ernährung verschiedener Personengruppen

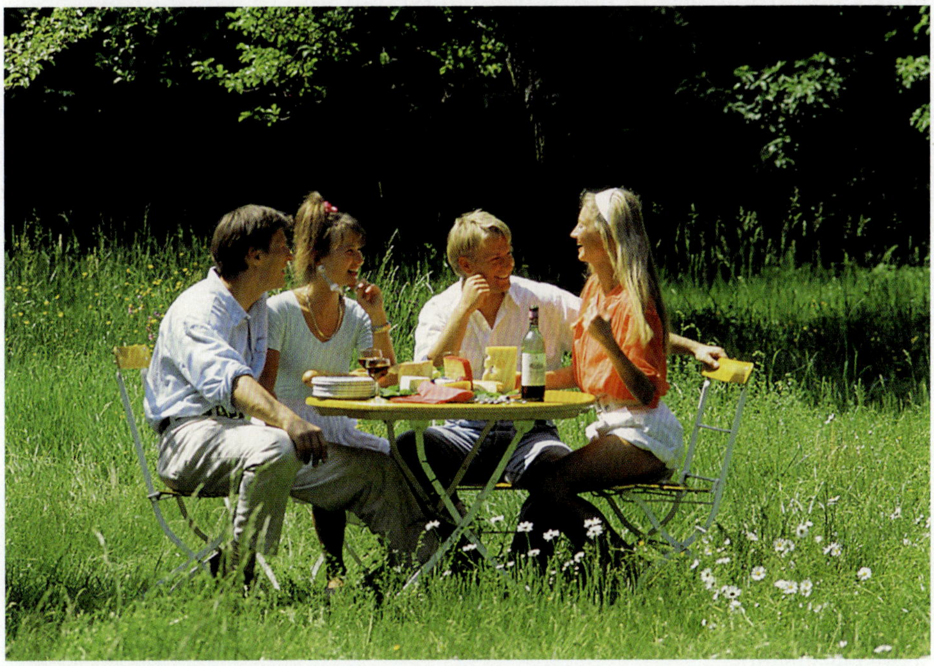

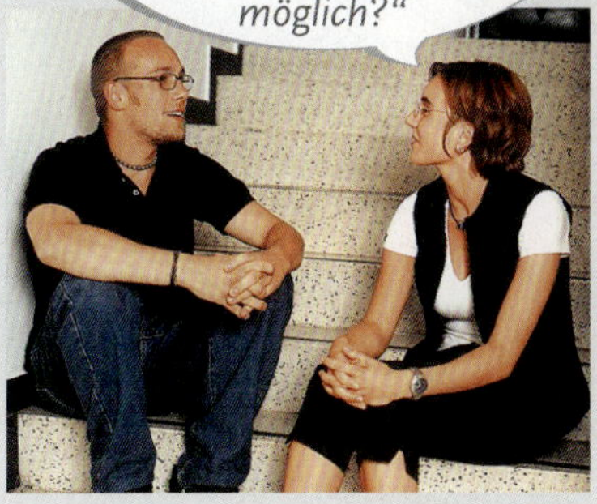
„Mein Urgroßvater hat immer geraucht und keinen Sport betrieben. Er ist 92 Jahre alt geworden. Wie ist das möglich?“

Gesundheit vom Säuglings- bis ins Greisenalter ist der Wunsch fast aller Menschen. Vielen Menschen ist aber nicht bewusst, dass richtige Ernährung, Bewegung in frischer Luft sowie seelisches Gleichgewicht notwendig sind, um die Gesundheit auf Dauer zu erhalten. Zu dieser Erkenntnis gelangt man deshalb so schwer, weil unser Körper sehr anpassungsfähig ist. Zwischen der Entstehung und dem Sichtbarwerden einer Erkrankung können oft Jahre vergehen.

Ein Vergleich soll Ihnen das leicht verständlich machen: Wenn ein Wasserleitungsrohr unter Putz liegt und langsam zu rosten beginnt, gilt es so lange als intakt, solange es noch kein Loch hat. Von außen sieht man nichts und glaubt daher, es sei alles in Ordnung. Erst wenn es durchgerostet ist, ist es undicht und kaputt. Der Schaden hat sich aber jahrelang entwickelt.

Die Folgen einer falschen Lebensweise zeigen sich umso rascher, je weniger kräftig die ererbte Grundgesundheit ist, je schlechter die Lebens- und Umweltbedingungen sind und je größer die Nährstoffmängel sind.

Gesundheit ist nicht alles, aber ohne Gesundheit ist alles nichts. (Schopenhauer)

Ziele

- Sie sind fähig, Ihr Essverhalten kritisch zu betrachten.
- Sie wissen über die optimale Ernährung in den einzelnen Lebensphasen Bescheid.
- Sie können die Unterschiede der Ernährung von Freizeit- und Leistungssportlern erklären.
- Sie kennen Richtlinien für eine gute Außer-Haus-Verpflegung.

„Jetzt darfst du für zwei essen." „Je weniger du jetzt isst, desto weniger musst du nachher abnehmen." „Jede Schwangerschaft kostet der Mutter einen Zahn." Kennen Sie ähnliche Aussagen? Diskutieren Sie ihre Sinnhaftigkeit.

Fötus = Bezeichnung für das Ungeborene im Mutterleib ab dem dritten Schwangerschaftsmonat bis zum Ende der Schwangerschaft.

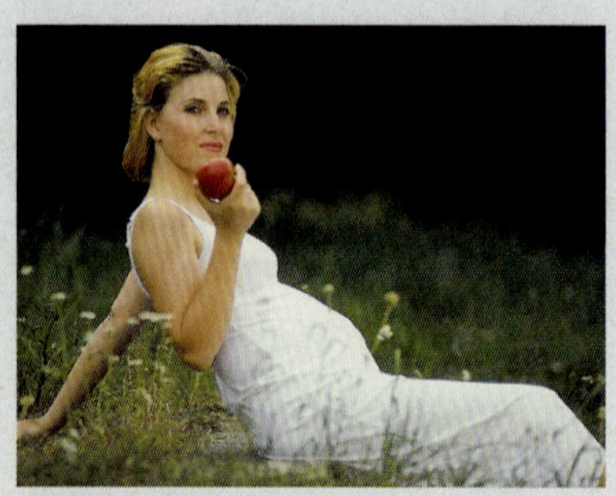

Äpfel tragen zur Vitaminversorgung bei

Gestose = krankhafte Schwangerschaftsstörung.
Ödem = krankhafte Ansammlung von Flüssigkeit im Gewebe.

Manche Frauen hungern während der Schwangerschaft. Wo liegen die Gründe für das freiwillige Hungern? Wie wirkt sich das Hungern aus?

Bringen Sie sich in Erinnerung, welche Bedeutung Eisen, Folsäure und Zink für den Aufbau des menschlichen Körpers haben. Überlegen Sie, in welchen Nahrungsmitteln sie enthalten sind.

1 Ernährung der Schwangeren und Stillenden

Eine gesunde Lebensweise und eine vollwertige Ernährung sind besonders während der Schwangerschaft und der anschließenden Stillzeit, sowohl für die normale Entwicklung des Kindes als auch für die Gesunderhaltung der Mutter, von größter Bedeutung.

Praxis der Ernährung in der Schwangerschaft und in der Stillzeit

Für Schwangere und Stillende gelten grundsätzlich dieselben Richtlinien wie für den gesunden Erwachsenen. Einige Besonderheiten werden im Folgenden erklärt.

Energiemehrbedarf

Während der Schwangerschaft besteht ein erhöhter Energiebedarf, der jedoch oft überschätzt wird.

Die Gründe für den erhöhten Bedarf sind

- der höhere Grundumsatz etwa ab der 15. Schwangerschaftswoche,
- die Gewichtszunahme des Fötus, der Plazenta, des Fruchtwassers, der Gebärmutter, der Brust, des Blutvolumens und des Gesamtkörperwassergehaltes,
- die Erhöhung des mütterlichen Fettanteils um 1,5–3,5 kg. Dieses Fettdepot ist als Energiereserve vor allem für die Stillzeit von Bedeutung.

Während der gesamten Schwangerschaft sollen täglich zusätzlich 1 100 kJ aufgenommen werden. Dies entspricht etwa einer Portion Früchtemüsli mit Milch oder einem Vollkornbrot mit Käse. Voll stillenden Müttern wird eine zusätzliche Energieaufnahme von 2 700 kJ pro Tag empfohlen.

Gewichtszunahme

Eine Gewichtszunahme von 9 bis 18 kg während der Schwangerschaft wird als normal angesehen. Mögliche Folgen einer **Unterernährung** sind Frühgeburten, niedriges Geburtsgewicht des Neugeborenen und erhöhte Säuglingssterblichkeit. Eine übermäßige Energiezufuhr erhöht das Risiko für Gestosen, Ödeme und eines Diabetes (siehe S. 263) bei der Mutter bzw. die Gefahr des Großwuchses beim Neugeborenen.

Durchschnittliche Zunahme des Gesamtkörpergewichts			
10. Woche	0,65 kg	30. Woche	8,5 kg
20. Woche	4,00 kg	40. Woche	12,5 kg

Nährstoffaufnahme

Der Hauptanteil der Energie sollte vorwiegend durch Kohlenhydrate mit einer hohen Nährstoffdichte gedeckt werden: Gemüse, Obst, Vollkornbrot, Vollkornflocken, Naturreis, Getreide- und Nudelgerichte und Kartoffeln. Ihr Ballaststoffanteil hilft, Verstopfung zu verhindern.

Der **Eiweißbedarf** sollte vorrangig gedeckt werden durch:

- pflanzliche Eiweißträger,
- magere Milch und Milchprodukte: einen halben Liter pro Tag,
- mageren Fisch und Fleisch.

Der **Fettbedarf** ist nicht erhöht. Es wird aber empfohlen, ausreichend lebensnotwendige Fettsäuren aufzunehmen. Schwangere und Stillende brauchen **mehr Vitamine und Mineralstoffe.** Dies gilt insbesondere für Eisen, Folsäure, Zink und die Vitamine A, B_1 und B_{12} (siehe Vitaminbedarf, S. 80, und Mineralstoffbedarf, ab S. 69). Nahrungsergänzungsmittel sollten nur nach ärztlicher Verschreibung eingenommen werden.

Flüssigkeitszufuhr

Täglich sollten mindestens 1,5 Liter Flüssigkeit in Form von Mineralwasser, verdünnten Obst- und Gemüsesäften als Vitamin- und Mineralstoffträger und Milch als Kalziumlieferant getrunken werden. Während der Stillzeit erhöht sich der Flüssigkeitsbedarf auf zwei bis drei Liter am Tag.

Schadstoffbelastung durch verschiedene Lebensmittel

Auf Alkohol muss, auf Zigaretten sollte verzichtet werden. Bei Kaffee und schwarzem Tee gelten zwei bis drei Tassen täglich als Maximum. Vor der Einnahme von Medikamenten ist der Arzt zu fragen.

Um eine Infektion mit **Listeriose-** und **Toxoplasmosebakterien** zu vermeiden, sollte man:

- kein rohes Fleisch essen,
- Fleisch, Fisch und Geflügel vollständig durchgaren,
- Rohmilch abkochen,
- auf Rohmilchkäse verzichten,
- keine Käserinden essen,
- Gemüse, Salat und Früchte vor dem Essen gut waschen.

Mit Schadstoffen belastete Nahrungsmittel sollen gemieden werden:

- Leber und Niere; besonders von älteren Tieren,
- langlebige Fischarten, wie Thunfisch, Hai, Stör,
- stark geräucherte und gegrillte Produkte,
- ungewaschene pflanzliche Produkte.

Vorsicht gilt während der Stillzeit auch bei der Aufnahme von Nahrungsmitteln, die beim Säugling Blähungen (frisches Brot, Kraut, Kohl, Hülsenfrüchte) oder Wundsein (Orangen, Mandarinen) hervorrufen können.

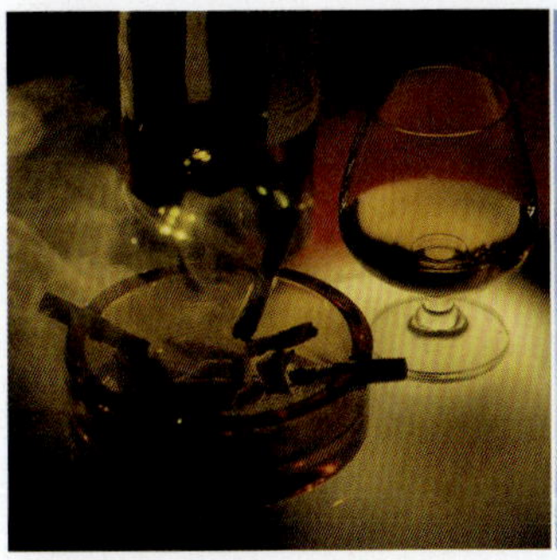

Alkohol und Nikotin schädigen das Ungeborene

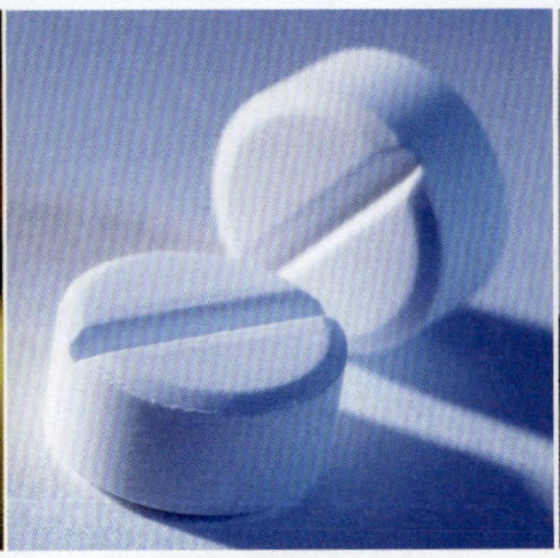

Medikamente in der Schwangerschaft nur unter ärztlicher Kontrolle einnehmen

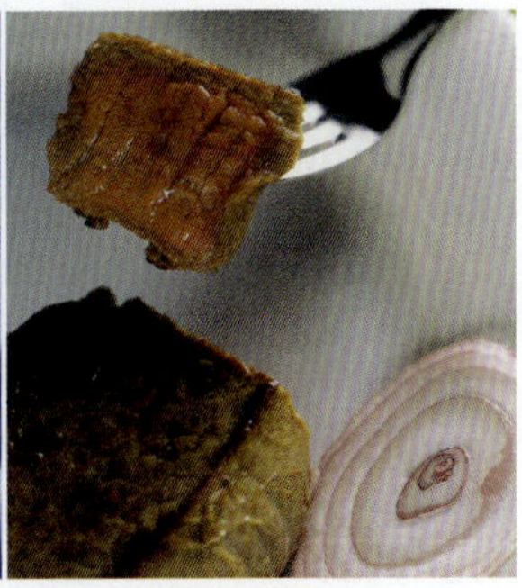

Wegen der Infektionsgefahr Fleisch, Fisch und Geflügel vollständig durchgaren

Wussten Sie, dass ...
Alkohol und Nikotin die Gehirnentwicklung beim Embryo hemmen und für plötzlichen Fruchttod verantwortlich sein können?

Listeriose- und Toxoplasmosebakterien lösen Infektionskrankheiten aus, die zu Früh- und Totgeburten führen können.

Beispiel für einen Tagespeiseplan einer Schwangeren oder Stillenden

Frühstück:	Vollkornweckerl, Käse, Tomaten, Tee.
Jause:	Obst.
Mittagessen:	Zucchinirohkost, Hühnergeschnetzeltes, Vollkornreis, Salat.
Jause:	Buttermilch mit Beeren.
Abendessen:	Hirselaibchen, Gemüsesauce, Salat.

Wochenspeiseplan für Schwangere und Stillende siehe: www.trauner.at, Schulbuch, Service.

Arbeitsaufgaben

1. Warum ist der Energiebedarf bei Schwangeren und Stillenden leicht erhöht?
2. Machen Sie Vorschläge für die Ernährung einer werdenden Mutter.
3. Wählen Sie mithilfe des BLS Lebensmittel aus, die besonders günstig sind, den a) Vitamin-A-, b) Folsäure-, c) Eisen-, d) Zinkbedarf zu decken.

Notizen zu den Arbeitsaufgaben:

ZUSAMMENFASSUNG

Schwangerschaft und Stillzeit stellen besondere Anforderungen an den mütterlichen Organismus.

Eine **vollwertige Ernährung** unter besonderer Berücksichtigung des hohen Vitamin- und Mineralstoffbedarfes und der Verzicht auf Genussmittel sorgen für die Gesundheit von Mutter und Kind.

Eine Belastung durch Schadstoffe soll so weit wie möglich vermieden werden.

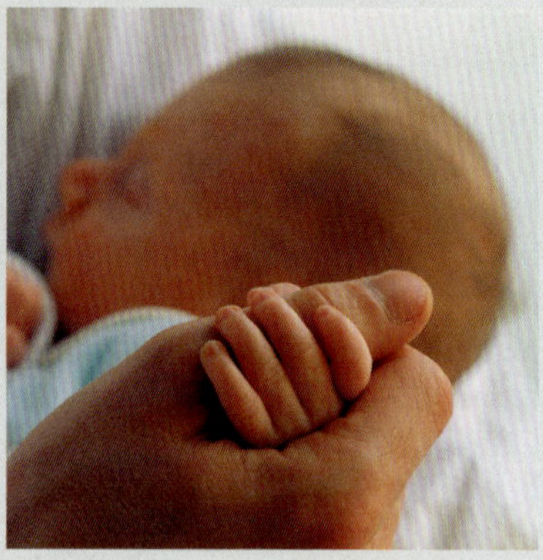

2 Ernährung des Säuglings

Das Neugeborene erhält in den ersten Lebensmonaten nur Muttermilch oder, falls nicht gestillt werden kann, industriell gefertigte Säuglingsanfangsnahrung. Alle anderen Lebensmittel sind überflüssig bzw. schädlich, sie erhöhen die Gefahr der Bildung von Lebensmittelallergien. Die Selbstherstellung von Säuglingsmilchnahrung wird nicht empfohlen.

Ernährung mit Muttermilch

Die Muttermilch enthält die Nährstoffe in einer idealen Zusammensetzung für die Bedürfnisse des Säuglings. In den ersten Tagen nach der Geburt wird ein Sekret, das **Kolostrum,** gebildet, das sehr eiweißreich ist und viele Abwehrstoffe enthält. Der Milcheinschuss erfolgt etwa am dritten Tag nach der Entbindung. In der zweiten Woche erhöht sich der Fett- und Kohlenhydratanteil. **Reife Muttermilch** enthält deutlich mehr Fett und weniger Eiweiß. Der Milchzucker kann sehr gut verwertet werden und verbessert die Darmflora. Der Säugling soll **ad libitum** gestillt werden. Bei gesunden, reifen Säuglingen besteht keine Notwendigkeit des Zufütterns.

Kolostrum = Erst- oder Vormilch.

Ad libitum = nach Belieben.

Vorteile des Stillens

- Muttermilch ist jederzeit und in der erforderlichen Temperatur verfügbar.
- Stillen ist praktisch, spart Zeit, Geld und ist umweltfreundlich.
- Der Säugling bekommt die Nahrung, wenn es seinen Bedürfnissen entspricht. Am liebsten trinken Säuglinge nach dem Erwachen.
- Je häufiger der Säugling angelegt wird, desto besser wird die Brust entleert und desto länger kann gestillt werden.
- Die Muttermilch verändert im Verlauf der Stilldauer ihre Zusammensetzung. Sie ist dem Bedarf des Säuglings optimal angepasst und auf die teilweise noch unreifen Organfunktionen abgestimmt.
- Abwehrstoffe schützen den Säugling vor Infektionen des Verdauungstraktes und der Atemwege.
- Es treten keine allergischen Reaktionen auf.
- Der enge Haut- und Blickkontakt wirkt sich positiv auf die körperliche, seelische und geistige Entwicklung des Kindes aus.

Wussten Sie, dass ...
Säuglinge am besten gleich nach der Geburt noch im Kreißsaal angelegt werden? Dies ist für die Anregung der Milchproduktion und die Immunisierung des Säuglings wichtig.

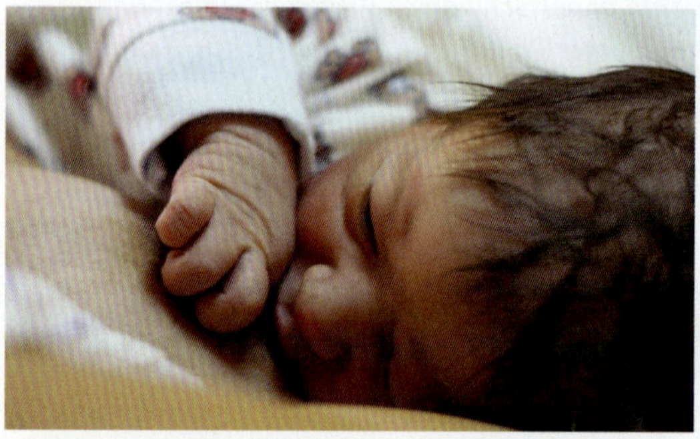

Sofortiges Anlegen nach der Geburt fördert die Milchbildung

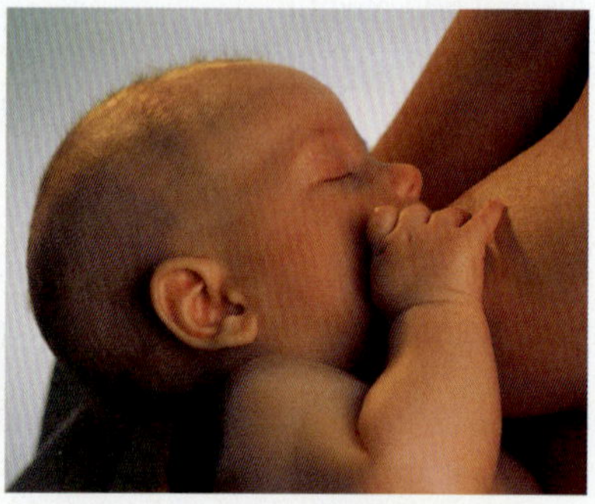

Die Muttermilch passt sich an die Bedürfnisse des Säuglings an

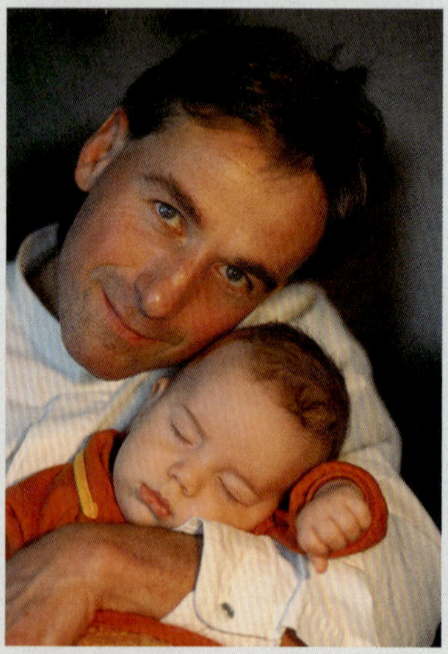

Haut- und Blickkontakt sind wichtig

Schadstoffbelastung

Die Schadstoffbelastung der Muttermilch durch Umwelteinflüsse ist hoch. Trotzdem ist heute unumstritten, dass Muttermilch die beste Nahrung für den Säugling ist. Die Schadstoffe werden im Fettgewebe der Mutter gespeichert und mit der Milch abgegeben. Je älter die stillende Frau, desto höher ist der Schadstoffgehalt der Milch. Die Belastung verringert sich, je länger gestillt wird bzw. je mehr Kinder gestillt werden. Eine schadstoffarme Ernährung mehrere Jahre lang vor der Geburt wirkt sich positiv aus.

„Pre"- Nahrung kann das Baby nach Wunsch jederzeit trinken. „1"-Nahrung muss unbedingt dosiert werden, damit das Baby nicht überfüttert wird.

Ernährung mit Säuglingsnahrung

Für Säuglinge, die nicht gestillt werden können, wird Säuglingsnahrung angeboten. **Säuglingsanfangsnahrung** ist für die ersten vier bis sechs Monate bestimmt. Sie lässt sich in zwei Gruppen einteilen. Jene mit der Vorsilbe **„Pre-"** enthält so wie Muttermilch als einziges Kohlenhydrat Laktose. Sie ist ähnlich dünnflüssig und sollte ebenfalls ad libitum gefüttert werden. Säuglingsanfangsnahrung mit der **Ziffer 1** im Namen enthält als Kohlenhydrate Laktose und 2 % Stärke. Dadurch wird die Nahrung sämiger.

Folgemilch trägt die **Ziffer 2** im Namen und ist für Kinder ab dem fünften Lebensmonat bis ins Kleinkindalter geeignet. Sie hat mehr Ähnlichkeit mit Kuhmilch. Säuglingsnahrung darf nur durch Zugabe von Wasser zubereitet werden. Die Anfangsnahrung muss so gekennzeichnet sein, dass sie den Hinweis auf die Überlegenheit des Stillens aufweist.

Energiebedarf und Gewichtszunahme

Der Energiebedarf pro Kilogramm Körpergewicht ist höher als beim Erwachsenen. Gestillte Kinder haben einen etwas niedrigeren Gesamtenergiebedarf. Sie werden auch seltener übergewichtig. Innerhalb von etwa fünf Monaten verdoppelt der Säugling sein Geburtsgewicht, nach einem Jahr ist es etwa dreimal so hoch.

Vitamin- und Mineralstoffversorgung und Flüssigkeitszufuhr

Um die **Vitamin-D-Versorgung** zu sichern und der Rachitis vorzubeugen, erhält der Säugling Vitamin-D-Tropfen. Die Kalziumaufnahme ist von einer ausreichenden Vitamin-D-Zufuhr abhängig. Wird die Milch zu früh durch Obst- bzw. Gemüsebreie ersetzt, tritt Kalziummangel auf. **Fluor** wird bei Säuglingen als Ergänzung zur Kariesvorbeugung empfohlen.

Der **Flüssigkeitsbedarf** wird durch die Milch gedeckt. Bei fiebrigen Erkrankungen oder starkem Schwitzen kann man dem Säugling zusätzlich abgekochtes Trinkwasser und ungezuckerte Säuglingstees geben.

Kostplan für das erste Lebensjahr

Nachstehender Kostplan soll als allgemeiner Anhaltspunkt verstanden werden. Der Zeitpunkt von Nahrungsumstellungen muss individuell an jedes Kind angepasst werden.

Erster bis vierter Monat

Während der ersten vier Lebensmonate sollte der Säugling ausschließlich gestillt werden. Ist dies nicht möglich, erhält das Baby Pre-Nahrung, die optimal an die Muttermilch angepasst ist. Der Säugling bekommt genug Nahrung, wenn die wöchentliche Gewichtszunahme etwa 150–200 g beträgt. „1"-Nahrung darf dem Säugling nur in den auf der Packung angeführten Mengen gegeben werden. Es besteht sonst die Gefahr einer Überfütterung.

Fünfter bis neunter Monat

Die Muttermilch oder die Säuglingsanfangsnahrung wird langsam durch Beikost ersetzt. Als erste Beikost wird meist **Karottenbrei** gegeben. Manche Kinder benötigen eine, andere Kinder drei Wochen, um von der ersten Kostprobe Karottenbrei (wenige Löffelchen mittags) zur einer entsprechenden Menge (ca. ein halbes Gläschen) pro Mahlzeit überzugehen. Etwa im Abstand von einer Woche kommen dann Kartoffeln in Form von **Karotten-Kartoffel-Brei** und später kleine Mengen Fleisch (im **Gemüse-Kartoffel-Fleisch-Brei)** dazu. Dadurch wird dem Kind ausreichend Eisen und Eiweiß zur Verfügung gestellt, die es für sein Wachstum braucht.

Nach circa einem Monat wird eine zweite Milchmahlzeit durch einen **Obst-Getreide-Brei** (z. B. Karotte-Apfel-, Birne-Reis- bzw. Apfel-Birne-Reis-Brei) ersetzt. Die Obstmahlzeit wird bevorzugt vormittags oder nachmittags gefüttert und geht später beim Umstieg auf die Familienkost in eine Zwischenmahlzeit (z. B. ein Brot mit Obst oder ein Früchtejoghurt) über.

Ab dem siebten bis zum Anfang des neunten Lebensmonats wird zusätzlich ein **Getreide-Milchbrei** (z. B. Haferbrei oder Kindergrießbrei) in den Speiseplan aufgenommen, um den wachsenden Energiebedarf zu decken. Ab nun können auch glutenhaltige Getreidebreie verabreicht werden.

? Besorgen Sie sich Ernährungspläne von Firmen, die Säuglingsfertignahrung vertreiben. Vergleichen Sie sie mit den hier angeführten Angaben.

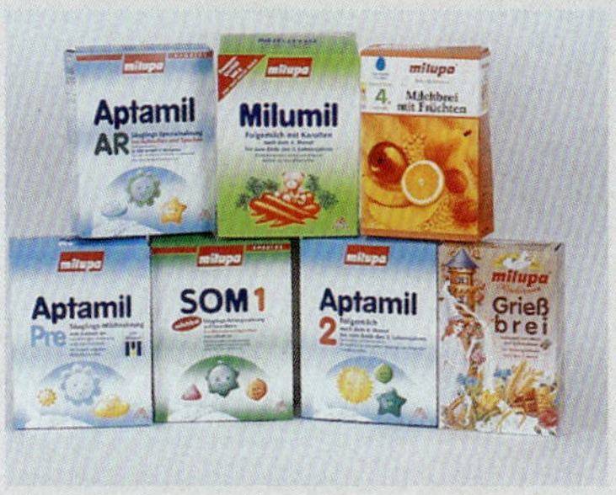

Säuglinge, die nicht gestillt werden können, bekommen Säuglingsnahrung

Die Ernährungskommission der österreichischen Kinderärzte empfiehlt, auf Folgemilch zu verzichten und stattdessen bis zum Ende des 1. Lebensjahres „Pre"- oder „1"-Nahrung zu geben. Im 2. Lebensjahr können pasteurisierte Milch, Joghurt und Rahm angeboten werden, was die Verwendung von „2"- und „3"-Nahrung gänzlich unnötig macht.

Tipps bei erhöhtem Allergierisiko

- Möglichst **sechs Monate** lang **stillen,** ansonsten hypoallergene Nahrung (HA) verabreichen.
- Beikost **schrittweise** ab dem sechsten Monat füttern.
- Milch, Sojaeiweiß, Ei, Fisch, Zitrusfrüchte, Nüsse und Weizen im ersten Lebensjahr **vermeiden.**

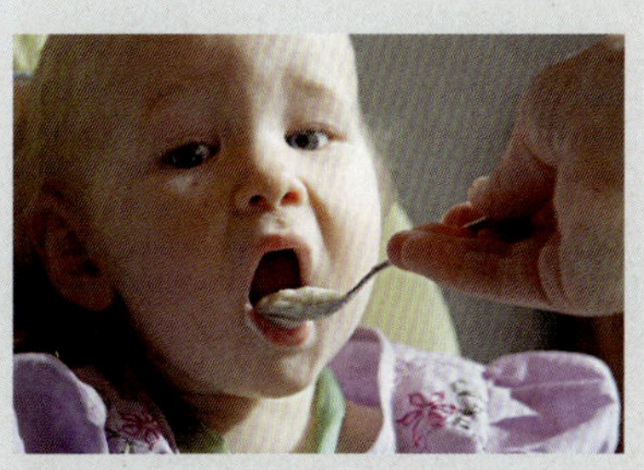

Obst-Getreide-Brei ersetzt ab dem 9. Monat eine Milchmahlzeit

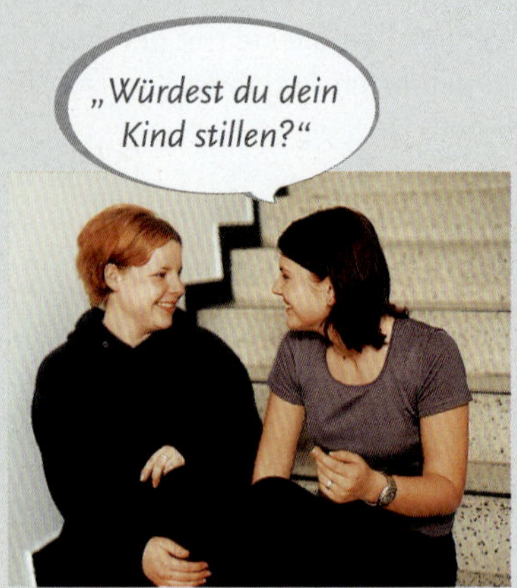

Zehnter bis zwölfter Monat

Gegen Ende des ersten Lebensjahres nähert sich die Säuglingsernährung immer mehr den Essgewohnheiten der Familie an. Die Milch- und Breimahlzeiten gehen in drei Haupt- und zwei Zwischenmahlzeiten über. Die Mahlzeiten sollen vernünftig zusammengestellt, kindgerecht zerkleinert und nicht gesalzen oder scharf gewürzt sein. Spätestens ab dem zehnten Monat braucht das Kind regelmäßig zusätzlich Flüssigkeit. Geeignete Getränke sind Trinkwasser, stilles Mineralwasser, ungesüßte Kräuter- und Früchtetees. Kuhmilch und Milchprodukte werden erst ab dem 13. Lebensmonat empfohlen.

Ernährungsplan für das erste Lebensjahr

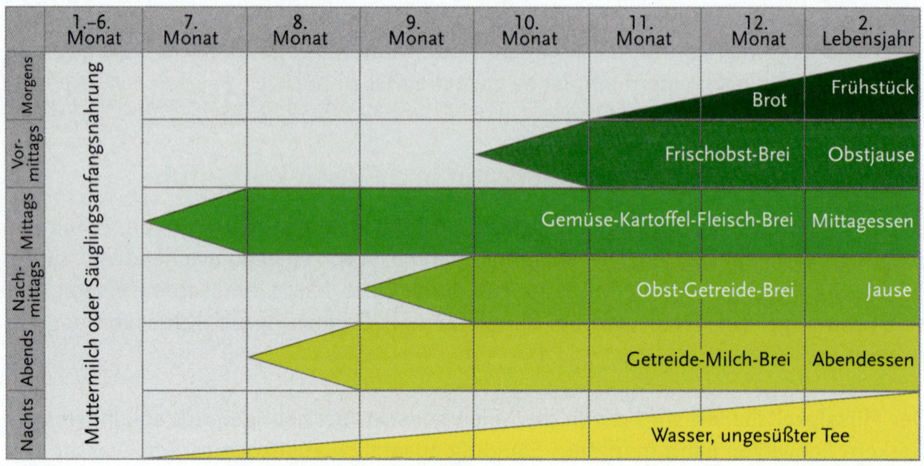

Quelle: Hanreich; Essen und Trinken im Säuglingsalter

ZUSAMMENFASSUNG

Die Ernährung des Säuglings muss dem Entwicklungsstand des Körpers angepasst werden. Die **Muttermilch** ist wegen ihrer idealen Zusammensetzung trotz der Schadstoffbelastung die beste Ernährungsform. Nicht stillende Frauen ernähren ihr Kind zunächst mit **Säuglingsanfangsnahrung,** anschließend mit Folgemilch.

Schrittweise werden ab dem fünften Monat Milchmahlzeiten durch **Säfte und Breimahlzeiten** ersetzt, bis etwa im elften Lebensmonat die Umstellung auf feste Kinderkost erfolgt.

Arbeitsaufgaben

1. Warum muss der Kostplan im ersten Lebensjahr individuell an die Bedürfnisse des Babys angepasst werden?
2. Bedingt durch die negativen Umwelteinflüsse, enthält auch die Muttermilch bereits viele Schadstoffe. Warum würden Sie trotzdem für das Stillen eintreten?
3. Manchen Eltern erscheint die Konsistenz der Milch im Fläschchen zu dünn. Sie erhöhen die auf den Packungen angegebenen Mengen. Welche Folgen kann das für den Säugling haben?
4. Überlegen Sie, was ein ungefähr einjähriges Kind zu den einzelnen Mahlzeiten essen sollte.
5. Setzen Sie die Gespräche der drei Mütter in einem Rollenspiel fort:

   „Mir wurde im Krankenhaus gesagt, dass ich mein Kind regelmäßig um 6, 10, 14, 18 und 20 Uhr (zu Beginn auch um 2 Uhr nachts) abwiegen, stillen, wieder abwiegen und die noch fehlende Nahrungsmenge mit der Flasche nachfüttern soll.“

   „Ich habe in der Elternvorbereitung erfahren, dass ich mein Kind stillen soll, wann immer es danach verlangt. Ein natürlicher Rhythmus würde sich dann relativ rasch einstellen. Stillen fördert die Abwehrkräfte des Babys. Die Muttermilch hat immer die richtige Temperatur und durch den Körperkontakt beruhigt sich das Kind schneller.“

   „Meine Freundin hat mir aus Erfahrung geraten, meinem Kind von vornherein das Fläschchen zu geben. Denn das könne auch der Vater tun, und er würde dadurch eine bessere Beziehung zum Kind bekommen. Außerdem würde meine Brust schöner bleiben.“

3 Ernährung der Kinder und Jugendlichen

Durch eine richtig zusammengestellte Ernährung während des Wachstums des Menschen wird der Grundstein für die Gesundheit und Leistungsfähigkeit im Erwachsenenalter gelegt. Die Zeitspanne der Kindheit wird in verschiedene Stadien eingeteilt:

Lebensjahre				
2.–3.	**4.–6.**	**7.–10.**	**11.–14.**	**15.–18.**
Kleinkind	Vorschulkind	Grundschulkind	Schulkind	Jugendliche/-r

Je kleiner Kinder sind, desto mehr Gedanken machen sich die Eltern um eine richtige Ernährung. Kinder lernen vom Vorbild der Eltern. Die späteren Essgewohnheiten werden zum großen Teil im Kindesalter anerzogen. Grundsätzlich gelten für Kinder und Jugendliche dieselben Ernährungsrichtlinien wie für gesunde Erwachsene. Einige Besonderheiten werden im Folgenden erklärt.

Energieaufnahme

Die Energieaufnahme schwankt bei jedem einzelnen Kind von Tag zu Tag, von Mahlzeit zu Mahlzeit. Da Kinder noch stärker auf ihr inneres Hunger- und Sättigungsgefühl reagieren, sind die Unterschiede in den Essensmengen größer als bei den Älteren. Kinder essen auch innerhalb einer Altersgruppe nicht gleich viel. Ruhige Kinder, die sich wenig bewegen, brauchen deutlich weniger Energie als die quirligen, sportlich aktiven.

Nährstoffaufnahme

Eine ausreichende Zufuhr von Eiweiß mit der Nahrung ist für das Wachstum und die geistige Entwicklung wichtig. In den westlichen Industrieländern ist die Eiweißaufnahme bei einer üblichen Mischkost aber eher zu hoch. Der Vitamin- und Mineralstoffbedarf ist generell höher als bei Erwachsenen. Dies ist auf den erhöhten Bedarf in der Körperaufbauphase zurückzuführen. Bei Kindern, die eine normale Mischkost bekommen, kann ein Mangel an den Vitaminen D und B_6, Folsäure, Kalzium und Jod auftreten. Es wird empfohlen, im Kindesalter Fluor zu verabreichen. Zusätzlich ist eine gute Mundhygiene ab dem vierten Lebensjahr mit fluorhältiger Zahnpasta wichtig. Für Mädchen wird ab dem zehnten Lebensjahr wegen der Eisenverluste durch die einsetzende Menstruation eine höhere Eisenzufuhr empfohlen, um einer Anämie vorzubeugen.

Ernährungsempfehlungen

- **Energiezufuhr auf mehrere Mahlzeiten verteilen:** Aber nicht den ganzen Tag essen!
- **Kinder nicht überfüttern:** Eine zu reichliche Ernährung mindert die Leistungsfähigkeit und fördert Übergewicht.
- **Auf eine optimale Schuljause achten:** Je schlechter das Frühstück ausfällt, desto wichtiger ist sie.
- **Ausreichend trinken, größere Mengen kohlenhydratreicher Getränke meiden:** Kinder haben einen höheren Flüssigkeitsbedarf als Erwachsene. Stark gezuckerte Limonaden haben aber viel Energie. Zum Durstlöschen eignen sich ungezuckerte Früchte- und Kräutertees, verdünnte Obstsäfte und Wasser besser.
- **Mäßiger Verzehr von Süßigkeiten:** Süßigkeiten sollen nicht verboten werden. Sie sollten aber auch nie als Belohnung eingesetzt werden. Wichtig zur Verhinderung der Karies ist sorgfältiges Zähneputzen.
- **Vollkornprodukte bevorzugen.**
- **Ausreichend hochwertiges Eiweiß aufnehmen:** Es sollte aus Milchprodukten, Kartoffeln, Getreide, Gemüse, Hülsenfrüchten und Fisch stammen. Eier und Fleisch sollten nur in kleinen Mengen angeboten werden.
- **Zu hohen Fettverzehr vermeiden:** Mehr Pflanzenöle statt tierische Fette verwenden. Fettarme Lebensmittel bevorzugen.
- **Mit Gewürzen und Kräutern** anstelle von Salz würzen.

„Aus gesunden Kindern werden gesunde Erwachsene."

Überlegen Sie sich einen Sketch zu den Themen:

- „Beeilt euch, ihr kommt zu spät." Der ganz normale morgendliche Wahnsinn in einer Familie.
- Einen Löffel für den Papa, einen Löffel für die Mama … Iss auf, damit du groß und stark wirst; weil sich Mama so große Mühe beim Kochen gemacht hat; weil so viele Kinder verhungern.

Welches Ernährungsfehlverhalten konnten Sie bei den Spielsituationen feststellen?
Durch welche Verhaltensweisen bzw. äußeren Umstände wurde das Fehlverhalten ausgelöst?

Erarbeiten Sie mit Ihren Mitschülern einen Plan, wie Sie sich trotz eher ungünstiger Voraussetzungen im schulischen Tagesablauf vollwertig ernähren können.

Anämie = Blutarmut.

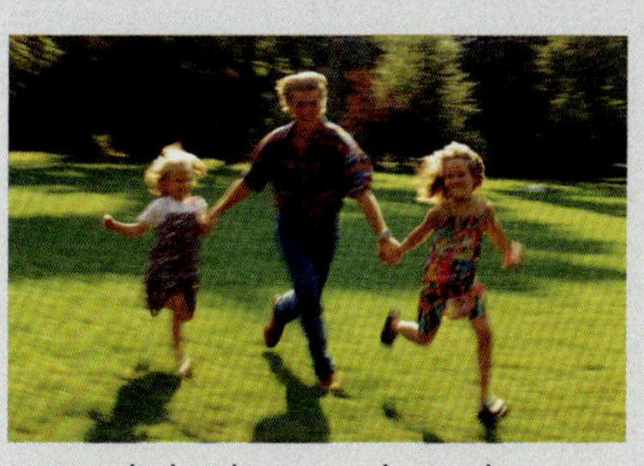

Körperlich Aktive verbrauchen mehr Energie!

Beispiel für einen Tagesspeiseplan für Kinder und Jugendliche	
Frühstück:	Müsli, Milch, Obst, Tee.
Jause:	Weckerl mit Käse und Gurkenscheiben.
Mittagessen:	Tomatensuppe, Gemüselasagne, Salat, Obstdessert.
Jause:	Apfelstrudel.
Abendessen:	Schinkenrolle auf Salat, Vollkornbrot.

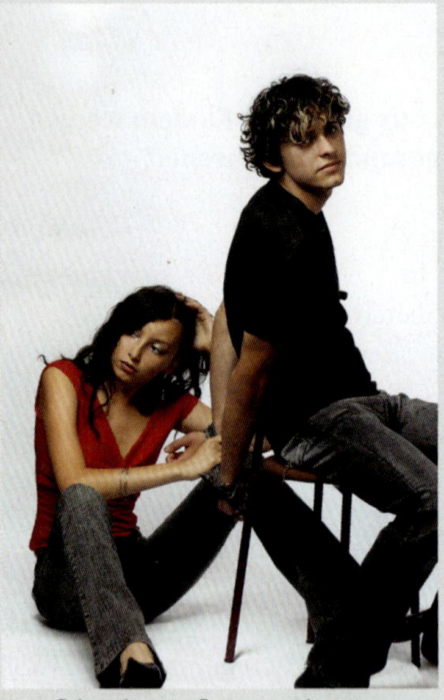

Konflikte beeinflussen das Essverhalten

- **Täglich reichlich Gemüse und Obst anbieten:** Die Versorgung mit Vitaminen und Mineralstoffen durch die Mahlzeiten ist bei Schulkindern und Jugendlichen häufig unzureichend. Lang warm gehaltene Mittagessen, Fastfoodgerichte, einseitige Gemeinschaftsverpflegung, Essensersatz durch Kaugummi, Kaffee und Zigaretten tragen nicht zur Vitamin- und Mineralstoffversorgung bei.

Probleme mit dem Appetit

Der Appetit ist von Tag zu Tag verschieden. Schwankende Essensmengen sind im Allgemeinen kein Anlass zur Sorge. Kleinere Portionen werden bei der nächsten Mahlzeit oder am nächsten Tag ausgeglichen. Nährstoffempfehlungen müssen nur im Durchschnitt einer Woche gedeckt werden. Dauert die Appetitlosigkeit aber länger an und liegt keine organische Erkrankung vor, sollte in der Familie nach den Ursachen gesucht werden.

Gründe für Appetitlosigkeit

- Zu große Portionen.
- Unappetitlich angerichtete Speisen.
- Starre Essenszeiten.
- Zwang zum Essen.
- Psychische Belastungen.
- Konflikte mit Freunden und Eltern.
- Müdigkeit nach starker körperlicher Anstrengung.

Kinder jeden Alters sollten bei der Zusammenstellung des Speiseplanes und bei der Zubereitung der Speisen mitwirken können. Sie sollten eigene Vorstellungen einbringen dürfen. Versuche mit Kindern haben gezeigt, dass sie eher essen und weniger Fehler bei der Lebensmittelauswahl machen, je mehr sie die Menge, den Zeitpunkt und den Rhythmus selbst bestimmen können. Lässt bei Mädchen der Appetit längere Zeit stark nach und treten deutliche Gewichtsverluste ein, muss an Magersucht gedacht werden (siehe Essstörungen, S. 272).

? Am Morgen haben Kinder häufig wenig Appetit.

1. Welche Gründe kann das haben?
2. Wie könnte der Appetit angeregt werden?
3. Wie wirkt sich ein unzureichendes Frühstück auf die Schulleistungen aus?
4. Erbringen Sie Vorschläge für ein vollwertiges Frühstück.

Probleme mit dem Gewicht

Viele Kinder und Jugendliche sind durch Fehlernährung und Bewegungsmangel zu dick. Kritische Phasen für die Entwicklung einer Adipositas sind das vierte bis siebente Lebensjahr und die Pubertät. Andere fühlen sich zu dick, obwohl ihr Körpergewicht im Normalbereich liegt. Dies ist durch den Schlankheitswahn in unserer Gesellschaft bedingt. Für Kinder und Jugendliche gilt ein eigener BMI (siehe S. 23).

Adipositas = übermäßige Bildung von Fettgewebe.

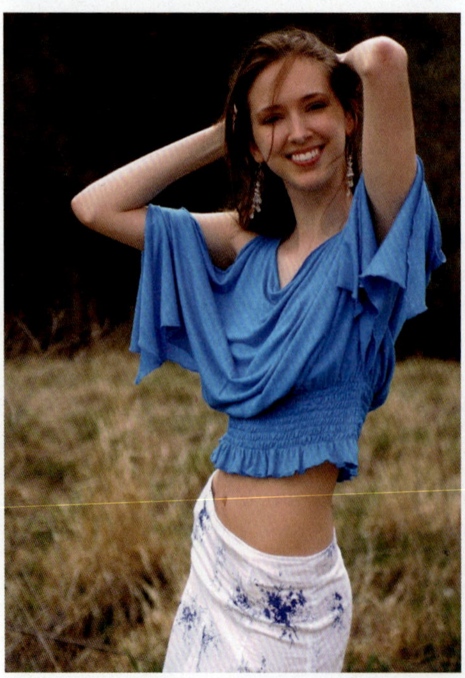

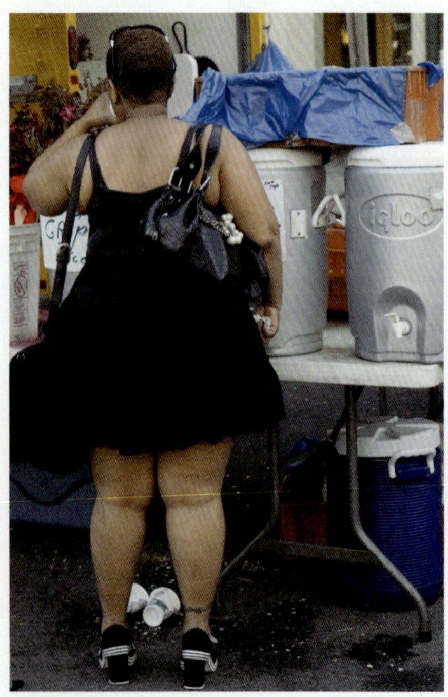

Beide Extreme nehmen in unserer Gesellschaft zu. Warum?

Bei der Beurteilung des Gewichtes ist zu berücksichtigen, dass der Normalbereich beim Körpergewicht sehr breit ist und dass spontane Schwankungen im Zusammenhang mit dem Längenwachstum und der Entwicklung möglich sind. Kinder haben noch die Chance, aus ihrem Übergewicht herauszuwachsen. Allerdings muss die Vorbeugung bereits im Kindesalter beginnen. Das Risiko einer Adipositas im Erwachsenenalter ist doppelt so hoch, wenn bereits in der Kindheit Übergewicht bestanden hat.

Wochenspeiseplan für Kinder und Jugendliche siehe: www.trauner.at, Schulbuch, Service.

Erziehungsmaßnahmen, die zu späteren Ernährungsproblemen beitragen

- Spöttische Kommentare über die Figur des Kindes.
- Essen als Machtspiel zwischen Eltern und Kindern.
- Essen wird mit Funktionen besetzt, die es nicht haben soll, z. B. Trost, Ablenkung, Ruhigstellung.
- Belohnung mit Süßigkeiten.
- Sprechen wird durch Essen ersetzt.
- Schlechtes Beispiel der Eltern.

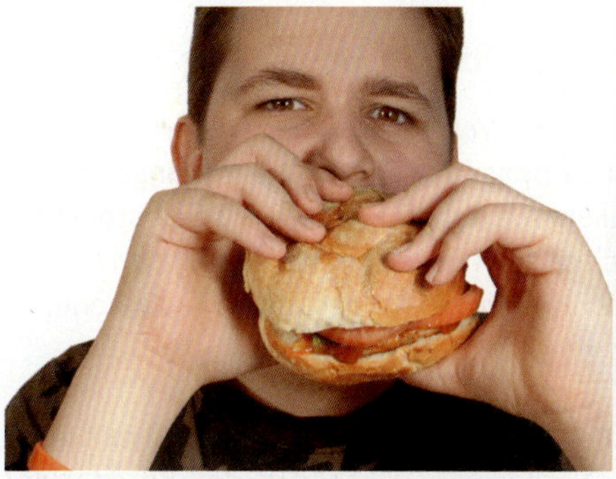

Unkontrolliertes Hineinfuttern und zu wenig Bewegung führen zu Übergewicht

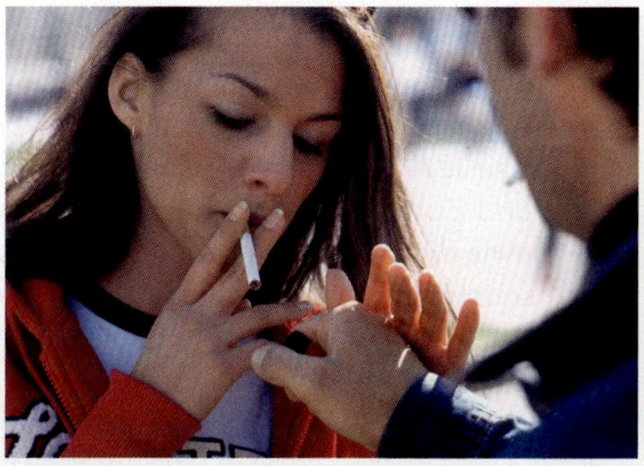

Zigaretten und Kaffee sind kein Essensersatz

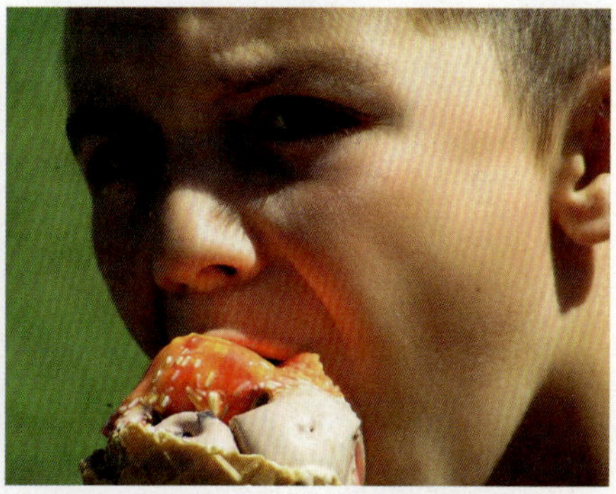

Naschen einschränken, aber nicht verbieten

Arbeitsaufgaben

1. Bei welchen Nährstoffen tritt bei Kindern und Jugendlichen am ehesten ein Mangel auf?
2. Mit welchen Nahrungsmitteln können Eisen, Kalzium, Jod und Fluor zugeführt werden?
3. Man spricht heute von einer Pommes-frites-Ketchup-Generation. Wo liegen Ihrer Meinung nach die Ursachen für die einseitige Ernährung Jugendlicher? Sehen Sie Möglichkeiten, die Ernährung von Jugendlichen zu verbessern?
4. Warum haben Jugendliche häufig Probleme mit ihrem Gewicht?
5. Sind die folgenden Aussagen richtig? „Je älter die Heranwachsenden, desto schlechter ist ihre Ernährung." „Das junge Mädchen ist das am schlechtesten ernährte Familienmitglied." Wenn ja, was sind die Gründe dafür?
6. Welche Richtlinien gelten für die optimale Ernährung von Kindern und Jugendlichen?
7. Welche Lieblingsgerichte haben Kinder und welche davon entsprechen den Empfehlungen für eine optimale Ernährung?

Notizen zu den Arbeitsaufgaben:

ZUSAMMENFASSUNG

Für Kinder und Jugendliche gelten dieselben Ernährungsrichtlinien wie für gesunde Erwachsene. Eine **bedarfsgerechte Ernährung,** verbunden mit einer **positiven Ernährungserziehung,** legt den Grundstein für spätere Gesundheit und Leistungsfähigkeit.

Im Hinblick auf die Vorbeugung ernährungsabhängiger Krankheiten sollte bereits im Kindesalter die Zufuhr an gesättigten Fettsäuren eingeschränkt werden und die Gesamtfettzufuhr die Empfehlungen nicht überschreiten. Eine ausreichende Versorgung mit Vitaminen und Mineralstoffen ist wichtig.

Einteilung der Weltgesundheitsorganisation (WHO)
Alternde Menschen: 51–60 Jahre.
Ältere Menschen: 61–75 Jahre.
Alte Menschen: 76–90 Jahre.
Sehr alte Menschen: 91–100 Jahre.

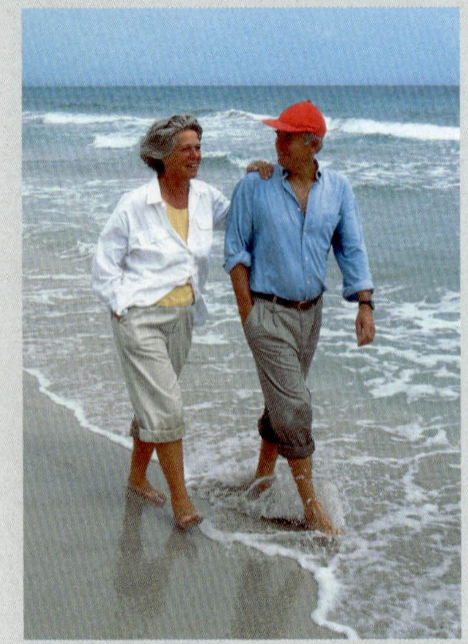
Bewegung wirkt dem Muskelabbau entgegen

Beispiel für einen Tagesspeiseplan für ältere Menschen

Frühstück:	Weckerl, Butter, Marmelade oder Honig, Tee oder Kaffee.
Jause:	Fruchtjoghurt.
Mittagessen:	Spinatsuppe, überbackenes Putenfilet, Kräuterkartoffeln, Gemüse, Salat, Obstdessert.
Jause:	Nussschnitte.
Abendessen:	Vollkornbrot mit Topfenaufstrich, Tomatensalat, Obstsaft.

4 Ernährung älterer Menschen

Die Bevölkerungsstruktur hat sich in Österreich in den letzten Jahrzehnten deutlich verändert. Der Anteil alter Menschen an der Gesamtbevölkerung hat aufgrund der höheren Lebensdauer und des Geburtenrückgangs stark zugenommen. Bis zum Jahr 2040 werden die Jahrgänge zwischen 50 und 75 Jahren am stärksten vertreten sein.

Das Altern wird in der Gesellschaft meist mit dem Aussteigen aus der Erwerbstätigkeit gleichgesetzt. Biologisch betrachtet schließt sich das Altern jedoch direkt an die Entwicklungsphase in Kindheit und Jugend an. Es beginnt nach der Pubertät und endet mit dem Tod. Wie schnell dieser Alterungsprozess vor sich geht, wird neben den unbeeinflussbaren genetisch festgelegten Faktoren stark durch Lebensstilfaktoren und Umwelteinflüsse geprägt. Die Ernährung als Teil des persönlichen Lebensstils übt einen wesentlichen Einfluss auf den Alterungsprozess aus.

Veränderungen im Alter und Auswirkungen für die Ernährung

Im Alter kommt es zu einer Reihe von körperlichen Veränderungen. Dies macht aber keine spezielle Altersernährung, sondern nur eine Anpassung an die Veränderungen nötig. Freude und Zufriedenheit, die Essen und Trinken vermitteln können, die Selbstbestimmung sowie die Einstellung des älteren Menschen zum Essen sind unbedingt zu beachten. Ansonsten gelten dieselben Ernährungsrichtlinien wie für gesunde Erwachsene.

Veränderte Körperzusammensetzung

- Der Wassergehalt des Körpers sinkt von 70 % beim Säugling auf 45–50 % im hohen Alter. Das Durstempfinden verringert sich. Wassermangel schädigt den Körper aber rasch. Schon nach zwei bis vier Tagen können die Nieren die harnpflichtigen Substanzen nicht mehr ausscheiden. Das Blut dickt ein, die Folgen sind Verwirrtheitszustände und Kreislaufversagen. **Reichliche und regelmäßige Flüssigkeitszufuhr** ist notwendig. 1,5–2 Liter Flüssigkeit sollten täglich getrunken werden. Gegen zwei bis drei Tassen Kaffee oder schwarzen Tee und ein Glas Wein oder Bier ist nichts einzuwenden.
- Die fettfreie Masse, das sind Muskeln und Knochen, nimmt ab. Der Fettanteil nimmt zu. Der Grundumsatz verringert sich. Es wird **weniger Energie** benötigt. Fetteinsparen bei der Auswahl der Lebensmittel und beim Zubereiten ist wichtig. Pflanzliche Fette mit einem hohen Gehalt an ungesättigten Fettsäuren sind zu bevorzugen.

Abbau der Knochen und Muskeln

Besonders bei Frauen werden nach der Menopause durch die hormonelle Umstellung Knochen abgebaut. **Reichliche** und **regelmäßige Kalzium- und Vitamin-D-Zufuhr** ist wichtig. Durch **ausreichende Bewegung** kann einem Muskelabbau vorgebeugt werden. Eine reduzierte Muskelmasse ist die Hauptursache für Unbeweglichkeit und ein Risikofaktor für Stürze. Auch dem Knochenabbau kann durch körperliche Betätigung vorgebeugt werden. Weitere positive Aspekte der Bewegung sind der Abbau von Körperfett, die Erhöhung der Insulinempfindlichkeit (siehe Diabetes, S. 263), die Steigerung des Energiebedarfs und die Förderung des Appetits.

Organveränderungen

- Die Nierenfunktion ist vermindert. Daher sollte **mehr Flüssigkeit** zugeführt und sollte **weniger Eiweiß** aufgenommen werden.
- Die Elastizität der Dickdarmwand lässt nach. Die Folgen können Verstopfung und Bildung von Divertikeln sein. Eine **ausreichende Ballaststoffzufuhr** und eine **reichliche Flüssigkeitszufuhr** sind notwendig.
- Durch Verengung der Blutgefäße werden Herzmuskeln, Gehirn, Nieren und Leber schlechter mit Blut versorgt. Die Herzleistung lässt nach, das macht sich besonders bei starker Belastung bemerkbar.

Divertikel = krankhafte Ausstülpung des Darms. Nahrungsreste können sich festsetzen und Entzündungen hervorrufen.

Eingeschränkte Glukosetoleranz

Es wird weniger Insulin ausgeschüttet. Glukose und Fette bleiben länger im Blut. Die Werte im Blut erhöhen sich. Die Entstehung von Typ-2-Diabetes wird begünstigt (siehe Diabetes, S. 263). Es sollen **weniger Einfachzucker** und **ausreichend Ballaststoffe** gegessen werden.

Glukosetoleranz = die Fähigkeit des Körpers, auf die Zufuhr von Glukose ohne krankhafte Steigerung des Blutzuckers zu reagieren.

Nachlassen der Immunfunktion
Durch die verringerte Immunfunktion steigt die Anfälligkeit für Infektionskrankheiten. Wichtig ist eine **ausreichende Aufnahme von Vitaminen, Mineralstoffen und sekundären Pflanzenstoffen** mit der Nahrung. Nahrungsergänzungsmittel sollten nur nach ärztlicher Rücksprache eingenommen werden.

Abnahme des Geschmacks- und Geruchssinnes
Da der Geschmackssinn nachlässt, wird häufig mehr gesalzen und gezuckert, was die Entstehung von Diabetes mellitus und Bluthochdruck begünstigen kann. Der Gebrauch von Gewürzen und Kräutern anstelle von Salz ist empfehlenswert. Der nachlassende Geruchssinn verringert den Appetit. Eine möglichst abwechslungsreiche Nahrungsmittelauswahl fördert den Appetit.

Schluck- und Kaustörungen
Schluckstörungen sind meist auf Krankheiten oder Medikamente zurückzuführen. Auswahl, Zubereitungsart und Konsistenz der Nahrungsmittel müssen auf den Grad der Beeinträchtigung abgestimmt werden. Mit zunehmendem Alter erhöht sich die Wahrscheinlichkeit von Zahnverlusten. Die dadurch bedingten Kaustörungen sind ein wesentlicher Risikofaktor für Mangelernährung. Einfache Maßnahmen, wie Zerkleinern und Pürieren der Speisen und Entfernen der Brotrinde, helfen.

Nachlassen der Anpassungsfähigkeit des Körpers
Daher ist es wichtig, möglichst regelmäßig zu essen und zu trinken.

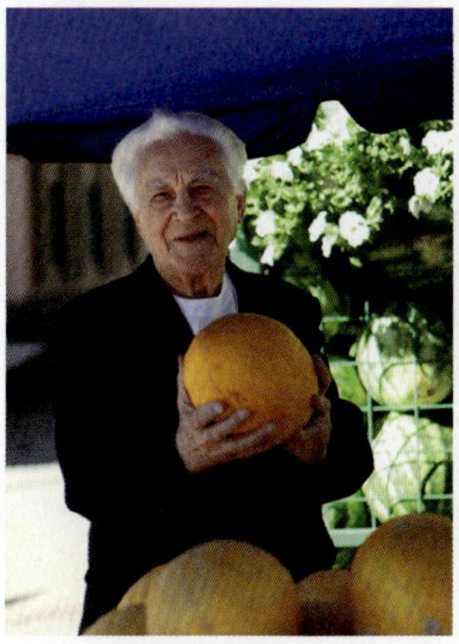
Gemüse und Obst stärken die Widerstandkraft

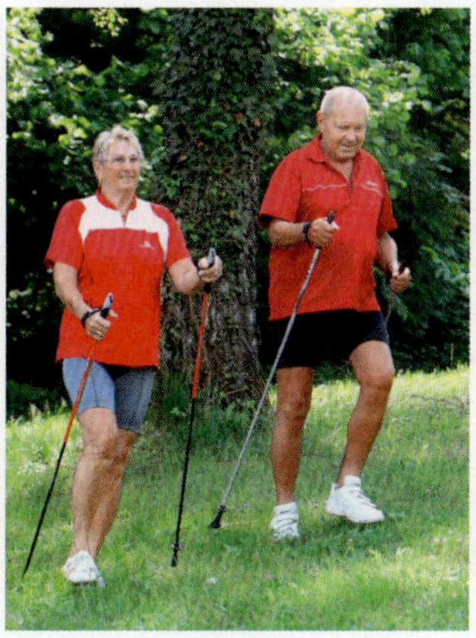
Bewegung hält fit

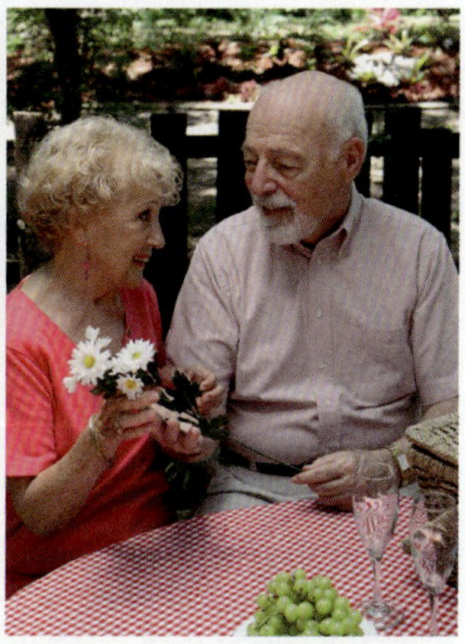
Essen und Trinken können Freude und Zufriedenheit bringen

Arbeitsaufgaben

1. Mit welchen Problemen müssen sich ältere Menschen auseinandersetzen? Welche Folgen ergeben sich daraus für ihre Ernährung?
2. Gibt es eine spezielle Altersernährung? Begründen Sie Ihre Antwort.
3. Kennen Sie Speisen, die alte Menschen ablehnen? Welche Erklärung finden Sie dafür?

ZUSAMMENFASSUNG

Im Alter kommt es zu einer Reihe körperlicher Veränderungen. Dabei verringert sich der Energieverbrauch. Der Bedarf an Vitaminen und Mineralstoffen bleibt aber unverändert. Deshalb werden **Lebensmittel mit hoher Nährstoffdichte** benötigt.

Es gibt keine spezielle Alterskost, sie entspricht mit geringfügigen Anpassungen der **vollwertigen Ernährung.**

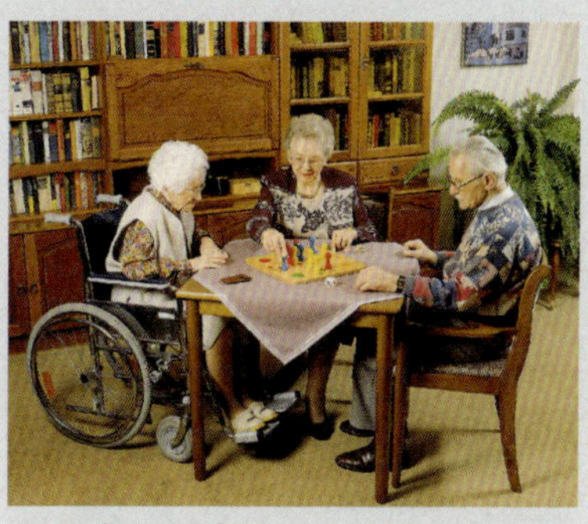
Gerade im Alter ist richtige Ernährung von besonderer Bedeutung

Wochenspeiseplan für ältere Menschen siehe: www.trauner.at, Schulbuch, Service.

Notizen zu den Arbeitsaufgaben:

5 Ernährung der Sportler

Eine optimale Ernährung ist die Voraussetzung für körperliche Leistungsfähigkeit. Die Ernährung des Sportlers hängt von der Sportart, vom Geschlecht, vom Alter, vom Trainingsvolumen, von der Trainingshäufigkeit, der Leistungsintensität und Regenerationszeit ab. Grundsätzlich gelten für alle Sportler die allgemeinen Richtlinien für eine vollwertige Ernährung. Für den Leistungssportler ist die richtige Zusammenstellung der Ernährung beim Training, in der Vor- und Wettkampfphase und während der Regeneration wichtig. Besonderes Augenmerk sollte vor allem der Zufuhr von Kohlenhydraten geschenkt werden.

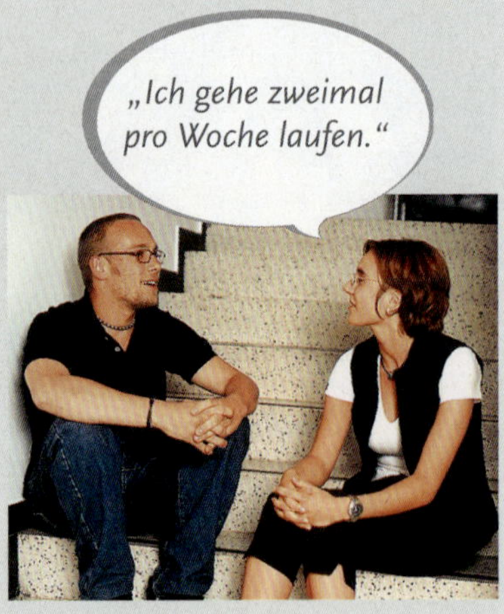

Ernährung von Freizeitsportlern

Freizeitsportler sind Personen, die pro Woche drei bis vier Stunden Sport betreiben, z. B. Walken, Joggen, Gymnastik, Tennis, Tanzen, Radfahren.

Energie- und Nährstoffbedarf

Beim Freizeitsportler erhöht sich der Energieverbrauch durchschnittlich um 8 400 kJ oder 2 000 kcal pro Woche. Durch eine abwechslungsreiche, vollwertige Nahrung und eine der Sportdauer angepasste höhere Energiezufuhr werden alle benötigten Nährstoffe zugeführt.

Flüssigkeitszufuhr

Eine ausreichende Flüssigkeitszufuhr ist wichtig. Der Körper verliert bei einer mittleren Trainingsintensität bis zu einen Liter Schweiß pro Stunde. Diese Flüssigkeit muss wieder ersetzt werden. Geeignete Getränke sind Mineralwasser, verdünnte Fruchtsäfte, Kräuter- und Früchtetees.

Ideal sind Mischungen aus einem Teil Saft (Apfelsaft, Traubensaft) und drei Teilen Mineralwasser. Das Mineralwasser sollte einen höheren Natriumgehalt aufweisen (ab 200 mg), aber kohlensäurearm sein. So bekommt der Körper preiswert, was er durch Schweiß verloren hat.

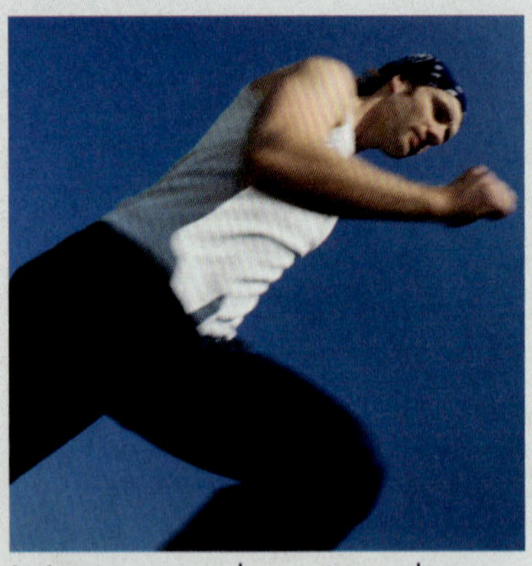

Leistungssportler müssen besonders auf ihre Ernährung achten

Ernährung von Leistungssportlern

Leistungssport wird mit dem Ziel, persönliche Höchstleistungen zu erreichen, betrieben. Leistungssportler müssen ihre Nahrung aufgrund des hohen Energieverbrauches besonders gut überlegt auswählen. Damit der Magen-Darm-Trakt nicht belastet wird, sollten mehrere kleine Mahlzeiten, über den Tag verteilt, aufgenommen werden. Bei der Auswahl der Lebensmittel sollte besonders die **Nährstoffdichte** berücksichtigt werden.

Wussten Sie, dass ...
Fette für den Muskel nur Brennstoffe zweiter Wahl sind, da für ihre Verbrennung sehr viel Sauerstoff benötigt wird?
Um **1 g Fett** zu verbrennen, werden **2,02 Liter Sauerstoff** gebraucht. Um **1 g Kohlenhydrate** zu verbrennen, werden **0,83 Liter Sauerstoff** gebraucht.

Energie- und Nährstoffbedarf

Der **Energiebedarf** ist von der Sportart, der Intensität und der Dauer, der Häufigkeit des Trainings und der Wettkämpfe abhängig.

Die **Kohlenhydrate** sind die wichtigste Energiequelle für die Energiebereitstellung. Hohe Glykogenspeicher in der Muskulatur sind für eine optimale Ausdauer und Leistungsfähigkeit besonders wichtig. Die Kohlenhydratspeicher reichen je nach Belastungsintensität zwischen 30 und 60 Minuten aus. Es wird eine Kohlenhydrataufnahme von 55 bis 60 % der Nahrungsenergie empfohlen. Den höchsten Bedarf an Kohlenhydraten haben Ausdauersportler. Der überwiegende Teil sollte in Form stärke- und ballaststoffreicher Kohlenhydrate verzehrt werden, da sie für einen gleichmäßigen Blutzuckerspiegel sorgen. Aufgrund des hohen Energiebedarfs bei Extrembelastungen nehmen Leistungssportler auch Maltodextrine, Einfach- und Zweifachzucker auf.

Maltodextrine = Kohlenhydrate; sie erhöhen den Blutzuckerspiegel langsamer als Glukose und Saccharose; sie werden industriell durch Hydrolyse von Stärke hergestellt; sie erhöhen den Kohlenhydratanteil von isotonischen Getränken.

Für die **Fettzufuhr** gelten die gleichen Empfehlungen wie für Nichtsportler. Die Freisetzung der Energie aus Fett erfolgt wesentlich langsamer als aus Glykogen.

Der **Eiweißbedarf** bei verschiedenen Sportarten ist unterschiedlich hoch. Für Ausdauersportarten werden 1,2–1,5 g Eiweiß pro Kilogramm Körpergewicht, für Schnellsportarten

1,5–1,7 g Eiweiß pro Kilogramm Körpergewicht und für Kraftsportarten 1,5–2,0 g Eiweiß pro Kilogramm Körpergewicht empfohlen. Über 2 g Eiweiß pro Kilogramm Körpergewicht zuzuführen, bringt keinen Nutzen. Für die optimale Eiweißverfügbarkeit ist die Kombination verschiedener Eiweißquellen wichtig (siehe Eiweißbedarf, S. 57). Eiweiße werden normalerweise nicht zur Energiebedarfsdeckung herangezogen.

Die Versorgung mit **Vitaminen und Mineralstoffen** muss durch Lebensmittel mit besonders hoher Nährstoffdichte sichergestellt werden. Grundsätzlich kann eine ausgewogene Ernährung eine ausreichende Versorgung gewährleisten. Darüber hinaus zugeführte Vitamine und Mineralstoffe können keine Leistungssteigerung bewirken.

Flüssigkeitszufuhr

Bei sportlicher Aktivität muss vermehrt und kontinuierlich getrunken werden, um die Schweißverluste wieder auszugleichen. Es wird empfohlen, bereits vor dem Sport Flüssigkeit zuzuführen. Während des Sportes sollten regelmäßig kleinere Mengen Flüssigkeit getrunken werden. Nach dem Sport müssen die Flüssigkeitsverluste wieder ausgeglichen werden. Ob die Wasserbilanz stimmt, kann durch eine Gewichtskontrolle vor und nach dem Training ermittelt werden.

?

1. Kennen Sie isotonische Sportgetränke?
2. Warum sind isotonische Getränke für Freizeitsportler unnötig? Versuchen Sie, ernährungsphysiologische, finanzielle und ökologische Gründe zu finden.

Isotonische Sportgetränke bieten keinen Vorteil gegenüber mit Wasser verdünnten Obstsäften. Bei starken Schweißverlusten ist es sinnvoll, leicht kohlenhydrathaltige Getränke zu konsumieren, da Kohlenhydrate die Aufnahme von Flüssigkeit fördern (siehe Wasser, S. 60, alkoholfreie Getränke, S. 201).

Nahrungsergänzung

Im Leistungssport wird häufig versucht, die körperliche Leistungsfähigkeit durch ergogene Stoffe zu verbessern.

Ergogene Stoffe = Substanzen mit leistungsfördernder Wirkung.

Durch **Koffein** wird die Ausdauerleistung erhöht, in hohen Dosen ist es ein Dopingmittel.

Mit **Kreatin** kann nur bei kurzzeitigen, Belastungen eine Leistungssteigerung festgestellt werden.

Kreatin entsteht im Aminosäurestoffwechsel. Eine erhöhte Zufuhr von außen verhindert die körpereigene Kreatinbildung in der Leber.

L-Carnitin wird im Körper selbst gebildet, es tritt keine Leistungssteigerung auf.

Koenzym Q_{10} wird ebenfalls im Körper gebildet. Die vermutete günstige Beeinflussung der Sauerstoffaufnahme und Herzleistung konnte bei Sportlern nicht beobachtet werden.

Mahlzeiteneinnahme

Bei **Trainingsbeginn** sollte eine größere Mahlzeit etwa zwei bis drei Stunden zurückliegen. Nach der körperlichen Belastung ist es günstig, so schnell wie möglich kohlenhydrathaltige Lebensmittel zu essen, um die Glykogenspeicher wieder optimal aufzufüllen.

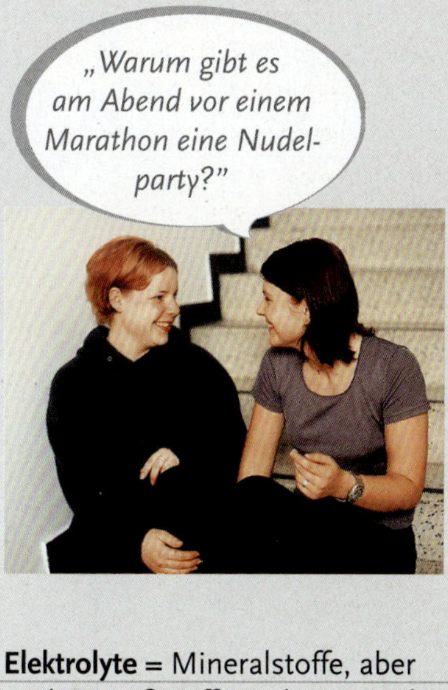
„Warum gibt es am Abend vor einem Marathon eine Nudelparty?"

In der **Vorwettkampfphase** sollte die letzte Mahlzeit kohlenhydratreich, ballaststoff- und fettarm sein sowie wenigstens drei Stunden zurückliegen. Ein kohlenhydratreicher Snack kann noch 30 bis 60 Minuten vor dem Start eingenommen werden.

In der **Wettkampfphase** ist vor allem auf eine ausreichende Flüssigkeitszufuhr zu achten. Dauert die Belastung länger als eine Stunde, werden gelegentlich kleine Speisen mit einem hohen Gehalt an Vielfachzuckern, z. B. eine Banane, empfohlen.

Die **Nachwettkampfphase** dient der Regeneration. In dieser Zeit müssen vor allem Kohlenhydrate zur Auffüllung der Glykogenspeicher zugeführt werden. Nach Ausdauerbelastungen können kohlenhydrathaltige Getränke helfen, die Glykogenreserven wieder aufzufüllen. Wichtig ist außerdem der Ersatz der Flüssigkeit sowie der Elektrolyte.

Elektrolyte = Mineralstoffe, aber auch Eiweißstoffe und organische Säuren, die im Körper im wässrigen Milieu vorliegen.

Tages- und Wochenspeisepläne für Freizeitsportler siehe: www.trauner.at, Schulbuch, Service.

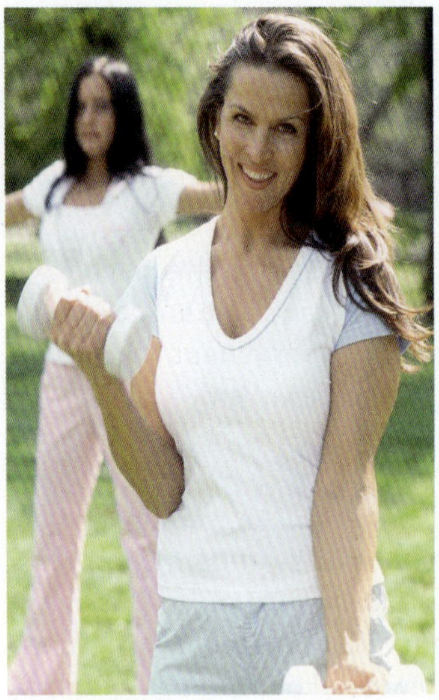

Freizeitsportler haben einen leicht erhöhten Energie- und Nährstoffbedarf

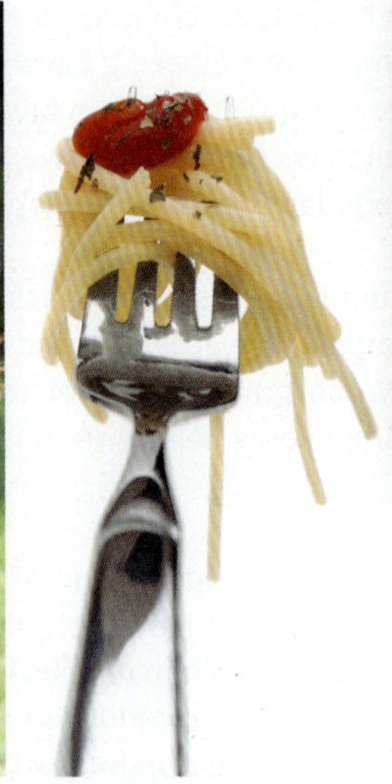

Sportler brauchen stärkereiches Essen

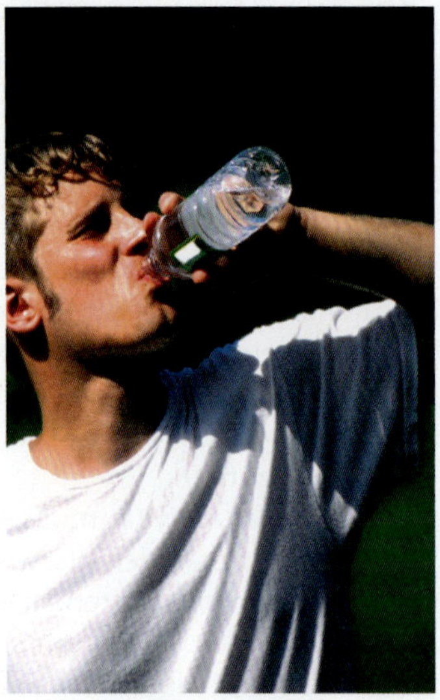

Wasser oder verdünnter Fruchtsaft sind nach dem Sport ideale Durstlöscher

Notizen zu den Arbeitsaufgaben:

Arbeitsaufgaben

1. Erklären Sie den Unterschied zwischen Freizeit- und Leistungssportlern.
2. Welche Empfehlungen für eine optimale Ernährung gelten für den Freizeitsportler?
3. Welche Rolle spielen Kohlenhydrate bei Leistungssportlern?
4. Welche Getränke sind für Sportler geeignet?

ZUSAMMENFASSUNG

Voraussetzung für die körperliche Leistungsfähigkeit des Sportlers ist eine optimale Ernährung. Sie ist abhängig von Geschlecht, Alter, Sportart, Trainingsvolumen, Leistungsintensität und Regenerationszeit.

Der **Freizeitsportler** betreibt pro Woche drei bis vier Stunden Sport. Grundsätzlich gelten für ihn die gleichen Ernährungsempfehlungen wie für den Nichtsportler. Mit einer entsprechenden Energieerhöhung durch eine **abwechslungsreiche, vollwertige Nahrung** werden alle benötigten Nährstoffe in ausreichender Menge zugeführt.

Der **Leistungssportler** muss aufgrund seines sehr hohen Energieverbrauchs die Nahrung besonders gut überlegt auswählen. Mit Kohlenhydraten sollten zwischen 55 und 60 % der Energiebedarfs gedeckt werden, mit Fett 25–30 %. Der **Eiweißbedarf** ist unterschiedlich hoch und abhängig von der Sportart. Die Versorgung mit **Vitaminen** und **Mineralstoffen** wird durch Lebensmittel mit besonders hoher Nährstoffdichte sichergestellt.

Sowohl für den Freizeitsportler als auch für den Leistungssportler ist eine ausgeglichene **Wasserbilanz** von enormer Bedeutung. Bevorzugt getrunken werden sollten im Verhältnis 1 : 3 mit Wasser verdünnte Fruchtsäfte, Mineralwässer, Kräuter- und Früchtetees.

Die Ernährung des Leistungssportlers muss der Sportphase angepasst sein, um eine optimale Leistungsfähigkeit erreichen zu können.

6 Essen außer Haus

Wegen der Veränderungen der Lebens- und Konsumgewohnheiten gewinnt der Außer-Haus-Verpflegungs-Markt in Österreich zunehmend an Bedeutung. 60 % der Erwerbstätigen nehmen das Mittagessen außer Haus zu sich. Außer-Haus-Essen wird in der Gemeinschaftsverpflegung und in der Gastronomie konsumiert.

Gemeinschaftsverpflegung wird als

- **Betriebsverpflegung:** in Werksküchen, Kantinen, Betriebsrestaurants,
- **Anstaltenverpflegung:** in Spitälern, Pflegeheimen, Kuranstalten, Kasernen, Gefängnissen,
- **Bildungsverpflegung:** von der Kinderkrippe bis zur Hochschulmensa angeboten.

Zum Bereich der **Gastronomie** zählen Gasthäuser, Restaurants, Fast-Food-Ketten (Systemgastronomie), Cateringbetriebe, mobile Mahlzeitendienste, Verkehrs- und Handelsgastronomie sowie der große Bereich der Beherbergungsgastronomie.

Die Gemeinschaftsverpflegung unterscheidet sich von der Gastronomie dadurch, dass in der Regel keine kostendeckenden Preise für das Essen verlangt werden. Die Unterscheidung zwischen den beiden Bereichen wird jedoch zunehmend unschärfer.

Das Essen kann sich auf einzelne Mahlzeiten (Teilverpflegung) beschränken oder alle Tagesmahlzeiten (Vollverpflegung) umfassen. Der Anteil der Haushaltsausgaben für die Außer-Haus-Verpflegung steigt überproportional zu den übrigen Lebensmittelausgaben.

Gründe für das Essen außer Haus

- Geselliges Zusammensein mit Freunden und Bekannten
- Zeitdruck
- Arbeitserleichterung
- Fehlende Lust am Kochen
- Zusätzliches Freizeitangebot
- Erweitertes Speisenangebot

Wichtige Kriterien für das Essen außer Haus

- Geschmack und Qualität der Speisen
- Freundliches, rasches Service
- Preis-Leistungs-Verhältnis
- Ambiente
- Hygiene, Sauberkeit
- Portionsgröße

Das Außer-Haus-Essen ersetzt bzw. ergänzt immer häufiger den Familientisch. Das wichtigste **Ziel der Außer-Haus-Verpflegung** muss es daher sein, jedem das Essen anzubieten, das seinem individuellen Bedarf entspricht und vollwertig ist. Es sollte den Ernährungsempfehlungen entsprechen.

Untersuchungen zeigen, dass das Außer-Haus-Essensangebot den Empfehlungen einer ausgewogenen Ernährung häufig nicht entspricht:

- Der Energiegehalt der Speisen ist zu hoch. Die Portionsgrößen liegen über der Empfehlung.
- Lebensmittel tierischer Herkunft wie Fleisch und Fleischwaren sind die Hauptkomponenten des Menüs. Pflanzliche Lebensmittel wie Vollkorngetreide, Gemüse und Kartoffeln werden zu wenig angeboten.
- Der empfohlene Anteil an Vielfachzuckern wird nicht erreicht. Der Zuckeranteil ist zu hoch, der Ballaststoffgehalt zu niedrig.
- Das Angebot an Fischmahlzeiten ist zu gering.

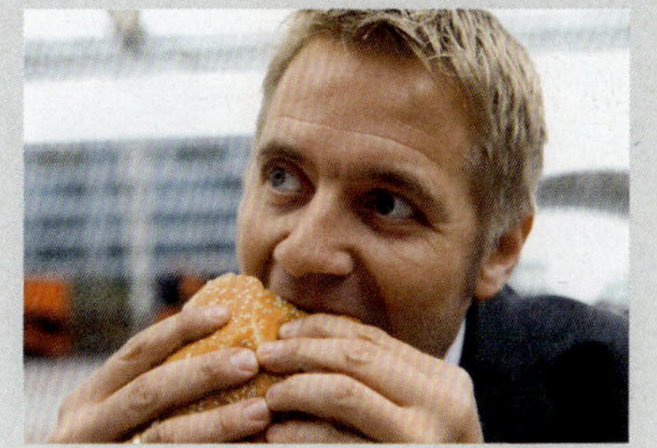

So sollte die Außer-Haus-Verpflegung nicht aussehen

? Welche Fast-Food-Gerichte kennen Sie? Gibt es im Fast-Food-Bereich auch einen Trend zu gesunder Ernährung?

Viele alte Menschen sind in Alten- und Pflegeheimen auf eine gute Gemeinschaftsverpflegung angewiesen.

Welche Formen des Essens außer Haus nützen Sie? Beurteilen Sie die Qualität des Angebots.

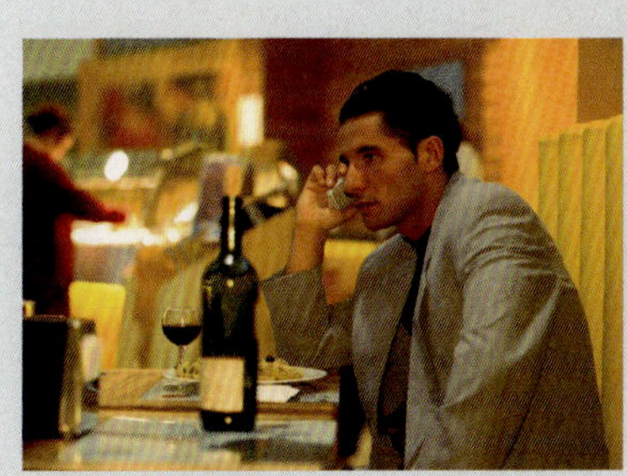

Essen im Restaurant – nicht immer ideal

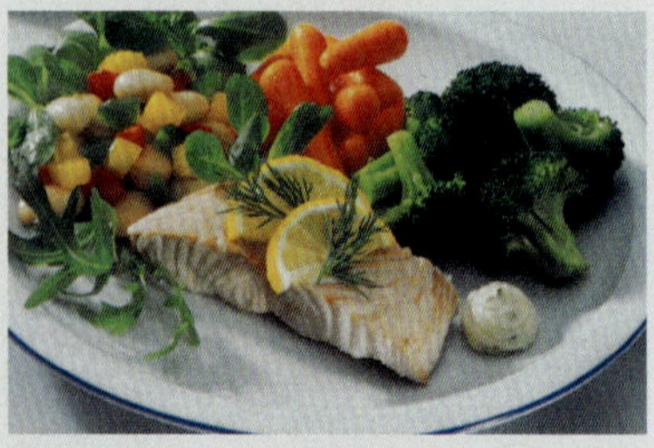

So ein Essen schmeckt!

Befragen Sie Bekannte und Freunde, um zu erfahren, wie der Speiseplan in verschiedenen Firmen, anderen Schulen und Institutionen gestaltet ist. Notieren Sie die Ergebnisse!

Erstellen Sie einen Wochenspeiseplan für ein Schulrestaurant.

Diskutieren Sie über folgende Ernährungsweise: Frühstück auf dem Weg zur Arbeit, zu Mittag ein Kantinenessen, zwischendurch ein funktionelles Lebensmittel und am Abend ein Erlebnisessen mit Freunden in der Erlebnisgastronomie!

Notizen zu den Arbeitsaufgaben:

- Der Natriumgehalt der Speisen ist zu hoch, besonders wenn viele industriell vorgefertigte Speisen verwendet werden.
- Die Kalziumzufuhr ist zu niedrig, da zu wenig Milch und Milchprodukte angeboten werden.

Richtlinien für die Speiseplangestaltung

- Häufig Gemüsegerichte anbieten. Gemüse ist nicht nur vielfältig, es schmeckt gut und ist reich an Vitaminen, Mineralstoffen, sekundären Pflanzenstoffen und Ballaststoffen und es ist kalorienarm.
- Kleine Fleischportionen, große Gemüsebeilagen anbieten.
- Täglich vegetarische Gerichte als Alternative zur Verfügung stellen.
- Zwischenmahlzeiten in Form von saisonalem Obst, Obstsalaten und fettarmen Joghurts als Alternative zu Süßspeisen anbieten.
- Obst- und Gemüsesäfte zum Mitnehmen bereitstellen.
- Anteil an stärkehaltigen Beilagen (Kartoffeln, Reis, Nudeln) erhöhen.
- Fettarme Produkte, wie magere Milchprodukte und mageres Fleisch, bevorzugen; fettreiche Zubereitungsarten vermeiden.
- Qualitativ hochwertige Fette bzw. Öle verwenden.
- Reichlich frische oder tiefgekühlte Kräuter verwenden, dafür den Salzverbrauch einschränken.
- Salatbar mit täglich bzw. saisonal wechselnden Schwerpunkten, z. B. Keimlingen, Hülsenfrüchten, Paprika, Karotten ... oder Aktionswochen rund um Gemüse, Obst und Salate in die Menüplanung aufnehmen.
- Bei der Zubereitung auf geringe Nährstoffverluste achten. Die Warmhaltezeiten so kurz wie möglich halten.
- Frisch zubereitete Speisen aus qualitativ hochwertiger Rohware den Convenienceprodukten (vorbereiteten Lebensmitteln und Speisen) vorziehen.
- Vielfältigkeit und die richtigen Portionsgrößen sind die Basis für eine ausgewogene Ernährung.

Hygiene in der Außer-Haus-Verpflegung

Auswirkungen einer mangelhaften Hygiene sind in der Außer-Haus-Verpflegung besonders gravierend, da sehr viele Menschen betroffen sind. Um Lebensmittelinfektionen zu vermeiden, sind vorbeugende Maßnahmen notwendig. Deshalb gelten sehr strenge Hygienevorschriften, wie z. B. das Lebensmittelsicherheits- und Verbraucherschutzgesetz inklusive der HACCP-Maßnahmen und der Leitlinien für Großküchen und Restaurantbetriebe.

? Arbeitsaufgaben

1. Welche Arten von Außer-Haus-Essen kennen Sie?
2. Warum nehmen immer mehr Menschen ihre Mahlzeiten nicht zu Hause ein?
3. Welche Ernährungsfehler werden in der Außer-Haus-Verpflegung häufig gemacht?
4. Wie können Fast-Food-Gerichte ernährungsphysiologisch aufgewertet werden?

ZUSAMMENFASSUNG

Wichtigstes Ziel der Außer-Haus-Verpflegung ist eine bedarfsgerechte, vollwertige und ausgewogene Ernährung.

Worauf zu achten ist:
Kleine Fleischportionen, Fleisch und Fleischwaren nur zwei- bis dreimal in der Woche, mindestens einmal pro Woche eine Fischmahlzeit, Vergrößerung der Beilagenmenge, mehr Vollkornprodukte, mehr Desserts mit Milchprodukten und Obst anbieten, die Qualität der Fette beachten, weniger frittierte Speisen, dafür leichte Zwischengerichte.

Alternative Ernährungsformen

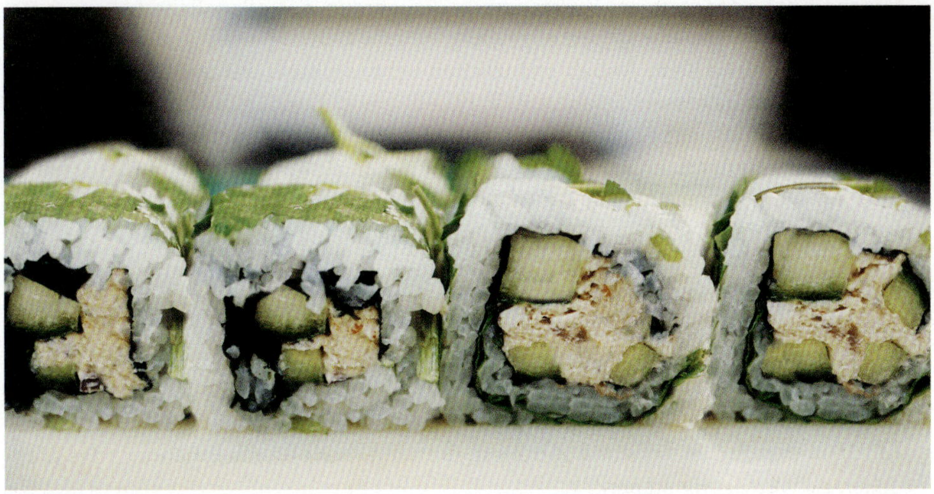

Alternativ bedeutet: im Gegensatz zum Herkömmlichen stehend; eine andere Möglichkeit.

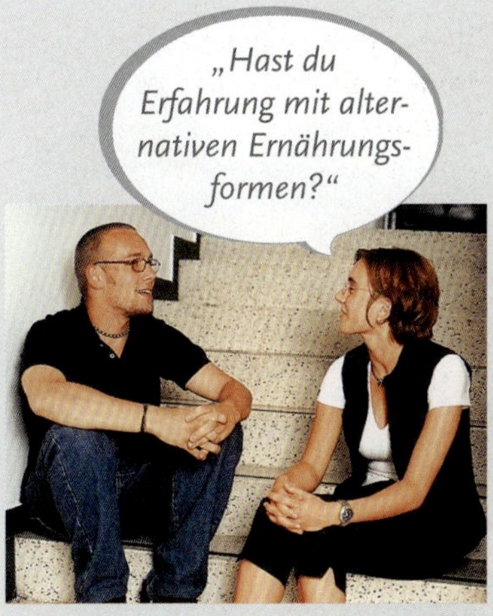

Die Vielzahl ernährungsabhängiger Krankheiten und die teils übertriebene, teils berechtigte Angst vor Chemie in Lebensmitteln lässt viele Menschen nach anderen, „gesünderen" Ernährungsformen, verbunden mit einer bewussteren Lebensweise, suchen. Weitere Gründe, sich für alternative Ernährungsformen zu entscheiden, sind ökologische, ethische, politische und religiöse.

Alternative Ernährungsformen sind von der üblichen Ernährung abweichende Kostformen. Einige alternative Ernährungsformen wurden bereits in der Antike begründet, wie die vegetarische Ernährung, die Ernährung im Ayurveda und die Makrobiotik. Andere entstanden aus der Reformbewegung in Mitteleuropa und den USA, wie die Hay'sche Trennkost, die anthroposophische Ernährung, die Vollwerternährung von Bircher-Benner und Kollath. In Österreich wird der Vegetarismus am häufigsten praktiziert.

Reformbewegung = Bewegung, die als Reaktion auf die sozialen und gesundheitlichen Probleme der Industrialisierung in der zweiten Hälfte des 19. Jahrhunderts entstanden ist. Der Grundgedanke ist: „Zurück zur Natur!"

Alternative Ernährungsformen zeigen trotz teilweise unterschiedlicher Ansätze und Begründungen viele Gemeinsamkeiten, wie z. B. die Bevorzugung pflanzlicher Lebensmittel und der Lebensmittel aus biologischer Landwirtschaft, die Ablehnung übertriebener Lebensmittelverarbeitung, die Vermeidung von Lebensmittelzusatzstoffen und die Bevorzugung heimischer Lebensmittel. Eine ganzheitliche Lebensweise steht im Mittelpunkt, d. h., neben der Gesundheit werden auch Aspekte wie Sozial- und Umweltverträglichkeit sowie persönliche Bewusstseinsentwicklung berücksichtigt. Der Anspruch, den manche alternative Ernährungsformen erheben, dass durch sie Krankheiten geheilt werden können, kann nicht erfüllt werden.

? Warum werden gerade so viele Jugendliche Vegetarier?

Wann ist eine Lebensweise sozial- bzw. umweltverträglich?

Ziel

Sie kennen die gebräuchlichsten alternativen Ernährungsformen und können sie kritisch beurteilen.

1 Vegetarismus

Vegetarismus leitet sich von vegetus: rüstig, lebensfroh bzw. vegetare: wachsen, leben ab.

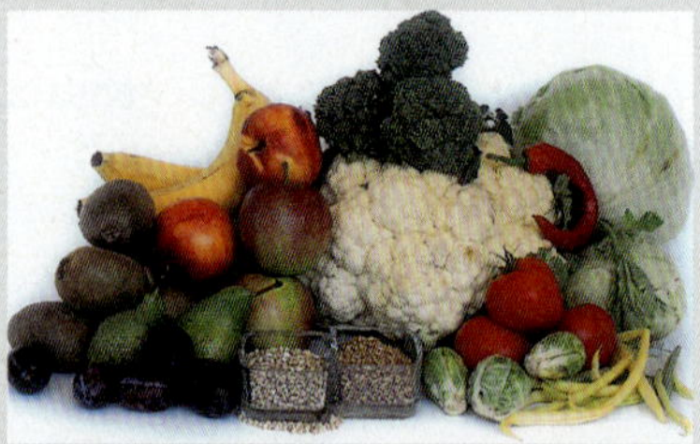

Vegane Kost

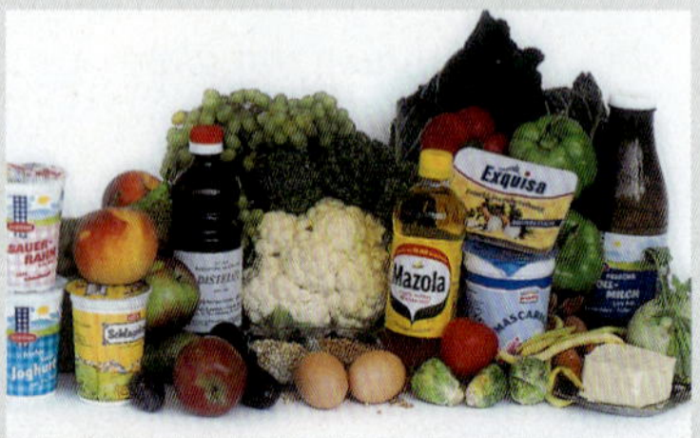

Die ovolaktovegetarische Kost ist als dauerhafte Ernährungsform geeignet

„Solange der Mensch Tiere schlachtet, werden auch die Menschen einander töten. Wer Mord und Schmerz sät, kann nicht erwarten, Liebe und Freude zu ernten."
(Pythagoras, griech. Philosoph, 6. Jahrhundert v. Chr.)

Wie stehen Sie zu den folgenden Gedanken:

- Vegetarische Kost ist langweilig.
- Nur wenn man viel Fleisch isst, führt man dem Körper genügend Eiweißstoffe zu.

Die vegetarische Kost ist nach Pythagoras, dem Begründer des klassischen Vegetarismus, eine „lebendige Kost". Lebensmittel von getöteten Tieren werden abgelehnt.

Nach der Lebensmittelauswahl werden verschiedene Formen der vegetarischen Ernährungsweise unterschieden:

- **Vegane Kost oder strenger Vegetarismus:** Es werden nur pflanzliche Lebensmittel gegessen. Auch der Honig wird abgelehnt.
- **Laktovegetarische Kost:** Neben pflanzlichen Lebensmitteln werden auch Milch und Milchprodukte gegessen.
- **Ovovegetarismus:** neben pflanzlichen Lebensmitteln werden auch Eier gegessen.
- **Ovolaktovegetarismus:** Die Nahrung enthält neben den pflanzlichen Lebensmitteln auch Milch, Milchprodukte und Eier. Der größte Teil der Vegetarier ernährt sich ovolaktovegetarisch.

Gründe für den Vegetarismus

- Tiere haben ein Recht auf Leben. Töten ist Unrecht.
- Fleischverzehr als religiöses Tabu.
- Der Anblick toter Tiere erregt Ekel.
- Mitgefühl mit hungernden Menschen. Zur Fleischproduktion werden an Tiere große Mengen pflanzlicher Nahrung verfüttert, die nicht mehr für die Ernährung des Menschen zur Verfügung stehen.
- Ökologische Motive: Verminderung der durch Massentierhaltung bedingten Umweltbelastungen.
- Ernährungsphysiologische Motive: Durch das Weglassen von tierischem Eiweiß und Fett in der Nahrung werden ernährungsabhängige Krankheiten verhindert.

Bewertung des Vegetarismus

- Vegetarier haben normale Blutzuckerwerte, geringere Triglyzerid- und Cholesterinwerte und **seltener Übergewicht.**
- Eine **abwechslungsreiche (ovo)laktovegetarische Ernährung** ist dazu geeignet, alle Nährstoffe in ausreichender Menge zu liefern. Diese Kostform ist daher **als Dauerkost geeignet.**
- Bei **Veganern** kann die Versorgung mit Eiweiß, Eisen, Kalzium, Vitamin B_2, Vitamin B_{12}, Vitamin D, Zink und Jod gefährdet sein, falls die Kost nicht sehr genau überlegt zusammengestellt wird. Für Säuglinge und Kleinkinder muss aus Sicherheitsgründen von der veganen Ernährung abgeraten werden. Bei Personengruppen mit besonderen Anforderungen an die Nährstoffversorgung, wie bei Schwangeren und Stillenden und bei alten Menschen, ist besondere Sorgfalt geboten.
- Wird nur das Fleisch aus der Nahrung gestrichen, ist diese Ernährung minderwertiger als die herkömmliche Kost, da als Ersatz meist vermehrt zu Süßigkeiten und Mehlspeisen gegriffen wird. Man spricht dann vom **Puddingvegetarismus.**

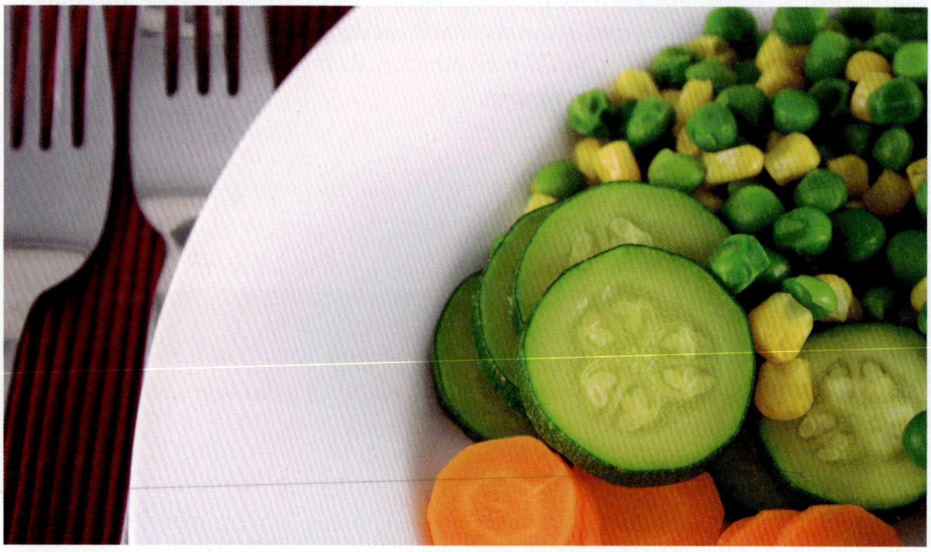

Vegane Kost ist als Dauerkost nur bedingt geeignet

2 Vollwerternährung

Die Grundideen der Vollwerternährung stammen aus der Antike. Hippokrates, ein griechischer Arzt im 4. Jahrhundert v. Chr., und Pythagoras, ein griechischer Philosoph, gelten als Begründer **ganzheitlicher Ernährungs- und Lebensweisen.** Wichtige Wegbereiter der heutigen Vollwerternährung waren Max Bircher-Benner (1867–1938) und Werner Kollath (1892–1970). Sie prägten den Begriff **„Vollwert der Nahrung“:** Lebensmittel haben nur dann ihren vollen Wert, wenn sie so natürlich wie möglich gegessen werden.

Von den Vertretern wurden unterschiedliche Begriffe wie „Vollwertkost“ und „vollwertige Kost“ geprägt. Die Ähnlichkeit der Namen ist für den Verbraucher verwirrend. Karl Koerber, Thomas Männle und Claus Leitzmann haben die Erfahrungen und Erkenntnisse (insbesondere von Kollath) aufgegriffen, aktualisiert und weiterentwickelt und dieser Kostform den Namen Vollwerternährung gegeben.

Grundsätze der Vollwerternährung von Koerber, Männle und Leitzmann

- Bevorzugung pflanzlicher Lebensmittel: überwiegend laktovegetarische Lebensweise.
- Bevorzugung gering verarbeiteter Lebensmittel: Lebensmittel so natürlich wie möglich.
- Reichlicher Verzehr unerhitzter Frischkost: Etwa die Hälfte der Nahrungsmenge soll als Rohkost verzehrt werden.
- Zubereitung der Speisen aus frischen Lebensmitteln, schonend und mit wenig Fett.
- Vermeidung von Nahrungsmitteln mit Zusatzstoffen.
- Vermeidung von Nahrungsmitteln aus bestimmten Technologien, wie Gentechnik, Food Design, Lebensmittelbestrahlung.
- Erzeugnisse aus biologischer Landwirtschaft sollen bevorzugt werden.
- Bevorzugung von Erzeugnissen regionaler Herkunft und entsprechend der Jahreszeit.
- Bevorzugung unverpackter oder umweltschonend verpackter Lebensmittel.
- Vermeidung bzw. Verminderung des allgemeinen Schadstoffausstoßes und dadurch der Schadstoffaufnahme durch Verwendung umweltverträglicher Produkte und Technologien.
- Bevorzugung landwirtschaftlicher Erzeugnisse, die unter sozialverträglichen Bedingungen erzeugt, verarbeitet und vermarktet werden: z. B. durch fairen Handel mit Entwicklungsländern.

Durch die Vollwerternährung sollen eine **hohe Lebensqualität** (besonders Gesundheit), die **Schonung der Umwelt** und die **soziale Gerechtigkeit** weltweit gefördert werden.

Wertstufen der Lebensmittel

Die Lebensmittel werden entsprechend ihrem gesundheitlichen, ökologischen und sozialen Wert in vier Kategorien bzw. Wertstufen geordnet.

- **Sehr empfehlenswerte Lebensmittel, Wertstufen 1 und 2:** Dazu gehören alle rohen und schonend verarbeiteten Lebensmittel. Sie sollen die Hälfte der täglich verzehrten Nahrungsmenge ausmachen.
- **Weniger empfehlenswerte Lebensmittel, Wertstufe 3:** Dazu gehören Nichtvollkornprodukte, Konserven, H-Milch, raffiniertes Öl, Fleisch-, Wurst- und Fischwaren. Sie sollen nur selten verzehrt werden.
- **Nicht empfehlenswerte Lebensmittel, Wertstufe 4:** Übertrieben verarbeitete Lebensmittel, wie gehärtete Margarine, Fertiggerichte, Vitaminpräparate, Pommes frites, Zucker, Süßigkeiten, Süßstoffe. Sie sollen möglichst nicht gegessen werden.

Bewertung der Vollwerternährung

- Die Vollwerternährung entspricht den ernährungswissenschaftlichen Erkenntnissen und ist **als Dauerkost geeignet.**
- Sie ist zur Vorbeugung ernährungsabhängiger Krankheiten günstig zu bewerten.
- Die Empfehlungen sind gut in die Praxis umsetzbar.
- Die Einteilung der Lebensmittel in Wertstufen ist nicht ganz unproblematisch. Manche wegen ihrer intensiven Verarbeitung als wenig empfehlenswert eingestuften Lebensmittel können sehr wohl einen Beitrag zu vollwertiger Ernährung liefern.

Wichtige Vertreter der Vollwerternährung

- **Are Waerland:** Waerlandkost.
- **Max Otto Bruker:** Vollwertkost.
- **Johann Georg Schnitzer:** Schnitzer-Normal- bzw. -Intensivkost.
- **Helmut Anemüller:** Grunddiätsystem.

Zusammensetzung der Vollwerternährung

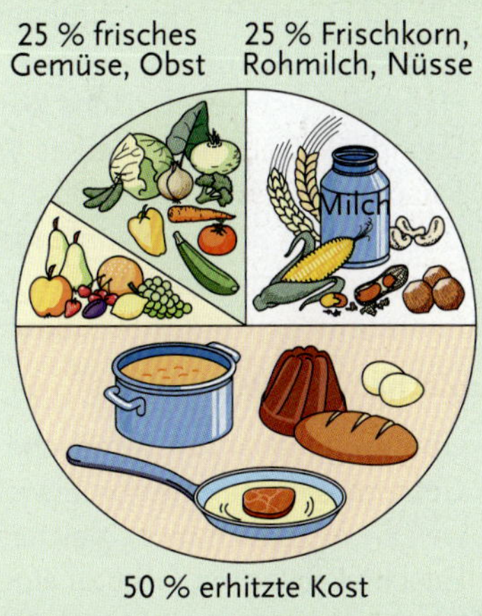
25 % frisches Gemüse, Obst
25 % Frischkorn, Rohmilch, Nüsse
Milch
50 % erhitzte Kost

Empfehlung zur Aufteilung der Nahrungsmenge in unerhitzte Frischkost und erhitzte Kost

3 Weitere alternative Ernährungsformen

Ernährungsform	Beurteilung
Anthroposophische Ernährung	
Anthroposophie bedeutet „Menschenweisheit". Der Begründer der Anthroposophie war Dr. Rudolf Steiner (1861–1925). ■ Ernährung soll den Menschen in Einklang mit Natur und Kosmos bringen, die Lebensmittel wirken auf die einzelnen Körperteile. ■ Im Zusammenhang mit den Gestirnen soll an jedem Tag eine andere Getreideart gegessen werden. ■ Überwiegend ovolaktovegetarische Kost, geringer Fleischverzehr. ■ Produkte aus biologischer Landwirtschaft (siehe Produktion von Lebensmitteln, S. 126).	Als Dauerkost geeignet.
Ernährung im Ayurveda	
Ayurveda ist eine 5 000 Jahre alte indische Heil- und Gesundheitskunde. ■ Leben ist Einheit von Körper, Geist und Seele. ■ Krankheit entsteht durch Störung der drei Konstitutionstypen (Doshas): Vata (Bewegung), Pitta (Stoffwechsel, Wärme), Kapha (Stabilität, Widerstandsfähigkeit). ■ Überwiegend laktovegetarische Kost mit frisch zubereiteten, warmen Gerichten aus saisonalen, heimischen Lebensmitteln. ■ Zusammenstellung individuell nach Konstitutionstyp, Temperament und den Geschmacksrichtungen.	Als Dauerkost geeignet. Es werden keine Lehren aufgestellt, sondern Anregungen und Orientierungshilfen gegeben, um wieder ein Gefühl für die individuellen Bedürfnisse zu entwickeln.
Ernährung nach den fünf Elementen	
Die Ernährung nach den fünf Elementen ist seit 3 000 Jahren ein Teil der traditionellen chinesischen Medizin (TCM). Qi (sprich: „Tschi") ist der Energiefluss; Yin ist das Weibliche, Nachgiebige, die Erde; Yang ist das Männliche, die Stärke, der Himmel. Die fünf Elemente (= Urenergie) sind Holz, Feuer, Erde, Metall, Wasser. ■ Das harmonische Fließen von Qi und eine Ausgewogenheit von Yin und Yang sind die Voraussetzungen für Gesundheit. ■ Alle fünf Geschmacksrichtungen (sauer, bitter, süß, scharf, salzig) sollen bei jeder Mahlzeit vorkommen. ■ Hauptsächlich vegetarische Kost, hoher Anteil an gekochten Speisen. ■ Das ideale Getränk ist heißes Wasser. ■ Saisonales Gemüse und Obst bevorzugen. Im Winter wärmende Kochmethoden und Gewürze, im Sommer kühlende verwenden. ■ Einseitige Kost vermeiden. ■ Für jeden der vier Konstitutionstypen gibt es ideale Lebensmittel.	Als Dauerkost geeignet, wenn ausreichend Rohkost und Milchprodukte gegessen werden.
Hay'sche Trennkost	
■ Überwiegend laktovegetarische Kost. ■ Getrennte Aufnahme von Eiweiß und Kohlenhydraten bei den einzelnen Mahlzeiten, weil sie angeblich nicht gleichzeitig verdaut werden können. ■ Falsche Ernährung führt zu einer Übersäuerung des Organismus, die Folge sind Zivilisationskrankheiten. Hauptsäurebildner sind verarbeitete Lebensmittel und eiweißreiche Lebensmittel. ■ Bevorzugung Basen bildender Lebensmittel (das sind die meisten Gemüse- und Obstsorten und Salate).	Bedingt als Dauerkost für Gesunde einsetzbar, nicht für Schwangere, Stillende und Kinder. Trennung von Eiweiß und Kohlenhydraten innerhalb einer Mahlzeit ist nur schwer möglich. Der Organismus schüttet stets alle zur Verdauung nötigen Enzyme aus, gleichgültig, wie die aufgenommene Nahrung zusammengesetzt ist. Die Übersäuerungstheorie ist wissenschaftlich unhaltbar.

Makrobiotik	
Makrobiotik ist die „Kunst, das Leben zu verlängern". Der Begründer ist G. Ohsawa (1892–1966). Der Ursprung liegt im Zenbuddhismus und Taoismus vor etwa 5 000 Jahren. ■ Die Lebensmittel werden nach den gegensätzlichen Kräften des Universums in Yin und Yang eingeteilt. Ein ausgewogenes Verhältnis zwischen den beiden Kräften bedeutet Gesundheit, Glück, Wohlbefinden. ■ Nahezu vegane, sehr fettarme Kost: 50–60 % Getreide, 20–30 % Gemüse (ein Drittel roh, zwei Drittel gekocht), Hülsenfrüchte, Sojaprodukte, Algen, Pflanzenöle, Fische. ■ Man soll nur so viel trinken, wie der Durst verlangt (Wasser, Tee, Sojagetränke). ■ Produkte aus biologischem Anbau werden bevorzugt.	Die moderne Form der Makrobiotik ist bei guter Kombination der Lebensmittel bedingt als Dauerkost geeignet. Für Kinder, Schwangere, Stillende ist die streng vegane Form nicht zu empfehlen.

? Arbeitsaufgaben

1. Bewerten Sie die Formen des Vegetarismus.
2. Warum ist der „Puddingvegetarismus" eine vollkommen falsch verstandene Art des Vegetarismus?
3. Was bezweckt die Vollwerternährung? Wie lauten ihre Grundsätze?
4. Charakterisieren Sie die
   a) anthroposophische Ernährungsweise,
   b) Ernährung im Ayurveda,
   c) Ernährung nach den fünf Elementen,
   d) Hay'sche Trennkost,
   e) Makrobiotik.
5. Wodurch unterscheiden sich alternative Ernährungsformen von Abmagerungsdiäten?

Lehrer/-in: „Wir werden heute über die Vollkost sprechen."
Geflüster in der Klasse.
Alex: „Warum schon wieder? Wir haben die vollwertige Ernährung eh schon besprochen."
Karin: „Jetzt heißt es aber Vollkost."
Alex: „Vollwerternährung, vollwertige Ernährung, Vollkost – alles dasselbe – alles was anderes. Da soll sich noch einer auskennen!"
Kennen Sie den Unterschied? Welche Begriffe wurden bei der Ernährung des gesunden Erwachsenen bereits besprochen? Was bedeuten sie?

ZUSAMMENFASSUNG

Alternative Ernährungsformen berücksichtigen neben gesundheitlichen Aspekten auch umweltbezogene und weltanschauliche Aspekte. Sie sind Ausdruck einer bestimmten Lebensphilosophie. Einige dieser Ernährungsformen sind als Dauerkost geeignet, andere müssen wegen der Gefahr von gesundheitlichen Schäden abgelehnt werden.

Als dauerhafte Ernährungsform

- **geeignet:** (ovo)laktovegetarische Kost, Vollwerternährung, anthroposophische Ernährung, Ernährung im Ayurveda,
- **bedingt geeignet:** Hay'sche Trennkost, vegane Kost, Makrobiotik.

Ernährung und Krankheit

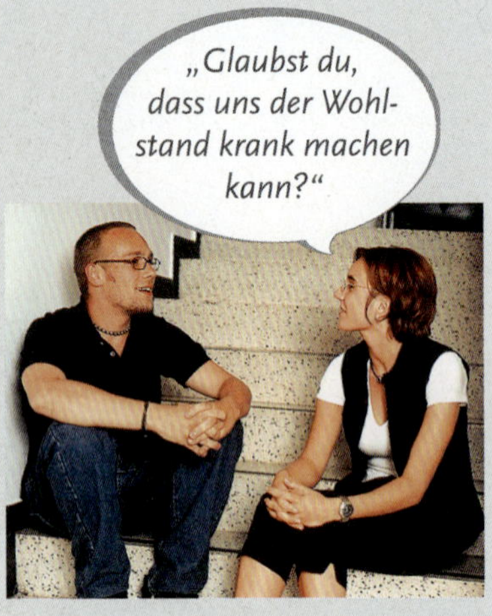

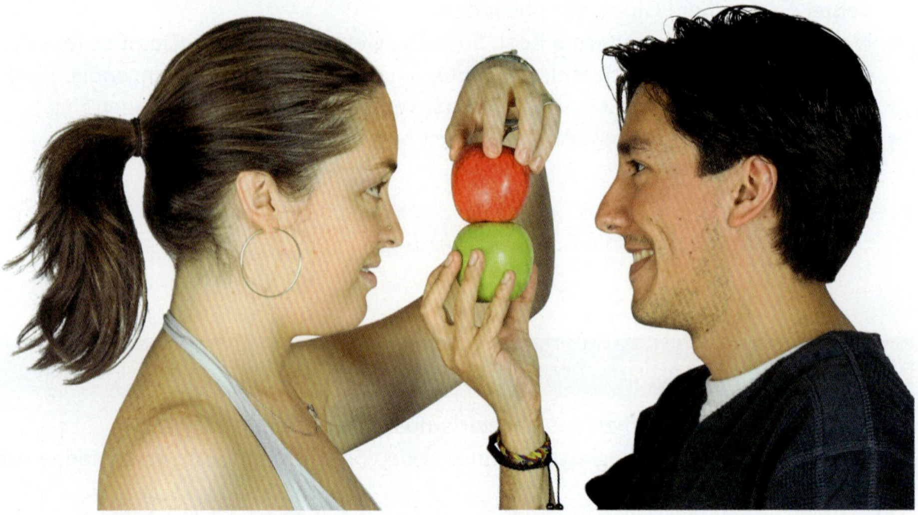

Eine sinnvoll zusammengesetzte Ernährung ist eine wichtige Voraussetzung, um körperlich und geistig gesund und leistungsfähig zu sein. Der Körper erhält so die notwendigen Nährstoffe in ausreichender Menge, die er für alle seine Funktionen braucht.

Eine falsch zusammengesetzte Ernährung wird dieser Aufgabe nicht gerecht und kann Krankheiten verursachen. Die Folgen falschen Ernährungsverhaltens sind meist nicht sofort spürbar, sondern oft erst nach Jahrzehnten.

Die Zusammenhänge zwischen Ernährung und Krankheitsentstehung sind nicht immer eindeutig erkennbar und leicht zu beweisen. Krankhafte Veränderungen im Körper sind meist auf mehrere Ursachen zurückzuführen, z. B. Erbanlagen oder schädliche Umwelteinflüsse. Mehr als die Hälfte aller Krankheiten hängt jedoch auch mit der Ernährung zusammen.

Zu den ernährungsabhängigen Krankheiten zählen z. B. Zuckerkrankheit, Gicht, Herz- und Kreislauferkrankungen, Bluthochdruck, Verstopfung und Karies.

„Nahrung soll eure Medizin und Medizin eure Nahrung sein.“ Wie interpretieren Sie diesen Spruch des altgriechischen Arztes Hippokrates heute, nach 2 400 Jahren?

Ziele

- Sie können den Zusammenhang zwischen Gesundheit, Krankheit und Ernährungsweise erklären.
- Sie kennen die häufigsten Ernährungsfehler der Österreicher.
- Sie kennen den Mechanismus von Hunger und Sättigung.
- Sie wissen, welche ernährungsabhängigen Erkrankungen in Österreich sehr häufig vorkommen.
- Sie können diese Krankheitsbilder kurz beschreiben.
- Sie kennen die einzelnen Ernährungsziele in der Behandlung von ernährungsabhängigen Erkrankungen.

1 Zusammenhang zwischen Ernährung und Krankheit

Wir essen und trinken, um unseren Körper gesund und leistungsfähig zu erhalten. Die Auswahl der Lebensmittel und unsere Essgewohnheiten beeinflussen unsere Gesundheit wesentlich.

Die Österreicher/-innen machen beim Essen viele Fehler (siehe Aufgaben der Nahrung, S. 8). Als Folge treten immer häufiger ernährungsabhängige Erkrankungen auf, wie Zuckerkrankheit, Gicht, Herz- und Kreislauferkrankungen, Bluthochdruck, Verstopfung und Karies.

Viele ernährungsabhängige Krankheiten können durch **bewusste Ernährung und eine vernünftige Lebensweise** im Keim erstickt werden.

Metabolisches Syndrom – Syndrom X

In Österreich stirbt jeder zweite Mensch an den Folgen von Herz-Kreislauf-Erkrankungen. Die stillen, weil schmerzlosen Vorboten von Herzinfarkt und Schlaganfall sind krankhafte Veränderungen der Arterien, die Arteriosklerose, auch bekannt unter dem Begriff **Arterienverkalkung**. Dabei handelt es sich um eine krankhafte Veränderung von Blutgefäßen (Arterien) durch Anlagerungen von Cholesterin, Bindegewebe und Blutplättchen, wodurch es zu einer Verhärtung und Verengung der betroffenen Blutgefäße kommt.

Erhöhte Blutfettwerte, Übergewicht, Bluthochdruck, erhöhte Blutzuckerwerte gehören zu den bekannten **klassischen Risikofaktoren** dieser Arterienveränderung. Natürlich spielen auch Faktoren wie **Rauchen, Bewegungsmangel** und **Erbfaktoren** eine wesentliche Rolle. In vielen Fällen treten diese Risikofaktoren bzw. Erkrankungen nicht isoliert auf. Man trifft sie, wenn auch in unterschiedlicher Ausprägung, häufig gemeinsam in Form des sogenannten **metabolischen Syndroms** an, das auch als **Syndrom X** bezeichnet wird.

Erhöhte Blutzuckerwerte	Erhöhte Blutfettwerte
Erhöhter Blutdruck	Erhöhtes Körpergewicht – hoher Fettanteil besonders um den Bauch („Apfeltyp")

Bei der **Behandlung** des metabolischen Syndroms muss man darauf Rücksicht nehmen, welche Risikofaktoren bzw. Erkrankungen besonders stark ausgeprägt sind. Sie erfahren in den folgenden Kapiteln, welche **Ernährungstherapien** bei den einzelnen Stoffwechselstörungen eingesetzt werden können.

„Jeder kann selbst dazu beitragen, auch im Alter gesund und fit zu sein!"
Wie stehen Sie zu dieser Aussage?

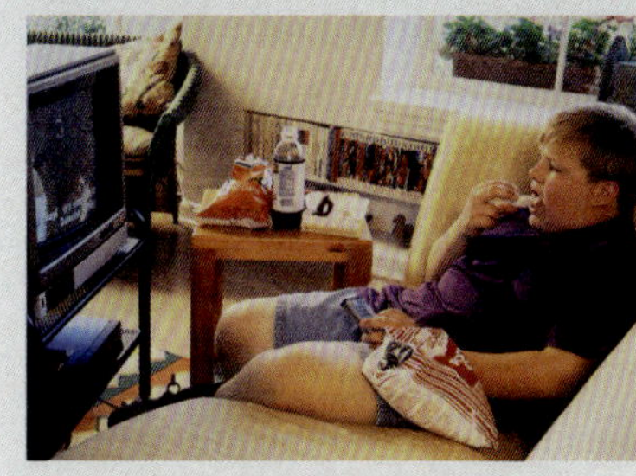

Welche Folgen könnte dieses Verhalten haben?

Herz-Kreislauf-Erkrankung = krankhafte Veränderungen des Herzens, der Blutgefäße und des Blutkreislaufs.

Herzinfarkt = Absterben von Herzmuskelzellen aufgrund von Durchblutungsstörungen.

Schlaganfall = Durchblutungsstörung im Gehirn durch plötzliche Mangeldurchblutung.

Sklerose kommt aus dem Griechischen; skleros heißt hart, spröde.

Warum wird das Syndrom X auch als tödliches Quartett bezeichnet?

Wussten Sie, dass...
Arteriosklerose auch durch einen hohen Homocysteinspiegel entstehen kann? Homocystein entsteht beim Abbau der unentbehrlichen Aminosäure Methionin. Ein hoher Homocysteinspiegel kann durch eine ausreichende Aufnahme von Vitamin B_6, B_{12} und Folsäure gesenkt werden.

2 Vollkost – die Basis für ein gesundes Leben

Bei der Behandlung von ernährungsabhängigen Krankheiten ist eine gezielte Umstellung der Ernährungsweise notwendig. Diese **Ernährungstherapie** wird häufig ergänzend zu einer medikamentösen oder anderen medizinischen Behandlung eingesetzt. Nicht für jede ernährungsabhängige Krankheit ist eine spezielle Diät bzw. Ernährungstherapie erforderlich. Oft reicht es aus, die Grundlagen der vollwertigen Ernährung zu berücksichtigen, um den Krankheitsverlauf positiv zu beeinflussen.

Diät = Ernährungsempfehlung, meist im Zusammenhang mit einer Erkrankung, auch „Krankenkost" genannt.

Vollkost

Sie ist die Basis der gesunden Ernährung. In der Vollkost ist der Gehalt an Energie und Nährstoffen dem tatsächlichen Bedarf angepasst. Bei der Auswahl der Lebensmittel und der Zubereitung gelten keine Einschränkungen, jedoch werden Ernährungsfehler vermieden. Bei der richtigen Auswahl, Zusammenstellung und Zubereitung der Lebensmittel helfen die **zehn Regeln zu vollwertigem Essen und Trinken** und die dreidimenionale Lebensmittelpyramide (siehe Grundlagen der Ernährung, S. 16).

Stimmt das?
„Der Appetit kommt beim Essen!"
„Wir essen aus Gewohnheit, auch wenn wir keinen Hunger haben."
„Stress schlägt auf den Magen."

Versuchen Sie, den Unterschied zwischen folgenden Begriffen zu erklären:
- Vollkost.
- Vollwertige Ernährung.
- Vollwerternährung.

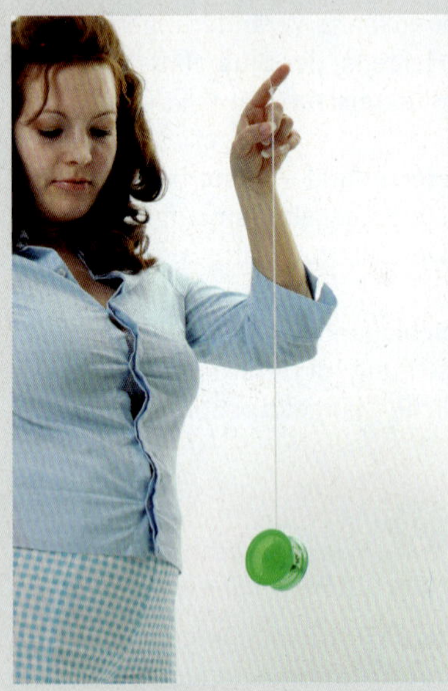

Dem Jo-Jo-Effekt wird mit der energiereduzierten Vollkost entgegengewirkt

Leichte Vollkost
Im Unterschied zur Vollkost wird bei der leichten Vollkost auch auf schlecht verträgliche Lebensmittel verzichtet. Folgende Grundprinzipien werden eingehalten:
- **Vollwertig:** Die Auswahl der Lebensmittel erfolgt nach den zehn Regeln zu vollwertigem Essen und Trinken.
- **Fettarm:** Da die Verdauungsorgane durch fettreiche Kost besonders stark belastet werden, wird immer auf den Fettanteil der Speisen geachtet. Besonders bei der Zubereitung kann Fett reduziert oder überhaupt weggelassen werden.
- **Reizarm:** Alkohol, Kaffee, kohlensäurehaltige Getränke, süße und scharfe Speisen sowie extrem heiße oder kalte Speisen und Getränke reizen die Schleimhäute – daher sind sie zu meiden.
- **Nicht blähend:** Frisches Brot und Gebäck, Kohlgemüse, Zwiebeln, Hülsenfrüchte und rohes Obst verursachen oftmals Blähungen, daher wird auf die Verträglichkeit geachtet.
- **Regelmäßig kleine Portionen:** Üppige Mahlzeiten belasten die Verdauungsorgane mehr als kleinere, die regelmäßig über den Tag verteilt werden.

Energiereduzierte Vollkost
Um bei Übergewicht das Körpergewicht langsam zu reduzieren, wird die **Energie- und Fettzufuhr verringert.** Die Versorgung mit allen essenziellen Nährstoffen und mit Flüssigkeit wird aber gewährleistet. Die täglich aufgenommene Energiemenge sollte nicht unter 1 200 kcal (5 025 kJ) liegen. Die Nährstoffrelation sollte 15–20 % Eiweiß, 25–30 % Fett und 50–60 % Kohlenhydrate betragen.

Das Prinzip jeder Reduktionsdiät besteht darin, dem Körper weniger Energie als erforderlich zuzuführen. Um den Energiemangel auszugleichen, greift der Körper auf eigene Energiereserven zurück, vor allem auf das Fettdepot. Durch eine **langsame Gewichtsabnahme (max. 500 g pro Woche)** wird der Grundumsatz nicht so stark gesenkt. Die Gefahr einer schnellen Gewichtszunahme nach Beendigung der Diät wird dadurch herabgesetzt. Sonst kann es nach einer energiereduzierten Diät zu einem raschen Anstieg des Körpergewichts, dem **Jo-Jo-Effekt,** kommen.

Fettmodifizierte Vollkost
Bei dieser Ernährungstherapie wird besonders auf die **Fettzusammensetzung** (pflanzlich, tierisch, gesättigt, ungesättigt) der verwendeten Nahrungsmittel geachtet. Ein hoher Anteil an mehrfach ungesättigten Fettsäuren wird angestrebt, um die Blutfettwerte positiv zu beeinflussen.

3 Hunger und Sättigung

Unter normalen Bedingungen essen wir die Menge an Nahrungsmitteln, die unser Körper gerade braucht. Das heißt, die **Nahrungsaufnahme** des Körpers ist seinem **Energiebedarf angepasst.** Das **Gehirn** meldet je nach Energieversorgung und Nährstoffbestand des Körpers Sättigung oder Hunger. Wir sind satt oder verspüren Hunger. Dieser Mechanismus von Hunger und Sättigung wird durch **Hormone, Rezeptoren im Verdauungstrakt** und Konzentration der Nährstoffe im Körper gesteuert.

Rezeptor = Ende einer Nervenfaser, das Reize aufnimmt.

Hunger- und Sättigungsmechanismen
Die **Magenfüllung** ist entscheidend für Hunger und Sättigung. Ballaststoffhaltige Lebensmittel müssen länger und intensiver gekaut werden. Durch die stärkere Kautätigkeit wird der Appetit gedämpft und das Sättigungsgefühl tritt früher ein. Ballaststoffe quellen im Magen, dadurch wird die Verweildauer des Speisebreis verlängert und man fühlt sich früher und länger satt. Voraussetzung dafür ist eine ausreichende Flüssigkeitszufuhr.

Ein niedriger **Blutzuckerspiegel** ruft Hungergefühl hervor.

Langfristig wird die Nahrungsaufnahme über die Körperfettmenge reguliert. Diese **Set-Point-Theorie** besagt, dass jeder von uns ein vorprogrammiertes Gewicht hat, das er langfristig behält.

Die **Esskultur** einer Gesellschaft hat ebenso Einfluss auf den Hunger- und Sättigungsmechanismus. Schnelles Hinunterschlingen lässt viel weniger ein Sättigungsgefühl entstehen als langsames, genussvolles Essen.

Farbe, Geruch, Geschmack und **Aussehen** von Speisen spielen eine erhebliche Rolle bei der Auswahl der Lebensmittel und der Häufigkeit und Menge der Nahrungsaufnahme.

Soziale Verpflichtungen tragen häufig dazu bei, dass weit über den Hunger gegessen wird. Geschäftsessen, Einladungen und Familienfeiern gehen in der Regel mit langen, kalorienreichen Mahlzeiten einher.

Nicht alle Menschen können sich auf das körpereigene Hunger- und Sättigungsgefühl verlassen. Viele Umweltfaktoren, wie z. B. **ständiges Überangebot an Nahrung, Stress, Zeitmangel, Erziehung und soziales Umfeld,** beeinflussen bzw. stören die körpereigene Regulierung von Hunger und Sättigung. Mögliche Folgen sind Übergewicht und Essstörungen (siehe S. 272).

„Einst mussten die Menschen Nahrung suchen, jetzt sucht die Nahrung uns." Wie ist das zu verstehen?

4 Übergewicht

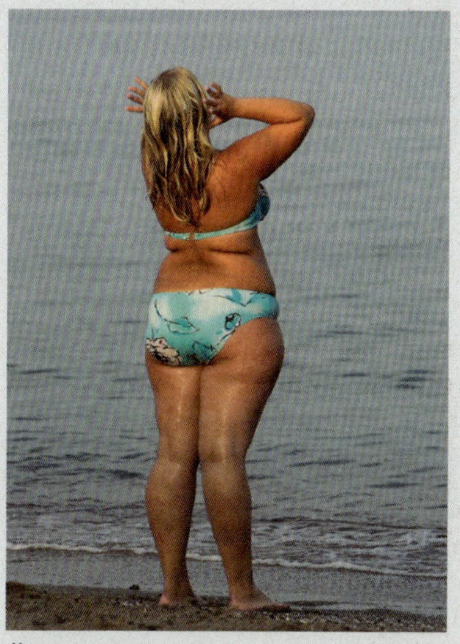
Übergewicht kann auch das Herz schädigen

Warum ist jemand übergewichtig?

Hauptursache für die Entstehung von Übergewicht ist eine **positive Energiebilanz.** Wir essen mehr, als der Körper braucht. Die überschüssige Energie wird in Form von Fett gespeichert. Unser Organismus ist immer noch darauf programmiert, **Energiereserven für Notzeiten** anzulegen, auch wenn wir im Überfluss leben.

Wann ist jemand übergewichtig?

Das persönliche Empfinden, zu dick oder zu dünn zu sein, ist bei jedem Menschen unterschiedlich. Zur objektiven Beurteilung des Gewichtes kann der Body-Mass-Index (BMI) herangezogen werden (siehe S. 23).

Übergewicht	BMI von 25 bis 30 (je nach Alter)
Fettleibigkeit (Adipositas)	BMI über 30

Übergewicht gilt im Gegensatz zur Adipositas nicht als Erkrankung, sondern als **Risikofaktor** für die Entstehung bestimmter Krankheiten, wie von Bluthochdruck, erhöhten Blutfettwerten, Zuckerkrankheit, Herz-Kreislauf-Erkrankungen, Gelenksproblemen durch verstärkte Belastung, eingeschränkter Beweglichkeit, Depressionen als Folge von Kontaktarmut und beruflichen sowie privaten Problemen. Solange sich der Betroffene wohlfühlt und gesund ist, ist auch eine mollig runde Körperform kein zwingender Grund für eine Gewichtsabnahme. Behandlungsbedürftig wird Übergewicht ab einem BMI von 27, wenn bereits gesundheitliche Probleme, wie Bluthochdruck, erhöhte Blutfettwerte oder Zuckerkrankheit, vorliegen.

Faktoren, die zur Entstehung von Übergewicht beitragen können:

- Vererbung: Übergewicht „liegt in der Familie".
- Erziehung: Essen, bis der Teller leer ist.
- Psychische Probleme: „Kummerspeck".
- Bewegungsmangel.
- Einseitiges Essen.
- Naschen.
- Stress.
- Häufiges Essen ohne Hunger.

Welche Ernährungstherapie wird empfohlen?

Die Basisernährung zur Gewichtsreduktion ist die **energiereduzierte Vollkost.** Die Energiezufuhr wird über längere Zeit herabgesetzt, eine bedarfsgerechte Versorgung mit allen essenziellen Nährstoffen und eine hohe Ballaststoffzufuhr werden jedoch gewährleistet. Diese Form einer **Reduktionsdiät** ist die sanfteste Form der Behandlung von Übergewicht. Der Gewichtsverlust ist bei allen Diäten in den ersten Tagen höher als im weiteren Verlauf. Zu Beginn wird hauptsächlich Wasser ausgeschieden, das Fettgewebe wird erst später angegriffen.

Bei der **Behandlung von Adipositas** wird häufig zu Beginn der Einsatz von Formuladiäten und/oder Medikamenten empfohlen. So kann zu Behandlungsbeginn eine gute Motivationslage durch relativ hohe Gewichtsverluste erreicht werden. Neben diesen Maßnahmen wirkt sich bei der Behandlung von Adipositas der gleichzeitige Einsatz einer Verhaltens- und Bewegungstherapie positiv aus.

Formuladiät = pulverförmige Ersatzmahlzeiten, die mit Wasser oder Milch angerührt und dann getrunken werden. Die Nährstoffzusammensetzung ist gesetzlich geregelt.

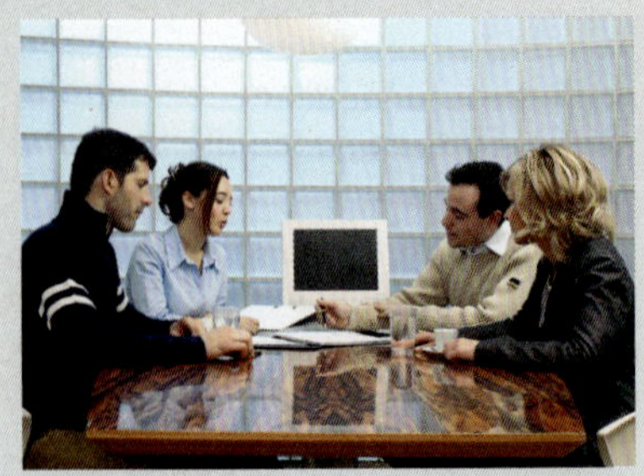

Zu wenig Bewegung kann zu Übergewicht führen

Medikamente zur Adipositasbehandlung

- **Sibutramin und Rimonabant** wirken im Gehirn auf den Hunger- und Sättigungsmechanismus.
- **Orlistat (Xenical)** hemmt die Fettaufnahme aus dem Darm.

Lightprodukte müssen mindestens 30 % weniger Energie- oder Nährstoffgehalt als herkömmliche Produkte aufweisen.

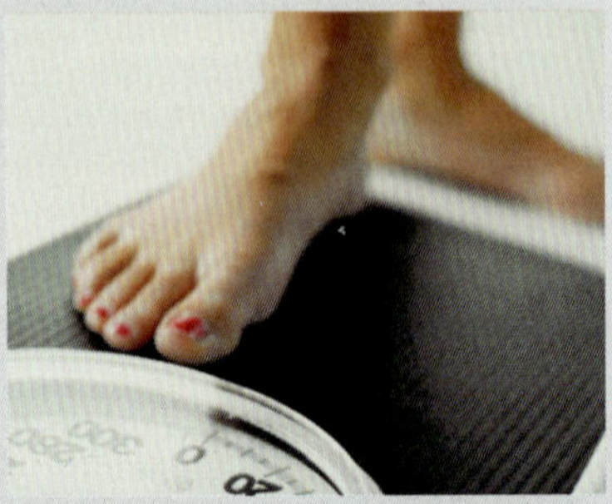

Welche Abnehmtipps kennen Sie?

Glykämischer Index (GI) = gibt die Auswirkungen von kohlenhydratreichen Lebensmitteln auf den Blutzuckerspiegel an. Lebensmittel mit niedrigem GI sollen länger satt machen und vor Heißhungerattacken schützen.

In weiterer Folge gelten auch hier die **Richtlinien der energiereduzierten Vollkost:**

- **Energiezufuhr vermindern:** empfohlene Reduktion auf 1 200 kcal (5 023 kJ) pro Tag.
- **Fettzufuhr einschränken:** Besonders auf versteckte Fette achten. Fettarme Zubereitungsarten wählen. Auf die Fettqualität achten, d. h. Fette mit hohem Anteil an essenziellen Fettsäuren und fettlöslichen Vitaminen bevorzugen.
- **Kohlenhydratbedarf optimal decken:** Polysaccharide, wie sie in Vollkornprodukten, Gemüse und Obst vorkommen, bevorzugen. Zuckerhaltige Speisen, Limonaden und Fertiggerichte meiden.
- **Eiweißbedarf bewusst decken:** Biologisch hochwertiges Eiweiß bevorzugen. Eiweißreiche, fettarme Lebensmittel, wie fettarme Milch und Milchprodukte sowie fettarmes Fleisch, auswählen.
- **Ausreichend trinken:** am besten Wasser, Tee und verdünnte Fruchtsäfte; täglich 1,5 bis 2 Liter.
- **Lightprodukte nur kontrolliert einsetzen,** da sie oft das Gefühl erzeugen, unbegrenzt essen zu können. Richtiges Ernährungsverhalten wird durch diese Produkte nicht erlernt.
- **Sport betreiben:** Bewegung unterstützt die Gewichtsabnahme.
- **Keine Verbote auferlegen:** Realistische Ziele setzen.
- **Bewusstes Essverhalten erlernen:** Feststellen, was man eigentlich isst. Ernährungsgewohnheiten langsam umstellen. Die Mahlzeiten genießen. Nicht unkonzentriert essen, Ablenkung und Stress beim Essen vermeiden.

Als Reduktionsdiät werden auch einige alternative Ernährungsformen, z. B. die Hay'sche Trennkost, Fit for Life oder die makrobiotische Ernährungsweise, eingesetzt. Jede Diät bedeutet eine Umstellung des Körpers, eine Bewertung der einzelnen Diäten ist daher sehr wichtig.

Neben der von der Ernährungswissenschaft empfohlenen energiereduzierten Vollkost gibt es ein fast unüberschaubar großes Angebot an Reduktionsdiäten. Hier ein Einblick in den Diätdschungel:

Diät	Prinzip	Beurteilung
Atkinsdiät	Extrem fett- und eiweißreiche sowie kohlenhydratarme Diät.	Einseitig! Gesundheitsschäden können rasch auftreten.
Blitzdiäten	Meist „Monodiäten" – nur ein Lebensmittel ist erlaubt. Versprechen oft hohe Gewichtsverluste.	In kurzer Zeit wird Gewicht, vor allem Wasser, verloren. Kein Lerneffekt. Nicht empfehlenswert, außer in Form von einem Schalttag.
Brigittediät	Ausgewogene Mischkost mit ca. 1 000 kcal (4 200 kJ), auf fünf Mahlzeiten aufgeteilt; max. 30 g Fett pro Tag.	Gute Gewichtsabnahme gewährleistet. Mit Änderungen auch als Dauerkost geeignet.
FdH	„Friss die Hälfte."	Nicht empfehlenswert. Schlechte Essgewohnheiten ändern sich nicht, Zusammenstellung der Speisen bleibt gleich.
Glyx-Diäten	Lebensmittel mit niedrigem glykämischen Index werden empfohlen. Generell soll bei diesen Diäten die Kohlenhydratzufuhr stark verringert werden.	Bei diesen Diäten entsprechen die Nährstoffrelationen oftmals nicht den Empfehlungen. Der Einfluss des GI bei der Gewichtsreduktion ist wissenschaftlich umstritten.
Mayrkur oder Milch-Semmel-Diät	Darmreinigung steht im Vordergrund. Die Diät besteht aus alten Semmeln mit Milch, Tee und Gemüsebrühe. Wichtig ist langsames Kauen.	Sehr einseitig, auf Dauer kann Nährstoffmangel entstehen. Kein Lerneffekt. Als positiv ist das Erlernen von langsamem Kauen zu bewerten.

Modifiziertes Fasten	Aufnahme von max. 500 kcal pro Tag (2 100 kJ) in Form von angereicherten Eiweißkonzentraten.	Unter ärztlicher Kontrolle möglich. Kein Lerneffekt. Besser als eine Nulldiät, da kaum Körpereiweiß verloren geht.
Negative Kalorien	19 Lebensmittel, die schlank machen sollen, weil sie weniger Energie liefern, als sie für ihren Abbau verbrauchen. Dazu zählen bestimmte Gemüse- und Obstarten; wenig trinken.	Ersetzt man kalorienreiche Lebensmittel durch kalorienarme Gemüsearten, so sinkt natürlich die Energiezufuhr und in Folge das Gewicht. Es gibt aber keine negativen Kalorien. Bedenklich ist der Rat, wenig zu trinken!
Nulldiät	Keine festen Lebensmittel. Nur zwei bis drei Liter Flüssigkeit und Vitamin- und Mineralstoffpräparate.	Nicht empfehlenswert, da sie eine große Belastung für den Kreislauf bedeutet. Kein Lerneffekt. Ärztliche Aufsicht nötig.
Surfmed-Diät – www.surfmed.at	Gewichtsreduktion mithilfe eines Online-Ernährungsexperten. Auswertung der Ernährungsgewohnheiten und persönliche Anleitungen für optimales Essverhalten.	Ausgewogene Lebensmittelzusammenstellung ermöglicht das Erlernen von neuem Essverhalten. Umfasst die drei Bereiche Ernährung, Bewegung und Verhaltensänderung.
Schlank ohne Diät	Kohlenhydratreiche, fettarme Mischkost. Gruppentreffen, individuelle Speisepläne und Bewegungsprogramm.	Empfehlenswert. Umstellung des Ernährungsverhaltes in Kombination mit Bewegung führt zu dauerhaftem Gewichtsverlust.
Weight-Watchers-Diät	Ausgewogene, fettarme Mischkost. Gruppentreffen, individuelle Speisepläne, Bewegungsprogramm. Lebensmittelbewertung nach „Points“.	Empfehlenswert. Ausgewogene Diät mit guten Gewichtsverlusten.

Wie viel Kalorien müssen eingespart werden, um ein Kilo Fett abzubauen?

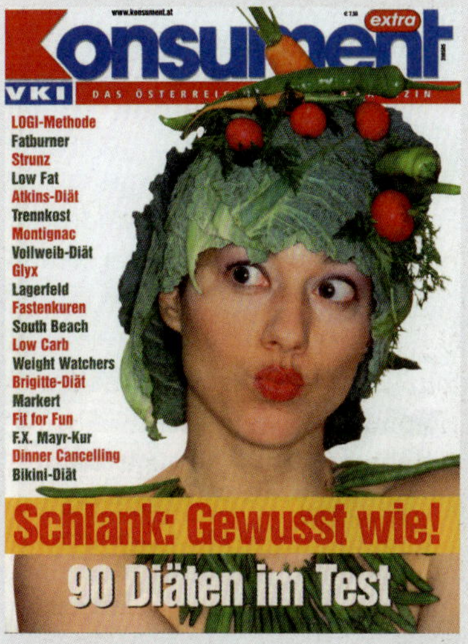

Kennen Sie noch andere Diäten?

5 Bluthochdruck

Im Bereich des Oberarms oder des Handgelenks wird beim gesunden Menschen ein systolischer Blutdruck von 100 bis 140 mm Hg und ein diastolischer Blutdruck von 60–90 mm Hg gemessen.

Die Angabe des Blutdrucks erfolgt in mm Hg = **Millimeter Quecksilbersäule (Hg)** – ablesbar auf dem Blutdruckmessgerät.

Systolisch = Messung beim Zusammenziehen des Herzens.

Diastolisch = Messung bei der Erweiterung des Herzens.

Wie entsteht Bluthochdruck (Hypertonie)?

Von Bluthochdruck spricht man, wenn auch bei Ruhe der Blutdruck über **140 mm Hg/90 mm Hg** liegt. In den allermeisten Fällen (ca. 90 %) handelt es sich um einen Hochdruck ohne erkennbare Erkrankung von Körperorganen. Beim Rest liegt eine Organkrankheit, zumeist Nieren- oder Nierengefäßerkrankung, zugrunde.

Verschiedene **Faktoren** sind an der Entstehung von Bluthochdruck beteiligt:

- Zu hohe Kochsalzzufuhr.
- Erhöhte Aufnahme von gesättigten Fettsäuren.
- Zuckerkrankheit.
- Fettstoffwechselstörungen.
- Übergewicht.
- Alkoholkonsum.
- Rauchen.
- Vererbung.

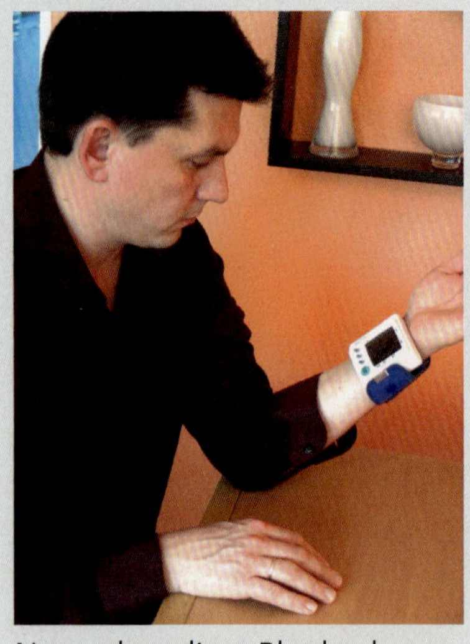

Nur mehrmaliges Blutdruckmessen liefert einen aussagekräftigen Wert

Diskutieren Sie, warum Fertiggerichte bei Bluthochdruck nicht auf dem Speisezettel stehen sollten.

Salzsensitive Personen = salzempfindliche Personen, die bei erhöhter Salzaufnahme mit einer Blutdruckerhöhung reagieren.

Stellen Sie einen Tagesspeiseplan für eine 35-jährige Frau zusammen. Die Gesamtnatriummenge soll 2,4 g nicht übersteigen. Verwenden Sie dazu den BLS und achten Sie auf den Natriumgehalt der Lebensmittel.

Wussten Sie, dass ...
Übergewichtige drei- bis viermal häufiger an Bluthochdruck leiden als Personen, deren Körpergewicht im Normalbereich liegt?
... 50 % der Personen, die Bluthochdruck haben, auf Salz mit einer weiteren Blutdruckerhöhung reagieren?

Am Anfang verursacht der Bluthochdruck keine Beschwerden. Aber es ist einleuchtend, dass ein höherer Blutdruck bei jedem einzelnen Herzschlag zu einer rascheren Gefäßabnutzung führt. Es gilt die Faustregel: Je höher der Blutdruck, desto größer der Gefäßschaden und umso früher kann es zu Arterienveränderungen (Arteriosklerose) kommen. **Arteriosklerose** führt zu einer Beeinträchtigung der Durchblutung von lebenswichtigen Organen wie Herz, Nieren und Gehirn. Das kann im schlimmsten Fall zu Schlaganfall, Herzinfarkt und Nierenstörungen führen.

Wann spricht man von Bluthochdruck?

Blutdruck	**optimal**	bis 120/80
	normal	bis 130/85
	hochnormal	bis 139/89
Bluthochdruck	**Grad I**	140/90 bis 159/99
	Grad II	160/100 bis 179/109
	Grad III	> 180/110

Blutdruckschwankungen über den Tag sind normal, daher müssen mehrere Messungen durchgeführt werden. Erst wenn die Werte mehrmals über dem normalen Wert liegen, spricht man von **Bluthochdruck.**

Welche Ernährungstherapie wird empfohlen?

- Mit einer bewussten, **kochsalzarmen** Ernährung kann der Blutdruck bei salzsensitiven Personen positiv beeinflusst werden. Pro Tag sollten nicht mehr als 6 g Kochsalz (2,4 g Natrium) aufgenommen werden (siehe Kochsalz, S. 228).
- Eine Erhöhung der **Kaliumzufuhr** wird ebenso empfohlen.
- Im Übrigen gelten die gleichen Grundsätze wie bei einer **vollwertigen Ernährung:** angepasste Energiezufuhr, ausreichend Ballaststoffe, wenig Fett, viel Gemüse, Obst und Kräuter.
- Positiv unterstützend wirkt sich regelmäßige **Bewegung** aus.
- Übergewichtige können durch eine Normalisierung des Körpergewichtes eine Senkung des Blutdrucks erreichen.

Salzarme Lebensmittel	Salzreiche Lebensmittel
Alle Sorten Frischfleisch	Gepökelte, geräucherte Fleischwaren, z. B. Schinken
Salzarme Wurstsorten	Wurstwaren
Salzarme Käsesorten, Topfen	Käse, z. B. Gouda, Edamer, Schmelzkäse
Fisch, frisch oder tiefgefroren	Marinierter, gesalzener, geräucherter Fisch und Fischkonserven
Gemüse, frisch oder tiefgefroren	Viele Gemüsekonserven
Salzarmes Brot und Gebäck	Brot, Backwaren, z. B. Salzstangen, Käsegebäck, Pizza
Obst, frisch, tiefgefroren, als Kompott und Saft	Gesalzene Nüsse
Kräuter, frisch, tiefgefroren oder getrocknet; Gewürze	Fertigsuppen, Fertigsaucen, Fertiggewürze, Fertigsalate

6 Erhöhte Blutfettwerte

Was passiert bei erhöhten Blutfettwerten?

Erhöhte Blutfettwerte bedeuten ein großes Risiko für die Entstehung von Herz-Kreislauf-Erkrankungen. Wenn zu viel Cholesterin im Blut zirkuliert, d. h. die **Blutcholesterinwerte hoch** sind, dann ist auch das Risiko erhöht, an einer **Arteriosklerose** zu erkranken. Als gefährliche Folgekrankheiten können **Herzinfarkt** und **Schlaganfall** auftreten.

Ursachen für Störungen im Fettstoffwechsel können sein

- Fehlernährung.
- Überernährung/Übergewicht.
- Bluthochdruck.
- Zuckerkrankheit.
- Bewegungsmangel.
- Chronischer Alkoholkonsum.
- Leber- und Nierenerkrankungen.
- Erkrankungen der Schilddrüse.
- Stress und Rauchen.
- Vererbung.
- Hohe Zufuhr von Transfettsäuren.

Welche Rolle spielt Cholesterin?

Cholesterin ist ein Fettbegleitstoff (siehe S. 46). Fette und Fettbegleitstoffe sind nicht wasserlöslich, daher müssen sie für den Transport im Blut verpackt werden. Um den Transport zu ermöglichen, werden sie mit einer Eiweißhülle umgeben. Diese Fett-Eiweiß-Teilchen heißen Lipoproteine. Folgende „Fetttransporter" lassen sich im Blut nachweisen:

Chylomikronen

Sie transportieren Fette zur Muskulatur und zum Fettgewebe – dort werden den Chylomikronen Triglyzeride entzogen. Die Muskulatur benötigt sie als Brennstoff, das Fettgewebe speichert sie. Der verbleibende Rest der Chylomikronen wird wieder zur Leber transportiert.

VLDL (**V**ery **L**ow **D**ensity **L**ipoproteins)

VLDL transportieren Triglyzeride, Cholesterin und Phospholipide von der Leber zu den Geweben. Auf ihrem Weg durch den Körper werden ihnen immer mehr Triglyzeride entzogen, bis sie in LDL (Low Density Lipoproteins) übergegangen sind.

LDL (**L**ow **D**ensity **L**ipoproteins)

LDL transportieren das Cholesterin von der Leber in andere Gewebe. Dort wird Cholesterin z. B. beim Aufbau der Geschlechtshormone oder von Vitamin D benötigt.

HDL (**H**igh **D**ensity **L**ipoproteins)

HDL transportieren das überschüssige Cholesterin von den Geweben zurück zur Leber. Dadurch scheint es die Gefäßwände vor Ablagerungen zu schützen.

Blutfettwerte – was ist normal?

Normalwert (mg/dl)			
	Jugendliche unter 20	Erwachsene über 20	Bei Gefäßleiden oder nach einem Herzinfarkt
Gesamtcholesterin	160	200	160
LDL	100	130	100
HDL	>50	>50	>50
Triglyzeride	150	150	150
Lipidindex	<4	<4,5	<3

Erinnern Sie sich noch:
- Was versteht man unter Triglyzerid?
- Was sind Phospholipide?
- Was sind Fettbegleitstoffe, welche Vertreter zählen dazu?

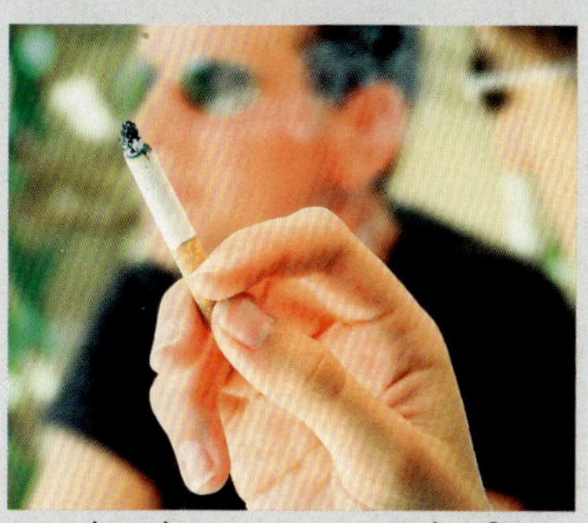

Rauchen kann eine Ursache für Störungen im Fettstoffwechsel sein

Aufgrund ihrer Zusammensetzung weisen Lipoproteine eine unterschiedliche Dichte (Density) auf.

Da **LDL** eine sehr große Rolle bei der Entstehung von Arteriosklerose spielen, heißen sie umgangssprachlich auch **„böses" Cholesterin.**

Die positive Wirkung von **HDL** würdigt der Volksmund mit der Bezeichnung **„gutes" Cholesterin.**

Chylomikronen, VLDL, LDL und HDL übernehmen den Transport von Fetten im Blut.

Obwohl bei Frau Müller ein niedriger Cholesterinspiegel (Gesamtcholesterin: 180 mg/dl, HDL: 35 mg/dl) gemessen wurde, rät ihr der Arzt zu einer cholesterinarmen Ernährung und zu mehr Bewegung. Womit begründet er diese Entscheidung?

Im Lebensmittelhandel sind bereits Produkte erhältlich, die günstig auf den Cholesterinspiegel wirken sollen. Suchen Sie solche Produkte und diskutieren Sie Nutzen und Risiken dieser Lebensmittel.

Gesättigte Fettsäuren heben den Cholesterinspiegel im Blut stärker an als cholesterinreiche Lebensmittel.

Antioxidantien = Schutzfaktoren.

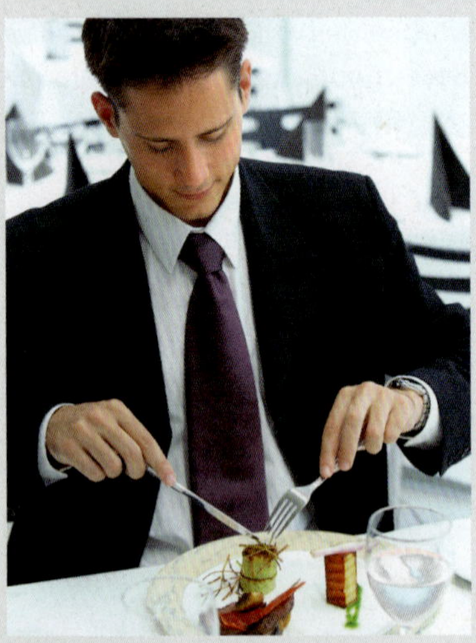

Bleibt beim Essen fettarmer Lebensmittel der Genuss auf der Strecke?

Wussten Sie, dass ...
Margarine mit Pflanzensterinen den Cholesterinspiegel senkt?

Lipidindex

Das Verhältnis von Gesamtcholesterin zu HDL ermöglicht in der Praxis eine Risikoabschätzung bei der Beurteilung der Blutfettwerte.

$$\frac{\text{Gesamtcholesterin}}{\text{HDL}} = \text{Lipidindex}$$

Bei Werten, die höher als 4,5 sind, steigt das Risiko einer Herz-Kreislauf-Erkrankung deutlich an. Auch das Verhältnis zwischen LDL und HDL kann für die Beurteilung herangezogen werden. Das Verhältnis von LDL zu HDL sollte den Wert 3,5 nicht übersteigen.

Welche Ernährungstherapie wird empfohlen?

Die Blutfettwerte können über die Nahrung und dabei insbesondere über die Fettzusammensetzung der aufgenommenen Nahrungsmittel beeinflusst werden – als Basisernährung wird die fettmodifizierte Vollkost empfohlen.

Bei der fettmodifizierten Vollkost wird besonders die Fettqualität berücksichtigt:

- Transfettsäuren und gesättigte Fettsäuren erhöhen den Cholesterinspiegel und sollten vermieden werden bzw. reduziert werden.
- Einfach und mehrfach ungesättigte Fettsäuren können zur Senkung des Cholesterinspiegels beitragen.

Neben den Fettsäuren haben auch **andere Inhaltsstoffe** von Nahrungsmitteln Einfluss auf den Cholesterinspiegel im Blut:

- Der **Cholesteringehalt** der Lebensmittel muss berücksichtigt werden, cholesterinreiche Produkte sollten vermieden werden.
- **Ballaststoffe** wirken sich günstig auf den Cholesterinspiegel aus (siehe Ballaststoffe, S. 34).
- **Pflanzensterine** unterstützen die Senkung des Cholesterinspiegels, da sie die Resorption von Cholesterin aus dem Darm hemmen.

Bei übergewichtigen Patienten ist auch die Gewichtsabnahme besonders wichtig. **Bewegung und Sport** führen zusätzlich zu einer Steigerung der HDL-Werte.

Ernährungsziele

- **Verminderung der Fettzufuhr** auf 30 % der Nahrungsenergie. Dabei auch den Anteil an **gesättigten Fettsäuren,** besonders aus tierischen Lebensmitteln, **reduzieren** (Butter, Schmalz, Speck, fettes Fleisch, fette Milchprodukte, Kokosfett).
- **Aufnahme von einfach und mehrfach ungesättigten Fettsäuren erhöhen** – pflanzliche Öle bevorzugen (Sonnenblumenöl, Olivenöl, Maiskeimöl, Rapsöl).
- **Zufuhr von Transfettsäuren vermeiden:** Verzicht auf gehärtetes Fett (z. B. Margarine) und Lebensmittel, die gehärtete Fette enthalten (z. B. Blätterteiggebäck, Kekse, fertige Kuchen, Fast Food).
- **Steigerung der Zufuhr von Polysacchariden** (Vollkornbrot, Vollkornnudeln, Getreide, Gemüse und Obst, Hülsenfrüchten).
- Verminderung des **Cholesteringehalts** der Kost **unter 300 mg** pro Tag, Innereien, Dotter, tierisches Fett, Krusten- und Schaltiere meiden.
- Aufnahme von **Antioxidantien,** wie Vitamin E, Betakarotin, Vitamin C, Selen, Flavonoiden, **erhöhen** (Gemüse, Obst, Getreide, Pflanzenöle, grüner und schwarzer Tee).
- **Zufuhr von sekundären Pflanzenstoffen steigern:** Saponine (z. B. in Hülsenfrüchten), Phytosterine (in Pflanzenölen) und Sulfide (in Zwiebel und Knoblauch).

Sind auch die Werte der Triglyzeride im Blut erhöht, gelten zusätzliche Empfehlungen:

- **Aufnahme von Omega-3-Fettsäuren erhöhen:** Sie senken den Triglyzeridspiegel. Fettfische, wie Hering, Makrele, Lachs, Thunfisch, enthalten diese Fettsäuren reichlich.
- **Meiden von Alkohol.**
- **Reduktion von reinem Zucker, Süßigkeiten, Weißmehlprodukten** (Weißbrot) und **süßem Obst** (Bananen, Weintrauben, Trockenfrüchten)!
- Bei akuten Fällen von erhöhten Triglyzeridwerten sollte drei Tage lang gar kein Fett gegessen werden.

7 Erhöhte Blutzuckerwerte – Diabetes mellitus

Diabetes mellitus ist eine Stoffwechselerkrankung, die auf einem Insulinmangel beruht. Die Blutzuckerwerte können so weit ansteigen, dass Zucker mit dem Urin ausgeschieden wird. Durch die Zuckerausscheidung mit dem Urin wird dem Körper zusätzlich viel Wasser entzogen. Daher zählt starker Durst zu den ersten Anzeichen von Zuckerkrankheit. Weitere Anzeichen sind Müdigkeit, Juckreiz, Sehstörungen, Gewichtsverlust, schlechte Wundheilung und Wadenkrämpfe.

Diabetes mellitus = Durchlauf honigsüßen Urins.

Insulin senkt den Blutzuckerspiegel nach den Mahlzeiten.

Welche Rolle spielt Insulin?

Insulin ist ein lebenswichtiges Hormon, das von bestimmten Zellen der Bauchspeicheldrüse produziert wird. Der Körper benötigt Insulin, damit er aus den aufgenommenen Kohlenhydraten Energie gewinnen kann. Das Hormon **Insulin öffnet** dem **Blutzucker** den **Weg** in die **Körperzellen,** wo er als Energielieferant benötigt wird. Ebenso wird Insulin für die Speicherung von Zucker in Form von Glykogen in der Leber und Muskulatur benötigt. Auch der Lipidstoffwechsel des Fettgewebes wird durch das Hormon beeinflusst, hier fördert Insulin die Bildung von Fettsäuren aus Glukose. Bei **Diabetes mellitus** wird zu wenig oder gar kein Insulin produziert oder das vorhandene Insulin hat eine ungenügende Wirksamkeit (Insulinresistenz). Der Blutzucker gelangt daher nicht oder nur zum Teil in die Körperzellen. Als Folge steigt die Zuckerkonzentration im Blut an, ohne dass der Blutzucker von den Körperzellen als Energiequelle genutzt werden kann. Bei **zu hoher Konzentration,** d. h. zwischen **160 und 180 mg/dl,** wird Zucker zum Teil mit dem Urin ausgeschieden. Gesunde Menschen haben Blutzuckerwerte von 70 bis 110 mg/dl im Blut.

Wussten Sie, dass ...
Insulin der „Topmanager" des Zuckerstoffwechsels ist?

Insulinresistenz = Absinken der Zahl der Insulinrezeptoren in der Zellmembran, wodurch die Wirksamkeit von Insulin herabgesetzt wird.

Diabetes mellitus liegt vor, wenn wiederholt Blutzuckerwerte von mehr als 126 mg/dl gemessen werden.

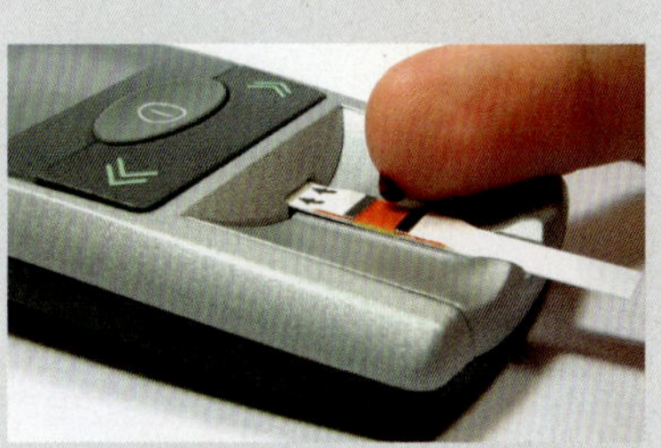

Regelmäßige Blutzuckerkontrolle ist bei Diabetes unerlässlich

Welche Folgen hat Insulinmangel?

- Insulinmangel führt zu einer Störung des Kohlenhydrat-, Fett- und Eiweißstoffwechsels.
- Im Muskel- und Fettgewebe, den beiden wichtigsten Glukoseverbrauchern, sind Glukoseaufnahme und -verwertung beeinträchtigt.
- Durch den erhöhten Blutzuckergehalt kommt es zu einer **Flüssigkeitsverschiebung** im Körper, den Zellen wird Wasser und Kalium entzogen. Anzeichen sind gesteigertes Durstgefühl und Wadenkrämpfe.
- Um die Energieversorgung der Zellen auch ohne Glukose zu ermöglichen, werden Glyzerin und freie Fettsäuren an das Blut abgegeben. Der **Blutfettspiegel steigt.** Glyzerin wird zur Glukoseneubildung verwendet. Die freien Fettsäuren werden nicht mehr vollständig abgebaut, Ketonkörper werden gebildet. Eine zu hohe Konzentration von Ketonkörpern bewirkt eine **Verschiebung des pH-Wertes** der Körperflüssigkeiten in den sauren Bereich **(Acidose).** Die Atemluft des Erkrankten riecht nach Aceton. Die Acidose kann zu einer tiefen Bewusstlosigkeit, dem **diabetischen Koma,** führen.
- Auch Aminosäuren werden zur Glukoseneubildung verwendet. Daher kann **körpereigenes Eiweiß nicht** mehr entsprechend **aufgebaut** werden. Es kommt zu einer vermehrten Stickstoffausscheidung mit dem Harn.
- Durch den Eiweiß- und Fettabbau können **starke Gewichtsverluste** auftreten.

Ketonkörper = Stoffwechselprodukte, die bei bestimmten Erkrankungen oder bei Hunger vermehrt in Blut und Harn auftreten. Sie können zur Ernergieversorgung herangezogen werden.

Diabetisches Koma entsteht durch Übersäuerung des Körpers aufgrund hoher Blutzuckerwerte; entwickelt sich innerhalb von mehreren Tagen; Kennzeichen: Übelkeit, Erbrechen, Acetongeruch, Schläfrigkeit; Gegenmaßnahme: frühzeitige Insulingabe.

Welche Diabetestypen gibt es?

	Typ-1-Diabetes	Typ-2-Diabetes
Ursachen	Nicht geklärt. Vermutet wird ein Zusammenwirken von Erbfaktoren, Infektionen und Immunsystem.	Überernährung und wenig körperliche Bewegung. Meist bestehen noch andere Risikofaktoren (siehe auch metabolisches Syndrom, S. 255).
Krankheitsbild	Insulin wird gar nicht oder viel zu wenig produziert; es muss von außen zugeführt werden, dafür ist eine intensive Schulung notwendig.	Insulin wird zwar produziert, jedoch zu wenig oder es wirkt unzureichend; kann durch Anpassung der Ernährungsweise abgefangen werden.
Betroffene Altersgruppe	Häufig vor dem 20. Lebensjahr, früher daher die Bezeichnung „jugendlicher Diabetes".	Tritt häufig erst im höheren Lebensalter auf, früher daher die Bezeichnung „Altersdiabetes"; kann aber auch schon bei Kindern und Jugendlichen vorkommen.

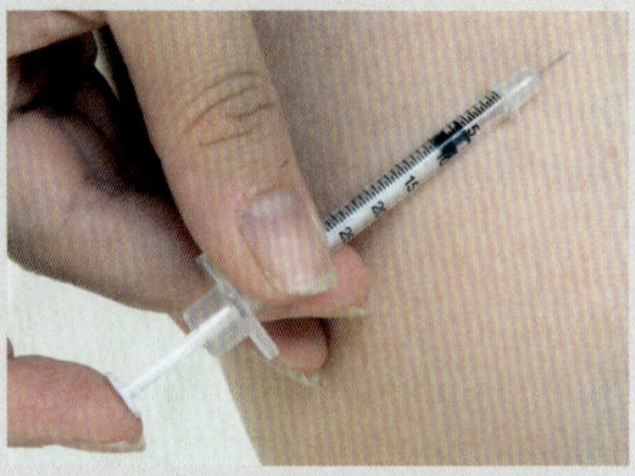

Insulin ist für Diabetiker lebensnotwendig

Als Ersatz für fehlendes Insulin wird bei der Behandlung von Diabetikern heute meist gentechnisch produziertes Insulin eingesetzt.

Antidiabetika = blutzuckersenkende Medikamente; fördern die Insulinausschüttung.

Warum muss bei der Anpassung der Insulingabe an die zugeführte Nahrungsmenge die körperliche Aktivität berücksichtigt werden?

Würden Sie einem Diabetiker die Verwendung von Süßstoff empfehlen oder ihm davon abraten? Begründen Sie Ihre Empfehlungen!

Ist die Bezeichnung auf Lebensmitteln „Für Diabetiker geeignet" noch aktuell?
Angesichts einer gesunden, vollwertigen Ernährung, wie sie sowohl Diabetikern als auch Gesunden heute empfohlen wird, gibt es keinen Anlass, spezielle Diabetikerprodukte zu konsumieren. Darüber hinaus sind speziell für Diabetiker angebotene Produkte oft energiereicher und teurer als die entsprechenden herkömmlichen Lebensmittel.

Welche Behandlung ist bei Diabetes notwendig?

Typ-1-Diabetiker müssen mit Injektion zusätzliches Insulin erhalten. Insulin kann mit Einmalspritzen oder Injektionshilfen (Pens) gespritzt werden. Bei der konventionellen Insulintherapie wird die Ernährung der gespritzten Insulinmenge angepasst. Es ist erforderlich, geplant zu essen und einen festgelegten Kohlenhydratgehalt einzuhalten.

Bei der intensivierten Behandlung richtet sich die Insulinmenge nach der tatsächlich aufgenommenen Nahrungsmenge. Der Patient hat mehr Freiheit bei der Wahl der Kohlenhydrate, er kann öfter essen und muss nicht auf die Uhrzeit achten.

Die Therapie bei **Typ-2-Diabetes** beginnt mit einer gesünderen Lebensweise: Gewichtsreduktion, fettarme und ballaststoffreiche Ernährung sowie verstärkte körperliche Betätigung. Helfen diese Maßnahmen nichts, werden Antidiabetika verabreicht. Bleibt diese Therapie erfolglos, muss auch beim Typ-2-Diabetiker eine Insulinbehandlung durchgeführt werden.

Welche Ernährungstherapie wird empfohlen?

Es gelten die Ernährungsempfehlungen für die Vollkost – Übergewichtigen wird die energiereduzierte Vollkost empfohlen. Die Qualität der Kohlenhydrate sollte dabei berücksichtigt werden.

Hilfe für die praktische Umsetzung

Es kann für insulinpflichtige Diabetiker eine Erleichterung sein, ihre Mahlzeiten zu portionieren, um ihren Insulinbedarf abschätzen zu können. Dies kann mit **Kohlenhydrat-Einheiten** oder Broteinheiten, 1 KHE/BE = 12 g Kohlenhydrate, gemacht werden. Die angegebenen Portionen enthalten alle etwa **12 g verdauliche Kohlenhydrate** und können untereinander ausgetauscht werden. Die Lebensmittel werden allerdings im Normalfall nicht mehr genau abgewogen, sondern können mithilfe gängiger Küchenmaße abgeschätzt werden.

Beispiel für Kohlenhydratportionen: Sie enthalten im Durchschnitt 10–12 g Kohlenhydrate (1 KHE/1 BE).

	Menge (ca. g)	Schätzhilfe in Küchenmaßen
Grahambrot	30 g	1 dünne Scheibe
Laugenbrezel	25 g	1/2 Stück
Apfel	110 g	1 kleiner
Banane	80 g	1/2 mittelgroße

55 % der Gesamtenergiezufuhr sollen durch Kohlenhydrate erfolgen. Das entspricht beim Erwachsenen ca. 320 g.

Diätplan für Diabetiker, durchschnittliche Zahl und Verteilung der KHE

	22 KHE	24 KHE	26 KHE
Energiegehalt	2 200 kcal	2 400 kcal	2 600 kcal
Nährstoffe E (Eiweiß), F (Fett), KH (Kohlenhdrate)	80 g E 80 g F 275 g KH	90 g E 80 g F 300 g KH	100 g E 90 g F 325 g KH
	KHE-Verteilung	KHE-Verteilung	KHE-Verteilung
1. Frühstück	4,5	4,5	4,5
2. Frühstück	3	4	4
Zwischenmahlzeit	–	–	2
Mittagessen	5	5	5
Zwischenmahlzeit	3,5	3,5	3,5
Abendessen	4	4	4
Spätmahlzeit	2	2	3

Weitere Empfehlungen

- **55 % der Gesamtenergiezufuhr** sollen durch **Kohlenhydrate** gedeckt werden.
- Ballaststoffreiche Lebensmittel, wie Vollkornprodukte, Kartoffeln, Gemüse, Salat und Obst, bevorzugen. Sie verhindern ein zu rasches Ansteigen des Blutzuckerspiegels.
- Lebensmittel mit niedrigem glykämischem Index (siehe S. 258), wie z. B. Vollkorngetreide, Hülsenfrüchte, Haferflocken, Nudeln, können zu verbesserten Blutzucker- und Blutfettwerten beitragen.
- Wenig Zucker essen und nur zusammen mit anderen Nahrungsmitteln aufnehmen, um die Aufnahme in das Blut zu verzögern. Meiden von Kuchen, Keksen, Süßigkeiten.
- Pflanzenöle aus Mais, Soja, Raps oder Oliven verwenden.
- Regelmäßig Fisch einplanen.
- Auf geringen Anteil an tierischen Fetten achten.
- Eiweißbedarf durch mageres Fleisch und fettarme Milchprodukte decken.
- Alkoholische Getränke meiden.
- Körpergewicht normalisieren und halten.
- Mehrere kleine Mahlzeiten (fünf bis sechs pro Tag) einnehmen.
- Zufuhr an frischem Gemüse und Obst optimieren, sie enthalten viele Antioxidantien (siehe S. 98). Diese können helfen, Folgeschäden von Diabetes zu vermeiden.

Welche Probleme können bei Diabetes auftreten?

Zu niedriger und zu hoher Blutzuckergehalt müssen vermieden werden. Starke **Schwankungen** sind für Diabetiker sehr **gefährlich.** Sie können im Extremfall das Leben gefährden, wenn sie nicht behandelt werden.

Insulinbehandelte Diabetiker sollten für den Fall einer plötzlich auftretenden Unterzuckerung sozusagen als „Erste Hilfe" immer leicht resorbierbare Kohlenhydrate, z. B. ein Stück Zucker, bei sich haben. Eine Unterzuckerung kann bei Insulin-, aber auch bei Tablettenbehandlung auftreten, wenn die aufgenommene Kohlenhydratmenge nicht der zugeführten Insulinmenge entspricht. Auch die Aufnahme von Alkohol kann zu Unterzucker führen. Anzeichen für Unterzuckerung sind starkes Schwitzen, Zittern und Ohnmacht.

Bei einem **zu hohen Blutzuckerspiegel** steigt die Anzahl der Ketonkörper im Blut. Die hohe Konzentration von Ketonkörpern verschiebt den pH-Wert der Körperflüssigkeiten in den sauren Bereich (Acidose). Die **Acidose** verursacht eine tiefe Bewusstlosigkeit, das **diabetische Koma.**

Jede Stoffwechselentgleisung – Unterzuckerung oder diabetisches Koma – führt zu Blutgefäßveränderungen. Diese Veränderungen können Erblindung, Nierenversagen, Herzinfarkt und Geschwüre an den Füßen verursachen. Eine bewusste und sinnvolle Lebensweise kann diese Spätschäden bei Diabetes möglichst lange hinauszögern.

Durchschnittlicher glykämischer Index

Lebensmittel	Glykämischer Index
Glukose	100
Cornflakes	77
Honig	73
Karotten	71
Saccharose	65
Kartoffeln	62
Bananen	53
Nudeln	41
Linsen	29
Milch	27
Fruktose	23

Wussten Sie, dass ...
Schwangerschaftsdiabetes eine spezielle Form der Zuckerkrankheit ist? Er kann Großwuchs des Embryos und Komplikationen bei der Geburt bewirken. Normalerweise verschwindet Schwangerschaftsdiabetes nach der Entbindung wieder.

Wussten Sie, dass ...
beim diabetischen Koma die Atemluft nach Aceton (obstartig) riecht?

8 Erhöhte Harnsäurewerte – Gicht

Etwa ein bis zwei Prozent unserer Bevölkerung leiden an Gicht. Männer sind 20-mal häufiger betroffen als Frauen. Gicht tritt als Folge von erhöhten Harnsäurewerten im Blut auf. Übersteigt der Harnsäurewert im Blut eine bestimmte Konzentration, bilden sich Ablagerungen (Harnsäurekristalle), die an verschiedenen Stellen im Körper – besonders in den Gelenken – schmerzhafte Entzündungen hervorrufen.

Wie entsteht ein erhöhter Harnsäurespiegel?

Harnsäure ist das Abbauprodukt der **Purine.** Purine sind Bestandteile der Zellen und kommen in fast allen Lebensmitteln vor. Zellkernreiche Gewebe wie Innereien oder Haut (z. B. von Geflügel) enthalten besonders viele Purine. Normalerweise wird überschüssige Harnsäure durch die Nieren ausgeschieden. Ist der Harnsäurestoffwechsel gestört, steigt der Harnsäuregehalt des Blutes an.

Wann spricht man von erhöhten Harnsäurewerten?

Ab einer Harnsäurekonzentration von 6,5 mg/dl spricht man von **Hyperurikämie.** Es treten noch keine Gichtsymptome bzw. Beschwerden auf. Bei der akuten Gicht lagern

Hyperurikämie = erhöhte Harnsäurewerte im Blut.

Gicht trat in den Kriegsjahren kaum auf. Warum?

Wussten Sie, dass ...
Alkohol die Harnsäureausscheidung durch die Nieren hemmt?

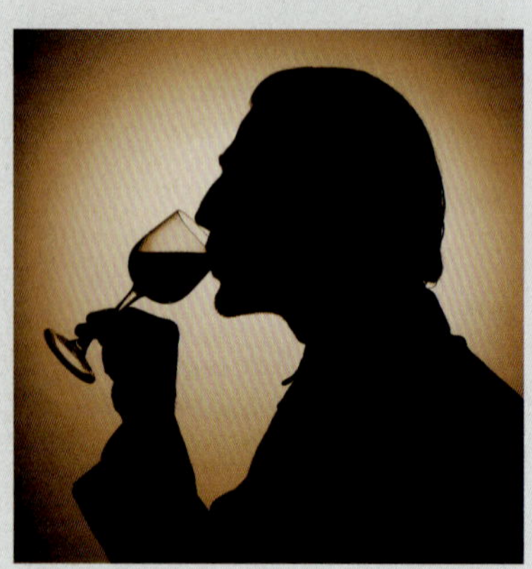

Menschen mit erhöhten Harnsäurewerten sollten auf Wein verzichten

Nennen Sie vier Lebensmittel, die bei der Behandlung von Gicht gemieden werden sollten:

1.
2.
3.
4.

sich Harnsäurekristalle im Gewebe, in den Nieren und den Gelenken ab und verursachen dort starke Schmerzen. Diese Kristalle entstehen, wenn zu viel Harnsäure im Blut gelöst ist (über 8,0 mg/dl) oder wenn sich der pH-Wert verändert.

Formen der Gicht

- **Primäre Gicht** ist eine angeborene Stoffwechselstörung. Diese Krankheit kann durch **falsche Ernährungsgewohnheiten,** wie übermäßiges Essen, zu viel Alkohol, zu viel purinhaltige Lebensmittel, zum Ausbruch kommen.
- **Sekundäre Gicht** wird durch **Veränderungen im Stoffwechsel,** z. B. durch Nierenerkrankungen, Diabetes mellitus oder Fasten, hervorgerufen. Fettes Essen, aber auch eine Nulldiät oder Stoffwechselentgleisungen bei Diabetes mellitus bewirken einen Anstieg von Ketonkörpern. Der ph-Wert des Blutes verändert sich. Dadurch wird die Harnsäureausscheidung gehemmt und die Harnsäurewerte erhöhen sich.

Welche Ernährungstherapie wird empfohlen?

Die Basis der Therapie ist die richtige Ernährung. Auch bei einer medikamentösen Behandlung wird die Gicht durch eine **purinarme Diät** günstig beeinflusst. Besonders wichtig ist eine ausreichende Flüssigkeitszufuhr von 1,5–2 Litern pro Tag.

Purinarme Diät bei Hyperurikämie

Die Aufnahme von maximal 500 mg Harnsäure am Tag wird angestrebt.

- Den Verzehr von Fleisch, Wurst oder Fisch auf eine Portion pro Tag (100 g) beschränken.
- Als Eiweißquelle eignen sich besonders fettarme Milch und Milchprodukte.
- Käse ist ein purinarmes Lebensmittel. Sorten mit einem Fettgehalt unter 30 % F. i. T. sollten verwendet werden.
- Die Aufnahme purinreicher Lebensmittel sowie größerer Mengen alkoholischer Getränke sollte vermieden werden.

Streng purinreduzierte Diät bei akutem Gichtanfall

- Eine Harnsäureaufnahme von unter 300 mg Harnsäure pro Tag wird angestrebt.
- Von Fleisch, Wurst oder Fisch können wöchentlich etwa ein bis zwei Portionen (je 100 g) verzehrt werden.
- Eiweiß in Form von Milch, Milchprodukten und purinarmen Pflanzenprodukten ist erlaubt.
- Purinreiche Lebensmittel und alkoholische Getränke sollten strikt gemieden werden.

Weitere Empfehlungen

- **Übergewicht langsam abbauen,** so kann eine Senkung des Harnsäurespiegels erreicht werden. Vorsicht! Keine Nulldiät durchführen, da es durch zu rasche Gewichtsabnahme zu einem Gichtanfall kommen kann.
- Tee, Kaffee und Kakao enthalten zwar Purine – diese werden aber nicht zu Harnsäure abgebaut. Somit können diese **Genussmittel in normalen Mengen** verzehrt werden.
- Achten Sie bei **bestimmten Gemüsesorten** auf den **Puringehalt.** Durch ihren häufigen Verzehr kann der Harnsäurespiegel ebenso **ungünstig beeinflusst** werden (in der Tabelle farblich gekennzeichnet).

Puringehalte verschiedener Nahrungsmittel je 100 g

Sehr hoch (über 200 mg)	Hoch (100–200 mg)	Mäßig (50–100 mg)	Niedrig (unter 50 mg)	Purine in Spuren
Herz, Leber, Milz, Niere; Hering, Lachs, Sardelle, Sardine; Garnelen; Germ; Linsen.	Muscheln, Fische, Fleisch (Schwein, Rind, Lamm, Geflügel, Wild), Wurstwaren, Hirn, Bohnen.	Speck, Zander, Hummer; Brot, Nudeln; Spinat, Erbsen, Champignons, Artischocken, Karfiol, Brokkoli, Kraut, Schwarzwurzeln, Lauch, Mais, Sauerampfer	Obst, viele Gemüsesorten, Kartoffeln	Reis, Stärke, Milch und Milchprodukte, Honig, Kürbisse, Eier

9 Karies

Zahnwürmer, so meinten Assyrer und Babylonier im 2. Jahrtausend v. Chr., würden Löcher in die Zähne fressen, seien also die Urheber der Zahnfäule. Aristoteles machte dann im 3. Jh. v. Chr. getrocknete Feigen (sie enthalten sehr viel Zucker) für die Kariesentstehung verantwortlich – und kam damit den wirklichen Ursachen ein ganzes Stück näher.

Karies ist in der heutigen Zeit die häufigste Zahnerkrankung. Etwa 99 % der Bevölkerung in den Industrieländern sind davon betroffen. Karies zerstört die Zahnsubstanz. Das kann in weiterer Folge zu einem Verlust der erkrankten Zähne führen. Der Zusammenhang zwischen Ernährung und Kariesentstehung zeigte sich in den europäischen Ländern deutlich nach dem Zweiten Weltkrieg. Karieserkrankungen traten während des Krieges nur selten auf, nahmen jedoch nach dem Krieg mit **steigendem Wohlstand** durch die damit verbundenen **Essgewohnheiten** stark zu.

Welche Essgewohnheiten tragen Ihrer Meinung nach zur Kariesentstehung bei?

Aufbau der Zähne
Die Zähne bestehen hauptsächlich aus einer knochenähnlichen Substanz, dem **Dentin** (Zahnbein), der **Zahnhöhle** mit Nerven und Blutgefäßen sowie dem sehr harten **Zahnschmelz,** der äußeren Schutzschicht des Zahns.

Ursachen für die Entstehung von Karies

Plaque

Im Mund befindet sich eine Vielzahl an Bakterien. Sie bilden aus den **Kohlenhydraten der Nahrung** unlösliche Verbindungen, die sich auf der Zahnoberfläche ablagern. Diese Ablagerungen nennt man Plaque. Dieser Zahnbelag verhindert die Reinigung der Zahnoberfläche durch den Speichel.

Säurebildung

Neben der Plaquebildung bauen diese Bakterien Kohlenhydrate zu **organischen Säuren** ab. Diese Säuren lösen Kalzium und Fluorid aus dem **Zahnschmelz** und führen so zu Zahnschäden. Eine hohe Zufuhr an **säurehaltigen Lebensmitteln,** z. B. von Fruchtsäften oder Cola-Getränken, trägt ebenso zu einer Entmineralisierung (Herauslösen von Mineralstoffen) der Zahnoberfläche bei. Auch hier sind Zahnschäden die Folge!

Je mehr Zucker die Mundbakterien zur Verfügung haben,
- desto besser können sie sich vermehren,
- desto mehr Säuren entstehen, die den Zahnschmelz angreifen.

„Nursing-Bottle-Syndrom“

Bei Kindern, die häufig gesüßte Kindertees oder Fruchtsäfte aus Saugflaschen trinken, können schon in den ersten Lebensjahren massive Zahnschäden entstehen.

Besonders die Vorderzähne im Oberkiefer werden durch den häufigen Kontakt mit Zucker und/oder säurehaltigen Getränken zerstört. Auf die Verabreichung von ungesüßtem Tee sollte geachtet werden. Außerdem sollten Kinder schon früh lernen, aus einem Becher zu trinken.

Wussten Sie, dass ...
Beruhigungsschnuller und Sauger für Flaschen für Babys und Kleinkinder nicht mit dem elterlichen Speichel in Berührung kommen sollen? Damit werden Bakterien übertragen, die Karies verursachen können.

Wussten Sie, dass ...
fluoridhaltige Zahnpasta schon ab dem vierten Lebensjahr verwendet werden soll?

Tipps zur Kariesvorbeugung

Zahnhygiene macht Sinn: Regelmäßiges Zähneputzen, Verwendung von Zahnseide und Vorsorgeuntersuchungen beim Zahnarzt schützen die Zähne vor Karies.

Vitamine und Mineralstoffe in ausreichender Menge aufnehmen: Eine bedarfsgerechte Zufuhr der Vitamine A, C und D sowie von Kalzium, Phosphor und Fluor wirkt sich positiv auf die Zahnentwicklung aus!

Auf den Zuckergehalt achten: Zuckerhaltige Speisen und Getränke sollten eingeschränkt werden. Bei vielen Produkten kann der Zuckergehalt vom Konsumenten nicht abgeschätzt werden. Häufig ist auf Lebensmitteln die Deklaration „ohne Zucker“ zu finden. Zu beachten ist, dass sich dieser Vermerk lediglich auf die Saccharose, also den Haushaltszucker, bezieht. Zucker in anderer Form, z. B. Glukosesirup, Malzzucker, Fruchtzucker oder Honig, kann dieses Lebensmittel durchaus enthalten.
Auch sogenannte gesunde Nahrungsmittel, wie Bananen, Trockenfrüchte oder Müsliriegel, enthalten reichlich Zucker oder andere Karies fördernde Bestandteile, wie z. B. Honig oder Glukosesirup. Ihre Kariogenität wird durch ihre **klebrige Konsistenz** sogar noch verstärkt.

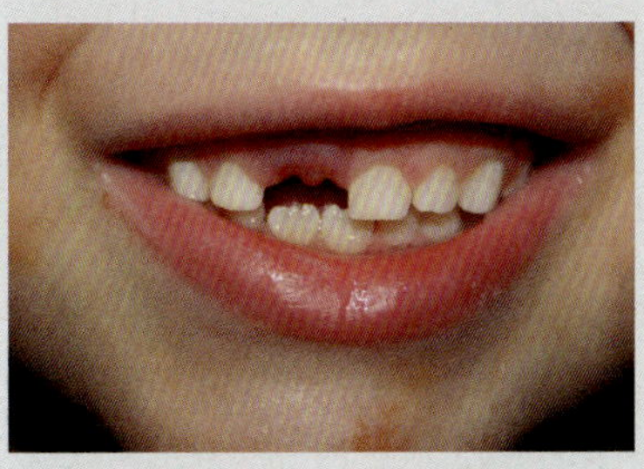

Gesunde Zähne von Anfang an!

Kariogenität = Karies auslösende Wirkung.

Kennen Sie das Gefühl, dass sich Aufregungen auf den Magen schlagen? Wie macht sich das bemerkbar?

Welche magenfreundlichen Alternativen bieten sich hier an?

Speckbrot	
Cola	
Pommes frites	
Buttercreme-torte	
Gurkensalat	

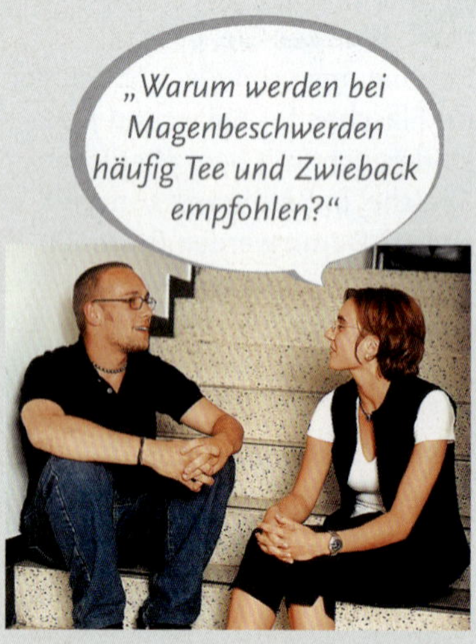

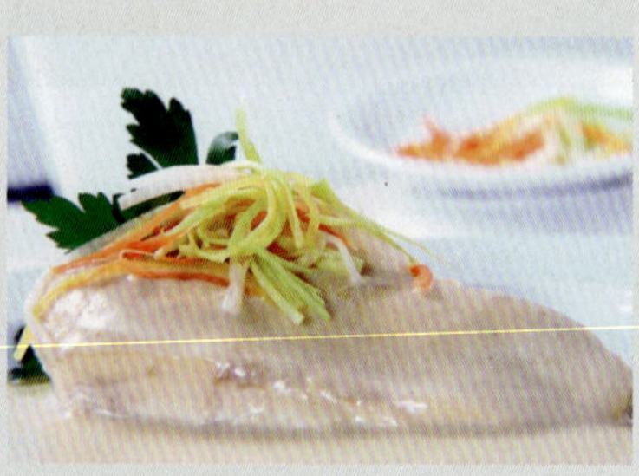
Leichte Vollkost soll vor allem bekömmlich sein

10 Magenerkrankungen

Magenschmerzen, Völlegefühl, Blähungen und Sodbrennen sind erste Anzeichen für eine Magenerkrankung. Zur Behandlung von Magenbeschwerden ist meist keine spezielle Diät erforderlich, eine leichte Vollkost führt in vielen Fällen zu einer Besserung bzw. Heilung. Ärger und Stress können sich auf den Magen schlagen. Ruhe, Entspannung und Genuss beim Essen können zu einem Abklingen der Beschwerden beitragen!

Ursachen für die Entstehung von Magenerkrankungen

Krankheit/Störung	Ursachen – Krankheitsbild
Sodbrennen	Übersäuerung des Magens durch übermäßige Ausschüttung von Magensalzsäure – wird häufig durch schwer verdauliche Speisen und übermäßiges Essen hervorgerufen. Auch krankhafter Rückfluss (Reflux) des Speisebreis aus dem Magen in die Speiseröhre verursacht Sodbrennen.
Gastritis	Entzündungen der Magenschleimhaut durch schwer verdauliche Speisen, Alkohol, Rauchen, Medikamente oder verdorbene Speisen.
Magengeschwür	Die Magenwand wird angedaut und in der Folge bilden sich Geschwüre. Medikamente, Erbfaktoren oder seelische Probleme kommen als Ursachen in Frage.

Welche Ernährungstherapie wird empfohlen?

Bei Magenerkrankungen wird **leichte Vollkost** empfohlen unter Beachtung der individuellen Verträglichkeit von einzelnen Lebensmitteln.

Geeignete Lebensmittel und Zubereitungsarten in der leichten Vollkost

Lebensmittel	Getränke	Zubereitungsarten
■ Vollkornbrot (aus fein vermahlenem Mehl) ■ Kartoffeln, Blattsalat, Karotten ■ Reis, Nudeln, Hirse, Haferflocken ■ Äpfel, Bananen ■ Honig ■ Milder, fettarmer Käse, Butter ■ Joghurt ■ Mageres, zartes Fleisch, Fisch	■ Kamillentee ■ Schwarzer Tee ■ Buttermilch ■ Vollmilch ■ Gemüse- und Obstsäfte	■ Dünsten ■ Dämpfen ■ Grillen (schonend, mild gewürzt, bei niedriger Temperatur, mit wenig Fett) ■ Garen im Tontopf ■ Kochen und Pochieren

Beispiele für Lebensmittel, die häufig nicht vertragen werden

Angaben in Prozent*			
Hülsenfrüchte	30,1	Mayonnaise	11,8
Gurkensalat	28,6	Kartoffelsalat	11,4
Frittierte Speisen	22,4	Geräuchertes	10,7
Weißkraut	20,2	Stark gewürzte Speisen	17,7
Kohlensäurehaltige Getränke	20,1	Heiße Speisen	17,6
Fette Speisen	17,2	Weißwein	17,6
Paprikagemüse	16,8	Rohes Obst	17,3
Sauerkraut	15,8	Nüsse	17,1
Blaukraut	15,8	Paniert Gebackenes	16,8
Süße, fette Backwaren	15,8	Pilze	16,8
Pommes frites	15,3	Lauch	15,9
Frisches Brot	13,6	Spirituosen	15,8
Krautsalat	12,1		

* Nach Erhebungen der AG für klinische Diätetik

11 Störungen im Darmtrakt

Erkrankungen im Verdauungstrakt, insbesondere im Darmtrakt, sind weit verbreitet. Störungen im Verdauungstrakt können durch eine vollwertige Ernährung weitgehend verhindert werden. Besonders die ausreichende **Ballaststoffaufnahme** und eine entsprechende Flüssigkeitszufuhr spielen eine wesentliche Rolle. Um die Darmtätigkeit optimal zu beeinflussen, wird die Aufnahme von mindestens **30 g Ballaststoffen pro Tag** empfohlen.

Wussten Sie, dass ...
die durchschnittliche Ballaststoffaufnahme in den Industrieländern bei 20 g pro Tag liegt? Im Vergleich dazu wurden um das Jahr 1880 durchschnittlich 103 g pro Tag aufgenommen!

Ursachen für die Entstehung von Darmerkrankungen

Krankheit/Störung	Ursachen – Krankheitsbild
Darmträgheit oder Obstipation (Verstopfung)	Ballaststoffarme Kost, zu geringe Flüssigkeitsaufnahme, Klimawechsel, Bewegungsarmut, seelische Belastungen, Missbrauch von Abführmitteln und unregelmäßiger Lebensstil sind die Ursachen für Darmträgheit. Die Stuhlentleerung erfolgt nur in großen Zeitabständen. Folgeerscheinungen: Völlegefühl, Appetitlosigkeit, belegte Zunge, Arbeitsunlust; auch **Hämorrhoiden** und **Divertikel** können auftreten.
Durchfall oder Diarrhö	Verdorbene Lebensmittel, Überempfindlichkeit gegenüber bestimmten Lebensmitteln, Nervosität, starke Abkühlung und Infektionen können die Ursache für Durchfall sein. Es kommt zu häufigem und dünnflüssigem Stuhlgang. Besonders gefährlich sind Durchfallserkrankungen im Säuglingsalter. Es können rasch lebensgefährliche Wasser- und Elektrolytverluste auftreten.

Hämorrhoiden = krankhafte Erweiterung der Venen im unteren Mastdarm- und Afterbereich. Bei hartem Stuhlgang kommt es häufig zu einer Verletzung dieser Venen und in der Folge zu Blutungen.

Divertikel = krankhafte Ausstülpung des Darms. Nahrungsreste können sich hier festsetzen und Entzündungen hervorrufen.

Welche Ernährungstherapie wird empfohlen?

- Bei **Darmträgheit** werden besonders Vollkornprodukte, Gemüse, eingeweichtes Trockenobst, gequollener Leinsamen und milchsäurehaltige Lebensmittel, wie Joghurt und Sauerkraut, empfohlen.
- Die Umstellung auf ballaststoffreiche Kost braucht Geduld. Der Darm muss sich erst langsam an die Kost gewöhnen. Die Flüssigkeitszufuhr muss gesteigert werden.
- Die Therapie bei **Durchfallserkrankungen** erfolgt am besten zunächst mit schwarzem Tee. Anschließend kann Hafer- oder Reisschleimsuppe gegessen werden. Nach dem Abklingen der Beschwerden wird **leichte Vollkost** empfohlen.

? Warum ist es üblich, bei Durchfall Salzgebäck und Cola zu verabreichen?

Speiseplan – Vorschläge für eine leichte Vollkost

Menüvorschläge				
Frühstück	**Jause**	**Mittagessen**	**Jause**	**Abendessen**
Tee, Mischbrot, Schinken, Butter	Orangensaft, Apfel	Gedünsteter Fisch, Kartoffeln, Mischgemüse, Fruchtjoghurt	Tee, Käsebrot mit Tomate	Karottenrohkost, Topfennockerln, Beerensauce
Kakao, Striezel, Butter, Honig	Tee, Käsebrot mit Tomate	Gemüsesuppe, Naturschnitzel, Kräuterreis, Blattsalate, Apfelkompott	Buttermilch, Knäckebrot	Zucchiniauflauf, Salat, Orange
Tee, Cornflakes, Milch	Tee, Schinkenbrot	Gemüsespätzle, grüner Salat, Birne	Tee, Apfeljoghurt, Biskuitschnitte	Putengeschnetzeltes, Reis, Salat, Pudding mit Fruchtsauce

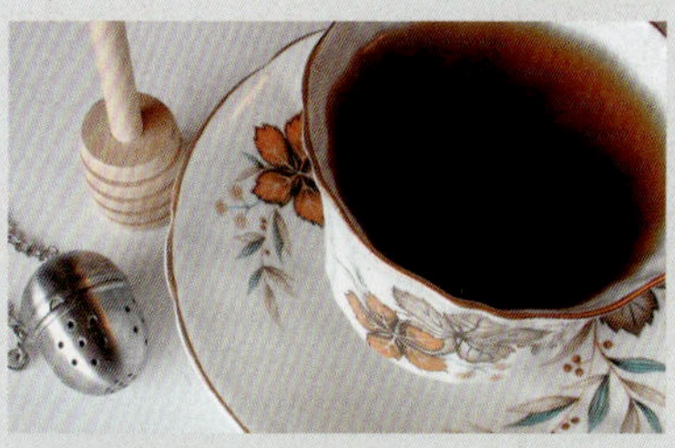

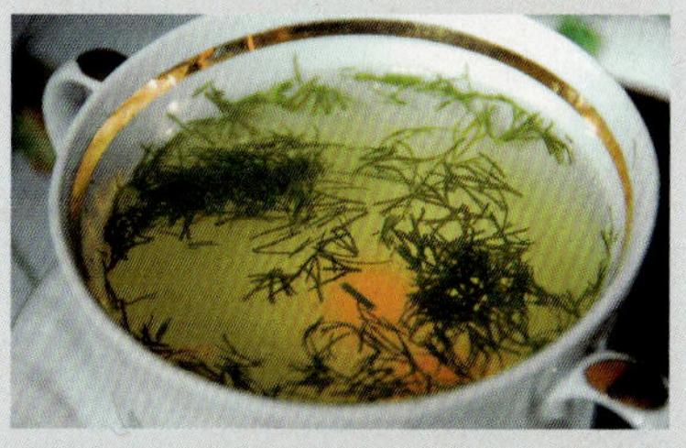

Entlastung für den Magen-Darm-Trakt

12 Leber- und Gallenerkrankungen

Die Leber ist das zentrale Stoffwechselorgan des Körpers. Sie regelt viele Stoffwechselvorgänge und passt den Körper an unterschiedliche Ernährungsbedingungen an. Sie dient als **Speicherorgan** für Glykogen, Vitamine und Mineralstoffe. In der Leber werden **Gallensaft, Cholesterin, Bluteiweißstoffe** und **Blutgerinnungsfaktoren gebildet. Giftstoffe,** wie z. B. Alkohol, Medikamente, Konservierungsstoffe und Zwischenprodukte aus dem Stoffwechsel, werden gebunden und **ausgeschieden**.

Ursachen für die Entstehung von Leber- und Gallenerkrankungen

Krankheit/Störung	Ursachen – Krankheitsbild
Fettleber	Alkoholmissbrauch, Überernährung, Unterernährung oder Zuckerkrankheit kann zu einer Vergrößerung der Leber durch Fetteinlagerung führen. Der Fettanteil kann von normalerweise weniger als 5 % auf 50 % ansteigen.
Leberzirrhose	Entwickelt sich aus einer Fettleber oder einer chronischen Leberentzündung. Die Leber ist vergrößert und verhärtet. Leberzellen werden zerstört.
Gallensteine	Durch ein Überangebot an Cholesterin und Gallenfarbstoff in der Gallenblase können sich Steine bilden. Entzündungen und Koliken, Übelkeit und Fettunverträglichkeit begleiten die Krankheit. Bei Frauen treten Gallensteine drei- bis fünfmal häufiger auf als bei Männern.

Wussten Sie, dass ... chronischer Alkoholmissbrauch nahezu alle Organe schädigt? Die Leber ist jedoch am stärksten betroffen.

Koliken = krampfartige Schmerzen durch Zusammenziehen eines Hohlorgans (z. B. Darm, Gallenblase).

Welche Ernährungstherapie wird empfohlen?

Die Basisernährung für die Therapie bei Leber- und Gallenerkrankungen ist die **leichte Vollkost.** Wichtig ist die ausreichende Zufuhr von Vitaminen und Mineralstoffen.

Zusätzlich gelten folgende Empfehlungen bei den einzelnen Erkrankungen:

- Bei einer **Fettleber** ist es notwendig, die Ursachen auszuschalten. Gewichtsreduktion, Verzicht auf Alkohol und Beseitigung des Eiweißmangels sind nötig. Dadurch ist eine vollständige Heilung möglich.
- Im fortgeschrittenen Stadium der **Leberzirrhose** muss die Eiweißaufnahme der Restfunktion der Leber angepasst werden.
- Bei **Gallensteinleiden** sind zunächst völliger Verzicht auf Nahrung, Bettruhe und krampflösende Medikamente notwendig. Dann erfolgt eine langsame Umstellung auf fettarme Kost. Anschließend folgt eine fettreduzierte leichte Vollkost. Eidotter, eiskalte Getränke, Geröstetes, in Fett Gebackenes und Kaffee sind verboten. Gut emulgierte Fette mit niedrigem Schmelzpunkt, z. B. Milchfett, können gegessen werden.

? Bei allen Leber- und Gallenerkrankungen werden nur leicht verdauliche Fette vertragen. Begründen Sie dies.

Führen Sie Beispiele für leicht verdauliche Fette an:

____

____

____

____

Mittelkettige Triglyzeride – „medium chain triglycerides" (MCT-Fette)

Heute gibt es spezielle Margarine- bzw. Ölsorten mit einem hohen Gehalt an mittelkettigen Triglyzeriden, die bei Gallenerkrankungen gut vertragen werden. Normale Speisefette enthalten vorwiegend langkettige Fettsäuren. Diese können nur nach der Emulgierung durch Gallensäuren verdaut werden (siehe Verdauung, S. 108). Mittelkettige Fettsäuren können auch bei ungenügender Gallensäurenproduktion gespalten werden.

Der Körper muss sich jedoch erst langsam an die Verwertung von MCT-Fetten gewöhnen. Zu Beginn wird die Aufnahme von 10 bis 20 g pro Tag empfohlen. Allmählich kann auf die Gesamtmenge von 50 g MCT-Margarine und 20 g MCT-Öl erhöht werden.

? Erinnern Sie sich: Was sind kurzkettige, mittelkettige, langkettige Fettsäuren?

MCT-Fette vertragen keine hohen Temperaturen und eignen sich daher nur als Streichfett bzw. Salatöl. Speisen, die mit MCT-Fetten zubereitet wurden, dürfen nicht lange aufbewahrt werden, da sich sonst bittere Geschmacksstoffe bilden.

13 Krebs

Krebs ist nach den Krankheiten des Herz-Kreislauf-Systems die zweithäufigste Krankheits- und Todesursache in den westlichen Industrieländern. Krebs ist eine Sammelbezeichnung für hunderte verschiedene Erkrankungen. Kaum eine Krebsart gleicht der anderen, aber alle haben eines gemeinsam: Eine ursprünglich gesunde Zelle beginnt sich hemmungslos zu teilen und es bilden sich bösartige Wucherungen.

Zusammenhänge zwischen Ernährung und Krebs

Die Ernährungsweise eines Menschen beeinflusst das Krebsrisiko maßgeblich. So fördern eine **hochkalorische, fettreiche** und **ballaststoffarme** Kost sowie eine **geringe Aufnahme** von **Gemüse und Obst** die Krebsentstehung.

Darüber hinaus kann die Nahrung krebserregende oder krebsfördernde Stoffe enthalten, die z. B. bei der Zubereitung (Grillen, Räuchern), Haltbarmachung (Pökeln) oder Lagerung (Bildung von Schimmelpilzen) entstehen.

Die Nahrung liefert auch **Schutzstoffe** – ein hoher Gemüse- und Obstverzehr kann vor bestimmten Krebsarten schützen. Als Schutzstoffe werden Vitamine, Antioxidantien, Mineralstoffe, Ballaststoffe und sekundäre Pflanzenstoffe angesehen (siehe bioaktive Substanzen, S. 91, Vitamine, S. 79, Mineralstoffe, S. 68).

Es gibt noch keine gesicherten Beweise, dass tatsächlich einzelne Lebensmittelinhaltsstoffe die Entstehung von Krebs verhindern. Vielmehr ist anzunehmen, dass das **Zusammenspiel der Nährstoffe** bei einer ausgewogenen, fettarmen und pflanzenbetonten Ernährungsweise vor Krebs und vielen anderen Krankheiten schützen kann.

Krebsarten, deren Entwicklung durch Ernährung beeinflusst wird

	Gemüse	Obst	Karotinoide in Lebensmitteln	Vitamin C in Lebensmitteln	Bewegung	Alkohol	Salz/Salz-konservierung	Rotes Fleisch	Fleischwaren	Schimmelpilze (Aflatoxin)	Starkes Übergewicht	Rauchen
Mund und Rachen	↓↓	↓↓				↑↑						↑↑
Nasen-Rachenraum							↑↑					↑
Kehlkopf	↓	↓				↑↑						↑↑
Speiseröhre	↓↓	↓↓				↑↑		↑	↑			↑↑
Lunge	↓↓	↓↓	↓					↑	↑			↑↑
Magen	↓↓	↓↓		↓			↑		↑			
Bauchspeicheldrüse	↓	↓						↑				↑↑
Leber						↑↑				↑↑		
Dickdarm	↓↓				↓↓	↑↑		↑↑	↑↑		↑↑	
Brust	↓	↓			↓	↑↑					↑↑	
Gebärmutter					↓			↑			↑↑	
Nieren												

↓↓ Krebsrisiko vermindert
↓ Krebsrisiko wahrscheinlich vermindert
↑↑ Krebsrisiko erhöht
↑ Krebsrisiko wahrscheinlich erhöht

Heilerfolge bei Krebserkrankungen mit sogenannten Krebsdiäten sind wissenschaftlich nicht nachzuweisen. Tumore können nicht allein durch eine spezielle Ernährung geheilt werden. Der kranke Organismus kann im besten Fall durch eine gesunde Kost gestärkt

Kreuzen Sie die Lebensmittel an, die der Krebsvorbeugung dienen:

Grillsteak	
Joghurt	
Kaffee	
Selchspeck	
Sauerkraut	
Vollkornbrot	
Alkohol	
Kaffee	
Gemüse	
Verschimmelte Lebensmittel	
Obst	

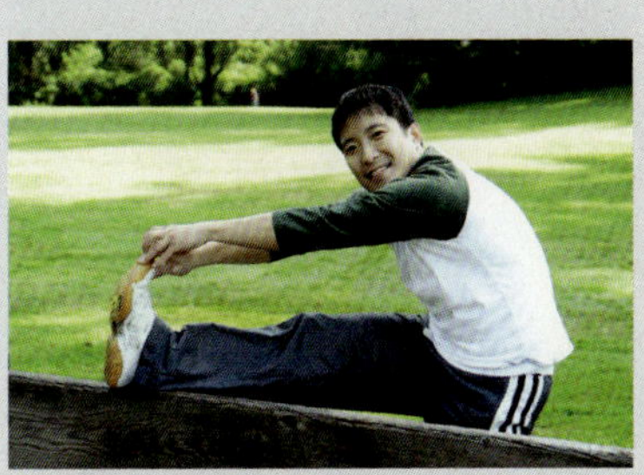

Warum spielen Bewegung und Sport bei der Krebsvorbeugung eine Rolle?

Prophylaxe = Krankheitsvorbeugung.

werden. Eine **gesunde und ausgewogene Ernährung, ausreichend Bewegung** und **Normalgewicht** haben aber für die Prophylaxe von **Krebserkrankungen** größte Bedeutung.

Folgende Empfehlungen gelten für eine „Krebsschutzkost":
- Nahrungsmittelauswahl entsprechend der dreidimensionalen Lebensmittelpyramide (siehe S. 16) gestalten.
- Ausreichend trinken, aber Alkohol meiden.
- Kohlenhydratreiche und ballaststoffreiche Kost bevorzugen in Form von Gemüse, Obst, Getreide, Vollkornprodukten und Hülsenfrüchten.
- Tierisches Eiweiß vorwiegend durch fettarme Milch und Milchprodukte aufnehmen.
- Aufnahme von rotem Fleisch auf 300 g pro Woche beschränken. Wenig Fleisch- und Wurstwaren essen.
- Schonende, fettarme Garmethoden, wie Kochen, Dünsten und Dämpfen, wählen.
- Zum Würzen von Speisen Kräuter bevorzugen, Salz sehr sparsam verwenden.
- Keine schimmligen Lebensmittel essen!
- Den Verzehr gegrillter, geräucherter und gepökelter Lebensmittel einschränken.

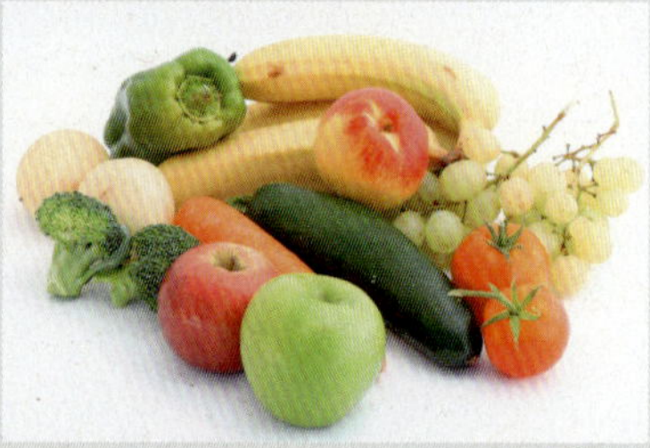

Fünfmal am Tag Gemüse und Obst – das macht Sinn!

14 Essstörungen

Essstörungen sind **psychische Störungen,** die besonders bei Mädchen und jungen Frauen, aber immer häufiger auch bei Männern auftreten. Gestörtes Essverhalten kann ganz unterschiedliche Ursachen haben. Essen kann ein **Ersatz für andere Bedürfnisse** sein, z. B. für Verständnis und Liebe. Auch **Schlankheitsdiäten** sind oft ein Einstieg in eine Essstörung.

? Überlegen Sie folgende Punkte:
- Kann ich das Essen genießen?
- Esse ich die richtige Menge – nicht zu viel, nicht zu wenig – und das ganz selbstverständlich?
- Beherrscht Essen meine Gedanken, Gefühle und den Tagesablauf?

Zu den Essstörungen zählen **Magersucht** (Anorexia nervosa), **Ess-Brech-Sucht, Bulimie** (Bulimia nervosa) und **Heißhungerstörung** („binge eating disorder").

Eine weitere Form eines gestörten Essverhaltens ist die **latente Esssucht.** Latent Esssüchtige setzen sich ständig mit ihrem Körpergewicht auseinander, sie haben große Angst vor einer Gewichtszunahme. Ein laufender Wechsel zwischen Zuvielessen und Diäthalten findet statt. Latente Esssucht begünstigt den Einstieg in andere Essstörungen.

Bei **Orthorexia nervosa** wird einer gesunden Ernährung extrem viel Aufmerksamkeit geschenkt. Die Betroffenen haben z. B. Angst, sie könnten den Bedarf an lebenswichtigen Nährstoffen nicht decken.

Wie entstehen Essstörungen?
Essstörungen sind **Süchte.** Das süchtige Verhalten ist eine Reaktion auf unbefriedigende Lebensverhältnisse. Es ist Flucht, Ablehnung, Hilflosigkeit, Verweigerung, zugleich aber auch eine gewisse Art von Anpassung. Eine Essstörung ist keine Ernährungsstörung. Essgestörte müssen lernen, mit Gefühlen wie Aggression, Wut, Trauer, Sehnsucht umzugehen. Es ist notwendig, auch die Familie der Betroffenen in eine Therapie einzubeziehen.

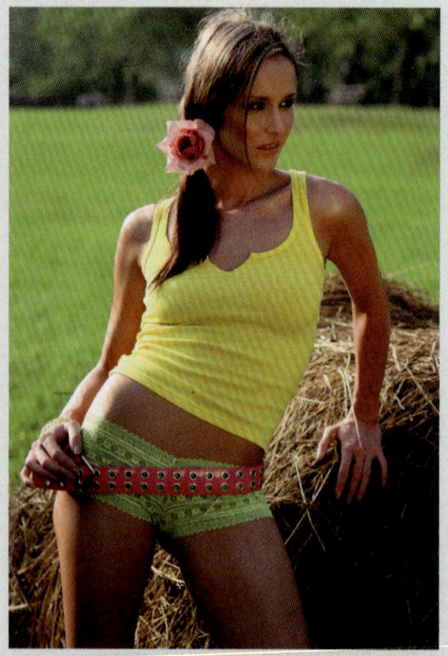

Welchen Einfluss hat das heutige Schlankheitsideal?

Essstörung	Ursachen und Auslöser
Magersucht	Familienprobleme – häufiger Streit, übertriebene Fürsorge, hohe Leistungserwartung; trotz Konflikten hohe Abhängigkeit von den Eltern; Angst vor der Frauenrolle; Angst vor ungewohnten, neuen Situationen (Schule, Arbeitsleben, Sexualität).
Ess-Brech-Sucht, Bulimie	Streben nach Erfolg, Leistung, Selbstständigkeit; starre Denkmuster; Selbstwertgefühl stark vom Gewicht abhängig, daher strenge Kontrolle des Essverhaltens und Gewichts. Bei Kontrollverlust kommt es zu Fressanfällen.
Heißhungerstörung	Unzufriedenheit mit dem eigenen Körper; Schlankheitsideal in den Medien; Essen als Problemlösungsstrategie.

Magersucht	Bulimie
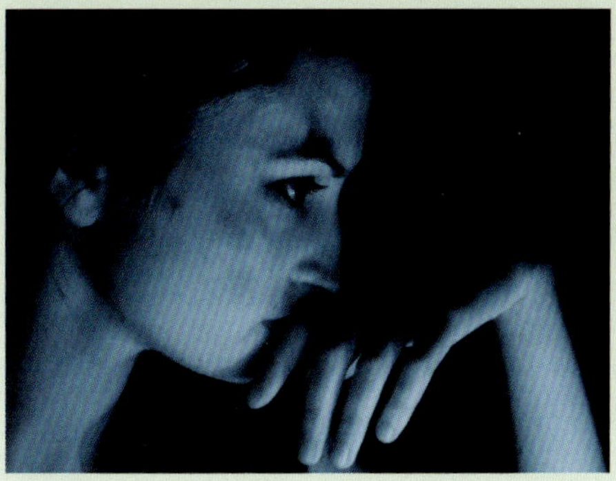	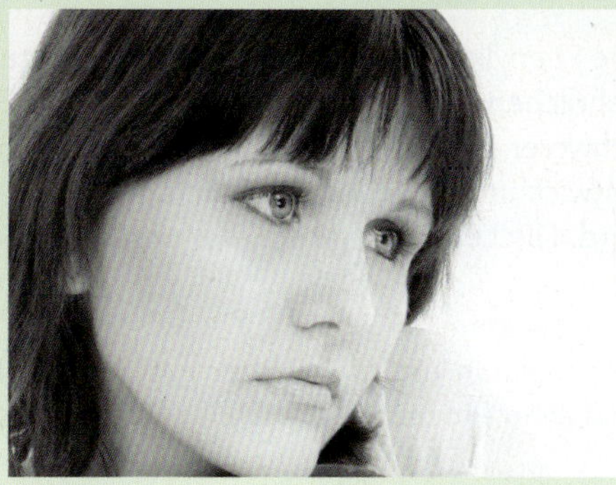
„Je mehr sie auf mich einredeten, umso entschlossener wurde ich, nichts zu essen. Ich wollte so gern mager sein. Nichts konnte mich davon abhalten."	„Ich bin jemand, der zu viel isst, der zu wenig isst, der sich erbricht. Haltet mir keine Vorträge. Ich bin krank. Versteckt kein Essen vor mir, es ist umsonst, denn ich finde immer wieder Wege, es zu bekommen."

Magersucht – Anorexia nervosa

Bei der Magersucht steht der **Wunsch nach extremer Magerkeit** im Vordergrund. Durch Hungern und Nahrungsverweigerung wird versucht, ein extrem niedriges Gewicht zu erreichen und zu halten. Der **BMI liegt unter 16,** Magersüchtige wiegen 40 kg oder weniger. Die schwere Erkrankung tritt meist zwischen dem 10. und 25. Lebensjahr auf (meist in der Pubertät). Typisch sind auch eine gewisse Ruhelosigkeit und der gesteigerte Bewegungsdrang, auch bei körperlicher Erschöpfung. Magersüchtige kochen gerne für die Familie und Freunde, ohne selbst mitzuessen.

Durch den starken Gewichtsverlust kommt es zu **schwerwiegenden körperlichen Schäden.** Die inneren Organe verlieren an Gewicht. Durch den verringerten Östrogenspiegel werden die Knochen entkalkt, in weiterer Folge tritt Osteoporose (Schwund des Knochengewebes) auf. Die Menstruation bleibt aus.

Ess-Brech-Sucht – Bulimia nervosa

Die Bulimia nervosa ist gekennzeichnet durch **Fressattacken,** die mindestens zweimal pro Woche auftreten. Es werden im Zeitraum von Minuten bis zu einer Stunde große Mengen von Lebensmitteln verschlungen. Im Anschluss wird meist **Erbrechen** herbeigeführt. Während eines Essanfalles haben die Betroffenen das Gefühl, nicht mit dem Essen aufhören zu können. Häufig werden **Abführmittel oder Appetitzügler** eingenommen. Die Essanfälle finden meist im Verborgenen statt. Dazwischen wird wenig oder gar nichts gegessen. Betroffen sind überwiegend Mädchen und Frauen zwischen 15 und 50 Jahren.

Bulimie-Patient/-innen sind meist **normalgewichtig.** Das häufige Erbrechen und der Gebrauch von Abführmitteln stören den Wasser- und Mineralstoffhaushalt. Die Folgen sind Herzrhythmusstörungen und Nierenschädigungen. Außerdem treten Zahnschmelzschäden und Speiseröhreneinrisse auf. Die Speicheldrüsen schwellen an und in der Haut lagert sich Wasser ein.

Heißhungerstörung – „binge eating disorder"

Das Krankheitsbild der Heißhungerstörung ähnelt dem der Bulimie. Hauptmerkmal sind die wiederkehrenden **Heißhungerattacken.** Erbrechen, abführende Maßnahmen, Fasten oder exzessiver Sport treten nicht auf. Die Betroffenen sind meist übergewichtig.

Therapie von Essstörungen

Bei der Diagnose und Therapie von Essstörungen ist die Zusammenarbeit von Ernährungsfachleuten, Psychologen und Medizinern sinnvoll. Bei allen Essstörungen, besonders aber bei der Magersucht, ist die **Beratung und Betreuung durch einen Psychologen** ein sehr wichtiger Baustein. In die Therapie von Kindern und Jugendlichen sollte die Familie miteinbezogen werden.

Was können Sie tun, wenn Sie vermuten, dass eine Freundin oder ein Freund von einer Essstörung betroffen ist?

- Vermeiden Sie Vorwürfe – sprechen Sie aus, dass Sie sich Sorgen machen, und bieten Sie Hilfestellung an, z. B. gemeinsam Literatur zu besorgen, Begleitung zu Beratungen, Zuhören.
- Ziehen Sie eine weitere Person ins Vertrauen (Lehrer/-in, Schulärztin/-arzt, Eltern, Ansprechpartner/-in einer Beratungsstelle), wenn Sie sich große Sorgen machen und selber nicht mehr weiter wissen.

Woran kann ein Außenstehender Magersüchtige und Ess-Brech-Süchtige erkennen?

Wussten Sie, dass ...
Magersüchtige von sich selbst glauben, nicht krank zu sein? Bulimiker/-innen hingegen wissen sehr genau, dass sie krank sind, und leiden unter ihrer Krankheit.

Bulimia = Ochsenhunger.

Information und Hilfe für Betroffene
Essstörungshotline:
0800/20 11 20
Frauengesundheitszentrum F.E.M.:
Bastiengasse 38 1180 Wien Tel. 01 47 615-57 71
Zentrum für Essstörungen:
www.essstoerungen.cc

Welche Aussagen sind typische für Magersüchtige? Welche Aussagen sind typische für Ess-Brech-Süchtige?

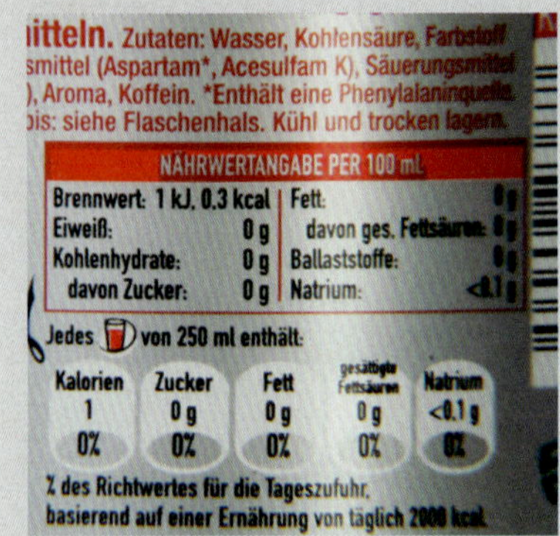

Lebensmittel mit Aspartam müssen den Warnhinweis „Enthält Phenylalanin“ tragen

Wussten Sie, dass ...
Lightgetränke häufig Aspartam enthalten?

Erinnern Sie sich noch: In welchen Getreidearten ist Gluten enthalten?

15 Phenylketonurie

Die Phenylketonurie (PKU) ist eine vererbte angeborene **Störung beim Abbau der unentbehrlichen Aminosäure Phenylalanin.** Die Erkrankung kommt weltweit vor und führt zu schwerer geistiger Behinderung, wenn sie nicht behandelt wird. Eine normale geistige Entwicklung ist jedoch möglich, wenn die Krankheit frühzeitig erkannt und behandelt wird. Die Lebenserwartung ist nicht eingeschränkt.

Phenylalanin

Phenylalanin kommt in jedem natürlichen Nahrungseiweiß in einer Menge zwischen drei und zehn Prozent vor. Auch im Süßstoff Aspartam ist Phenylalanin enthalten.

Welches Krankheitsbild zeigt sich bei Phenylketonurie?

- Bis zum sechsten Lebensmonat keine erkennbaren Krankheitsmerkmale.
- Anschließend kommt es zum Stillstand der geistigen und körperlichen Entwicklung.
- Wird die Krankheit nicht behandelt, wächst das Gehirn nicht weiter.
- Es bilden sich Ekzeme.
- Krampfanfälle treten auf.

Eine Früherkennung in den ersten Lebenstagen ist heute möglich, bei allen Neugeborenen wird ein Test durchgeführt.

Welche Ernährungstherapie wird empfohlen?

Die Diät bei PKU, die ein Leben lang durchgeführt werden muss, besteht aus eiweißarmen und somit phenylalaninarmen Lebensmitteln, also hauptsächlich aus Gemüse und Obst. Bei der Therapie ist auf eine ausreichende Zufuhr der Aminosäure Tyrosin zu achten. Da der Aufbau von Tyrosin aus Phenylalanin gestört ist, wird Tyrosin zu einer unentbehrlichen Aminosäure und muss zugeführt werden. Als Aminosäurequelle dienen künstlich hergestellte Aminosäuregemische.

- Eine phenylalaninreduzierte Kost, mit der so früh wie möglich begonnen werden soll, ermöglicht eine normale Entwicklung des Säuglings. Die Kost muss individuell auf die Phenylalaninkonzentration im Körper eingestellt werden, daher sind laufende Blutuntersuchungen notwendig.
- Phenylalanin kommt in allen Lebensmitteln vor, daher ist die Zusammenstellung des Speiseplanes äußerst schwierig. Phenylalaninfreie Eiweißpräparate sind erhältlich und werden in der Diät eingesetzt.
- Fleisch, Wurst, Käse, Fisch, Eier und milchhaltige Süßigkeiten sind verboten.
- Der Süßstoff Aspartam ist verboten, daher muss besonders auf die Zutatenliste bei Limonaden geachtet werden.
- Brot, Backwaren und Nudeln müssen durch Produkte aus eiweißarmem Mehl, wie Hirse-, Reis- oder Kastanienmehl, ersetzt werden.
- Eine Lockerung der Diät ist ab dem 15. Lebensjahr unter ärztlicher Kontrolle möglich.
- Während einer Schwangerschaft muss die Diät wieder sehr streng eingehalten werden, damit es zu keiner Schädigung des Ungeborenen kommt.

16 Zöliakie

Bei der Erkrankung, die im Erwachsenenalter meist als einheimische Sprue und im Säuglings- und Kindesalter als Zöliakie bezeichnet wird, handelt es sich um eine **Dünndarmerkrankung.** Auslöser für diese Erkrankung ist ein bestimmter Eiweißanteil im Getreide, das **Klebereiweiß** (Gluten, siehe globuläre Proteine, S. 51).

Gluten

Gluten setzt sich aus den Bestandteilen Glutelin und Prolamin zusammen. Auslöser für die Zöliakie sind die Prolamine von Weizen, Roggen, Hafer und Gerste. Auch die botanisch verwandten Ursorten enthalten Gluten: Dinkel, Grünkern, Kamut, Emmer, Einkorn und die Roggen-Weizen-Kreuzung Triticale.

Mais, Reis, Hirse, Buchweizen, Amarant und Quinoa enthalten kein Gluten und lösen daher auch keine Beschwerden beim Zöliakiepatienten aus.

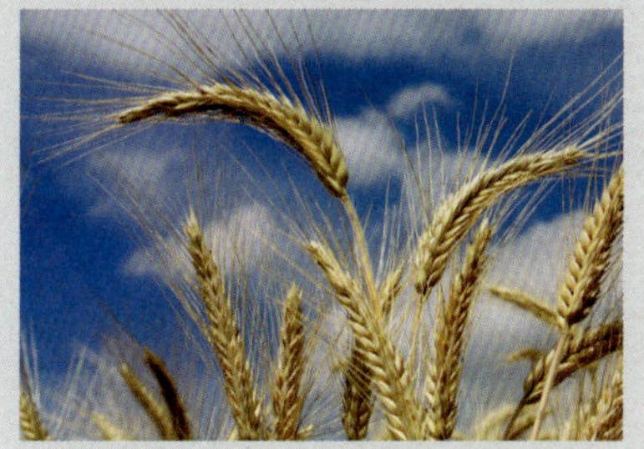

Nicht für alle Menschen ist Getreide ein geeignetes Grundnahrungsmittel

Krankheitsbild

Bei der Zöliakie werden die Zellen der Dünndarmschleimhaut geschädigt, bei fortgeschrittener Krankheit bilden sich dann die Darmzotten (siehe S. 110) vollständig zurück. Die Aufnahmefläche für Nährstoffe wird dadurch deutlich verkleinert. Sie können nur mehr unzureichend oder in fortgeschrittenem Stadium gar nicht mehr aufgenommen werden. Dadurch treten verschiedene Mangelerscheinungen auf, die das Bild der Erkrankung bestimmen:

- Wachstumsstörungen.
- Gewichtsabnahme.
- Schwere Verdauungsstörungen, Durchfälle.
- Breiige, schaumige, übelriechende Stühle.
- Vorgewölbter Bauch.

Ernährungstherapie

Glutenhaltige Lebensmittel müssen bei der Behandlung der Zöliakie völlig vom Speiseplan gestrichen werden (siehe Lebensmittelkennzeichnung, Allergenkennzeichnung S. 116).

- Alle Getreideprodukte und -gerichte aus Weizen, Dinkel, Grünkern, Roggen, Gerste und Hafer sind zu meiden. Auch Suppen, Saucen, Wurstwaren und Würzmittel können Mehl, also auch Gluten, enthalten.
- Glutenfreies Mehl, Brot, Backwaren und Teigwaren sind im Handel erhältlich. Glutenfreie Lebensmittel werden durch ein spezielles Symbol gekennzeichnet.
- Stärke einhält kein Eiweiß, also auch kein Gluten. Weizenmehl kann daher in der Diät durch Stärke, Maismehl, Reismehl, Hirsemehl usw. ersetzt werden.
- Die glutenfreie Ernährung des Säuglings und Kleinkindes ist kein Problem, da zur Herstellung eines Breies Reisschleim oder Maisstärke verwendet werden kann. Die in Österreich auf dem Markt befindlichen Säuglingsnahrungen sind zudem glutenfrei.
- Aufgrund der begrenzten Lebensmittelauswahl ist besonders auf eine ausreichende Ballaststoff-, Vitamin- und Mineralstoffaufnahme zu achten.

Stellen Sie ein abwechslungsreiches Menü ohne glutenhaltige Lebensmittel zusammen.

Glutenfreie Lebensmittel (Mehl, Brot, Nudeln, Backwaren) sind im Handel mit diesem Symbol gekennzeichnet

Wussten Sie, dass ...
es sogar glutenfreies Bier gibt?

17 Allergien

Eine Allergie ist eine **Überempfindlichkeitsreaktion** des Körpers auf bestimmte Stoffe aus der Umwelt. Besonders bekannt sind Allergien gegenüber bestimmten Gräsern und Pollen (Heuschnupfen). Pollenallergiker leiden häufig an einer sogenannten **Kreuzallergie** (siehe S. 276).

Manche Menschen reagieren allergisch auf Lebensmittel, darin enthaltene Zusatzstoffe oder Rückstände. Bei Nahrungsmittelallergien werden generell vier verschiedene Formen unterschieden: allergische Reaktionen, Pseudoallergien, Reaktionen durch biogene Amine, Enzymdefekte.

Allergische Reaktionen

Eine Allergie ist eine **Überempfindlichkeitsreaktion** des Körpers auf körperfremde Stoffe. Der menschliche Körper wehrt sich gegen bestimmte Substanzen (Allergene). Er bildet spezifische **Antikörper.** Die meisten Allergene sind Eiweißstoffe. Viele allergische Reaktionen treten im Bereich der Haut, Augen, Atemwege und im Magen-Darm-Trakt auf.

Antikörper = Abwehrstoffe.

Symptome bei Nahrungsmittelallergien

Entzündungen, Rötungen, Schwellungen, Ekzeme, Bronchitis, Asthma, Durchfall, Bauchschmerzen, Übelkeit, Kreislaufschwäche, Bewusstlosigkeit.

Allergene sind Stoffe, die bei entsprechend empfindlichen Menschen Krankheitserscheinungen hervorrufen können.

Häufig Allergien auslösende Stoffe in Lebensmitteln

Neben bestimmten Lebensmitteln führen auch verschiedene Konservierungsstoffe zu allergischen Reaktionen. Sie binden sich im menschlichen Organismus an körpereigene

Häufig Allergie auslösende Lebensmittel	
Lebensmittel	**Häufigkeit in Prozent**
Sellerie	43,0
Milch, Milchprodukte	16,0
Hühnerei	12,0
Fisch, Krustentiere	17,0
Fleisch	18,0
Paprika	15,0
Nüsse, Samen	13,0
Getreide	12,5
Früchte	11,7

? Warum kann Vollmilchschokolade bei einem Nussallergiker eine allergische Reaktion auslösen?

? Wie kann man die Aufnahme von Lebensmittelzusatzstoffen reduzieren?

Wussten Sie, dass ...
es unmittelbar nach dem Genuss von Nahrungsmitteln mit großem allergenem Potenzial zu Blutdruckabfall, Herzrasen und Bewusstlosigkeit kommen kann? Man spricht in diesem Fall von einem „anaphylaktischen Schock".

Wussten Sie, dass ...
bei laktosefreier Milch der Milchzucker (die Laktose) durch Enzymbeigabe zerlegt wird?

? Warum schmeckt laktosefreie Milch süßer als normale Milch?

Proteine und sind so als Allergene wirksam. Rückstände von Tierarzneien im Fleisch (z. B. Antibiotika) können bei empfindlichen Personen allergische Reaktionen hervorrufen. Auch Rückstände von Spritzmitteln, Reinigungs- und Desinfektionsmitteln sind oft Auslöser von Allergien.

Behandlung einer Nahrungsmittelallergie
Nur durch **Meiden der Nahrungsmittel bzw. der Stoffe,** die eine allergische Reaktion im Körper bewirken, kann eine erfolgreiche Behandlung erreicht werden (siehe Lebensmittelkennzeichnung, Allergenkennzeichnung, S. 116).

Pseudoallergien

Pseudoallergien unterscheiden sich von allergischen Reaktionen, obwohl häufig dieselben Reaktionen wie bei Nahrungsmittelallergien, wie Entzündungen, Hautausschlag, Schnupfen oder Asthma, auftreten. Der Körper entwickelt jedoch keine Immunreaktion, d. h., er bildet keine Antikörper.

Auslöser von Pseudoallergien
Hilfsstoffe der Lebensmittelindustrie, z. B. Farb- und Konservierungsstoffe in Obst, Säften, alkoholischen Getränken, lösen allergische Reaktionen aus.

Behandlung einer Pseudoallergie
Auch hier erfolgt eine wirksame Behandlung durch Meiden der Nahrungsmittel, die eine allergische Reaktion im Körper bewirken.

Reaktionen durch biogene Amine

Biogene Amine, wie z. B. Histamin, sind Abbauprodukte von Proteinen. Sie kommen in Wein, Käse, Rohschinken und Fisch vor. Im menschlichen Organismus werden ebenfalls ständig biogene Amine gebildet. Bei übermäßiger Aufnahme der genannten Lebensmittel kann es bei empfindlichen Menschen zu Kopfschmerzen, Atemproblemen, Schwellungen und Ausschlägen kommen.

Enzymdefekte

Angeborene oder erworbene Defekte können die Ursachen für eine Unverträglichkeit sein. Angeborene Enzymdefekte bewirken Fehler in der Verdauung oder im Stoffwechsel. Die Folgen sind Magen-Darm-Beschwerden, niemals Reaktionen der Haut oder der Atemwege.

Die **Phenylketonurie** ist mit etwa einer Erkrankung pro 10 000 Neugeborenen der häufigste erblich bedingte Defekt des Aminosäurenstoffwechsels.

Auch **Zöliakie** und **Laktoseintoleranz** (Unverträglichkeit von Milchzucker) werden von angeborenen Enzymdefekten hervorgerufen.

Kreuzallergien

Pollenallergiker reagieren oft besonders empfindlich auf bestimmte Lebensmittel. Der Grund dafür ist, dass in manchen Pollen und Lebensmitteln identische Eiweißverbindungen vorkommen. Und beide können eine allergische Reaktion auslösen. Man spricht dann von Kreuzreaktionen oder einer Kreuzallergie.

Pollenart	Lebensmittel
Baumpollen (Birke, Hasel, Erle, Buche)	Nüsse, Steinobst (z. B. Kirschen, Zwetschken, Pfirsiche, Nektarinen), Kernobst (z.B. Äpfel, Birnen), Kiwis, roher Sellerie, rohe Karotten, rohe Kartoffeln (Hautkontakt), Haselnüsse, Mandeln, Soja, Petersilie, Kümmel, Fenchel, Dill, Paprika.
Gräser- und Getreidepollen	Getreidemehle und -produkte (z. B. Müsli, Frischkornbrei), Hülsenfrüchte (Erbsen, Bohnen, Linsen, Sojabohnen, Erdnüsse), Tomaten, Bananen, Melonen, Mangos, Cashewnüsse, Pistazien.

Kräuterpollen	Kräuter (z. B. Beifuß), Sellerie (roh und gekocht), Karotten, Paprika, Fenchel, Artischocken, Kamille, Gewürze (z. B. Anis, Paprikapulver, Kümmel).

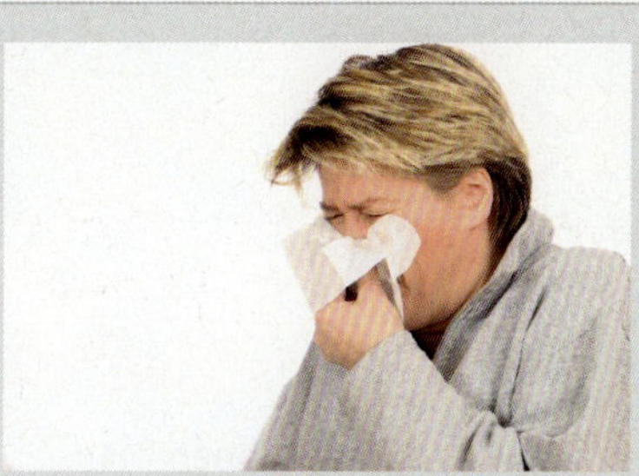

Eine Allergie kann eine ziemliche Belastung sein

Arbeitsaufgaben

1. Welche Krankheiten kann man als Wohlstandskrankheiten bezeichnen?
2. Nennen Sie die häufigsten Ernährungsfehler der Österreicher/-innen.
3. Erklären Sie die Begriffe Vollkost, leichte Vollkost und energiereduzierte Vollkost.
4. Was ist das metabolische Syndrom?
5. Welche Maßnahmen würden Sie zur Gewichtsreduktion bei Übergewicht empfehlen?
6. Machen Sie Empfehlungen, wie die Kochsalzzufuhr eingeschränkt werden kann.
7. Welche Ernährungsempfehlungen gelten bei erhöhten Blutfettwerten?
8. Welchen Nutzen haben Ballaststoffe für den Diabetiker?
9. Warum kann Alkoholkonsum zu einem Gichtanfall führen?
10. Stellen Sie ein Informationsblatt für Volksschulkinder zum Thema Karies zusammen.
11. Welche Krankheiten des Magen-Darm-Traktes sind Ihnen bekannt? Beschreiben Sie den Zusammenhang zwischen Ernährung und Psyche.
12. Wie beurteilen Sie folgende Aussage: Durch eine ausgewogene, pflanzenbetonte Ernährungsweise sinkt das Risiko, an Krebs zu erkranken, maßgeblich.
13. Welche Aussagen sind typische für Magersüchtige, welche Aussagen sind typische für Ess-Brech-Süchtige?
14. Begründen Sie, warum bei Zöliakie und Phenylketonurie eine lebenslange Diät eingehalten werden muss.
15. Nennen Sie typische Symptome von Lebensmittelallergien.

Notizen zu den Arbeitsaufgaben:

ZUSAMMENFASSUNG

Der Mechanismus von **Hunger und Sättigung** wird durch Hormone, Rezeptoren im Verdauungstrakt und die Konzentration der Nährstoffe im Körper gesteuert. Aber auch Umweltfaktoren, wie z. B. ein Überangebot an Nahrung oder Stress, spielen eine große Rolle.

Eine falsche Ernährungsweise kann zur Entstehung **ernährungsabhängiger Krankheiten** beitragen. Dazu zählen u. a. Bluthochdruck, erhöhte Blutfettwerte, Diabetes mellitus Typ 2, Gicht, Karies und Erkrankungen des Verdauungstraktes. Der Krankheitsverlauf kann durch eine optimale **Ernährungstherapie,** ausreichend **Bewegung** und **Stressreduktion** günstig beeinflusst werden. **Übergewicht** gilt als **Risikofaktor** für weitere Erkrankungen, daher ist eine **Gewichtsreduktion** durch Reduktionsdiäten und Bewegung anzustreben.

Krebs ist die zweithäufigste Todesursache in den westlichen Industrieländern. Schätzungen zufolge könnten weltweit 30–40 % der Krebsfälle durch Ernährungsumstellung, durch Gewichtskontrolle und durch körperliche Aktivität verhindert werden.

Bei den **Essstörungen** greift eine reine Ernährungstherapie zu kurz. Hier ist die Zusammenarbeit von Psychologen, Medizinern und Ernährungsfachleuten von Bedeutung.

Welternährung

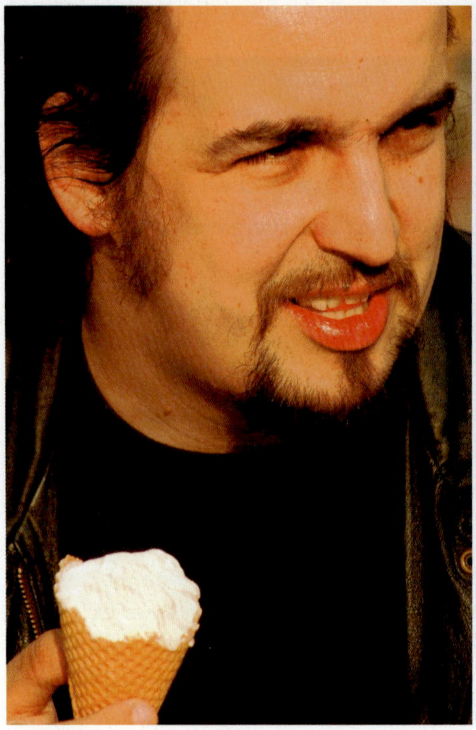

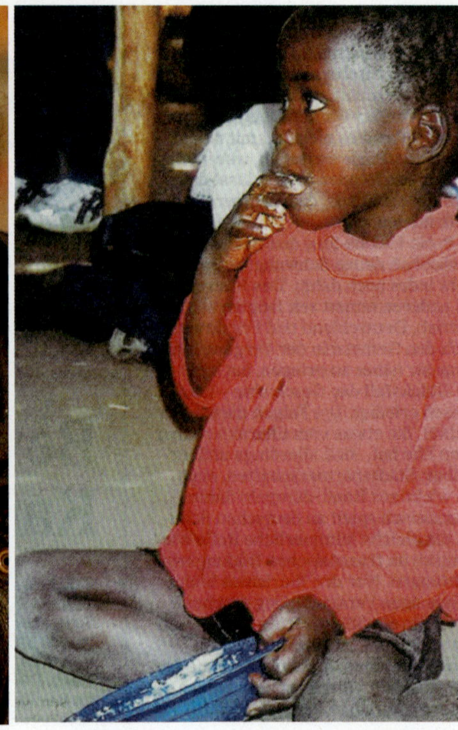

- Mehr als 800 Millionen Menschen haben zu wenig zu essen und über 160 Millionen Kinder sind stark untergewichtig.
- Jedes Jahr sterben ungefähr sechs Millionen Kinder an Hunger oder an seinen direkten Folgen.

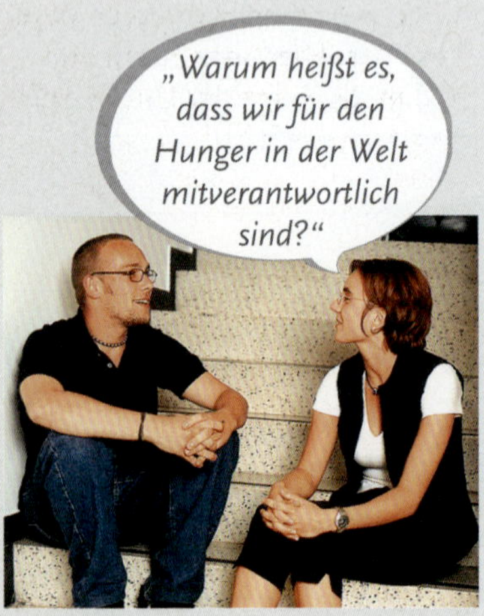
„Warum heißt es, dass wir für den Hunger in der Welt mitverantwortlich sind?“

Seit 1990 ist die Weltbevölkerung von 5,3 Milliarden Menschen auf heute rund sechs Milliarden angewachsen. Schätzungen zufolge werden im Jahr 2025 bereits acht Milliarden und 2050 wahrscheinlich schon zehn Milliarden Menschen auf unserem Planeten wohnen.

Obwohl genügend Lebensmittel produziert werden, herrscht bei der Versorgung mit Lebensmitteln ein großes Gefälle zwischen den Industrieländern und den Entwicklungsländern, da Lebensmittel regional sehr unterschiedlich verteilt sind. Die Welternährungssituation wird heute durch zwei Formen der Fehlernährung gekennzeichnet: die Unterernährung in den Entwicklungsländern und die Überernährung in den Industrieländern (siehe auch Massentierhaltung, S. 193).

854 Millionen Menschen leiden permanent an Hunger oder sind chronisch unterernährt. Alle sieben Sekunden stirbt ein Kind unter zehn Jahren an den Folgen von Unterernährung. Der Anteil unterernährter Menschen sinkt in fast allen Regionen der Erde. Noch vor 20 Jahren galten rund 29 % aller Einwohner von Entwicklungsländern als unterernährt, heute sind es 16 %. Gleichzeitig wuchs freilich die Bevölkerung, sodass die absolute Zahl der Hungernden seit 1980 nur wenig zurückgegangen ist. Als unterernährt gelten Menschen, die weniger als 1 700 bis 1 950 Kalorien am Tag zur Verfügung haben.

Ziele

- Sie kennen die gegenwärtige Situation der Ernährung in der Welt.
- Sie wissen, welche langfristigen Lösungsansätze es für die Entwicklungsländer gibt.
- Sie kennen die Folgen der Über- und Unterernährung.

1 Gegenwärtige Situation der Welternährung

Die Ernährungssituation in den **Industrieländern** ist durch Nahrungsmittelüberproduktion gekennzeichnet. Es werden mehr Lebensmittel erzeugt als verbraucht. Das Angebot an Nahrungsmitteln ist groß und vielfältig. Die Menschen in den Industrieländern kämpfen mit dem Problem der **Überernährung** und ihren Folgeerkrankungen.

Die **Hungergebiete** ziehen sich geografisch wie ein Gürtel um die Erde. Besonders betroffen sind die Gegenden um den Äquator, südlich der Sahara und im Fernen Osten. In diesen Ländern steigt die Bevölkerungszahl gleichzeitig drastisch an. Eine große Kinderzahl garantiert die Versorgung der Eltern im Alter, da staatliche Vorsorge meist gänzlich fehlt. Die meisten Kinder leben in Asien. Unterschiedliche Familienplanungsprogramme sind im Aufbau. Sie werden erst in einigen Jahren Wirkung zeigen. Für 1,1 Milliarden Menschen in den Entwicklungsländern ist auch die Trinkwasserversorgung nicht gesichert. Hier sterben bereits 13 bis 15 Millionen Menschen jährlich, weil es in ihrem Lebensbereich nicht genug oder kein sauberes Trinkwasser gibt.

Der Hunger in der Welt ist nicht vorrangig ein Problem der Lebensmittelproduktion. Die weltweite Lebensmittelerzeugung würde zur Ernährung der gesamten Weltbevölkerung ausreichen. Das Problem liegt in der Verteilung und der Verfügbarkeit für den Einzelnen. Der Vorwurf der Entwicklungsländer an die Industrieländer lautet: „Euer Anteil an der Gesamtbevölkerung beträgt 20 %, aber ihr verbraucht 80 % der Rohstoffe und Energie!" (siehe auch Nachhaltigkeit, S. 122). Der Wunsch dieser Menschen, trotz wachsender Bevölkerung irgendwann wenigstens einen Teil des Lebensstandards der reicheren Nationen zu erreichen, ist berechtigt.

Die **Hungerkatastrophen** sind nicht ausschließlich auf Missernten infolge von Dürren oder Kälteeinbrüchen, Überschwemmungen, Heuschreckenplagen oder Pflanzenkrankheiten zurückzuführen. Probleme der Lebensmittelverteilung treten innerhalb der Entwicklungsländer auf. Fehlende Verkehrswege, kriegerische Unruhen, politische Fehlentscheidungen und Geschäftemacherei blockieren häufig die Aufteilung der Nahrungsmittel. Futter- und Lebensmittel wie Sojabohnen, Kaffee, Kakao werden nicht zur Eigenversorgung der Bevölkerung, sondern für den Export angebaut. Zur Rückzahlung der Auslandsschulden wird der Regenwald abgeholzt und werden Rohstoffe und Bodenschätze verkauft. Finanzielle Hilfen der Industriestaaten fördern die Abhängigkeit der Entwicklungsländer.

Verantwortung der Menschen füreinander
„Für die entwickelten Nationen heißt die Frage nicht, ob sie es sich leisten können, den Entwicklungsländern zu helfen, sondern, ob sie es sich leisten können, ihnen nicht zu helfen."
(Indira Gandhi, indische Politikerin)

Einer von sieben Menschen geht hungrig zu Bett. (Welthungerhilfe 2007)

Ein besonders großes Problem ist in vielen Entwicklungsländern die **Infektionskrankheit AIDS**. Viele Kinder verlieren durch diese Krankheit ihre Eltern und sind in der Folge der Unterernährung ausgeliefert.

Armut – vor allem die Kinder leiden

Jährlich sterben 10 Millionen Kleinkinder unter 5 Jahren ...

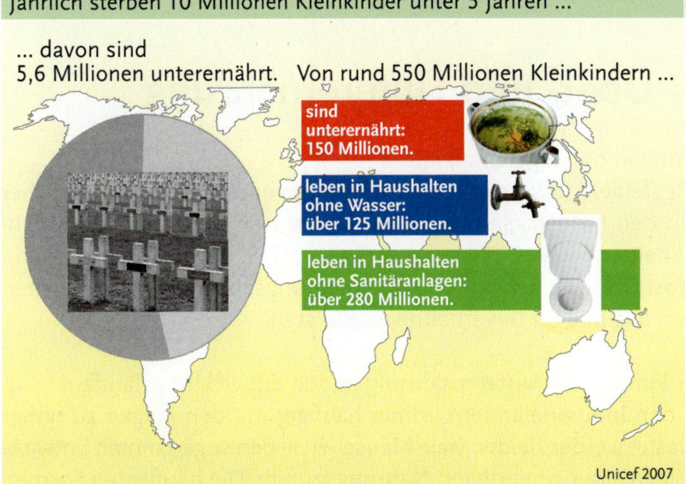
... davon sind
5,6 Millionen unterernährt.
Von rund 550 Millionen Kleinkindern ...
sind unterernährt: 150 Millionen.
leben in Haushalten ohne Wasser: über 125 Millionen.
leben in Haushalten ohne Sanitäranlagen: über 280 Millionen.
Unicef 2007

Weltweit hungern über 850 Mio. Menschen

... ihre Zahl steigt, doch ihr Anteil der Gesamtbevölkerung sinkt.

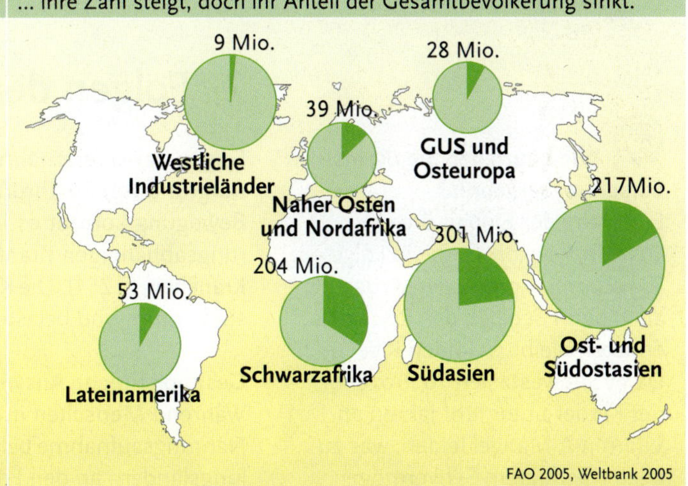

Langfristige Lösungsansätze

Teilweise haben die Entwicklungsländer beträchtliche Möglichkeiten zur Steigerung ihrer Nahrungsmittelproduktion. Anbauflächen können erweitert, traditionelle Pflanzen wieder verstärkt angebaut werden. Eine gezielte Vermarktung der Lebensmittel fördert die Unabhängigkeit der Kleinbauern. Eine gute Ausbildung der Menschen ist nötig. Das

Wussten Sie, dass ...
rund 40 Prozent der weltweiten Getreideernte jedes Jahr als Viehfutter zur Fleischerzeugung eingesetzt wird?
Bei dieser „Veredelung“ bleibt von ursprünglich zehn Kalorien in pflanzlicher Nahrung durchschnittlich nur eine Kalorie im Fleisch übrig.

Ziel ist eine **nachhaltige Nutzung** der zur Verfügung stehenden Produktionsfaktoren Mensch, Arbeit, Kapital und Boden. Entwicklungshilfe darf dabei immer nur ein Weg zur Selbsthilfe sein.

Der besseren Nutzung dieser Reserven stehen aber folgende Hindernisse entgegen

- Großgrundbesitz mit Monokulturen für den Export.
- Unorganisierte Klein- und Kleinstbetriebe.
- Niedriges Ausbildungsniveau und zu geringe Staatseinnahmen, um entsprechende Reformen durchführen zu können.
- Kriegerische Auseinandersetzungen.
- Wassermangel, Düngungsfehler, unzureichende Schädlingsbekämpfung.

Zukunftsperspektiven

Verschiedene Organisationen bemühen sich, das Problem des Hungers in der Welt und der ungleichen Nahrungsverteilung zu lösen. Die FAO erarbeitet Pläne zur Verhinderung von Welternährungskrisen. Ernährungsberatung und Ernährungsaufklärung sind ein wesentlicher Beitrag zur Entwicklungshilfe. Ernährungsberater werden auch in den Entwicklungsländern in Zukunft viele wichtige Aufgaben zu erfüllen haben.

FAO = **F**ood and **A**griculture **O**rganization of the United Nations (Ernährungs- und Landwirtschaftsorganisation der Vereinten Nationen).

Prof. Dr. Leitzmann (Universität Gießen/Deutschland) formulierte folgenden Auftrag:

„Die beste Hilfe, die wir den Menschen in den Entwicklungsländern geben können, ist ein gutes Vorbild. Eine ökologisch sinnvollere Lebensweise ist für das Überleben aller Menschen unabdingbar. Jeder von uns sollte überlegen, wo und wie er seinen Beitrag leisten kann. Ein Beginn wäre, auf tierische Lebensmittel weitgehend zu verzichten und vermehrt pflanzliche Produkte zu verzehren.“

Fairer Handel – Fair Trade siehe Nachhaltigkeit, S. 124.

Einsatz von Gentechnik

Mithilfe gentechnischer Verfahren können Pflanzeninhaltsstoffe verändert werden, um eine einfachere Verarbeitung zu erreichen. Genauso kann der Gehalt an wertvollen Subs-tanzen für unsere Ernährung erhöht werden (siehe Gentechnik, S. 128). Die Frage, inwieweit gentechnische Methoden zur Ernährungssicherung der Weltbevölkerung beitragen können, steht seit Jahren auf der Tagesordnung internationaler Debatten. Mit gezielter gentechnischer Veränderung von Pflanzen könnten sich, so die Argumentation vieler Forscher, auch Problemlösungen für die Entwicklungsländer ergeben. Kritiker bemängeln, dass die Debatte um die Rolle der Gentechnik eher weitere Lösungsansätze für die Ernährungssicherung behindere, da der Blick auf die komplexen Ursachen von Hunger und Mangelernährung verstellt wird.

Nahrungs- und Ernährungssicherheit für alle Menschen auf unserem Planeten sind die größten Herausforderungen im neuen Jahrtausend. Diskutieren Sie, inwieweit gentechnische Methoden zur Ernährungssicherung der Weltbevölkerung beitragen können.

2 Folgen der Über- und Unterernährung

Folgen der Überernährung in den Industrieländern

Aufgrund von Ernährungsfehlern in Verbindung mit Rauchen und zu wenig körperlicher Bewegung kommt es in den Industrieländern zum vermehrten Auftreten von ernährungsabhängigen Krankheiten (siehe Ernährungsverhalten, S. 9, sowie Ernährung und Krankheit, S. 254). Die Kosten für die Behandlung der ernährungsabhängigen Krankheiten sind enorm und belasten das Budget unverhältnismäßig stark.

Gesundheitliche Auswirkungen der Unterernährung in den Entwicklungsländern

Während Menschen in den Industrieländern immer häufiger mit den Folgen zu hoher Nahrungsaufnahme belastet werden, leiden viele Menschen in den sogenannten Entwicklungsländern an den Folgen einer zu geringen Nahrungszufuhr. Die häufigsten Formen der Unterernährung bei Kindern und Erwachsenen sind die **Protein-Energie-Mangelernährung (PEM)** sowie ein Mangel an bestimmten Vitaminen und Mineralstoffen.

Die Folgen der Unterernährung können zeitlich begrenzt sein oder auch dauerhafte Schäden verursachen. Viele Kinder leiden an einem Mangel an Nahrungsenergie, der zum **Marasmus** führt, oder an einem Eiweißmangel, der als **Kwashiorkor** bezeichnet wird.

Wie beurteilen Sie dieses Forschungsergebnis?
Es gelang der Einbau dreier Gene in Reiskörner, die in Folge Provitamin A produzieren, das auch beim Schälen des Reiskorns erhalten bleibt („Golden Rice“). Da in Südwestasien 70 Prozent der Kinder unter fünf Jahren an Vitamin-A-Mangel leiden, was zu beeinträchtigtem Sehvermögen und Krankheitsanfälligkeit führen kann, seien solche Forschungsergebnisse sehr zu begrüßen, so Prof. Josef St. Schell vom Max-Planck-Institut für Züchtungsforschung in Köln.

Das Eiweißangebot in den Entwicklungsländern ist sehr gering. Besonders die armen Bevölkerungsschichten sind davon schwer betroffen. Ihre Nahrung besteht häufig nur aus kohlenhydratreichen Grundnahrungsmitteln. Mangelnde Bildung und teilweise auch das Verbot, bestimmte Nahrungsmittel zu essen, verschlechtern die gesundheitliche Situation dieser Menschen zusätzlich.

Kwashiorkor

Diese Krankheit tritt beim ersten Kind auf, wenn das zweite Kind geboren ist. Das Neugeborene wird nun anstelle des älteren Kindes gestillt. Die Folgenahrung für das erste Kind besteht meist aus dünnem Getreideschleim, Zubereitungen aus Maniok oder Kochbananen. Diese Kost ist zwar energiereich, aber eiweißarm.

Marasmus

Marasmus ist ein allgemeiner Nährstoffmangel, an dem besonders häufig Säuglinge bis zum ersten Lebensjahr erkranken. Die andauernde Mangelernährung führt zum Abbau aller Energie- und Eiweißreserven. Kurze Stilldauer, kurze Abstände zwischen den Geburten, mangelnde hygienische Qualität des Trinkwassers zur Bereitung der Säuglingsnahrung und stark verdünnte Milch begünstigen die Entstehung von Marasmus.

Kennzeichen von Kwashiorkor		Kennzeichen von Marasmus	
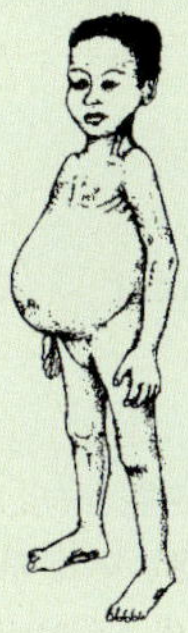	Die Kinder haben wenig Appetit und neigen zu Durchfällen. Ödeme sind Hauptkennzeichen des Kwashiorkors. Der Gewichtsverlust wird durch Wasseransammlungen im Gewebe überdeckt. Die Fehlernährung wird dadurch oft zu spät bemerkt. Bei Kwashiorkor treten Apathie, Unmut, Appetitlosigkeit, Wachstumsrückstand, Haut- und Pigmentveränderungen, Haarausfall und Vergrößerung der Leber auf. Außerdem besteht auch Vitamin-A-Mangel. Jährlich erblinden dadurch weltweit 500 000 Kinder.	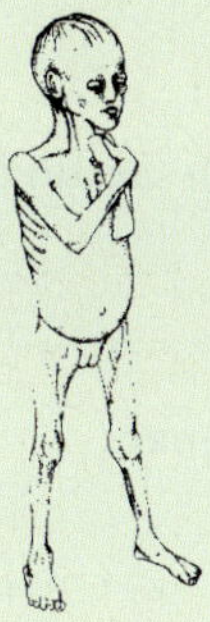	Arme und Beine sind nur noch Haut und Knochen, da das Depotfett völlig und die Muskeln stark abgebaut werden. Der Bauch ist aufgetrieben. Durch die geschwächte Immunabwehr treten infektiöse Durchfälle auf.

Folgen von Kwashiorkor und Marasmus

Die Auswirkungen der Mangel- bzw. Fehlernährung verstärken den Kreislauf der Armut. Es kommt zur Beeinträchtigung der körperlichen und geistigen Entwicklung des Kindes. Die geringere körperliche Entwicklung durch Wachstumsstörungen beeinträchtigt die Leistungsfähigkeit. Die mangelnde geistige Entwicklung und die geringe Konzentrationsfähigkeit haben eine schlechtere Ausbildung und ein geringeres Einkommen zur Folge. Die Schwächung des Immunsystems führt zu hoher Krankheitsanfälligkeit, Infektionskrankheiten können nicht mehr abgewehrt werden und die Leistungsfähigkeit verschlechtert sich.

Arbeitsaufgaben

1. Wie könnte sich ein Verzicht auf tierische Lebensmittel der Menschen in den Industrieländern auf die Welternährungssituation auswirken?
2. Welche langfristigen Lösungsansätze für die Verbesserung der Nahrungssituation erscheinen Ihnen sinnvoll?
3. Welche Möglichkeiten der Entwicklungshilfe erscheinen Ihnen zielführend?
4. Welche Krankheitsbilder im Kindesalter entstehen bei Mangel- und Unterernährung?

Welche Maßnahmen können Sie ergreifen, um einen Beitrag zur Verbesserung der Welternährungslage zu leisten?

- Kauf von fair gehandelten Lebensmitteln
-
-
-

Wussten Sie, dass ...
Kwashiorkor übersetzt bedeutet „die Krankheit, die das ältere Kind bekommt, wenn das nächste Baby geboren wird"?

Maniok = tropische Nahrungspflanze mit stärkereicher Wurzelknolle; wichtiger Kartoffelersatz.

ZUSAMMENFASSUNG

Bedingt durch ein sehr rasches Bevölkerungswachstum und eine nur geringe Steigerung des landwirtschaftlichen Ertrages, ist ungefähr ein Viertel der Bevölkerung in den **Entwicklungsländern** unterernährt.

Langfristig kann das Ernährungsproblem der Entwicklungsländer nur gelöst werden, wenn die Produktion in diesen Ländern gesteigert wird und Produktionsgüter nicht für den Export verwendet werden. Diese Länder müssen in der eigenständigen Nahrungssicherung gefördert werden. Das Motto einer zielführenden Entwicklungshilfe lautet „Hilfe zur Selbsthilfe".

Besonders stark macht sich eine Mangelernährung im Kindesalter bemerkbar. Eiweißmangel und allgemeiner Energiemangel führen zu Unterernährung. Kwashiorkor ist eine Eiweißmangelernährung, Marasmus ist die Folge eines Mangels an Eiweiß und Energie.

Links für weitere Informationen

Themen	Institution	Adressen
Ernährung	5-am-Tag-Kampagne	http://www.5amtag.de
	AID, Infodienst Verbraucherschutz, Ernährung, Landwirtschaft e.V.	http://www.aid.de
	DEBI-Net, Deutsches Ernährungsberatungs-Informationsnetz	http://www.ernaehrung.de
	Deutsche Gesellschaft für Ernährung e.V.	http://www.dge.de
	Deutsches Institut für Ernährungsforschung	http://www.dife.de
	Ernährungsinformationssystem der Uni Hohenheim	http://www.uni-hohenheim.de/wwwin140/info/info.htm
	Forum Ernährung Heute	http://www.forum-ernaehrung.at
	Inform24 – Ernährungsseite	http://www.inform24.de
	Nutriinfo – Informations- und Dokumentationsstelle	http://www.nutriinfo.de
	Österreichische Gesellschaft für Ernährung	http://www.oege.at
	Schweizerische Gesellschaft für Ernährung	http://www.sge-ssn.ch
	Verband der Diaetologen Österreichs	http://www.ernaehrung.or.at
	Verband der Ernährungswissenschafter Österreichs	http://www.veoe.org
Lebensmittel – Konsumenten-schutz	Agrarmarkt Austria (AMA)	http://www.ama.at
	Arbeiterkammer Wien/Konsumentenschutz	http://www.wien.arbeiterkammer.at
	Die Verbraucherinitiative Zusatzstoffe	http://www.zusatzstoffe-online.de
	European Food Information Council	http://www.eufic.org
	FOOD-Lexikon	http://www.foodlexx.de
	Gentechnikinformation des Bundesministeriums für Gesundheit, Familie und Jugend	http://www.gentechnik.gv.at
	Lebensmittelnet – BMLFUW	http://www.lebensmittelnet.at
	Talking Food	http://www.talkingfood.de
	Verein für Konsumenteninformation (VKI) – Konsument	http://www.konsument.at
	Was wir essen – alles über Lebensmittel	http://www.was-wir-essen.de
	Wiener Lebensmitteluntersuchungsanstalt	http://www.wien.gv.at/lebensmittel
Gesundheit	Bundesministerium für Soziales und Konsumentenschutz	http://www.bmsk.gv.at
	Bundeszentrale für gesundheitliche Aufklärung	http://www.bzga.de
	Gesundheit Österreich GmbH	http://www.goeg.at
	Bundesministerium für Gesundheit, Familie und Jugend	http://www.bmgfj.gv.at
Schule	Bundesministerium für Unterricht, Kunst und Kultur	http://www.bmukk.gv.at
	Bundesministerium für Wissenschaft und Forschung	http://www.bmwf.gv.at
	Deutscher Bildungsserver	http://www.bildungsserver.de
	Forum Umweltbildung	http://www.umweltbildung.at
	GIVE-Servicestelle für Gesundheitsbildung	http://www.give.or.at
	Österreichischer Education Highway	http://www.eduhi.at
	Salzburger Bildungsnetz	http://land.salzburg.at
	Steirischer Bildungsserver	http://www.asn-graz.ac.at
	Tiroler Bildungsservice	http://www.bildungsservice.at
	Virtuelle Schule	http://www.virtuelleschule.at
	Vorarlberger Bildungsservice	http://www.vobs.at
	Wiener Bildungsserver	http://www.schulen.wien.at
	Zentrale für Unterrichtsmedien im Internet	http://www.zum.de
Essstörungen	Essstörungen: Hintergrundinformationen	http://www.ess-stoerungen.at
	Frankfurter Zentrum für Essstörungen	http://www.fz-ess-stoerungen.de
	Kommunikation und Hilfe bei Essstörungen	http://www.hungrig-online.de
	Institut für frauenspezifische Psychotherapie	http://www.frauensache.at
Nachhaltigkeit	Fair Trade – fairer Handel	http://www.fairtrade.at
	„die umweltberatung", Kompetenzzentrum für Umweltbildung, NÖ	http://www.umweltberatung.at
	Forum Umweltbildung	http://www.umweltbildung.at
	Welthungerhilfe	http://www.welthungerhilfe.de
	Food and Agriculture Organization of the United Nations	http://www.fao.org

Stichwortverzeichnis

F

G

H

Literaturverzeichnis

Arens-Azevêdo: Ernährungslehre zeitgemäß, praxisnah. Gehlen, Hannover 2005
Arens-Azevêdo: Ernährung verstehen, beurteilen, umsetzen. Jugend & Volk, Wien 2006
Biesalski/Grimm: Taschenatlas der Ernährung. Thieme, Stuttgart, New York, 4. überarbeitete und erweiterte Auflage 2007
Bundesministerium für Gesundheit, Familie und Jugend: Codex alimentarius Austriacus. Wien
Der Brockhaus – Ernährung. Gesund essen, bewusst leben. Bibliographisches Institut & F. A. Brockhaus AG, Mannheim, 2. Auflage 2004
Deutsche Gesellschaft für Ernährung (Hrsg.): Dreidimensionale Lebensmittelpyramide. Bonn 2005
DGE, ÖGE, SGE, SVE: Referenzwerte für die Nährstoffzufuhr. Umschau/Braus, Frankfurt/Main 2003
Elmadfa: Ernährungslehre. Ulmer UTB, Stuttgart 2004
Elmadfa/Leitzmann: Ernährung des Menschen. Ulmer, Stuttgart, 4., aktualisierte Auflage 2004
Food & Hygiene. Behr's, Hamburg 2002
Gesellschaft für zeitgemäße Ernährung (Hrsg.): Ernährung aktuell 2/95, Milch und Milchprodukte. Wien 1995
Gesundheitsvorsorge in Eigeninitiative. C. Richter, Wels 1999
Hamm: Knaurs Handbuch Ernährung. Droemer Knaur, München 2003
Hanreich/Hansen: Essen und trinken im Säuglingsalter. VIH, Wien, 5. Auflage 2007
Kasper: Ernährungsmedizin und Diätetik. Urban & Fischer, München, 2. Auflage 2004
Kirchner/Krieger: Die Käsekenner. Trauner, Linz 2007 (SB-Nr. 131.158)
Klauser u. a.: Lebensmittelbericht Österreich 2008. Wertschöpfungskette. Agrarerzeugnisse – Lebensmittel und Getränke. Bundesministerium für Land- und Forstwirtschaft, Umwelt und Wasserwirtschaft, Wien 2008
Leitzmann u. a.: Ernährung in Prävention und Therapie. Hippokrates, Stuttgart 2001
Löbbert u. a.: Lebensmittel, Waren, Qualitäten, Trends. Europa Lehrmittel, Haan-Gruiten 2001
Müller/Scholl (Hrsg.): Berufspraxis für DiätassistentInnen und Diplom-ÖcotrophologInnen. Hippokrates, Stuttgart 2003
Pohl/Dostal: Chemie HAK/HLW. Trauner, Linz 2006 (SB-Nr. 2.358)
Ratgeber Gesunde Ernährung. Österreichische Krebshilfe, Wien
Reischl/Rogl/Weidlinger: Erlebnis Ernährung. Trauner, Linz 2006 (SB-Nr. 2.047)
Rützler: Future Food. Die 18 wichtigsten Trends für die Esskultur der Zukunft. Branchenstudie, Zukunftsinstitut GmbH, Kelkheim 2003
Rützler: Was essen wir morgen? 13 Food Trends der Zukunft. Springer, Wien/New York, 2. Auflage 2005
Schlieper: Ernährung heute. Handwerk und Technik, Hamburg, 12. überarbeitete Auflage 2007
Schlieper: Grundfragen der Ernährung. Handwerk und Technik, Hamburg, 19. aktualisierte Auflage 2007
Schwab: Lebensmittelrecht in der EU. Wien
Smolka (Hrsg.): ernährung/nutrition. Wien
Vollwertig essen und trinken. aid, Auswertungs- und Informationsdienst für Ernährung, Landwirtschaft und Forsten e. V., Bonn
Wissen zum Essen. Bildungsmappe. „die umweltberatung", Umweltschutzverein Bürger und Umwelt, St. Pölten 2007

Bildnachweis

S. 8: © J. Clauß, Heideregion Uelzen e.V.
S. 15, 16 (Zeichnungen, Rand): Österreichische Ges. f. Ernährung, Wien
S. 16–18, 27, 35, 38, 44, 48, 57, 66 (Lebensmittelpyramide): AID, DGE 2005
S. 24 (BMI-Monogramm): aid, Auswertungs- und Informationsdienst für Ernährung, Landwirtschaft und Forsten e. V., Bonn, Vollwertig essen und trinken: S. 21
S. 32 (Pudding schlagen): Urheber unbekannt; (Brotteig kneten): Broschüre Ströck Brot (Hrsg.): Powerlebensmittel Brot, Wien, 2005, S. 13
S. 36: Ernährung heute, 1/2005, S. 1
S. 46 (Blut abnehmen): Forum Gesundheit, 3/2005, S. 5
S. 58 (Kind mit Eiweißmangel), 81 (Obst-, Gemüsekorb); 118, 119, 122, 124 (Logos), 163, 185, 191 (Hasenrücken), 199 (Logo), 206 (Stahltanks), 255, 259: Urheber unbekannt
S. 65 (Ödembildung): Pschyrembel Klinisches Wörterbuch, 257. Auflage Berlin, New York, 1994, S. 64
S. 71 (Knochen), 81 (Kind mit Vitamin-A-Mangel), 85 (pellagrakranke Frau): Biesalski/Grimm, Taschenatlas der Ernährung
S. 82 (Rachitisches Kind): Szihak u. a., Biologie. Ein Lehrbuch, Springer Verlag, Berlin 1992, S. 82
S. 95 (Logo Fünf am Tag): Ratgeber Gesunde Ernährung, Österreichische Krebshilfe, Wien, S. 96
S. 124 (ökologischer Ernährungskreis): „die umweltberatung", NÖ, www.umweltberatung.at
S. 130 (Dampfgarer): Salvis
S. 147, 149 (versch. Brote, Kuchen und Kleingebäck): BOL Dipl.-Päd. Johann Sandbichler, BOL Dipl.-Päd. Hannes Payer
S. 151 (Zuckerrüben), 152 (Zuckerrohr): Deutsche Zuckergesellschaft
S. 186–190: Copyright Agrarmarkt Austria Marketing GesmbH
S. 207, 208: Kaffee- und Teeverband
S. 278 (rechts): Oberösterreichische Nachrichten, Linz (31.7.2002)

Alle weiteren Bilder und Grafiken sind Eigentum der TRAUNER Verlag + Buchservice GmbH (Fotografen: Mag. Wolfgang Kraml, TRAUNER Verlag, Raimund Mayerhofer, Wien, Mag. Reinhold Rothschedl, Linz; Grafikerinnen: Heidi Hinterkörner, TRAUNER Verlag, Gertrud Kirschenhofer, Wien; Zeichner: Ulf Kossak, Linz) bzw. wurden von Bildagenturen zugekauft (MEV Verlag GmbH, fotolia.com, IDM Bildpool, Good Taste)